U0228425

中华医学会结核病学分会

介入结核病学

名誉主编　李　亮　唐神结
主　　编　郭述良
副主编　彭　丽　吕莉萍　李一诗

科学出版社

内 容 简 介

本书介绍了呼吸内镜介入手术室软硬件平台建设、结核病诊治所需的各种介入技术及其标准操作流程；从疾病整体角度出发，详细介绍了气管支气管结核、肺结核、纵隔淋巴结结核、胸膜结核、肺结核咯血、结核相关性瘘、儿童气管支气管结核的发病机制、临床表现、诊断与鉴别诊断、治疗与管理。同时分享了临床中具有代表性的结核病典型与疑难案例的诊治经过、经验总结与分析。还介绍了介入结核病的质量控制体系及科研与教学。

本书内容全面、系统，实用性很强，图文并茂，适合综合医院的呼吸科、结核科的医师、护士、技术人员，结核病专科医院以及相关交叉学科的医师、护士、技术管理人员以及呼吸与结核相关专业的研究生作为专业书和参考书使用。

图书在版编目 (CIP) 数据

介入结核病学 / 郭述良主编 . —北京：科学出版社，2022.3
ISBN 978-7-03-071901-0

Ⅰ . ①介… Ⅱ . ①郭… Ⅲ . ①结核病－介入性治疗 Ⅳ . ① R520.5

中国版本图书馆 CIP 数据核字（2022）第 043953 号

责任编辑：王灵芳 / 责任校对：张 娟
责任印制：赵 博 / 封面设计：吴朝洪

科 学 出 版 社 出版
北京东黄城根北街 16 号
邮政编码：100717
http://www.sciencep.com

北京画中画印刷有限公司 印刷
科学出版社发行 各地新华书店经销
*

2022 年 3 月第 一 版 开本：787×1092 1/16
2022 年 3 月第一次印刷 印张：19 插页：2
字数：660 000

定价：145.00 元
（如有印装质量问题，我社负责调换）

名誉主编 李 亮 唐神结

主 编 郭述良

副主编 彭 丽 吕莉萍 李一诗

编者名单（按姓氏笔画排序）

丁 敏 重庆医科大学附属第一医院

丁卫民 首都医科大学附属北京胸科医院

万 涛 重庆医科大学附属第一医院

马 旭 上海市肺科医院

王晓平 山东省公共卫生临床中心（原单位：山东省胸科医院）

王晓冬 山东大学齐鲁医院（原单位：山东省胸科医院）

叶 伟 安徽省胸科医院

叶乐平 北京大学第一医院

叶涛生 深圳市第三人民医院

白 阳 重庆医科大学附属第一医院

吕莉萍 安徽省胸科医院

刘煜亮 重庆医科大学附属第一医院

江 森 上海市肺科医院

江瑾玥 重庆医科大学附属第一医院

安小庆 山东省公共卫生临床中心

孙海林 鄂尔多斯市第二人民医院

李 剑 深圳市第三人民医院

李 琦 重庆医科大学附属第一医院

李 静 广东省人民医院

李一诗 重庆医科大学附属第一医院

李王平 空军军医大学唐都医院

李长毅 重庆医科大学附属第二医院

李智越 辽阳市胸科医院

杨　芳　贵州航天医院

杨　丽　重庆医科大学附属第一医院

杨　松　重庆市公共卫生医疗救治中心

杨毕君　重庆医科大学附属第一医院

肖阳宝　湖南省胸科医院

张　锐　重庆医科大学附属第一医院

陈　萍　重庆医科大学附属第一医院

陈玥龙　重庆医科大学附属第一医院

罗林紫　湖南省胸科医院

周　永　西安市胸科医院

胡智敏　武汉市肺科医院

钟志成　深圳大学总医院

秦　林　首都医科大学附属北京胸科医院

顾　晔　上海市肺科医院

徐　粟　山东省公共卫生临床中心（原单位：山东省胸科医院）

高　进　重庆医科大学附属第一医院

郭　洋　首都医科大学附属北京胸科医院

郭述良　重庆医科大学附属第一医院

郭朝蕾　西安市胸科医院

唐　飞　安徽省胸科医院

唐德祝　成都市第七人民医院

揭　冰　上海市肺科医院

彭　丽　重庆医科大学附属第一医院

葛明建　重庆医科大学附属第一医院

韩骏锋　天津市海河医院

程　宇　安徽省胸科医院

曾　旋　深圳市第三人民医院

蔡青山　杭州市红十字会医院

廖江荣　贵州航天医院

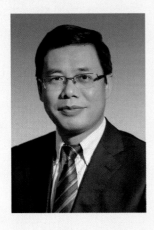

郭述良 主任医师、二级教授、博士/博士后导师，重庆医科大学附属第一医院呼吸与危重症医学科（首批国家临床重点专科）主任。国务院特殊津贴专家。中华医学会结核病学分会第十八届委员会副主任委员，中国医师协会呼吸医师分会第三、第五届委员会常务委员，中华医学会结核病学分会呼吸内镜与介入专业委员会主任委员，中华医学会呼吸分会第九至十一届介入呼吸病学组委员，中国医师协会呼吸医师分会介入呼吸病学工作委员会全国呼吸病血管介入学组组长，重庆市医师协会呼吸医师分会会长，重庆市呼吸内科医疗质量控制中心主任，重庆市医院协会呼吸专委会主任委员。

牵头主持国家"十一五""十三五"重大科技专项2项，国家自然科学基金面上项目2项，课题总计15项。发表论文160余篇，其中SCI 58篇。主编、副主编全国高等医药院校教材5部。获重庆市科技进步奖等科技奖4项，获发明及新型专利10项。牵头或执笔制定全国性诊疗技术规范、专家共识3部，参与制定指南、专家共识等20余部。在国际呼吸学术大会上（ATS、ERS、APSR、WCBIP等）做学术报告8次。

担任《中华结核和呼吸杂志》《中华医学杂志》、*Endoscopic Ultrasound Journal* 等10余种杂志常务编委、编委等。

在呼吸病临床一线工作近30年，从事包括肺癌、肺结核、肺炎、慢阻肺、哮喘、间质性肺病、肺血管疾病、睡眠呼吸疾病、胸膜及纵隔疾病等各种呼吸常见疾病的诊疗；擅长疑难、复杂、危重、少见、罕见呼吸疾病及肺结节、慢性咳嗽、重大突发呼吸道传染疾病的诊断和治疗；尤其擅长肺部疾病的精准介入诊断和治疗。开展国际国内创新诊疗技术7项，并在4D呼吸介入、肺血管介入、结核介入、经支气管冷冻肺活检等领域形成全国性品牌影响力，诊疗救治患者15万人次，患者来源于20余省直辖市。

荣获全国五一劳动奖章，中共中央宣传部2020年"中国好医生"，中国优秀呼吸医师奖，中国医师奖，全国抗击新冠肺炎疫情先进个人，重庆市五一劳动奖章，重庆市职工职业道德建设标兵个人，重庆市教育系统优秀共产党员，重庆医科大学教学名师、优秀教师、优秀党员、优秀党务工作者、优秀博士等多项荣誉或奖项。担任2022北京冬奥会火炬手。

　　结核病是全球前十位死因之一，严重危害人类健康的传染病，世界卫生组织发布的《2020年全球结核病报告》（以下简称《报告》）显示，2019年全球新发结核病患者约1000万人，约有140万人死于结核病，结核病依然是全球头号传染病杀手。《报告》显示2019年我国仍是全球结核病负担最重的30个国家之一，我国新发结核病患者人数（约为83.3万）和利福平耐药结核病人数（6.5万，占全球14%）分别居全球第三位和第二位，如何实现结核病早期精准诊断、精准治疗面临着严峻的挑战。

　　近年来，介入呼吸病学快速发展，其在结核病的诊断和治疗方面发挥着越来越重要的作用，结核病诊疗随之进入发展快车道。用于结核病诊断的呼吸介入技术除了传统的支气管镜检查以外，还包括超声支气管镜、导航支气管镜、经支气管冷冻肺活检、经皮肺穿刺活检、C形臂、锥形束CT等技术，用以精准获取肺组织实现精准诊断。用于结核病治疗的呼吸介入技术包括目前广泛开展的冷冻治疗、球囊扩张、高频电切、气道支架置入、经皮肺空洞内注药、肺血管介入等，以达到治疗结核病灶及缓解症状的目的。但是随着呼吸介入技术在结核病诊治中的广泛开展，关于技术的规范、技术的客观评价、技术的创新、结核介入中心建设标准化的问题也日益突出。基于以上问题，中华医学会结核病学分会呼吸内镜介入专业委员会牵头组织全国在结核介入诊疗方面有丰富经验的专家共同撰写了《介入结核病学》这本专著。

　　本书分为五篇。第一篇介绍结核介入手术室硬件平台的建设标准，第二篇介绍结核病常用的介入诊断和介入治疗技术，第三篇介绍几种特殊类型结核病（气管支气管结核、肺结核、纵隔淋巴结结核、胸膜结核、肺结核咯血、结核相关瘘、儿童气管支气管结核等）的诊断和治疗策略，第四篇是典型与疑难病例举例，第五篇是介入结核病的质量控制体系、科研与教学。本书实用性很强，既涵盖了编者丰富的临床经验，又体现了国内、外最新的疾病和技术进展，同时还有丰富的临床案例。

　　本书是国内外首部系统、全面介绍介入结核病学的硬件平台、技术体系、质量规范、科研与培训等内容的专著，希望本书能对结核科、呼吸科及相关交叉学科医师有所裨益，对我国结核病介入事业的发展起到积极的推动作用，全面提升我国介入结核病学事业的快速、规范、高质量发展。

　　本书是集体智慧的结晶。编写过程中编者力求严谨，但因编写时间和编者水平有限，疏漏和不当之处，诚恳地希望各位同行专家和广大读者提出宝贵意见，以便以后持续改进。

重庆医科大学附属第一医院

郭述良

2022年1月

目　　录

第一篇

结核呼吸内镜介入手术室硬件平台建设

结核病仍然是全球十大死因之一，每年有数以百万的人口罹患结核病。根据世界卫生组织（WHO）2020年公布的数据显示，我国是全球结核病高负担国家之一（占全球8.4%，位居第三），在我国法定传染病中，肺结核的发病数和死亡数均位居第二。据中国疾病预防控制中心（CDC）数据，2019年共有新发肺结核病例77万，死亡2290人。内镜诊疗技术是当今医学领域发展最迅猛、技术含量较高的一门学科，20世纪80年代以来随着电子技术、医学影像及材料科学的发展，尤其是近20年来具有高像素、高分辨率电子内镜的临床使用，已被广泛应用于临床各个方面。介入呼吸病学相关技术在结核病的诊断与治疗中也成为不可或缺的技术手段之一。如何建立规范的符合结核病诊疗特点的结核介入内镜诊疗手术室已成为当务之急。现代结核介入呼吸病学手术室硬件平台建设基本要求和建议要求如下。

一、结核介入呼吸病学手术室硬件平台建设的基本要求

（一）需遵循国家法规、规范的要求

一个合格的呼吸内镜诊疗中心或结核介入手术室诊疗平台的建设，首先要考虑的是满足医院的诊疗需求，同时必须遵循国家的法律法规要求。现行可依据的标准及规范有：2019年12月发布的《呼吸内镜诊疗技术临床应用管理规范》（以下简称《规范》）、《软式内镜清洗消毒技术规范》（WS507—2016），各地会根据当地的实际情况制订相应的规定

和质量控制标准。这些指导性的文件一般会在实际执行过程中根据医学技术的发展或学科的发展需求做相应的修改。

2019年发布的《规范》中指出：呼吸内镜诊疗技术主要包括可弯曲支气管镜、硬质气管/支气管镜、内科胸腔镜等诊疗技术。仅进行引导插管、气道管理的操作不在本规范管理范围。

内镜诊疗中心的设立，须具有卫生健康行政部门核准登记的与开展呼吸内镜诊疗技术相适应的诊疗科目，具有呼吸科、胸外科或其他与开展呼吸内镜诊疗技术相适应的临床科室，且有住院床位。有开展呼吸内镜诊疗技术相关的术前准备室、诊疗室、麻醉恢复室、内镜清洗消毒室等相关场所和设备。

（二）建筑布局及基本要求

结核病是一种呼吸道传染病，在呼吸内镜介入诊疗平台的建设中除了要满足呼吸系统疾病的诊疗需求外，由于结核病患者往往会因为呼吸道的症状而就诊，还需要在呼吸科进行诊断和鉴别诊断，因而要把每例需要内镜诊疗的患者视为潜在的呼吸道传染性疾病的患者，这就要求建筑布局必须符合医院感染防控的要求，基本要求如下：

1.内镜中心（室）布局流程合理，分区明确、标识清楚。根据2017年卫计委发布的《软式内镜清洗消毒技术规范》（WS507—2016）应设立办公区、患者候诊室（区）、诊疗室（区）、清洗消毒室（区）、内镜及附件的储镜室（存储镜柜）、污物处理间等（图

1-0-0-1～图1-0-0-3）。开展无痛内镜的单位需设置麻醉复苏室（区）。通道流向合理，应人流、物流分开，即医护人员和患者的通道、清洁物品和污物通道分开。

2.不同系统内镜的诊疗工作应当分室进行。①如消化内镜和呼吸内镜应分不同诊室，随着介入呼吸病学诊疗技术的不断拓展，一些大型的内镜诊疗中心，会遇到需要消化内镜和呼吸内镜对同一患者进行诊疗操作。②对传染性和非传染性病变的患者应分室。因条件所限无法分室时，应分时间段进行，如可分为感染性疾病或传染性疾病、肺结核诊疗日和非感染性疾病诊疗日；或上午安排非感染性疾病的患者进行诊疗，下午安排呼吸道感染性疾病或传染病、肺结核等患者的呼吸内镜诊疗。③有条件的单位对传染

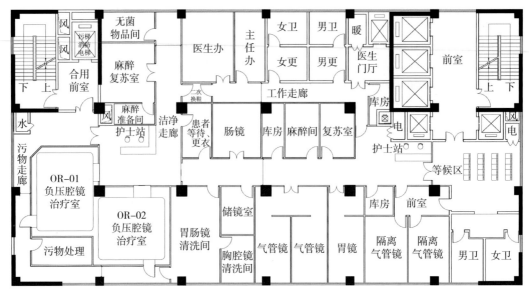

图1-0-0-1　安徽省胸科医院内镜诊疗中心平面图

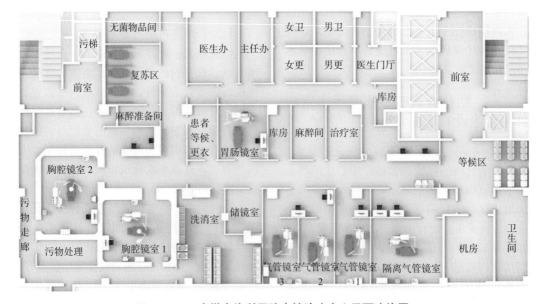

图1-0-0-2　安徽省胸科医院内镜诊疗中心平面渲染图

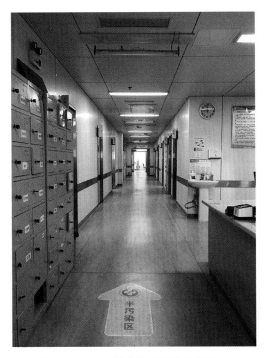

图1-0-0-3 安徽省胸科医院内镜中心

性疾病如肺结核等，应设置负压内镜诊疗室，或使用高水平的空气消毒灭菌机，最大限度降低环境中的有害飞沫或气溶胶颗粒，最大限度减少医护人员职业暴露的风险。④每个诊疗单位的使用面积根据诊疗要求及设备摆放需求不得少于20m²，保证内镜诊疗设备的摆放、内镜操作者和助手有足够的操作空间。

3.内镜清洗消毒室应独立分室。配备符合要求的清洗消毒设备、设施，必须保证足够的空间，有良好的通风换气条件。①不同部位内镜的清洗消毒设备应当有分隔或分室。由于呼吸内镜结构复杂，有些部位形成的死角不易清洗，因而内镜的清洗消毒是防止内镜操作交叉感染极其重要的环节，内镜清洗消毒室的面积应满足临床诊疗工作量的洗消要求。②良好的通风。内镜清洗消毒液均具有一定的挥发性，为了保障清洗消毒内镜人员的健康，内镜清洗消毒间除了要有足够的空间外，还应有良好的通风，采用机械通风宜采取"上送下排"式的层流新风系统。

4.对开展全凭静脉麻醉（无痛）支气管镜介入诊疗的单位应设有麻醉准备间和麻醉复苏室。术前准备间面积不小于10m²。并配备相应的医护人员。

5.对开展三、四级介入诊疗手术的单位，有条件的应设具有放射防护的杂交手术室。开展内科胸腔镜诊疗的应在清洁诊疗室或手术室进行。

（三）介入手术室仪器设备的配置

1.诊疗室基本设备 诊疗室要预留出足够的电源插座或使用吊塔配有足够的插座，诊疗床、氧气、负压吸引，抢救及心肺复苏设备，如心电监护仪、除颤仪、抢救车等。开展全凭静脉麻醉的单位需配置麻醉机等。符合内镜诊疗要求的配置可弯曲支气管镜主机、不同型号的可弯曲支气管镜、内科胸腔镜等，必要时可配置硬质支气管镜。诊疗室须符合消防安全、电力保障等相关要求（图1-0-0-4～图1-0-0-6）。

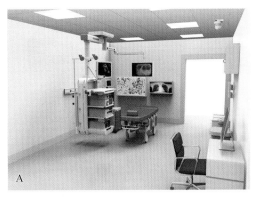

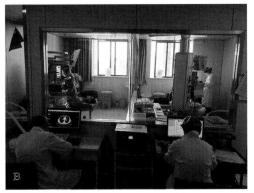

图1-0-0-4 支气管镜诊疗室
A.诊疗室室内布局；B.诊疗室实景

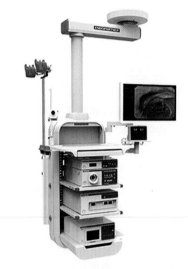

图1-0-0-5 内镜吊塔及主机

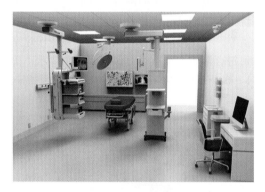

图1-0-0-6 内科胸腔镜诊室

2.特殊诊疗设备 根据医院规模及内镜诊疗中心（或内镜室）开展介入呼吸病诊疗技术的不同，配备相应的诊疗设备，如超声支气管镜、冷冻治疗仪、高频电、氩等离子凝固治疗仪（氩气刀）、微波治疗仪、激光治疗仪等（图1-0-0-7）。有条件的单位可配备导航支气管镜、移动CT等（图1-0-0-8）。

3.内镜清洗消毒设备 内镜清洗消毒设备需要根据内镜诊疗量来配置，不同系统的内镜清洗消毒需分室或分隔。配备内镜清洗消毒溯源系统、内镜清洗消毒洗消工作站或内镜洗消机、内镜转运车、纯净水制水机等（图1-0-0-9，图1-0-0-10），清洗消毒人员的防护用品如塑胶手套、防渗水围裙、防护面屏、口罩等。

二、内镜中心结核介入手术室平台管理制度

（一）内镜中心（室）结核介入手术室的日常管理制度

1.建立健全岗位职责及相关管理制度，如内镜诊疗感染防控管理制度、内镜清洗消毒灭菌质量管理制度、职业安全防护制度、手卫生管理制度等。对所有患者均应视为具有潜在感染者，医护防护按要求必须采取标准防护的原则，分级防护，防护措施恰当，

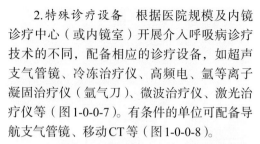

图1-0-0-7 介入治疗诊室

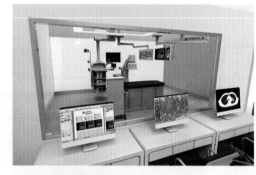

术前计划系统　术中导航系统

定位导向管　电磁定位板　三联体传感器

图1-0-0-8 电磁导航诊疗系统

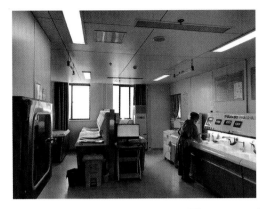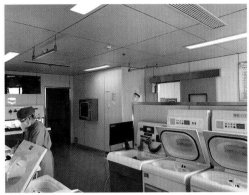

图 1-0-0-9　内镜清洗消毒室

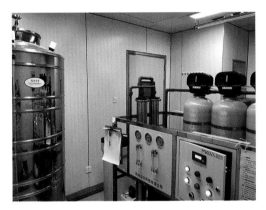

图 1-0-0-10　内镜清洗消毒纯净水制水机

并认真落实到位（图1-0-0-11）。

2.建立内镜清洗消毒操作流程，并以文字或图片方式在清洗消毒室内醒目的位置张贴。从事内镜诊疗、清洗消毒的医护人员应掌握相关操作规范、标准、技术指南等。从事内镜清洗消毒的人员或内镜诊疗工作的医护人员应参加内镜清洗消毒等相关知识培训，时间不得少于8学时，且应经考核合格取得合格证。如：安徽省卫生健康委员会要求进行内镜诊疗的医护人员需经过培训获得"安徽省医院内镜清洗消毒与管理培训合格证书"才可以进行内镜诊疗操作。

3.应有专人负责内镜清洗消毒灭菌及管理工作。内镜清洗消毒需有溯源系统，可追溯到每一条内镜的使用患者信息、清洗消毒每一步骤的时间及清洗消毒者等。随着介入呼吸病学技术的不断发展，呼吸内镜诊疗已成为呼吸系统疾病诊断和治疗的重要手段之

一，支气管镜由于其结构的复杂性，在一些隐蔽部位有可能成为院内感染的隐患，因此内镜的清洗消毒工作尤为重要，有必要加强管理。内镜清洗消毒人员在清洗消毒内镜时，应穿戴必要的防护用品，如防护服、口罩、帽子、防渗透围裙、手套等。

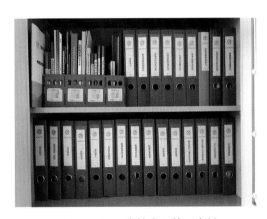

图 1-0-0-11　内镜中心管理资料

（二）内镜中心结核介入手术室平台日常诊疗管理及流程

1.患者预约登记管理　包括患者的姓名、性别、年龄、初步诊断、痰菌情况等。

2.患者术前评估　病史、痰菌检测情况、辅助检查、心电图、凝血酶原时间等。行静脉复合麻醉者需要麻醉科评估。

3.患者诊疗预案　内镜操作医师需在患者进行支气管镜诊疗前，详细了解患者的病情，制订相应的内镜诊疗预案。

4.结核介入诊疗中并发症的处理　在内

镜诊疗过程中，难免会遇到一些支气管诊疗相关的并发症，最常见的如出血、咽喉部疼挛等。内镜中心应制订相应的预案及流程，作为内镜诊疗医师应将这些预案和处置流程熟记于心。

附录：

内镜诊疗中心管理应急预案

（一）管理上的不安全因素及其应对预案

1.候诊时意外的预防

（1）患者在进入候诊大厅后做好宣教工作。

（2）内镜介入诊疗至少需一名家属陪同。

（3）80岁以上、12岁以下、病情危重、平车入室者由专人看护，平车、轮椅需靠墙停放，刹车固定，并有护栏。

（4）静脉全身麻醉术后尚未清醒的患者，应有专人照看，并行心电监护。若病情危重，主管医师必须陪同，检查结束后必要时由护士送回病房。

（5）护士必须坚守岗位，保证患者安全，防止意外发生，随时观察患者生命安全。

2.坠床的预防

（1）内镜诊疗术后，神志不清、精神萎靡、年老体弱者必须用床栏或约束带加以保护，并有专人看护。

（2）躺平车的患者必须加护栏，推轮椅者刹车必须固定，严禁患者独处。

（3）对于静脉诱导后未完全清醒者，护士不得离开患者，加护床栏，固定检查床刹车，并监测生命体征，患者清醒后由医务人员送回病房，并交代注意事项。

（4）一旦患者发生坠床，应立即报告医师，视病情做相关检查，监测生命体征，立即报告主任及护士长，积极采取有效应对措施。病情稳定后由内镜中心护士护送患者回病房并与病房护士接班。

3.意外摔倒的预防

（1）保持内镜中心诊疗室地面清洁干燥。

（2）对于年老体弱、肢体功能障碍或有缺陷的患者，以及诊疗术后有出血倾向的患者应加强宣教，注意安全防范，如厕时必须有专人陪同。

（3）一旦患者摔倒，立即报告医师，视病情做相关检查，监测生命体征，报告主任及护士长，积极采取应对措施，吸取教训，防止再次发生。

（二）治疗上的不安全因素及其应对预案

1.低血糖 因内镜诊疗患者大多禁食多时，若患者无诱因出现心慌、出冷汗、乏力甚至肌力减弱、失语或突然昏迷，应首先考虑低血糖。一旦出现上述情况，立即测血糖，报告医师。如确定为低血糖，能口服者立即口服50%葡萄糖或进食糖果，不能口服者根据医嘱静脉注射50%葡萄糖20ml，半小时后再测血糖并倾听患者主诉。

2.输液外渗 一旦发生输液外渗（多为普通液体），立即拔针后用50%硫酸镁湿敷。

3.标本遗失或填写错误

（1）标本瓶子由诊疗室护士负责填写并妥善保存。

（2）病理申请单由医师书写，核对后交予患者或家属，并交代注意事项。

（3）诊疗结束后由诊疗室护士负责标本收集整理，核对无误后交予患者或家属，送至病理科。

（4）如有标本遗失、填写错误，责任归于诊疗室护士。

4.麻醉意外

（1）术前应有麻醉医师严格掌握麻醉适应证。

（2）静脉诱导必须在麻醉医师指导下进行。

（3）术中监测各项生命体征。

（4）麻醉抢救物品做到专人保管、专柜放置。

（5）如发生麻醉意外应在麻醉医师指挥下，进行抢救工作。

（6）内镜中心医护人员必须掌握抢救技术。

（三）药品、器械管理上的不安全因素及其应对预案

1.镇静、麻醉药品分类放置，标注清晰，

专人保管。

2.液体、药品分类放置，定期检查，无过期现象。

3.黏膜下注射或喷洒药品均应现配现用，每日诊疗室护士负责检查有无过期。

4.每日工作结束后由清洗消毒间护（技）士负责检查内镜是否存放在镜柜，并锁好镜房门。

5.各种内镜、仪器由专人负责管理，由专业人员定期检修。

6.一次性耗材、高耗材分类放置，附件根据要求严格消毒，定期检查，无过期现象。

（四）重病患者抢救的不安全因素及其应对预案

1.抢救时执行医嘱有误。

（1）要求医师下达医嘱重复两遍。

（2）两人核对、保留抢救后空瓶，一人执行，同时另一人详细记录，包括药名、剂量、给药途径、执行时间。

2.对仪器性能不熟，操作程序生疏，缺乏经验，应急能力欠缺，仪器设备不能正常使用。

（1）对抢救物品及设备加强管理。

（2）按计划进行护士急救能力和各种仪器使用的培训。

3.抢救患者时忙乱，其他患者因疏于照顾而发生意外。抢救患者时应做到：

（1）分工明确，各司其职。

（2）抢救重病患者原则上由本台护士负责，或护士长调派抢救护士，及时告知医师、麻醉科参与抢救。

（3）其他工作人员应在原岗位上继续工作。

（五）电脑信息操作错误及预案

1.患者信息由专人负责输入，负责人加强责任心，避免信息出错。

2.不得随意更改电脑信息。

3.检查费应输入正确，避免漏账或重复记账，护士长抽查费用输入情况。

（六）其他不安全因素及其应对预案

1.内镜中心禁止使用明火，禁止在内镜中心内吸烟，培训医护人员发生意外时的人员疏散能力。

2.定期检修安全插座，每日工作结束后应检查各个电源是否关闭。

3.房间设施及生活用品，如门、床、窗、椅子、桌子、柜子等，一旦损坏要及时更换维修。

4.水、电、空调的应急电话标明放置电话机旁。

（七）使用中设备故障紧急调配预案

1.使用中设备出现故障，简易故障及时排除，恢复患者使用。

2.故障短时间内无法解除时，寻找替代设备，如简易呼吸气囊替代呼吸机，电动吸痰器替代负压吸引等。同时通知科主任或护士长（或行政总值班）及相关部门，启动设备紧急调配预案。

3.密切观察病情，确保患者安全，故障设备及时维修。

【流程】

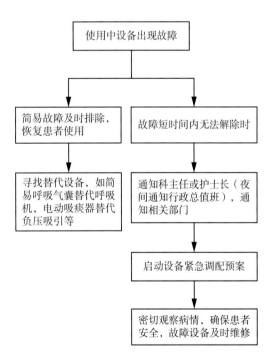

（八）危重患者抢救预案

1.对危重患者，应做到详细询问病史，准确掌握体征，密切观察病情变化，及时进行抢救。

2.抢救工作应由临床医师、护士、科主任、护士长负责组织和指挥。对重大抢救或特殊情况须立即报告医务科、护理部及分管院长。

3.在抢救过程中，应按规定做好各项抢救记录，须在抢救结束6h内补记。

4.专人保管急救、抢救药品、器械，随时检查，随时补充。确保药品齐全、仪器性能完好，保证抢救工作的顺利进行。

5.抢救时，护理人员要及时到位，按照各种疾病的抢救程序进行工作。护士在医师未到达之前，应根据病情及时做好各种抢救措施的准备，如吸氧、吸痰、人工呼吸、建立静脉通道等。在抢救过程中，护士在执行口头医嘱时，应复述一遍，认真、仔细核对抢救药品的药名、剂量，抢救时所用药品的空瓶，经二人核对后方可弃去。抢救完毕立即督促医师据实补写医嘱。危重患者就地抢救，病情稳定后方可移动。

6.抢救时，非抢救人员及患者家属一律不得进入抢救现场，以保持环境安静，忙而不乱。

7.抢救完毕，整理抢救现场，清洗抢救器械，按常规分别消毒以便备用，清点抢救药品，及时补充，急救物品完好率要达100%。

（九）患者发生呼吸、心搏骤停的抢救应急预案

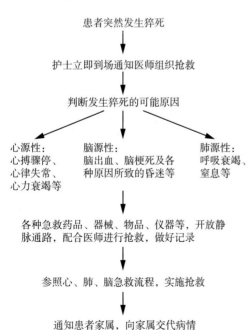

（十）内镜检查相关并发症的抢救预案

1.大咯血抢救应对预案　支气管镜是有创性操作，在操作过程中可能出现大咯血、窒息、氧饱和度下降甚至心搏呼吸骤停等情况，如发生危及患者生命的情况，处理措施如下：

（1）如患者出现大咯血，立即采取患侧卧位，支气管镜置于健侧主支气管，保持吸引，维持主支气管管腔通畅。

（2）必要时联系麻醉科，建立人工气道，根据情况，选用气管插管。

（3）支气管镜检查，保持气道通畅。

（4）首选简易呼吸器辅助通气，必要时可选择呼吸机辅助呼吸。

（5）如患者出现心搏呼吸骤停，立即行心肺复苏处理。

（6）根据血压情况，必要时予以输血治疗。

（7）止血可使用垂体后叶素、血凝酶静脉滴注或静脉注射，冰生理盐水等支气管腔内注入等。

（8）必要时联系相关科室协助抢救。

【流程】

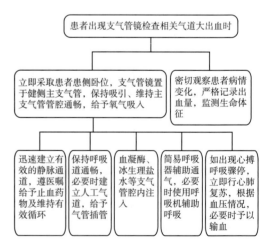

2.发生呼吸心搏骤停的应急预案及程序

（1）患者进入内镜检查室，在检查开始前发生呼吸心搏骤停时，应立即行胸外心脏按压、人工呼吸、气管插管，快速建立静

脉通道，根据医嘱应用抢救药物。同时呼叫其他医务人员帮助抢救。在抢救过程中应注意心、肺、脑复苏，必要时开放两条静脉通道。

（2）检查中患者出现呼吸心搏骤停时，先行胸外心脏按压术，再立即行气管插管辅助呼吸，必要时再开放一条静脉通道。

（3）参加抢救人员应注意互相密切配合，有条不紊，严格查对，及时做好记录，并保留各种药物安瓿及药瓶，做到据实准确地记录抢救过程。

（4）护理值班人员严格遵守科室各项规章制度，坚守岗位，术中密切观察病情，以便及时发现病情变化，尽快采取抢救措施。

（5）急救物品班班清点，完好率达100%，保证应急使用。

（6）护理人员熟练掌握心肺复苏流程及各种急救仪器的使用方法和注意事项。

【流程】

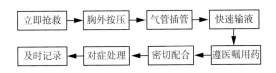

3.内镜检查过程中发生气胸的应急预案

（1）患者在内镜检查过程中发生气胸并发症时，检查人员应立即通知科主任、临床主管医师、手术科室或急诊科室。同时根据情况镜下处置，并建立静脉通道。

（2）注意观察患者病情变化并进行处置。

（3）全体人员参加抢救工作，保持呼吸道通畅，必要时行胸壁加压包扎固定或者牵引固定，内镜或手术行修补术。血压平稳者取半坐卧位，建立静脉通路，吸氧吸痰。监测生命体征，观察意识、瞳孔。

（4）待病情稳定，患者返回病房后再进一步治疗。给予胸腔闭式引流，预防感染。

4.喉痉挛应急预案

（1）面罩加压纯氧吸入。

（2）轻提下颌可缓解轻度喉痉挛。

（3）立即停止一切刺激和手术操作。

（4）立即请求他人协助处理。

（5）加深麻醉可缓解轻、中度喉痉挛，常用的方法为：静脉注射诱导剂量的20%或增加吸入麻醉药浓度。

（6）暴露并清除咽喉部分泌物，保持呼吸道通畅。

（7）对重度喉痉挛，紧急情况下可采用16号以上粗针行环甲膜穿刺给氧或行高频通气。

（8）对重度喉痉挛亦可应用琥珀胆碱1.0～1.5mg/kg静脉注射，或4.0mg/kg肌内注射后行气管插管。

（9）面罩持续气道正压通气（CPAP）或间歇正压通气（IPPV）。

（10）伴有心动过缓者，阿托品0.01mg/kg，静脉注射。

（11）已放置气管导管，但又难以改善通气者，其原因可能为：导管扭曲、异物堵塞、支气管痉挛、张力性气胸等。

（12）气管导管远端梗阻者：经气管导管插入管芯使其通过远端或将梗阻物推向一侧支气管，采用单侧肺通气立即更换气管导管。

（13）反流误吸者，立即侧卧位，并及时用支气管镜吸除误吸物，保证呼吸道通畅。

（14）后续处理

1）访视患者。

2）证实气道是否完全通畅。

3）排除肺误吸。

4）排除梗阻后肺水肿。

5）向患者及家属进行必要的解释，并告知以后的麻醉医师。

5.癫痫持续状态应急预案及流程

（1）发生癫痫持续状态时，应立即让患者平卧，防止摔伤，并通知医师。

（2）解开衣领、衣扣，头偏向一侧，及时清痰和给氧，必要时行气管切开。

（3）取下义齿，尽快将缠有纱布的压舌板或铁勺置于患者口腔的一侧，上下白齿之间，以防咬伤舌和颊部，对抽搐的肢体不能用暴力按压，以免骨折、脱臼等。

（4）放置护栏，以防坠床，保持环境安静，避免强光刺激。

（5）迅速建立静脉通道，遵医嘱给予镇静剂、抗癫痫药和脱水药。

（6）发作期，应专人守护。

（7）严密观察患者的生命体征、意识、瞳孔的变化，注意有无窒息、尿失禁等，如有异常应及时通知医师进行处理。

（8）待患者意识恢复后，护士应给患者做好：

1）清洁口腔，整理床单位，更换脏床单及衣物。

2）向患者讲述疾病的性质、特点及相应有效控制措施，解除患者恐惧心理，积极配合治疗。

3）指导患者按医嘱正规用药，避免自行减量、加量、停药等，以免加重病情。

（吕莉萍）

参 考 文 献

［1］中华人民共和国卫生部. 呼吸内镜诊疗技术管理规范（2012年版）. 中国医学前沿杂志（电子版），2013，5（3）：70-72.

［2］中华人民共和国卫生行业标准. 软式内镜清洗消毒技术规范（WS 507—2016）.［2017-1-17］. http://www.nhc.gov.cn/wjw/s9496/201701/491ec38efc884531801549cfb90d865d.shtml

［3］国家卫生健康委员会办公厅. 关于印发内镜诊疗技术临床应用管理规定及呼吸内镜诊疗技术等13个内镜诊疗技术临床管理规范的通知.［2019-12-12］. http://www.nhc.gov.cn/yzygj/s3585/201912/994f74193202417e957adbc1fc601fb5.shtml

第二篇

介入结核病学技术

第一章 诊断技术

第一节 常规支气管镜检查

一、原理

支气管镜检查是将支气管镜经由鼻腔或口腔进入气管及支气管内的检查，可以直观看到气道是否正常。在诊断方面，针对结核病可以进行细菌培养、涂片、活检、穿刺等技术取材。此外，也可以进行治疗，如清除支气管内较深部浓稠痰液，或者支气管结核患者的相关冷热消融、支架及扩张等治疗。

二、设备及器械

常规支气管镜检查所用内镜分为硬式支气管镜和软式支气管镜（又称可弯曲支气管镜）。软式支气管镜可以再分为纤维支气管镜和电子支气管镜。完整的电子支气管镜系统应该包括支气管镜、光源、图像处理主机、显示器（图2-1-1-1）。为了更好地保留图像，电子支气管镜系统可与内镜工作站相连，用于内镜图像记录、报告书写及打印等。

电子支气管镜可以分为操作部和插入部两个部分。

（1）操作部：包括角度控制钮、吸引控制阀、工作孔道入口及内镜控制所需要的要件开关（图2-1-1-2）。

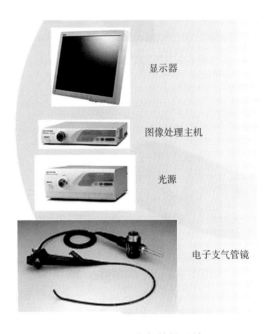

显示器

图像处理主机

光源

电子支气管镜

图2-1-1-1 支气管镜系统

（2）插入部：为镜身部分，由电缆线、电荷耦合器件镜头（CCD）、工作通道等组成，插入部头端由CCD、2个头灯及工作通道组成（图2-1-1-3）。

支气管镜的构造：目前支气管镜依据治疗性及诊断性的用途不同而有不同的大小。临床中诊断气管镜常用外径约为4.9mm，工作孔道2.0mm；治疗用气管镜外径约为5.9mm，工作孔道2.8mm；肺外周疾病，常用细支气管镜，外径约为4.0mm，工作孔道

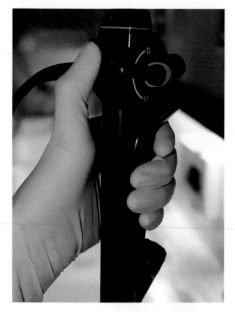

图2-1-1-2 支气管镜操作部

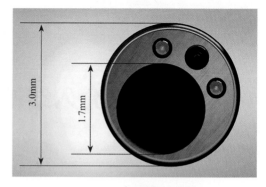

图2-1-1-4 超细支气管镜

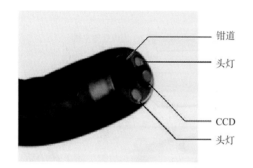

钳道
头灯

CCD
头灯

图2-1-1-3 支气管镜插入部头端

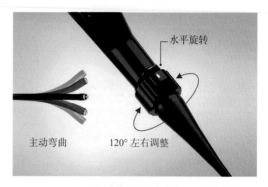

水平旋转

主动弯曲 120°左右调整

图2-1-1-5 支气管镜前端弯曲及水平调整

2.0mm。近几年来已出现超细支气管镜，见图2-1-1-4（外径≤3mm），以到达更远的细支气管，对于细小支气管内较小的病灶可以提高直视下取材诊断的概率。支气管镜前端可以前后弯曲，有的支气管镜可以左右转动支气管镜（图2-1-1-5）。

三、常规支气管镜检查的操作前注意事项

（一）患者的告知及知情同意

1.将支气管镜检查过程中可能出现的问题向患者提供口头或书面指导，可以提高其对操作的耐受性，做好心理安慰。所有患者在接受检查前需书面告知相关风险，并签署知情同意书。

2.检查过程中需有家属陪同，以便在不良事件发生时能及时进行医患间的沟通。

3.检查前需要详细询问患者病史，测量血压及进行心肺功能检查，每个患者必须拍摄胸部X线正（侧）位片，必要时行胸部CT或增强胸部CT检查，以明确病变部位。

4.支气管镜检查前4h开始禁食，检查前2h开始禁水。

5.需要静脉应用镇静剂者应在给药前建立静脉通道，并保留至术后恢复期结束。

6.对于拟行支气管镜活检或针吸的患者，应在检查前检测血小板计数、凝血酶原时间和部分凝血活酶时间。

（二）特殊患者的处理

1.对疑有慢性阻塞性肺疾病（COPD）

的患者应测定肺功能，若肺功能重度下降［FEV_1＜40%预计值和（或）SaO_2＜93%］应测定动脉血气，慢性阻塞性肺疾病及哮喘患者在支气管镜检查前应预防性使用支气管舒张剂。

2.吸氧和（或）静脉应用镇静剂可能会升高动脉血二氧化碳浓度，因此对于支气管镜检查前动脉血二氧化碳浓度已升高者，应避免静脉应用镇静剂，且在氧疗时应格外小心。

3.心肌梗死后6周内应尽量避免支气管镜检查。

4.脾切除、安装有人工心脏瓣膜和（或）有心内膜炎的患者，应预防性使用抗生素。

5.有出血危险的患者，即使不行支气管镜活检，仅行普通支气管镜检查，也应在术前常规检测血小板计数和（或）凝血酶原时间。对于拟行活检的患者，若一直口服抗凝剂，检查前应至少停用3d，或用小剂量维生素K拮抗。

6.极少数情况下，当患者必须使用抗凝剂时，应使用肝素抗凝，并将其国际标准化比值降至2.5以下。

四、电子支气管镜检查操作流程及注意事项

（一）术前准备

1.向患者解释手术过程。消除任何恐惧并允许患者表达任何担忧，尽可能让患者放心，在此过程中患者就能够持续呼吸。

2.让患者签署该检查的知情同意书。

3.术前4～6h保持患者空腹状态，以降低吸入性肺炎的风险。

4.指导患者进行良好的口腔护理，以尽量减少在手术过程中将细菌引入肺部的风险。

5.在使用术前处理药物之前，移除并安全存放患者的义齿、眼镜或隐形眼镜。

6.指导患者不要吞下喷入喉咙的局部麻醉剂。

7.检查前建立静脉通道，准备鼻导管吸入氧气，并使用监视仪器进行血压、心率、呼吸及血氧饱和度的监测。

8.除麻醉药物外，术前可同时考虑使用

下列药物：阿托品已不常规应用，特别是有青光眼和前列腺肥大者慎用。对高度紧张、恐惧患者可给予地西泮5～10mg，或者苯巴比妥100mg，无明显异常者可不给予镇静药。咳嗽剧烈者可给予止咳药，如可待因。

（二）操作步骤及技巧

1.在插入支气管镜之前，用利多卡因喷雾局部麻醉患者的鼻咽和口咽。

2.要掌握气管镜的插入技巧，插入气管镜可有3条途径：经鼻、经口和经气管插管。

（1）经鼻插入：应选择合适的鼻道（图2-1-1-6，图2-1-1-7）。将镜体先端部送入较宽侧鼻腔时，调整方向以看清鼻腔底部及下鼻甲，缓慢深入即可进入鼻咽部。当镜体先端部保持中位时，即可见鼻咽部后壁，向两侧及上下方拨动先端部可看到鼻咽腔的顶后壁、双侧咽隐窝及双侧壁的斜面，咽鼓管隆嵴的前后唇与咽口。鼻咽部检查结束后，将镜体摆正，使其先直端上翘，缓慢推进镜体，即可越过鼻咽部进口入口咽部，再调整镜体方向，即可看到舌根、会厌、梨状窝等结构。随着镜体接近，形态显得更清晰。

观察顺序为会厌、梨状窝、杓状区、喉室带、喉室、声带（图2-1-1-8），然后是声门下区。喉部的观察，应包括平静呼吸和发声两种状态。

（2）经口插入：应先让患者咬着口咬器，有义齿者应先摘除，以免咬伤气管镜。患者处于全身麻醉状态时，可插入喉罩，以便于吸氧和操作。

（3）经气管插管插入：气管插管可经鼻、经口进软镜支气管镜。经插管插入时，所选气管镜应比气管插管细，且气管镜插入部要涂上适量润滑油。严重呼吸衰竭患者或全身麻醉患者可在呼吸机支持下进行气管镜检查。检查时通过三通管插入气管镜，而不中止呼吸机治疗，保证患者术中安全。

3.当气管镜到达声门时，应仔细观察双侧声门的闭合情况，并在喉部滴入2%利多卡因2ml，声门一旦开放，立即将气管镜插入气管内，停顿片刻，请患者调整呼吸。再继续检查其余气道，检查前须先使用2%利多卡

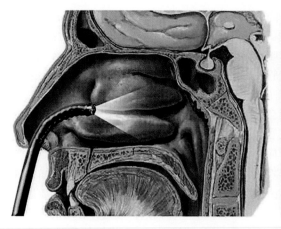
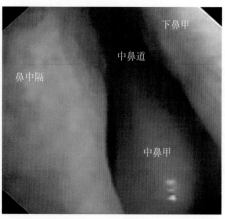

图2-1-1-6　经中鼻道插入气管镜

（引自KAVURA MS，MEHTA C，TURNER J F．Applied anatomy of the airways//WANG KP，MEHTA AC，TURNER JF．Flexiblle Bonchscopy，3rd ed．USA:Wiley-Blackwell，2012:46-52）

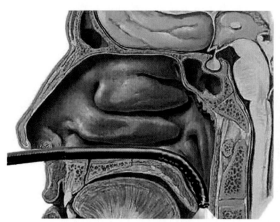
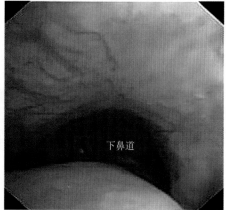

图2-1-1-7　经下鼻道插入气管镜

（引自KAVURA MS，MEHTA C，TURNER J F．Applied anatomy of the airways//WANG KP，MEHTA AC，TURNER JF．Flexiblle Bonchscopy，3rd ed．USA:Wiley-Blackwell，2012:46-52）

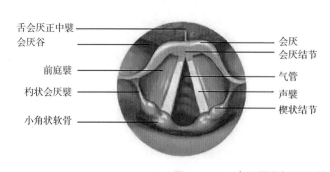
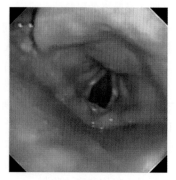

图2-1-1-8　声门周围解剖结构

（李强．呼吸内镜诊断与治疗的应用解剖学基础//李强．呼吸内镜学．上海：上海科学技术出版社，2003:1-20）

因做局部气道的麻醉，以防止咳嗽反射。喷洒2%利多卡因的位置包括：①声门；②气道的一半处；③隆突；④右主支气管及左主支气管。

4.将镜体调整至中位，使视野正对管腔，即可由上而下循序看清气管的形态、色泽、活动度，并由远而近看到气管隆突。正常状况为略偏左侧，前后走向，尖锐，黏膜光滑、呈粉红色，随呼吸及心搏活动。一般应先检查健侧支气管，再检查患侧。应保持气管镜一直在腔内移动，勿触及气管、支气管黏膜。刷检、活检和治疗前，可在相应病变部位注入2%利多卡因1ml，以便于操作。若需进行下呼吸道感染病原学检测，则应尽量少打麻药，用套管保护毛刷取下呼吸道分泌物，然后送检。

（三）术后处理

1.指导患者不要进食或饮水，直到气管、支气管麻醉消失并且呕吐反射恢复，通常约在2h内。

2.如果进行活检，应观察患者的痰液是否出血。在几小时内可能会出现少量血迹，是正常的。若有大量出血时须立即就诊处理。

3.密切观察患者是否有呼吸障碍或喉痉挛。

4.告知患者，支气管镜检查后出现的发热通常在最初的24h内发生。

5.告知患者如果出现喉痛，可使用漱口液，会有所缓解。

6.术后患者若有严重的胸痛，可行X线检查以明确是否有气胸。

（四）建议麻醉方式

术前麻醉是气管镜检查能否成功的关键，麻醉若是效果不佳会使患者出现严重的咳嗽，在检查中不能很好配合，使检查工作难以进行，甚至中断，目前可以使用的麻醉方式包括气道表面局部麻醉及静脉药物注射全身麻醉两种。

（五）并发症及其预防和处理

支气管镜检查是呼吸系统疾病常用的诊断和治疗方式，随着气管镜技术的不断发展，其应用范围不断扩大，禁忌证相对减少，并发症相对增多。既往气管镜主要用于疾病的诊断，常见并发症主要为麻药过敏、鼻出血、低氧、咯血、感染、心脏并发症、喉头水肿及支气管痉挛等。当操作不规范、技术不熟练、适应证掌握不好，又未采取相应的预防和治疗措施时更易发生，有些严重的并发症可导致患者死亡。

五、支气管镜下诊断标准

支气管镜下诊断标准常见的书写方式有临床诊断和内镜下诊断，但由于目前国内仍没有统一的支气管镜下诊断标准，下文仅用于临床参考，不作为规范使用。在支气管镜报告书写内镜下诊断更能提炼支气管镜下表现，特征性强，且不会因为临床诊断不明出现误诊，在内镜下具有特征性表现的可以写临床诊断，比如支气管结核（溃疡坏死型、淋巴结瘘型等）。

1.支气管炎性改变　包括肺部感染及气道高反应引起的充血、水肿、分泌物、糜烂、肥厚等。

（1）充血：由于支气管黏膜下毛细血管网丰富或充血致黏膜发红。

（2）水肿：黏膜肿胀，表面光滑，主要为炎症性改变，为可逆性改变。

（3）分泌物：常见的分泌物有浆液性、黏液性、脓性及血性。

（4）气道高反应：常见于感染、哮喘、COPD患者，气管镜检查时，患者因咳嗽剧烈时气道管腔变形狭窄导致憋喘等症状出现。应完善术前评估，并充分术前麻醉。

（5）糜烂：黏膜上皮的局限性浅表缺损及腐烂。

（6）肥厚：感染性病变引起的肥厚。

2.气管/支气管黏膜肥厚　排除支气管炎性改变引起的肥厚。镜下表现为黏膜有增厚感，色泽较差，管腔有缩小感。可单独存在，亦可合并黏膜充血、管腔狭窄或气管支气管软骨环消失。

3.气道黏膜粗糙　黏膜呈颗粒状凹凸不平。

4.气道结节样改变 位于黏膜下，呈乳头状凸起，凸起可融合成片。

5.气管/支气管坏死物附着 表现为白色、黄色、污秽色等附着于管壁，质软，通常为结核、肿瘤及真菌感染的表现，通过镜下血供及坏死物特征可做初步诊断。

6.气管/支气管瘢痕形成 黏膜呈收缩状、灰白色，病变不稳定时可合并充血，管腔变性，可存在狭窄或阻塞情况，黏膜表面光滑。常出现于结核及气管创伤后。

7.黏膜缺损/瘘（支气管食管瘘/支气管胸膜瘘/支气管纵隔瘘） 常见于肺叶切除术后的吻合口处，少数患者病因为食管支气管瘘。淋巴结结核引起的瘘一般瘘口较小，可以自行愈合。

8.黏膜下淋巴结 增大的气管支气管旁淋巴结凸入气管腔内所致，可合并色素沉着，见于淋巴结结核及慢性炎症的患者。

9.黏膜浸润 "浸润"一词在气管镜形态中，往往用来形容恶性疾病。气管镜下可见一种或多种黏膜充血、肥厚、粗糙不平、坏死、软骨环消失、管腔狭窄。

10.隆突增宽、支气管嵴增宽 主要为隆突及嵴下淋巴结增大、压迫所致；外科手术后造成管腔扭曲也可致嵴增宽。

11.支气管残端/手术后所见 外科手术切除肺叶后所残留的支气管盲端，有时可见外科缝线及肉芽组织增生。遇到此类患者应注意吻合口处有无瘘口、有无肿瘤复发的可能性。

12.支气管黏膜色素沉着 黏膜呈黑色，并见炭末沉着。可与瘢痕、狭窄合并。常见于淋巴结结核及慢性炎症。

13.气道狭窄（外压/肥厚/软化/扭曲/凝血块） 可以造成管腔狭窄的病因很多，常见的病因有肿瘤、支气管结核、炎症等，狭窄的气管镜下表现也不同。

14.肉芽样结节 常见的病变为结核、真菌、气管插管及外伤引起的气管狭窄，气管镜下表现为肉芽组织的增生。

15.支气管扩张 管腔较正常扩张，黏膜发白，管壁变薄，有时可见管口之间的嵴锐利，可看到多级支气管。

16.气道新生物 良、恶性肿瘤引起凸入气道腔内的肿瘤组织，有球形、菜花样、串珠样等多种形态，质地有软有韧，恶性肿瘤引起的气道新生物常伴有周围黏膜的浸润、血管的增粗紊乱及白色坏死物附着。

17.气管/支气管扭曲 常见于外科术后、气道结核或外伤引起的瘢痕扭曲狭窄。

18.出血 有时呈陈旧性凝血块，有时可见鲜血。

19.气管/支气管异物 气道异物多见于儿童，主要因误吸所致。气道异物的种类繁多，治疗方法主要是气管镜下异物钳钳取，必要时可以联合冷冻、灌洗、圈套等多种技术取出。对于长期滞留的异物取出后应注意周围管腔的情况，注意有无出血、肉芽增生、狭窄等情况。

20.气管/支气管结石 常见于淋巴结结核钙化后凸入管腔内。

21.声带麻痹 声带活动度差，闭合或张开不全。当患者主诉为声音嘶哑时，气管镜下检查应注意声带闭合情况。

22.咽喉部病变 咽喉部的病变属于耳鼻咽喉科的范畴，但气管镜经口或鼻进入后需要通过咽喉部再进入气道，对气管镜通过的路径中看到的咽喉部病变，在保障安全的前提下可做简单处理，如描述病变、活检等基本检查，需要复杂的诊疗操作应及时会诊。

23.治疗项目 包括支架置入、二氧化碳冷冻、电凝切治疗、支架取出、球囊扩张治疗、全肺灌洗、激光消融治疗、硬质气管镜等。

（王晓平 徐 栗）

第二节 支气管肺泡灌洗术

一、概述

1974年Reynolds和Newball报道用支气管镜进行支气管肺泡灌洗（bronchoalveolar lavage，BAL），由于其能从肺泡上皮及以下呼吸道腔内获取细胞与非细胞成分，能够反映取样部位炎症及免疫状态，为诊断呼吸系统疾病提供了一种新的检查手段。时至今日，

BAL已广泛应用于临床，是一项操作简便却意义非凡的技术，既可以用于诊断，也可以用于治疗。

BAL是指通过支气管镜向支气管肺泡内注入生理盐水并进行抽吸，收集肺泡表面液体及清除充填于肺泡内的物质，进行炎症与免疫细胞及可溶性物质的检查，达到明确诊断和治疗目的的技术。随着技术水平的提高，进一步发现从支气管肺泡灌洗液（bronchoalveolar lavage fluid，BALF）中可以获取细胞学、可溶性蛋白、酶类、细胞因子、生物活性介质、基因片段等多种信息，因此BAL成为诊断某些肺部疾病如肺癌、间质性肺疾病、肺部感染性疾病的重要手段。

在肺结核诊断方面，随着近年来基因检测技术的发展，如病原宏基因组学（mNGS）、GeneXpert MTB/RIF（以下简称Xpert）等方法联合BAL取材方式，大大提高了肺结核诊断的病原学阳性率。

我国于2002年首次制定了《支气管肺泡灌洗液细胞学检查技术规范（草案）》。2012年美国胸科医师学会颁布了《支气管肺泡灌洗液的细胞学分析在间质性肺疾病中的临床应用》。2017年，中华医学会呼吸病学分会感染学组组织专家撰写了《肺部感染性疾病支气管肺泡灌洗病原体检测中国专家共识》（以下简称《共识》）。2020年，中国检验科相关专家小组（统称）发布《支气管肺泡灌洗液细胞形态学检验中国专家共识（2020）》（以下简称《细胞形态共识》）。

二、适应证

1. 为了明确肺部肿块、复发性或持续性肺不张或肺浸润、肺部弥漫性疾病等的病因诊断。

2. 支气管-肺感染需要获取标本用作病原微生物检查以及做药物敏感试验者。

3. 为研究支气管-肺疾病的病因、发病机制等需要获取标本者。

4. 需要冲洗和清除呼吸道和（或）肺泡中滞留的物质者。

5. 评估疾病的活动性和预后，尤其是间质性肺疾病。

三、禁忌证

1. 严重通气和（或）换气功能障碍，且未采用有效呼吸支持。建立人工气道并非禁忌证，患者可经临床医师全面评估并在密切监护下进行。

2. 新近发生的急性冠脉综合征、未控制的严重高血压及恶性心律失常。

3. 主动脉瘤和食管静脉曲张有破裂危险。

4. 不能纠正的出血倾向，如严重的凝血功能障碍、大咯血或消化道大出血等。出血高风险：血小板计数 $< 20 \times 10^9$/L；出血较高风险：血小板计数为（$20 \sim 50$）$\times 10^9$/L、凝血酶原时间（PT）或活化部分凝血活酶时间（APTT）> 1.5 倍正常值。对于操作前血小板低下的患者，可考虑通过输注血小板后进行BAL，减少出血风险。

5. 多发性肺大疱有破裂危险。

6. 严重消耗性疾病或状态及各种原因导致的患者不能良好配合。

四、术前准备

BAL操作前需要进行常规的临床状态评估，排除出血等风险，严格对照支气管镜检查的适应证及禁忌证。在支气管镜常规气道检查后，且在活检、刷检前进行BAL。局部麻醉剂为2%利多卡因。有条件开展静脉复合麻醉的医院，应尽量在静脉复合麻醉下进行，以获得支气管镜嵌顿较好、增加BALF回吸收量的效果，但需严格筛选患者，术前应评估有无静脉麻醉的禁忌证，年老体弱及心、肺、肝、肾等重要脏器功能不全的患者应慎用。术中应常规进行心电及脉搏血氧饱和度（SpO_2）监测。

五、标准操作流程

1. 部位选择（图2-1-2-1）　病变局限者选择病变段（特别是出现新的或进展性的浸润性病变的叶段）；弥漫性病变者选择右肺中叶或左上叶舌段。对于肺外周病变，联合经支气管导航和（或）超声支气管镜技术进行更准确的定位。

2.局部麻醉 在灌洗的肺段经活检孔注入2%利多卡因1～2ml，行灌洗肺段局部麻醉。静脉复合麻醉的患者如仍有强烈的气道反应，同样可注入2%利多卡因1～2ml。麻醉要充分，咳嗽反射必须充分抑制，以防因剧烈咳嗽引起的支气管黏膜损伤出血，影响BALF的回吸收量和检测结果。

3.灌注（图2-1-2-2） 支气管镜顶端嵌顿在目标支气管段或亚段开口后（嵌顿要紧密，防止大气道分泌物混入或灌洗液外溢），经操作孔道快速注入37℃或室温无菌生理盐水（0.9%NaCl），将灌注液加温至体温，可以预防患者咳嗽并提高细胞学诊断阳性率，总量为60～120ml，分次注入（每次20～50ml）。

美国胸科医师学会颁布的《支气管肺泡灌洗液的细胞学分析在间质性肺疾病中的临床应用》则建议，经支气管镜灌入室温生理盐水100～300ml，均分为3～5次序贯灌入。灌洗量的多少可影响标本检测的结果，包括细胞比例、蛋白含量及GM水平等。具体灌洗多少生理盐水是合适的，不同文献甚至指南的推荐均有差异。研究结果表明，在灌入60ml或120ml液体时所回吸收标本的检测结果差异明显，至少灌入120ml生理盐水时所回吸收的标本结果才相对稳定。对于肺部感染性疾病患者，基于查找病原体的目的，又要防止在灌洗过程中感染的扩散，建议采用60～120ml的灌洗剂量，且分次灌洗。

4.回收 注入生理盐水后，立即用合适的负压〔一般推荐低于100mmHg（1mmHg

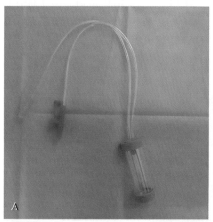
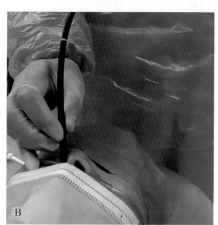
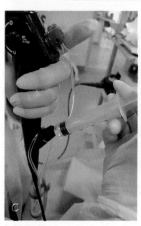
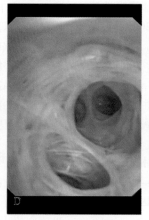
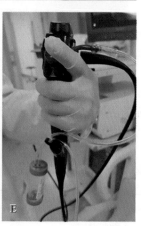

图2-1-2-1 支气管肺泡灌洗流程示意图

A.肺泡灌洗瓶，一端连接负压吸引器，一端连接气管镜负压接口；B.经鼻/口插入气管镜，抵达目标支气管段或亚段开口后，嵌顿要紧密；C.经支气管镜操作孔道快速注入温生理盐水，分次注入（每次20～50ml）；D.气管镜嵌顿好可见生理盐水充斥整个支气管；E.负压吸引回收肺泡灌洗液

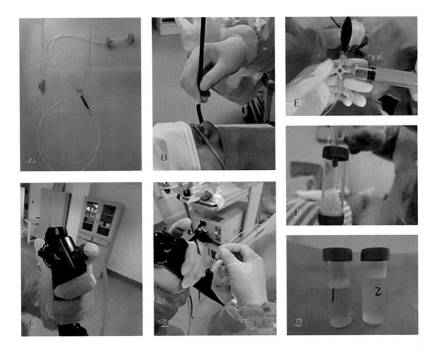

图2-1-2-2 远端导管肺泡灌洗流程图

A.远端肺泡灌洗瓶，一端连接负压吸引器，一端为导管（可通过支气管镜操作孔道），导管连接三通方便生理盐水注入；B.经鼻/口插入气管镜；C.气管镜插入过程中尽量避免负压吸引；D.抵达目标支气管段或亚段开口后，嵌顿要紧密，深入灌洗导管并抵达亚段开口处；E.经三通快速注入温生理盐水，分次注入（每次20～50ml）；F.旋转三通，回收肺泡灌洗液；G.依次类推，收集肺泡灌洗液

＝0.133kPa）〕吸引获取BALF，总回收率≥30%为宜。注意负压不宜过大，也可根据情况进行调整（-100～-150mmHg），以吸引时支气管腔不塌陷为宜。

注：关于灌注和回收使用最广泛的关系技术是将可弯曲支气管镜的钳道直接灌注液体。另一种回收方法是通过钳道使用吸引导管，可以更有效降低患者不良反应。

5. BALF收集 标本容器根据检测目的分装于不同的无菌试管或洁净试管中，用于病原学分析的标本需用无菌容器收集，常规细胞学分析需选择硅化的塑料容器或玻璃容器以减少细胞的黏附。标本量的要求：成人应不少于10ml，儿童应不少于3ml。如考虑为大气道疾病时，建议第1管吸回收液单独处理；非大气道疾病时，可将所有标本混合后送检。

《支气管肺泡灌洗液细胞学检查技术规范（草案）》建议，合格的BALF标准为：

（1）BALF没有大气道分泌物混入；

（2）回收率＞40%，存活细胞占95%以上；

（3）红细胞＜10%（除外创伤、出血等因素）；

（4）上皮细胞＜3%～5%；

（5）涂片细胞形态完整，无变形，分布均匀；

（6）多部位灌洗时，需要注明灌洗部位、注明灌洗液或冲洗液；标本较多时可弃去第1管。

6.标本送检 对于病原体相关检测，用无菌容器收集BALF标本，送检量一般需要10～20ml（≥5ml），贴好标本信息标签，应在室温下2h内送至微生物实验室。若延迟送检，可将标本放置于2～8℃保存，并在报告中说明并提示可能对培养结果造成的影响。

BALF的储存对于GM的检测结果非常重要。获取BALF标本后，应尽快送至实验室完成检测。BALF的GM水平在4℃条件下24h

内保持稳定（BALF的GM水平在-20℃条件下可以存放11个月保持相对稳定）。如果标本在采集后立即送到实验室检测，可在室温下转送，要求送检时间<4h。如果送检时间超过4h，应在4℃下保存，可以储存24h；超过24h的标本，不适合再送检。

建议尽早处理BALF标本。不建议将标本保存24h后再检测、分析；不可将BALF保存于干冰中转运。

六、并发症

目前认为BAL是一种相对安全的检查方法，在支气管镜操作技术熟练及准确评估患者适应证及禁忌证的情况下，较少发生严重的并发症，常见的术中和术后并发症有：

1. 支气管痉挛或支气管哮喘发作。

2. 气道黏膜损伤及出血。

3. 心律失常，但发生率较低，且与患者基础心脏疾病有关。

4. 灌洗后数小时出现寒战、发热，多为吸收热，需注意排除感染扩散的可能。

5. 灌洗肺野术后影像学检查可见短暂性磨玻璃影，偶可发生肺不张。

6. 术中PaO_2一过性降低，部分延续至术后，肺功能（肺活量、第1秒用力呼气容积、呼气峰值流速）可有短暂性降低。

七、BAL在肺结核中的临床运用

对于肺结核，通过取BALF后检测细胞学、微生物学、蛋白及生物活性介质，对疾病的诊断都有较大的意义。BALF培养后细菌计数≥104CFU/ml或防污染计数≥103CFU/ml具有诊断价值。部分如糖尿病患者存在肺结核合并真菌感染的可能，可在BALF行半乳甘露聚糖检测，其具有较高的敏感度及特异度。2016年，美国传染病协会在曲霉病诊断和治疗的实践指南中指出，应将BALF中半乳甘露聚糖检测列入侵袭性肺曲霉病的诊断标准中。

细胞学分类是一项基本检测手段，虽不能直接诊断肺结核，但可用于了解肺部病情基本情况及鉴别诊断。BALF中以中性粒细胞比例增高为主时，见于各种细菌或真菌等感染；以淋巴细胞比例增高为主时，见于病毒性肺炎，但也可见于结节病或过敏性肺炎等；以嗜酸性粒细胞比例增高为主时，见于变应性支气管肺曲霉病，但也可见于嗜酸性粒细胞浸润症、支气管哮喘等。

在肺结核诊断中，抗酸染色虽有速度快的特点但检出率低，培养准确但耗时长，分子生物技术因其相对快速诊断的特性在肺结核诊断中越来越受到重视。2010年，Xpert技术被WHO批准用于结核分枝杆菌检测，该技术整合了PCR的操作过程，在快速、简便、精确地完成检测的同时也减少了污染的可能，且不受合并人类免疫缺陷病毒感染的影响。近几年的多数研究表明以涂阴或少痰患者BALF为样本采用Xpert检测并培养，敏感度相似。此外，BALF样本的Xpert检测较痰样本或胸腔积液样本阳性率更高，具有明显优势。然而以上方法联合后依然有10%左右的结核患者未被检出，联合分子和免疫方法如BAL酶联免疫斑点检测（BAL ELISPOT），可将肺结核诊断率提升至97%。因此，临床上怀疑肺结核的患者存在涂片持续阴性、无痰或取标本困难，但又需抗结核治疗时，BALF的Xpert或联合BAL酶联免疫斑点检测可为早期快速诊断及鉴别诊断提供重要价值。

（孙海林　徐栗）

第三节　经支气管保护毛刷取样术

一、概述

经支气管保护毛刷取样术是指将特制的细胞刷经过支气管镜钳道获取支气管病变细胞学检查标本或支气管分泌物的一种检查方法。

作为一项基本的支气管镜检查方法，其操作方便、简单，由于其刷检范围较大，可以更好地充分取样，提高阳性检出率；其刷检深入较低，能有效降低对腔道壁的刺激和损伤。其局限性在于只能获取黏膜表面的细胞学标本，不能用于黏膜下或壁内病变的取材。与钳取活检相比，刷检的优势在于可以获得较大范围黏膜上的细胞样本。刷检的诊断敏感度为59%～72%，低于钳取活检。

临床中常用的细胞刷一般外径为1.8mm，均可以通过操作孔道2mm的支气管镜，有外鞘管保护，刷头形状常见的为直形细胞刷和U形细胞刷（图2-1-3-1）。

近年来，随着超细支气管镜（外径≤3mm，常见操作孔道1.7mm或1.2mm）以及病原学宏基因检测技术的发展，对经支气管保护毛刷取样术提出了更高的要求，如需要细胞刷直径更细、尽可能减少污染，在此基础上，如外径1.0mm的超细细胞刷、具有双层外鞘管的防污染细胞刷也应运而生。

二、适应证

1.各种通过支气管镜直视可见的支气管腔内病变（如气管支气管结核、支气管癌、中心型肺癌支气管浸润、支气管淀粉样变及结节病）的诊断。

2.各种包括支气管镜难以窥及的肺部弥漫性或局限性病变，如肺间质纤维化、肺泡炎、肺结核、肺泡细胞癌及各种肺转移癌和各种肺泡感染及沉积性病变的诊断。

3.支气管及肺部感染的微生物病原学诊断。

三、禁忌证

1.严重的心肺功能不全。

2.严重高血压或心律失常。

3.严重出血、凝血机制障碍或活动性大咯血。

4.不稳定的主动脉瘤。

5.严重上腔静脉阻塞。

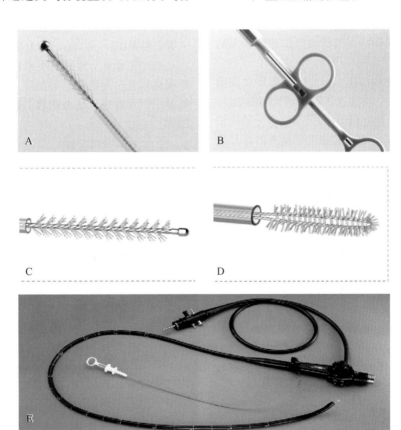

图2-1-3-1　常见毛刷形状

A.细胞刷头部；B.细胞刷尾部操作端；C.直形刷头；D."U"形刷头；E.细胞刷可通过操作孔道2mm的支气管镜

四、术前准备

1.术前完善血常规,凝血检查,降低因穿刺引起大出血的风险。

2.术前完善乙肝、丙肝、梅毒、HIV等抗体筛查,避免交叉感染的发生。

3.术前完善影像学检查,制订详尽的手术计划。

4.术前测量患者血压、心率、氧饱和度,密切监测患者生命体征。

5.术前向患者及其家属告知气管镜检查的必要性和检查风险,签署支气管镜检查知情同意书。

五、标准操作流程

1.由于该项操作对气管黏膜刺激较小,大多数患者局部麻醉即可耐受,如患者呛咳明显或患者要求,亦可选择全身麻醉,经鼻或经口插入支气管镜。

2.将细胞刷经支气管镜操作孔道插入病变部。

3.刷检位稍加压力,旋转刷擦数次或前后来回刷数次,将细胞刷退出(图2-1-3-2)。

4.将刷出物立刻涂片3~4张,分别送细胞学及细菌学检查,送细胞学检查的涂片应置于95%乙醇中固定。

5.刷检标本留取顺序为:一般细菌培养>其他细菌培养≥涂片及PCR等>细胞学检查。

六、并发症

经支气管保护毛刷取样术是一种相对安全的检查方法,在支气管镜操作技术熟练及准确评估患者适应证及禁忌证的情况下,较少发生严重的并发症,常见的术中和术后并发症如下。

(一)出血

出血是最常见的并发症。一般情况下可自行止血。

1.轻度出血 支气管镜下仅少许出血,不妨碍进一步取材,不模糊视野,出血可以不需要处理,取材结束后可局部注射冰盐水或1:10 000肾上腺素止血,如止血困难可给予氩气刀、激光的止血治疗。

2.明显出血 活检后镜下见较多出血,填满病灶处支气管腔,导致视野不清,需要清理出血,处理气管镜前端部进一步取材。在刷检导致出血时,在出血部位经气管镜注入肾上腺素0.3~0.5mg,绝大多数均能止血。

3.大量出血 短时间不易止住,可引起呼吸道阻塞,导致窒息等危险。患者应取患侧卧位,及时采取止血措施,必要时行气管插管。

(二)一过性发热

少见,一般24h内恢复正常,无须额外治疗。

(三)气胸

少见,患者术后无异常情况,一般不需

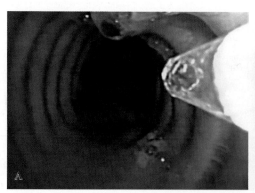 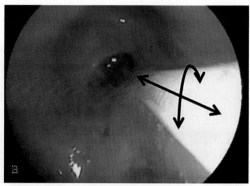

图2-1-3-2　毛刷操作要求

A.经支气管镜操作孔道深入细胞刷,且能看到细胞刷头端露出;B.支气管镜抵达病灶后,嘱助手取出细胞刷,可前后或左右旋转完成取材

要常规胸部X线检查。如患者出现胸闷、咳嗽等症状，应警惕是否出现气胸，并行胸部X线检查。如果肺压缩超过30%，按气胸进行常规处理。TBLB后气胸的发生率远低于出血，且程度较轻，一般不需要插管做胸腔闭式引流。

七、经支气管保护毛刷取样术在肺结核中的临床运用

支气管镜对肺结核的确诊具有重要的临床应用价值，特别是菌阴肺结核患者。在临床研究中，对比刷检和肺泡灌洗两种技术，有的刷检阳性率高，有的肺泡灌洗阳性率高，但比较一致的观点是联合多种取样方法能提高诊断阳性率，如肺泡灌洗联合刷检，刷检联合活检等。多种采样方法相互配合，可减少单一检查方法的局限性，从而最大限度地提高肺结核的诊断率。

一般来说，当肺结核合并气管支气管结核时，刷检涂片阳性率较高，但仍需通过气管支气管结核的类型及疾病的时期来具体分析。气管支气管结核早期及进展期，即炎症浸润型和溃疡坏死型，病变处黏膜结核菌负荷量高，刷检阳性率就高；在气管支气管结核恢复期及瘢痕期，结核菌多数被机体免疫功能清除或抑制，病变表面结核菌负荷量明显减少，刷检阳性率就低。此外，瘢痕狭窄型还可能因结核菌经支气管排除障碍，刷检阳性率就更低。

（王晓平　徐　粟）

第四节　经支气管肺活检术

一、概述

经支气管肺活检术，又称为经支气管镜肺活检术（TBLB），是一种使用可弯曲支气管镜或硬质支气管镜进行肺实质活检的方法。1965年，梅奥诊所的Andersen医师和同事使用硬质支气管镜对13例患者行经支气管镜肺活检术。20世纪60年代后期发明的可弯曲支气管镜进一步推动了该技术的普及，并且使并发症和死亡率显著下降。

它是将可弯曲的支气管镜插入患者支气管分支后，在或不在X线透视下应用活检钳对支气管镜难以直视的外周病灶进行夹取的一种方法。可应用于弥漫性病变或局限性病变。活检钳种类见图2-1-4-1。

常规经支气管肺活检术使用的活检钳外径为1.8mm，可适用于绝大多数检查用支气管镜（一般操作孔道为2.0mm），近年来随着支气管导航及超细支气管镜的普及，超细活检钳（外径1.0mm）也得到了广泛应用。其优势在于除了适用于操作孔道≥1.2mm的超细支气管镜，也可以获得更大的弯曲角度，利于尖段等困难部位的取材（图2-1-4-2）。

二、适应证

1.肺部弥漫性病变原因不明者。
2.肺局限性周围型病变病因不明者。
3.肺移植术后观察排异反应者。

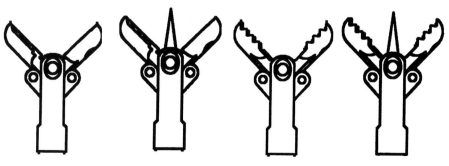

平口不带片针钳头　　平口带片针钳头　　鳄齿不带片针钳头　　鳄齿带片针钳头

图2-1-4-1　活检钳种类

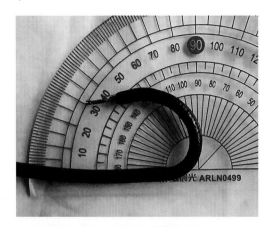

图2-1-4-2　超细支气管镜弯曲角度

图为外径3mm的超细支气管镜（钳道1.7mm），超细活检钳通过该支气管镜后，可以看到仍有较大的弯曲角度，达到近150°

4.周围型肺癌患者抗肿瘤治疗过程中需二次活检者。

5.肺部感染性病变抗感染治疗效果不佳，为明确致病菌者。

三、禁忌证

除了常规支气管镜检查禁忌证外，以下情况需谨慎：

1.拟活检部位有严重肺大疱者。

2.病变处无明确引流支气管者。

3.因TBLB有出血风险，正在口服氯吡格雷等抗凝药或凝血功能障碍、血小板减低者需谨慎。

4.肺动脉高压、高血压、上腔静脉阻塞患者可增加出血风险。

四、术前准备

1.通过胸部CT确定病变部位，如条件允许，建议行薄层扫描。如为肺部弥漫性病变，可选取病变较重的一侧肺及肺叶进行TBLB；如为局限性病变，尽可能确定病变所在肺叶、段、亚段等分支部位。如能联合径向超声、支气管导航、X线等技术则能明显提高定位的准确性。

2.由于一些肺部实性病变存在血管变异、血管瘤等可能，故建议术前行增强CT。

3.因盲检阳性率低，术前需测量靶区距离支气管镜可到达的引流支气管之间的距离，也就是确定活检钳需伸出支气管镜先端多长方可到达病灶。

4.完善血常规、血凝、心电图、肾功能等检查。监测患者血压、心率、氧饱和度，密切监测患者生命体征。

5.术前向患者及其家属告知气管镜检查的必要性和检查风险，签署支气管镜检查知情同意书。

五、标准操作流程（图2-1-4-3）

1.常规支气管镜检查观察支气管黏膜有无异常表现，当支气管腔内出现血性分泌物、脓性分泌物等表现，其有助于操作者确定病变部位。

2.定位对双肺弥漫性病变，活检部位选择病变较重的一侧，选择病变较重的肺叶，同时需尽量避开右肺中叶。如两侧受累大致相同则取右下叶；如有多个局限性病灶，尽量选取靠近中央、有引流支气管的病变。

3.活检

（1）确定支气管镜能抵达的支气管级数，一般在段或亚段处。将支气管退回到气管。

（2）经支气管镜操作孔道送入活检钳，露出活检钳头端后再将镜身送入邻近病灶的段或亚段开口处。

（3）助手持续固定镜身，操作者继续向前推送活检钳，按照术前准备总测量的距离掌握活检钳离开镜头的长度，到达病变区域。

（4）可联合支气管导航、径向超声、X线确定活检钳有无抵达病灶周围。

（5）确定活检钳位置后嘱患者深吸气，在吸气相张开活检钳，再向前稍推进遇阻力，在呼气时钳取组织，询问患者有无胸痛，如无不适则抽出活检钳完成一次活检（根据患者呼吸来确定何时活检理论上可以更好取材，但不是必须）。

（6）活检钳退出后气管镜不能立即退出，需观察引流支气管内有无血液流出，少量出血可先不予处理，如出血量较多需积极止血治疗

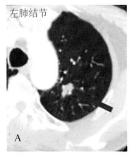

左肺结节

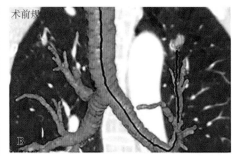

术前规划

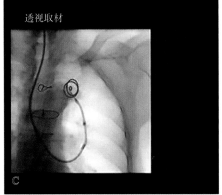

透视取材

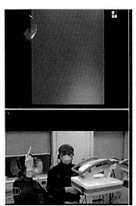

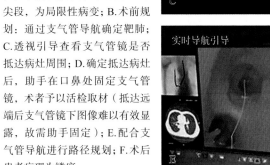

实时导航引导

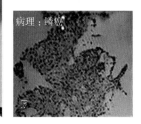

病理：鳞癌

图2-1-4-3　经支气管肺活检术流程示例（联合支气管导航及C形臂）

A.胸部CT查看病变所在部位，该病例病变位于左肺上叶尖段，为局限性病变；B.术前规划：通过支气管导航确定靶肺；C.透视引导查看支气管镜是否抵达病灶周围；D.确定抵达病灶后，助手在口鼻处固定支气管镜，术者予以活检取材（抵达远端后支气管镜下图像难以有效显露，故需助手固定）；E.配合支气管导航进行路径规划；F.术后患者病理为鳞癌

后重复步骤（2）～（5）。一般活检3～5块。

4.标本满意后对引流支气管腔内可注射冰盐水或止血药止血治疗，观察确定无活动性出血后充分吸引其他分支内分泌物，撤出支气管镜。

六、注意事项

1.一般来说如需要钳取肺组织，活检钳从肺段至少需要深入3cm以上，插入活检钳过程中遇阻力时可轻加压，如深度不够，可稍退后轻轻旋转镜身并稍加压至不能继续前进为止。

2. TBLB阳性率与活检钳大小及活检次数相关，在不增加出血等风险的同时尽量多取组织标本可增加阳性率。一般来说，弥漫性肺疾病：一侧肺内取3块标本，局限性肺疾病可适当增加，如不能确定病变具体是在哪个肺段，可多个肺段同时取材。

3.常规TBLB对于局限性病变取材阳性率低，一般仅在30%左右，如果使用C形臂、径向超声、支气管导航等技术，则能大幅度提高局限性病变的阳性率，一般在70%左右，但即使上述技术全部使用，其诊断率一般也只能维持在80%左右。所以，提倡如条件允许，建议C形臂、径向超声、支气管导航至少联合一项技术使用。

4. TBLB是支气管镜诊断技术中最常用的手段之一，其对支气管黏膜刺激相对较小，绝大多数患者均可耐受,因此局部麻醉或全身麻醉均可。

七、并发症

1.发热　多由肺泡灌洗引起,很少有支气管镜检在后刷检或活检的肺段发生严重感染的报道。

2.出血　TBLB术中所有病例均会有不同程度的出血,越靠近胸膜血管越细,大出血风险越小。因此,活检时尽量选取外带。术中少量出血可灌注冰盐水或止血药对症处理,一般此种方法均可达到止血目的。

3.气胸　活检部位越靠近胸膜,发生气胸的风险就越大。主要预防措施:夹闭活检钳时询问患者有无胸痛症状;术前仔细阅读胸部CT,靶区如有胸膜粘连、肺毁损、肺质较差等情况,则术后发生气胸风险增加。因此,对高风险人群术后需认真观察有无胸闷、气短症状,仔细查体有无患侧呼吸音减弱、血氧饱和度降低等情况,必要时行胸部X线片检查。根据肺部压缩程度,判断是否需要胸腔闭式引流。

4.其他　如心律失常、气道痉挛等,发生率较低。

八、经支气管肺活检术在肺结核中的临床运用

经支气管肺活检术操作安全性高,基于支气管镜下可对气管以及支气管黏膜情况进行全面观察,通过取材后可行抗酸杆菌涂片、培养、基因芯片鉴定、Xpert等,提高肺结核确诊率。

依据肺结核影像学表现应采取不同的取材策略,主要分为局限性及弥漫性。对于弥漫性病灶活检的诊断阳性率要高于局限性病变(病变小于3cm)。相比过敏性肺泡炎、结节病、肿瘤等,弥漫性肺结核诊断率略低,在40%左右,但高于肺间质纤维化的诊断率。

但对于非结核分枝杆菌,经支气管肺活检术取材较低,大大低于肺泡灌洗取材的阳性率。

局灶性病灶的大小是影响诊断阳性率的关键因素:对于直径≥2cm的病灶诊断阳性率可达60%以上,但对于直径<2cm的病灶阳性率不足25%。超细支气管镜、支气管导航、径向超声以及C形臂可以提高肺外周病变的诊断阳性率。仅靠肺活检确诊肺结核是远远不够的,应该联合肺泡灌洗、刷检等多种技术共同提高经支气管诊断肺结核的阳性率。

(王晓平　徐　粟)

第五节　EBUS引导下肺外周病灶活检

一、概述

超声支气管镜,又称为支气管内超声(endobronchial ultrasonography,EBUS),是用超声支气管镜或将微型超声探头通过支气管镜进入气管、支气管管腔,获得气管、支气管管壁各层次以及周围相邻脏器的超声图像,从而进一步提高诊疗水平的技术。超声引导下肺活检(EBUS-TBLB)是通过可弯曲支气管镜活检孔道插入微型超声探头,在超声引导下对肺外周结节、不明原因肺部阴影进行肺组织活检的一项技术。

微型超声探头(ultrasonic probe,USP)外径为1.4mm或1.7mm,通常为20MHz的高频探头,能在气道内进行360°成像扫描,显示气道壁及其周围组织的微细结构,最远可探及接近胸膜的病变。它主要用于检查肺外周病变(亚段及以下),并可鉴别气道壁病变的良恶性,判断肿瘤浸润的深度。该项技术相对于传统X线引导下的肺活检,医患双方都不会暴露于X射线中,更加安全,操作也更加简单。所需相关设备包括:内镜主机、超声主机(EU-ME2)、超声探头驱动器、外周型超声探头(奥林巴斯公司生产的UM-S20-20R外径1.7mm;UM-S20-17S外径1.4mm)、电子支气管镜等。如有引导鞘管(guide sheath,GS)、X线透视设备和虚拟导航或电磁导航联合使用,将大大提高超声引导下肺活检的精准度(图2-1-5-1)。

关于径向EBUS应用于孤立性肺结节（SPN）的首次报道发表于2002年，这项前瞻性研究比较了X线透视引导下对诊断所需标本的获得率为76%，EBUS为80%。对于直径小于3cm的病灶，EBUS比X线透视引导的检出率略高，但差异未达到统计学意义。小于3cm的结节在透视下常常无法显像。一项前瞻性研究判定了EBUS引导的TBLB对透视不可见的孤立性肺结节的检出率，结果发现80%的病灶（平均直径2.2cm）可以经EBUS定位，活检的诊断率为70%，由此认为，EBUS可代替X线透视为TBLB提供图像引导。Yoshikawa的研究进一步确认了在不使用影像学成像的情况下，EBUS对肺外周病灶的引导

作用。123例孤立性肺结节中，76例（61.8%）经EBUS引导鞘管确诊；对于直径＞20mm病灶的诊断率显著高于直径≤20mm病灶。在一项前瞻性研究中，采用引导鞘管技术对100例＜20mm的孤立性肺结节进行检查，只有46例（46%）通过EBUS引导的TBLB明确诊断，对于支气管腔内超声可检测到的病灶，诊断成功率为69%，与其他研究相仿。因此，对于小的或不可视的外周病灶取样时，超声引导的成功率要优于X线透视引导。一项系统性回顾和荟萃分析中，对13项研究中共计1090例接受EBUS引导下的支气管镜检查的肺外周病变患者进行分析。Steinfort发现，尽管不同研究中的EBUS方法存在显著差异，径向EBUS的总体诊断敏感度为73%，特异度为100%。因此认为，支气管腔内超声是安全和相对准确检测孤立性肺结节的方法，增加了确诊的概率，降低了外科手术活检的需要。

二、适应证

不明原因肺外周结节、肺部阴影。

三、禁忌证

严重的心肺功能不全者、激烈咳嗽或不能配合检查者、严重的肺动脉高压、高血压、穿刺范围有较严重的肺大疱、凝血功能障碍、出血素质者。不能耐受气管镜诊疗的患者。

四、术前准备

1.详细询问病史、体格检查，准备相关检查与化验（如凝血、心电图、胸部CT及增强扫描等）。

2.明确病灶的位置，病灶与周围血管的关系，增强CT的CT值大小并估算段支气管开口至病灶或拟活检部位的距离。

3.交代病情、签署同意书（需特别向患者及家属交代可能出现气胸、大出血的可能性）。

4.常规检查术前准备，充分麻醉，备好局部止血药物、冰生理盐水等，必要时提前建立静脉通道。

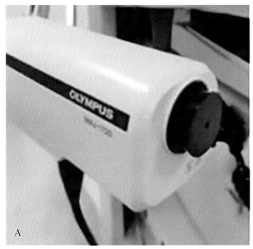

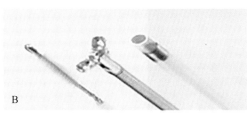

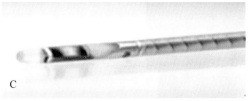

图2-1-5-1　A.超声探头驱动器；B.活检套装（细胞刷、活检钳、鞘管）；C.外周型超声探头

五、操作流程

建议患者在清醒镇静或全身麻醉下进行EBUS-TBLB。根据胸部CT定位病灶位置，将支气管镜送达相应肺段、亚段管口，将超声探头置入超细支气管镜活检孔道，用超细支气管镜将超声探头引导到目标病灶所在亚段支气管管口。伸出超声探头，于各亚段支气管探查寻找目标病灶。可将超声探头送至各亚段支气管远端，直至有明显阻力后，开始超声扫描，同时缓慢、匀速地将探头往外退出，观察超声图像的变化，寻找活检最佳位置，病灶完全包绕探头时，TBLB活检阳性率最高。记住超声探头的路径、距离亚段管口的距离。退出超声探头，活检钳沿原路到达目标病灶，进行钳夹肺活检，取4～6块标本即可。建议先活检，再做灌洗、刷检。

EBUS-GS-TBLB是在将超声探头置入引导鞘管中一同进入目标病灶，找到目标病灶后，退出超声探头，留置鞘管在病灶内，活检钳从鞘管到达病灶部位进行活检，以提高精准度、活检阳性率的方法（图2-1-5-2）。

六、超声图像特征

径向EBUS最常用的频率为20MHz。正常含气肺组织由于透射值的反复变化，在支气管内超声下的图像表现为暴风雪样（snowstorm）改变。而当超声探头进一步向远端推进进入磨玻璃影（GGO）病灶内部时，可观察到暴风雪样图像的回声强度和范围均有增强，颗粒较普通的暴风雪样改变更粗糙，此类征象称为暴风雪征（blizzard sign）。其形成机制可能为声波在传导过程中与周围完整的肺泡结构中残留的气体发生衍射。当肿瘤细胞贴壁生长时主要产生暴风雪征，而当其出现浸润性生长在CT上表现为混合密度或半实性结节时，其超声图像相应的转变为混合暴风雪征（mixed-blizzard sign），即在回声异质性暴风样图像中出现点线状的高回声信号。实性肿瘤和肺组织之间通常会有一道明亮的边界，很容易区分，实性肿瘤在超声图像中显示为灰色，一般回声较均匀，坏死区和血管可呈局限的黑色区域。若图像边缘呈连续的强回声，又缺乏不连续线状的含气支气管影，则提示癌症的可能。

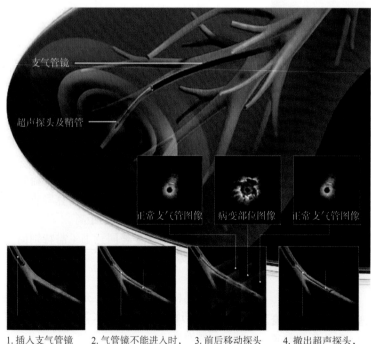

支气管镜

超声探头及鞘管

正常支气管图像　　病变部位图像　　正常支气管图像

1. 插入支气管镜尽量接近病变
2. 气管镜不能进入时，向前推进超声探头
3. 前后移动探头直至探及病变
4. 撤出超声探头，经鞘管进行活检

图2-1-5-2　EBUS-GS-TBLB示意图

炎性病变或肺不张由于其肺部结构不同，超声图像是不均质的。含气的小支气管表现为清晰的白色点状回声，富含液体的区域呈边界略模糊的暗区。

研究结果显示，EBUS-TBLB的阳性率与病灶大小、病灶位置、是否与支气管相通等因素密切相关。病灶直径＞20mm的诊断率明显高于病灶直径≤20mm的诊断率；超声下全包绕探头病灶的诊断率明显高于超声下不全包绕探头病灶的诊断率；高分辨CT影像上见支气管征病灶的诊断率明显高于无支气管征病灶的诊断率。因此，应更多选择直径＞20mm的高分辨CT影像上见支气管征的病灶进行EBUS-TBLB，操作时尽量在病灶能够完全包绕超声探头的细支气管及位置来获取组织标本。

七、注意事项

注意术中活检避免损伤胸膜，尽量避免在中叶或舌叶进行。对于靠近胸膜的病变，活检时需要注意保持与胸膜的距离1～2cm，避免发生气胸。活检在一侧肺叶进行，避免在双侧肺叶同时进行。活检前可在目标肺段支气管预防性注入止血药（如1∶10 000肾上腺素等）。术后注意密切观察患者生命体征，是否有呼吸困难及咯血。术后不需要常规复查胸部X线片，如患者出现胸闷、气短症状，活检侧呼吸音减低或消失，则需要拍胸部X线片明确是否发生气胸。

八、并发症

EBUS-TBLB的常见并发症与肺活检相同，包括出血和气胸，发生率分别约为9%和5%。周围肺组织活检出血量一般较小，用冰生理盐水或1∶10 000肾上腺素局部灌注即可止血。大量出血少见，多与术前评估不够充分、活检手法粗暴有关。气胸多为少量气胸，一般多能自行吸收。当患者呼吸困难明显、胸腔积气＞30%，需要行胸腔穿刺抽气或胸腔闭式引流。

九、应用与展望

EBUS-TBLB是目前诊断与鉴别诊断肺部小结节的一项核心技术。虚拟导航、电磁导航与EBUS-TBLB联合床旁快速诊断（ROSE）技术的运用，不仅能为患者提供快速高效的精准诊断，对部分无法手术或不接受外科手术的肺癌患者还能进行气管镜下微创消融治疗。目前，首个可弯曲的冷却射频消融探头也正在临床试验阶段，对早期肺癌患者的气管镜下快速诊断同时一体化微创治疗已经初见成效，不久的将来即可运用于临床，服务广大患者。

十、病例分享

（一）病例1

女性，61岁。体检发现肺部阴影1周。初步诊断：①继发性肺结核，右上涂（未）初治并感染；②肺炎？③肺部肿瘤？会诊意见：肺硬化性肺细胞瘤。见图2-1-5-3～图2-1-5-5。

（二）病例2

男性，65岁。咳嗽咳痰并痰中带血2个月余，加重2周。吸烟史40年，20支/日，酗酒10年，250g/d。结核菌的相关检查均为阴性。细胞角蛋白19片段测定升高，为4.32mg/ml（正常：0～3.3mg/ml）。胸部CT诊断：左肺上叶继发型结核可能性大，请结合临床；纵隔淋巴结增多、增大，考虑并存淋巴结结核（图2-1-5-6～图2-1-5-8）。

（三）病例3

男性，66岁。间断咳嗽、低热1周入院。相关检查：T-SPOT阳性；肿瘤6项：CYFRA21-1 3.34ng/ml（升高）；结核DNA＜500copies/ml；结核菌涂片检查：阴性2次。胸部CT考虑右下肺肿瘤与结核瘤或隐球菌鉴别（图2-1-5-9～图2-1-5-11）。

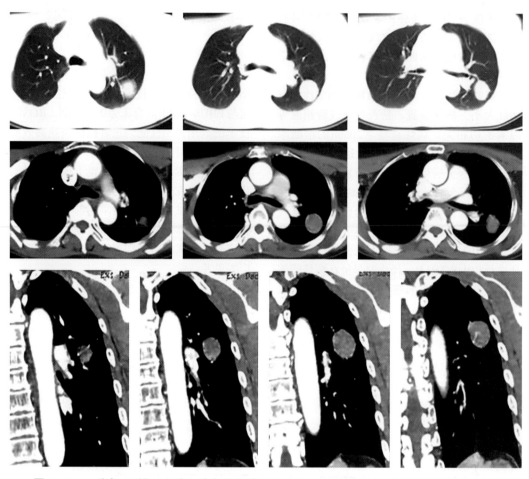

图2-1-5-3　胸部CT提示左肺上叶尖后段球形影（30mm×28mm），边界清晰光滑，可见血管与之相连；病灶呈软组织密度，边缘多发小钙化斑；增强病灶呈明显强化，CT值75～98Hu。诊断意见：左上叶良性病变，多考虑硬化性肺细胞瘤

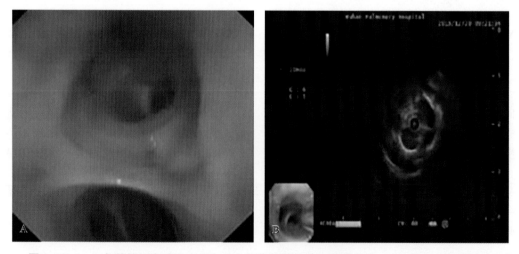

图2-1-5-4　A.气管镜下表现为固有上叶支气管管壁红肿，黏膜充血；B.于固有上叶各亚段支气管行径向超声探查，在固有上叶尖后段支气管，后亚段支距管口约20mm处探查到边界清晰、密度不均匀回声区。预防性注入止血药后，行EBUS-TBLB钳夹4钳送病理检查，术中微量出血

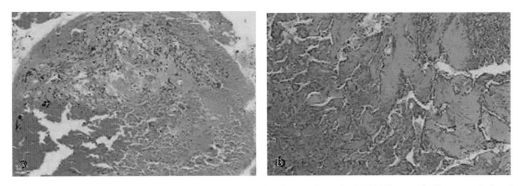

图2-1-5-5　A.支气管镜活检病理：表现为支气管壁及出血囊腔样结构；B.外科VATS（送1左上尖后段）肺硬化性肺细胞瘤［送2第10组和送3第11组淋巴结（共计6枚）镜下未见肿瘤侵犯］。免疫组化染色显示：CK（＋），Ki-67（Li＜5%），Napsin A（＋），TTF-1（＋），CK7（＋）

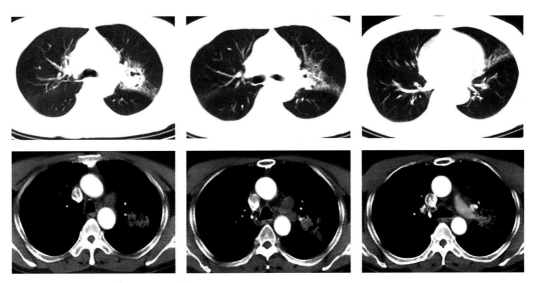

图2-1-5-6　左上尖后段团片状阴影，其中见小透光区，舌叶淡薄片影；纵隔窗见纵隔淋巴结增多、增大并部分融合

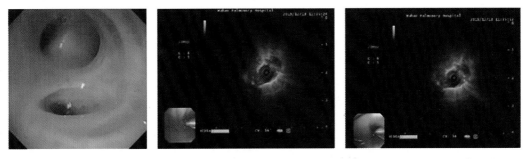

图2-1-5-7　气管镜下表现为固有上叶尖后段尖亚段支气管b亚支肿胀性狭窄，黏膜红肿、充血，于a亚支及水平支均探查到边界清晰不均质回声区，行肺活检（EBUS-TBLB）钳夹活检4钳送病理检查。少量出血

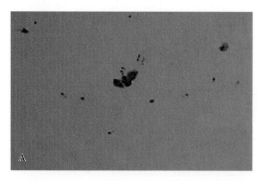
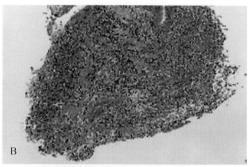

图2-1-5-8 A.镜下见不少纤毛柱状上皮细胞和少许吞噬细胞,另见散在少许核增大、核质比增高、核不规则细胞,不排除为癌细胞;B.(左上支)非小细胞肺癌,倾向鳞状细胞癌,建议免疫组化检查明确肿瘤类型

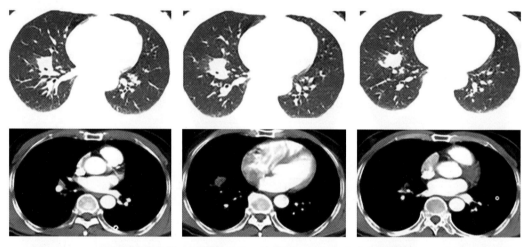

图2-1-5-9 右肺下叶基底段叶间胸膜下见一结节影,其中少许支气管气相,边界毛糙,可见毛刺;纵隔窗右下肺结节影密度较低,病灶可见强化,双侧肺门及纵隔淋巴结未见肿大

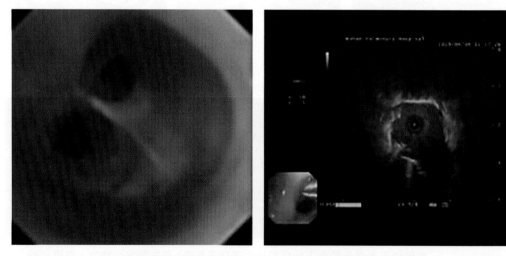

图2-1-5-10 右下基底段支气管管壁黏膜红肿、充血,于内前基底段距离管口约10mm处探查到边界清晰均质回声区,行肺活检(EBUS-TBLB)钳夹活检5钳送病理检查。气管镜下防污染刷检查抗酸染色(2+)

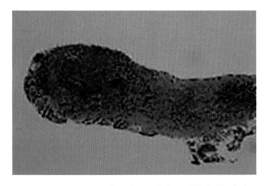

图2-1-5-11　病理提示非坏死性肉芽肿炎，结核不除外；病理组织抗酸染色呈阳性

（胡智敏）

参 考 文 献

［1］黄禹，陈娉娉，李静. 气道内超声-引导鞘管技术在诊断肺周围型病变中的应用研究. 国际呼吸杂志，2020，40（15）：1142-1147.

［2］薛佩妮，高雪，谭维. 导向鞘引导超声支气管镜肺活检术在外周肺结节诊断中的临床应用. 延安大学学报（医学科学版），2020，18（3）：20-23.

［3］WU X，AN Z，ZHAO K. Integrated strategy combining endobronchial ultrasound with positron emission tomography to diagnose peripheral pulmonary lesions. Thorac Cancer，2020，11（8）：2094-2100. DOI：10.1111/1759-7714.13484.

［4］蔡仲汉. 经支气管超声下引导鞘管引导下经支气管肺活检术对肺外周病变定性诊断的价值. 临床医学，2020，40（7）：1-3. DOI：10.19528/j.issn.1003-3548.2020.07.001.

［5］张群成，轩伟霞，孙冠男. 经气管镜导航联合径向超声引导下肺活检对肺结节诊断价值. 临床肺科杂志，2020，25（7）：973-976.

［6］周晓宇，郇霞，武静. 径向超声引导下钳夹肺活检与冷冻肺活检对外周型肺病变的诊断价值. 中华全科医学，2020，18（7）：1075-1077，1111.

［7］张群成，轩伟霞，孙冠男. 经气管镜导航联合径向超声引导下肺活检对肺结节诊断价值. 临床肺科杂志，2020，25（7）：973-976.

［8］PARK S，YOON HY，HAN YJ，et al. Diagnostic yield of additional conventional transbronchial lung biopsy following radial endobronchial ultrasound lung biopsy for peripheral pulmonary lesions. Thorac Cancer，2020，11（6）：1639-1646.

［9］LI G S，HUANG J，LI Y C. The value of combined radial endobronchial ultrasound-guided transbronchial lung biopsy and metagenomic next-generation sequencing for peripheral pulmonary infectious lesions. Can Respir J，2020（2020）：2367505.

［10］毕蓓蕾，郭皖豫，王海丽. 径向超声导引鞘联合肺活检术对周围性肺癌诊断结果及误差分析. 中国超声医学杂志，2020，36（3）：197-200.

［11］明宗娟，张德信，李维. 径向探头超声支气管镜引导支气管透壁肺活检术在外周肺病变诊断中的应用. 中华肺部疾病杂志（电子版），2019，12（5）：579-584.

［12］赵彦程，张勇，叶茂松. EBUS-GS对较大肺外周病灶（PPL）的诊断价值. 复旦学报（医学版），2020，47（2）：257-262.

［13］李謤，李永斌，李婧. 虚拟导航联合气管超声下经引导鞘肺活检术对肺周围性病变诊断价值的研究. 同济大学学报（医学版），2020，41（6）：729-733. DOI：10.16118/j.1008-0392.2020.06.008.

［14］YOSHIKAWA M，SUKOH N，YAMAZAKI K，et al. Diagnostic value of endobronchial ultrasonography with a guide sheath for peripheral pulmonary lesions without X-ray fluoroscopy. Chest，2007，131：1788-1793.

［15］STEINFORT DP，KHOR YH，MANSER RL，et al. Radial probe endobronchial ultrasound for the diagnosis of peripheral lung cancer: systematic review and meta-analysis. Eur Respir J，2010，37（4）：902-910.

第六节　经支气管针吸活检术

一、概述

自20世纪60年代起，纤维支气管镜（简称纤支镜）开始广泛应用于临床，呼吸系统疾病的诊断和治疗得到了极大的突破，尤其在镜下可直接窥见的病变行活检、刷检或灌洗等介入手段检查，通过送检病理、细胞及各类病原学等，大多数患者都能明确诊断。但同时也遇到许多在支气管镜直视下无法窥及或仅表现为外压性改变的气管、支气管腔外病变，这就给取材带来一定的困难，能否通过细针穿刺取得管腔外的病变组织成为亟待解决的问题。这里要提到经支气管针吸活检术（transbronchial needle aspiration，TBNA）的医学史：其一要追溯到20世纪40年代，阿根廷医师Schieppati首次开展硬镜下隆突下淋巴结穿刺术，但并未得到关注。其二是20世纪80年代美国Ko-pen Wang教授使用纤支镜操作TBNA并改进穿刺针及方法，并通过CT图像和支气管镜下解剖标志点的对应方式绘制出"王氏淋巴结图谱"，推动了TBNA技术在临床推广应用及里程碑式的发展，从而被誉为"世界TBNA之父"。TBNA是应用一种特制的带有可弯曲导管的穿刺针，通过支气管镜对气管、支气管腔外病变，如肿块、肿大淋巴结和管腔闭锁等病变进行经气管壁针吸活检，获取标本进行细胞学和（或）病理学检查的一种技术。随着超声引导下经支气管针吸活检（endobronchial ultrasound-guided trans-bronchial needle aspiration，EBUS-TBNA）的引入，经支气管针吸活检技术由于自身的特点常被称为：传统TBNA（C-TBNA）或盲法TBNA等，不可否认的是，这项技术由于微创有效、操作简便、设备简单、花费便宜等优势，依然是EBUS-TBNA无法替代的，也是呼吸与危重症学科医护需要熟练掌握并操作的常规技术之一。

二、适应证

1.纵隔或肺门占位性病变或肿大淋巴结的诊断，如肺癌纵隔淋巴结转移、纵隔淋巴结核、纵隔原发性肿瘤、淋巴瘤、结节病等。

2.对已知或怀疑肺癌进行分期。

3.对坏死性或黏膜下管腔内病变的诊断。

4.周围肺实质结节样病灶的诊断。

5.纵隔囊性良性病变的诊断和引流，如纵隔囊肿及脓肿等。

三、禁忌证

同普通支气管镜检查。

1. 急性心肌梗死4周内。

2. 活动性大咯血。

3. 血小板计数<$20×10^9$/L或已知的凝血功能异常。

4. 妊娠28周以内。

5. 恶性心律失常、不稳定型心绞痛、严重心肺功能不全、高血压危象、严重肺动脉高压、颅内高压、急性脑血管事件、主动脉夹层、主动脉瘤、严重精神疾病以及全身极度衰竭者。

四、术前准备

1.支气管镜。

2.TBNA穿刺针。

3.胸部增强CT。

4.医师对王氏淋巴结图谱定位的深度认识。

尤其需要提出的是对王氏穿刺针型号选择的问题，目前市面上常用的细胞学穿刺针为20～22G，组织学穿刺针主要为19G，细胞学采样常选择22G或21G针，组织学采样常选择19G针。如前所述，TBNA是一项极为安全的操作，常见并发症包括穿刺部位的自限性轻微出血，偶有气胸和纵隔气肿，潜在可能并发菌血症、心包炎、血胸，一般少有致命性并发症。并发症的发生与穿刺针型号并无特殊关系，而与TBNA是否规范执行了所有操作细节、是否掌握了操作禁忌证以及是否筛选到合适诊察病例等关系密切。对严重低氧血症、血流动力学不稳定、肺动脉高压、无法纠正的凝血性障碍、伴有肺大疱的严重肺气肿及太靠近血管的病变等，一般列为TBNA禁忌。采用组织学穿刺针时，建议术前进行肺部增强CT，充分评估和鉴别病灶与血管之间的关系。另外，可根据病变的性质或临床考虑的诊断进行型号的选择，如对于需要较大块组织标本诊断的疾病，类似于淋巴瘤、结节病等，建议选择组织学穿刺针以更利于确定诊断，尤其对于初学者。

五、标准操作流程

（一）熟练掌握淋巴结和支气管镜下的对应位置

熟练掌握纵隔肺门淋巴结解剖位置，是TBNA成功取材的必备条件。王国本教授结合美国胸科医师学会关于胸内淋巴结分类标准和TBNA操作的特点，在胸部CT的基础上，将常见的适合于TBNA检查的纵隔及肺门区肿大淋巴结进行定位并形成"王氏淋巴结图谱"帮助记忆和认知（图2-1-6-1～图2-1-6-13）。图2-1-6-3～图2-1-6-13共11组，为王氏淋巴结中每组的位置与影像学及支气管镜下的位置同步比对（均引自王氏肺癌分期用淋巴结分布图）。

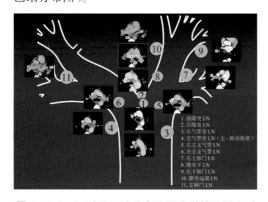

图2-1-6-1　**王氏淋巴结分布及影像学的位置比对**

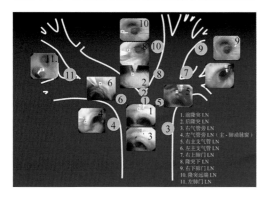

图2-1-6-2　**王氏淋巴结分布及支气管镜下位置比对**

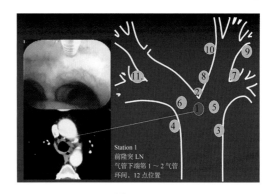

图2-1-6-3

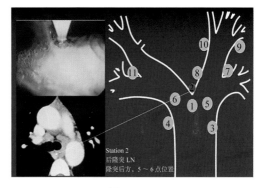

图2-1-6-4

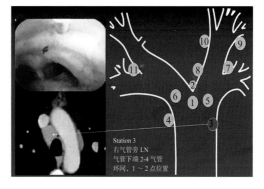

图2-1-6-5

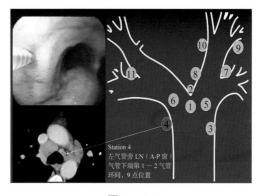

图2-1-6-6

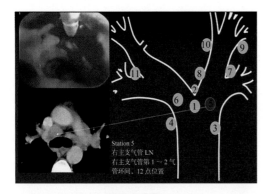

图 2-1-6-7

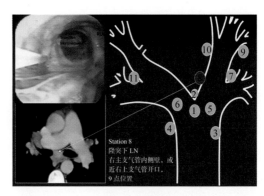

图 2-1-6-10

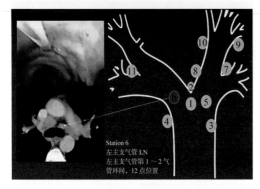

图 2-1-6-8

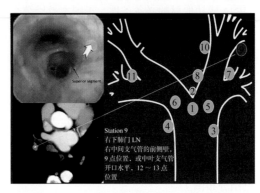

图 2-1-6-11

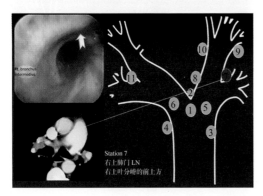

图 2-1-6-9

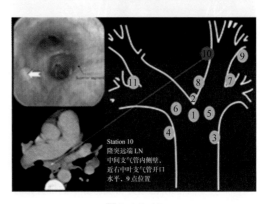

图 2-1-6-12

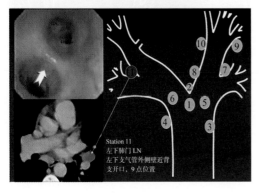

图 2-1-6-13

（二）规范稳定的操作手法

1. 患者选择在局部麻醉或静脉麻醉下进镜，完成相关检查后，确定好淋巴结穿刺位置，经活检孔道送入穿刺针。

2. 待针头前端露出月牙形后将针尖推出针鞘，直视下确保位置合适后采用合适的方法快速进针。进针的方法有：穿刺法、推进法、咳嗽法和金属套管紧贴气管壁法（图2-1-6-14）。穿刺针与气道壁间的角度应＞45°，这样可以顺利穿透软骨环间隙（图2-1-6-15），进针的最佳角度是90°，尽量不低于30°，以免影响穿刺位置（图2-1-6-16）。

3. 穿刺深度为0.5～1.2cm，最深可达1.5cm，确认穿刺针的位置准确后接上负压吸引器进行抽吸，同时在穿刺针不脱出黏膜的前提下，改变穿刺针的角度和深度，以取得尽可能多的阳性标本。

4. 抽吸完毕后，在维持负压情况下将穿刺针回缩至金属鞘内，拔出穿刺针，将含在针管及导管内的吸取物射于载玻片上，送病理学检查。观察局部有无出血等并发症，如有则给予止血等相应处理。

（三）标准的TBNA标本处理

1. 细胞学样本收集 包括直接涂片（干性，无盐水）法及利用生理盐水稀释法。①直接涂片法：将20ml注射器与穿刺针尾端

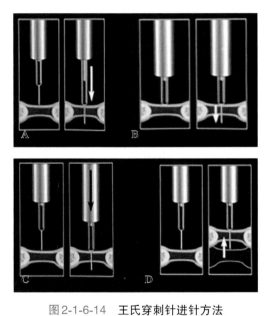

图2-1-6-14 王氏穿刺针进针方法

A. 穿刺法；B. 金属套管紧贴气管壁法；C. 推进法；D. 咳嗽法

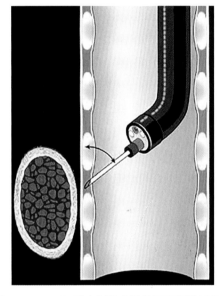

图2-1-6-15 王氏穿刺针穿透软骨环间隙示意图

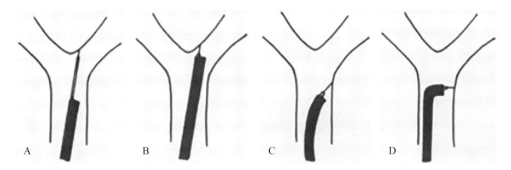

图2-1-6-16 镜下常见的穿刺针的长度与角度示意图

A. 穿刺针前端伸出气管镜太长；B. 伸出为适当的长度；C. 穿刺针与气道壁间的角度太小；D. 正确角度

接口连接，抽吸维持负压，直接将样品推出于干燥的玻璃片上，用另一张玻片涂匀，立即置入95%的乙醇中固定。②生理盐水稀释法：用20ml注射器抽吸维持负压，将标本注入3ml生理盐水，送细胞学检查。

2.组织学样本收集　用20ml注射器抽吸维持负压，将穿刺针以不同的方向反复进出病灶，将穿刺针获取的标本注入3ml生理盐水中。

六、术中注意事项

1.术中穿刺针的注意事项

（1）穿刺针进入活检孔前，一定要检查针尖是否完全退入保护套内。

（2）在气道内推出穿刺针活检部前，一定要看到穿刺针的前端金属环（图2-1-6-17，图2-1-6-18）。

（3）穿刺针退回纤支镜活检通道前，一定要将活检部退入保护套内。

2.除了术者能否正确选择TBNA穿刺点、掌握并熟练运用TBNA手法以及恰当处理和制作获得的穿刺标本外，术者与护理、麻醉、病

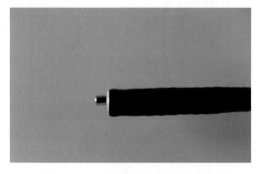

图2-1-6-17　**露出穿刺针的金属环**

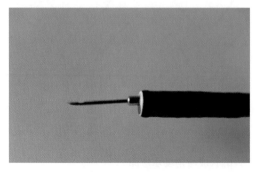

图2-1-6-18　**保证穿刺针金属环露出后推出穿刺针**

理细胞学专家等有良好的合作关系，拥有一支配合默契的优秀团队等，也是TBNA操作中不可忽视的重要环节。可以根据取材需要，选择一部分病例的标本进行快速现场细胞学评价的阅片，以期能更有利于取材的效率与阳性率。但不能忘记的是，任何因素也无法替代反复的临床训练，正确理论指导下反复实践是提高TBNA诊断率最为关键的要素。

七、并发症观察与处理

（一）出血、血肿

最常见的并发症之一是出血，其出血原因主要是：穿刺引起的咳嗽、主动脉或肺动脉搏动不同步，导致穿刺针偏移，加重血管壁的撕裂等，但是致命性的大出血是极其罕见的。穿刺中助手应密切关注针管和负压注射器内有无血性分泌物，操作者应注意稳住针尖前端，一旦发现有出血应立即停止抽吸，退出穿刺针后患侧卧位，并启动出血预案处理，镜下给予止血药物或球囊封堵，必要时热凝固介入治疗。若发生大出血，须及时行血管造影并予相应处理。出现血肿时，要动态观察有无进行性增大，无症状者可等待自行吸收，若血肿导致气道狭窄，须根据患者情况决定是否置入支架等进一步治疗。

（二）感染

较常见的感染包括纵隔脓肿、肺脓肿、心包炎等，严重者甚至并发菌血症。尤其是囊性病变或者坏死区域在穿刺后可能更容易发生感染性并发症。这类感染被认为主要是口咽部常见菌群污染穿刺针，进而直接播散至靶组织所致，因此操作者应提高警惕。同时有部分学者建议尤其是特殊病变部位穿刺（如囊性、坏死等病变）可预防性使用抗生素。当已出现感染性并发症时应积极抗感染治疗并尽快获得病原学依据对因治疗。

（三）气胸、纵隔气肿

气胸的发生可能是穿刺活检时损伤了正常的肺组织或意外致肺大疱破裂所致。故在操作前应仔细评估有无危险因素，操作后应对此类患者严密监测。根据患者病变的实际情况选择氧疗或者胸腔闭式引流等操作。

（四）其他并发症

如局部麻醉药物中毒、脑梗死、肿瘤破裂及心肺并发症等均极其罕见。但这些并发症仍提醒我们规范操作的重要性，当然做好充分的术前准备、良好的术中配合及精细的术后护理也是非常必要的。

总之，通过支气管镜进行TBNA是一项先进的、微创的、经济的和细致的标本采集方法。行TBNA检查纵隔淋巴结在肺癌的诊断方面其敏感度可达90%，同时TBNA检查将肺部结节性病灶的诊断范围提高了20%，黏膜下病变的诊断范围提高了25%～30%。当然，进行规范的TBNA必须注意操作的细节。尽管近年来EBUS-TBNA在临床上不断普及与应用，然而以王氏肺部淋巴结图谱指导下的c-TBNA，安全性和准确性亦较高，同时因其在患者耐受性、易于操作性和普及性及节约医疗资源等方面仍有EBUS-TBNA不可替代的自身优势，故应作为呼吸学科的一项基本技术和基础性检查手段，在临床上继续普及推广应用。

（唐　飞）

参 考 文 献

[1] 刘庆华，赵娜，王成. 经支气管针吸活检术的几个常见认识误区. 山东大学学报（医学版），2017，55（4）：30-33.

[2] 马芸，杨会珍，张苑，等. 经支气管针吸活检术的过去、现在和未来. 中华结核和呼吸杂志，2014，37（11）：862-864.

[3] XIA Y，WANG K P. Transbronchial needle aspiration：where are we now?. J Thorac Dis，2013，5（5）：678-682.

[4] DASGUPTA A，MEHTA A C. Transbronchial needle aspiration. An underused diagnostic technique. Clin Chest Med，1999，20（1）：39-51.

[5] WANG K P. Flexible transbronchial needle aspiration biopsy for histologic specimens. Chest，1985，88（6）：860-863.

[6] LIU Q，HAN S，ARIAS S，et al. Efficacy and adequacy of conventional transbronchial needle aspiration of IASLC stations 4R，4L and 7 using endobronchial landmarks provided by the Wang nodal mapping system in the staging of lung cancer. Thorac Cancer，2016，7（1）：118-122.

[7] LIU Q H，ARIAS S，WANG K P. International association for the study of lung cancer map，Wang lymph node map and rapid on-site evaluation in transbronchial needle aspiration. J Thorac Dis，2016，8（9）：E869-E874.

第七节　超声支气管镜下经支气管针吸活检术

一、概述

超声支气管镜（endobronchial ultrasound，EBUS）能够获得气管壁及气道外的组织结构超声图像，通过彩色能量多普勒的功能，能够准确区分肿物、血管和淋巴结，操作者可以在实时超声图像确认穿刺针的位置，其引导下的TBNA可精确穿刺纵隔和肺门病灶。由于实时穿刺，EBUS-TBNA的诊断率比常规TBNA更高，目前已广泛用于非小细胞肺癌的纵隔及肺门淋巴结分期、纵隔肿瘤诊断以及结节病、淋巴瘤、淋巴结结核、纵隔结核等的诊断与鉴别诊断。

EBUS检查系统由超声气管镜及其配件、超声波观测装置和专用穿刺针组成。目前主要有两种超声支气管镜检查系统，奥林巴斯公司生产的超声图像处理装置（EU-C2000）搭载电子凸阵扫描超声支气管镜（UC-260FW）和富士胶片公司生产的超声图像处理装置（SU-9000）搭载超声电子支气管镜（EB-530US）。两者的内镜图像均是通过图像导线传导到操作部，在操作部由CCD转换成电子信号。奥林巴斯EBUS内镜采用光纤电子复合成像，不能充分对整个气管树进行观察，且图像质量较差，而富士胶片EBUS内镜顶端采用了蜂窝式Super-CCD，能够提供高分辨率内镜影像，同时富士胶片采用两根导光束在相应位置以照亮前方视野、消除阴影，确保操作安全。两种EBUS在视野、视野方向、先端部外径、弯曲角度范围还有很多差异,与常规奥林巴斯EBUS内镜相比,富士胶片EBUS内镜前倾角度减小,视野角度扩大,且外径相对较细,图像清晰,在插入过程及穿刺针内镜下均清晰可视,操作者更易于操作且患者更易于接受。奥林巴斯EBUS内镜前倾角度较大,虽然增加了内镜插入的难度,但内镜贴壁更容易(表2-1-7-1)。两者的超声图像处理装置都带有彩色多普勒的功能,其超声探测深度可根据检查需要在2~9cm的范围内调整,通过调节增益键可以增加血管和淋巴结的图像对比度,能够清晰显示局部病变组织、血管、血流大小、流向及流速,确保安全进行EBUS-TBNA。奥林巴斯EBUS内镜采用画中画界面,内镜图像和实时超声图像在同一画面中显示,其中一幅图像较小,影响观察;富士胶片EBUS内镜能够同时清楚显示内镜图像及超声图像,利于把握解剖位置关系,确认穿刺点及观测穿刺后出血情况。目前只有为奥林巴斯EBUS-TBNA内镜设计的ViziShot吸引活检针,其由针芯、手柄部、硬质部、插入部四部分组成。手柄部有固定气管镜的连接装置,通过连接卡锁将穿刺针固定于气管镜上。插入部由针芯、针管、外鞘构成。针管直径21G、22G可根据病例进行选择:22G在收集诊断性标本时可以达到满意的效果,21G收集样本较多,可用于诊断疑似纤维化淋巴结(结节病)的病变、放化疗所致纤维化淋巴结病变、需要大量标本的情况(表2-1-7-2)。吸引活检针前端表面凹槽状设计便于反射超声波,使其超声图像更易于识别。吸引活检针最大长度为40mm,为防止过度穿刺,安全挡片在穿刺长度20mm的位置。

表2-1-7-1　内镜参数

内镜系统	参数项目	奥林巴斯UC260FW	富士胶片EB-530US
光学系统	视野	80°	120°
	视野方向	35°向前倾斜	10°
	景深	2~50mm	3~100mm
插入部	先端部外径	6.9mm	6.7mm
	插入部外径	6.3mm	6.3mm
工作孔道	工作长度	600mm	610mm
	管道直径	2.2mm	2.0mm
弯曲程度	角度范围	上120°,下90°	上130°,下90°

表2-1-7-2　穿刺针规格

穿刺针型号		NA-201SX-4021	NA-201SX-4022
穿刺针插入部分直径		1.9mm	1.8mm
工作鞘管长度		700mm	
穿刺针规格		21G	22G
穿刺针长度		40mm(挡片初始设置在20mm)	
适用的超声支气管镜设备	工作孔道长度	600mm	
	工作孔道直径	2.0mm	
	超声扫描方向	与超声支气管镜插入方向一致	

二、适应证

1.肺癌患者淋巴结分期。

2.诊断肺内肿瘤。

3.诊断不明原因的肺门和（或）纵隔淋巴结肿大（结核、结节病等）。

4.诊断纵隔肿瘤。

三、禁忌证

EBUS-TBNA的禁忌证：同经支气管针吸活检术（详见第二章第六节）。

四、术前准备

1.术前准备　同常规气管支气管镜检查（详见第二章第一节），术前完善血常规、心电图、凝血及输血前检查，术前禁食禁饮6h，操作前建立静脉通道。

2.安装水囊　①准备好天然乳胶水囊、水囊安装器、装有10～15ml生理盐水的注射器及连接水囊通道的三通管；②检查水囊完整性，使用水囊安装器将水囊安装在超声探头上；③在水囊内注入生理盐水，清除水囊内气泡，将水囊窄口紧密嵌入超声探头前端凹槽中，确认水囊没有漏水，并清除残余气泡，注水时注意力度及水量，以防水囊破损。

3.检查穿刺针　准备好穿刺吸引针和负压吸引注射器。确认穿刺针的插入部分收回外鞘中，拧紧鞘调节钮和针调节钮，防止插入穿刺针时损失超声支气管镜工作孔道。负压吸引器可在5～20cm范围内任意调节，一般将负压设置在20cm，若高血流淋巴结可减至5cm，病灶血供丰富可不使用负压。

五、标准操作流程

（一）麻醉方式

EBUS-TBNA可在局部麻醉下进行，检查前30min 2%利多卡因10ml直接雾化吸入或者喷洒入咽喉部及两侧鼻腔。若患者口咽部分泌物较多，可在皮下或肌内注射硫酸阿托品0.5mg。对于配合度较差或有呼吸衰竭的患者，可以在喉罩或气管插管联合镇静镇痛下行EBUS-TBNA。

（二）操作步骤

1.经口或经鼻插入超声支气管镜　在声门裂上方12点钟方向将超声支气管镜插入气管，注意超声支气管镜观察方向与插入方向前倾角度约35°（奥林巴斯UC260FW）或10°（富士胶片EB-530US），前者内镜画质较差并仅提供80°视角，初学者需在有经验的医师指导下操作，充分理解超声支气管结构，避免损伤患者声门及气道。超声支气管镜插入先端部外径约6.9mm或6.7mm，若选择经鼻插入气管，建议沿下鼻道（即鼻底部）插入，避免损伤鼻易出血区。

2.超声探查与定位　在水囊里注入适量的生理盐水，将探头轻轻贴紧支气管壁，扫描预定穿刺部位的淋巴结。在脉冲多普勒模式下确认淋巴结和周围血管的关系，并扫描出淋巴结与淋巴结内血流。在B模式下观察病灶形态，超声内镜下淋巴结结核常见的表现包括低回声结构、斑片状无回声/低回声区、钙化、边界清楚等，调整超声探头扫描出淋巴结最大切面，冻结超声图像情况下测量淋巴结大小，并切换到内镜图像确认穿刺部位。

3.穿刺活检

（1）将上/下角度控制旋钮旋转至自然位置，确认穿刺针尖位于管鞘内，把穿刺针套件插入超声内镜的工作孔道内，并用锁扣固定。

（2）穿刺针进入超声支气管镜工作孔道后，先端部不易弯曲，再次超声扫描确认淋巴结图像，其后将先端部稍向下弯曲，观察内镜图像确认内镜位置，松开鞘管调节旋钮使鞘管远端部在内镜下可见（即月牙征），将鞘管放置在软骨间。严禁内镜图像上没有观察到鞘管就进行穿刺，避免穿刺针损伤超声内镜工作孔道。鞘管也不能伸出过长，造成先端超声无法贴紧气道壁，影响探查和穿刺。

（3）根据测量的淋巴结大小，调节合适的出针长度，抽出5mm针芯，使针尖锐利。在超声实时监测下进行淋巴结穿刺，针尖插入病灶后，将针芯完全插入穿刺针内，排出穿刺针内腔的支气管黏膜等组织。完全抽出针芯，连接负压注射器，注意针尖应位于病灶内部。打开负压注射器，观察有无血液吸出。如无血液吸出，开始在淋巴结内使用带着负压的穿刺针进行穿刺（反复穿刺15～20次）。穿刺过程中可在同一水平面旋转内镜，以获得更多的标本。助手在穿刺过程中需协助稳定超声内镜。

（4）采样结束后，在穿刺针仍停留在淋巴结内时卸下负压注射器。向上拉穿刺针移动套管将穿刺针退回到鞘管内直至听到咔嗒声。调节针芯调节器将穿刺针固定在鞘管内，退回鞘管并固定。

4.标本处理　推荐对目标淋巴结和肿块进行3次穿刺。如能拿到组织标本，2次穿刺可满足需要，并采取现场快速细胞学方法进行检测。用针芯将穿刺针内的抽吸物推出至玻片上，进行涂片检查。撤出针芯，用注射器抽取1～2ml生理盐水，将穿刺针内残留标本收集到细胞保存液中进行细胞学涂片。用滤纸从玻片上留取组织标本，将其固定在福尔马林液中，石蜡包埋制成切片后行组织学检查。对于临床考虑淋巴结结核的标本可加送抗酸染色、结核分枝杆菌培养、GeneXpert、TB-DNA。

六、术中、术后注意事项

纵隔及肺门周围淋巴结和血管3D解剖结构的理解，对于操作EBUS-TBNA非常重要，尤其是肺动脉、肺静脉、主动脉及上腔静脉与肺门/纵隔淋巴结间的位置关系，因为淋巴结的位置是基于与这些大血管的位置关系确定的，可使穿刺更安全且更顺利。EBUS-TBNA的穿刺部位包括纵隔淋巴结（#2R、#4R、#4L、#7、#3p）和肺门淋巴结（#10、#11、#12）。但是，EBUS-TBNA无法应用于与气管和支气管不相接触的淋巴结［#5主动脉下、#6主动脉旁、#8食管旁（隆突下方）和#9肺韧带］。

EBUS管径较粗，常需经口插入，且图像质量不佳，故不能取代常规支气管镜，建议先完成常规支气管镜检查，无阳性发现再考虑EBUS-TBNA。TBNA时穿刺针难以与气

道壁垂直，选择穿刺点时应考虑将穿刺点定于扫描出淋巴结最大切面稍往上一些；由于EBUS-TBNA取材少，多为细胞病理学诊断，故对纵隔淋巴结上皮性癌转移的判断价值更高，对于间叶来源的肿瘤如淋巴瘤及良性疾病如结核、真菌感染等的诊断需临床和病理科医师密切配合。

七、并发症观察与处理

EBUS-TBNA是一项安全的技术，未见严重的不良反应报道，与常规TBNA一样，其潜在并发症包括大血管的出血、气胸、支气管痉挛及喉痉挛。其余轻度并发症包括焦虑、咳嗽和穿刺部位出血。主要不良反应是对支气管镜活检通道的破坏。这常发生于穿刺针前进时，其针鞘并未伸出活检通道外，正确使用穿刺针是十分重要的。EBUS-TBNA后纵隔感染见于个案报道，在经选择的患者中可预防性使用抗生素。对于EBUS图像可确定为液性暗区，最好不要穿刺这些淋巴结。

（白　阳）

参 考 文 献

［1］EVISON M, CROSBIE P A, MARTIN J, et al. EBUS-TBNA in elderly patients with lung cancer: safety and performance outcomes. J Thorac Oncol, 2014, 9（3）: 370-376.

［2］RINTOUL R C, TOURNOY K G, EL DALY H, et al. EBUS-TBNA for the clarification of PET positive intra-thoracic lymph nodes-an international multi-centre experience. J Thorac Oncol, 2009, 4（1）: 44-48.

［3］KINSEY C M, ARENBERG D A. Endobronchial ultrasound-guided transbronchial needle aspiration for non-small cell lung cancer staging. Am J Respir Crit Care Med, 2014, 189（6）: 640-649.

［4］GU P, ZHAO Y Z, JIANG L Y, et al. Endobronchial ultrasound-guided transbronchial needle aspiration for staging of lung cancer:

a systematic review and meta-analysis. Eur J Cancer，2009，45（8）：1389-1396.

第八节 虚拟导航和电磁导航支气管镜技术

虚拟支气管镜（virtual bronchoscopy，VB）是将患者螺旋CT薄层无间隔扫描获得的图像数据，利用特殊的计算机软件进行处理，对支气管内表面具有相同像素值范围的部分进行三维重建，再利用计算机的模拟支气管镜腔内观察，并赋予人工伪色彩和不同的灯光亮度，最后获得类似支气管内镜进退和转向直视观察效果的动态重建图像。电磁导航支气管镜（electromagnetic navigation bronchoscopy，ENB）则是将电磁定位技术、高分辨螺旋CT以及计算机虚拟成像技术相结合，经支气管镜引导电磁定位导管在虚拟支气管镜同步显示引导下，准确到达病变部位从而进行诊断或治疗的新技术。1998年美国Solomon等首次报道应用电磁导航支气管镜进行动物实验。2006年Gildea等首次报道在人体应用电磁导航支气管镜对肺部周围病灶和纵隔淋巴结病变进行诊断。我国2010年初次引进该项技术，现已有国产电磁导航支气管镜设备应用于临床，经过10余年临床应用发展，其诊疗范围进一步扩大。

虚拟支气管镜和电磁导航支气管镜最大的区别是前者仅有成像和引导功能，而后者在虚拟成像的基础上增加了电磁定位功能，可同步实时显示支气管镜与病变位置的关系，继而引导诊断及治疗设备准确到达病变部位进行操作，显著提高了诊疗的精准度。

一、原理

虚拟导航支气管镜主要包括2个部分，一个是CTVB，即CT仿真内镜成像；另一个即虚拟支气管镜导航（virtual bronchoscopy navigation，VBN），是将重建好的VB数据输入导航软件，通过VBN软件标定肺部病灶，制订病灶部位的路径导航，为肺部病灶的活检提供强有力的帮助。其实质为一种医学影像处理软件，有助于实现高品质的支气管镜常规诊察。

电磁导航支气管镜（ENB）则是在以上虚拟支气管镜成像基础上，在计算机软件系统上预设病变的检查路径，然后将患者置于磁性板上（胸部处于弱磁场中），支气管镜引导一根顶端携带电磁定位传感器探头的定位导管，通过软件系统感知导管位置，引导定位导管前进的方向并在计算机上同步显示导管与病灶的距离，从而准确引导导管到达病灶的位置。其原理为电磁导航定位导管及传感器有接收功能，提供在电磁场内三维空间坐标及方向信息，而电磁导航定位导管及传感器接头输出的是反映三维空间坐标信息的低电压模拟信号及数码信号。在操作时通过支气管镜下图像与重建的三维支气管树和病变所示位置进行实时显示，从而准确地将定位导管送达病灶所在部位，然后再通过支气管镜操作孔道进入诊疗工具进行诊疗操作。

二、设备及材料

（一）虚拟支气管镜

虚拟支气管镜设备较为简单，即装有虚拟支气管镜导航影像处理软件的电脑一台、DICOM格式影像资料一份。

（二）电磁导航支气管镜

1.电磁导航支气管镜系统包括术前计划系统（即装载有影像处理软件的电脑一台，用于术前进行路径规划）和术中导航系统（用于术中显示定位导管位置、病变位置的多维画面）。

2.导管三件套

（1）定位导管：由直径为1mm、长为8mm的传感器探头与尖端可行360°旋转的可弯曲金属导丝组成，体外的操作手柄可通过4根独立的电缆，控制定位导管进行8个方向的运动。

（2）延长工作通道：为一根长为130cm、直径为1.9mm的柔性导管，定位导管在其中可自由进退，当到达目标位置时，可固定延长工作管道，退出定位导管，操作工具经延长工作管道到达目标位置。

（3）内镜适配器：用于固定延长工作通道。

3.专用电磁定位板一块。

三、适应证和禁忌证

（一）虚拟支气管镜适应证

1.常规胸部CT显示气管、支气管或肺内有异常病变，拟行支气管镜检查及定位。

2.评估气管及支气管有无结构异常。

3.评估气管或支气管直径大小或长短。

4.评估气道阻塞的程度及范围大小。

5.常规胸部CT发现异常，不能耐受支气管镜检查者。

（二）电磁导航支气管镜适应证

1.肺周围型病变，特别是病灶直径＜3cm病灶定位活检。

2.纵隔、肺门淋巴结或病变定位进行针吸活检。

3.术前肺内及纵隔病灶的精准定位：如外科术前肺外周病灶的定位、放射性粒子定位植入等诊疗操作。

4.引导肺外周病变经气道进行治疗（如射频消融等）。

（三）禁忌证

虚拟支气管镜无特殊禁忌证，只要能耐受胸部CT检查者均可进行。电磁导航支气管镜禁忌证同常规经支气管肺操作。

四、技术操作及注意事项

（一）操作步骤

1.虚拟支气管镜　操作较为简单，即第一步取得符合条件的DICOM数据（具体要求与虚拟支气管镜导航软件要求不同），患者行高分辨率CT（high resolution CT，HRCT）检查后刻录DICOM数据格式数据（刻录数据光盘）。第二步，DICOM格式文件导入支气管镜软件系统中，通过支气管镜软件操作，生成虚拟支气管镜图像，如需引导支气管镜进行检查，则需进一步设置路径导航规划。具体步骤不再详述。图2-1-8-1～图2-1-8-8为导航过程。

2.电磁导航支气管镜　操作步骤如下：

（1）术前虚拟计划系统操作大致同上述虚拟支气管镜（图2-1-8-9～图2-1-8-11）。

（2）开启术中导航系统，打开主机开关，连接线缆，包括患者三连体传感器、脚踏开关、定位板及内镜视频输入线。

（3）设置手术床，在手术床上正确放置垫板和定位板，按屏幕提示选择匹配的手术床和手术房间，连接定位板连接线。

（4）患者准备：患者仰卧，背部位于电磁定位板正上方，肩部与手术床两侧箭头对齐，用胶布将三联体传感器粘贴于患者身体上，一个贴于胸骨切迹下两横指（胸骨角），另两个分别贴于两侧腋中线第8肋。

（5）加载术前计划数据并准备定位导管（定位导管准备按以下步骤进行：将内镜适配器固定在支气管镜的工作孔道入口；将定位导管插入延长工作导管；将导航导管经内镜适配器插入支气管镜工作孔道，直至镜下可见探头；将定位导管连接线连接到定位

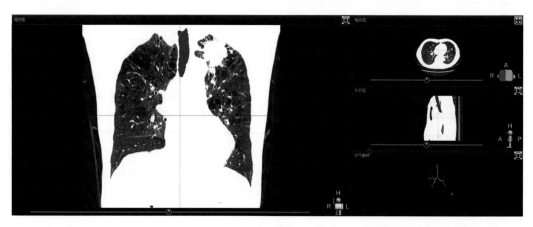

图2-1-8-1　左上肺病变，可显示支气管树轴向、冠状位、矢状位三个方向的图像

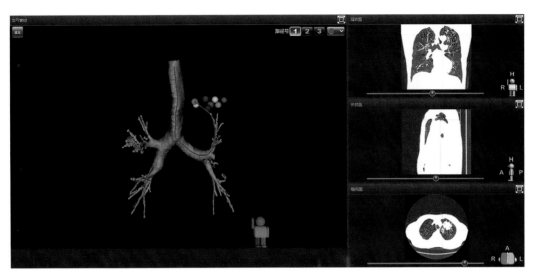

图2-1-8-2　定位后同步显示标有病变部位的支气管树轴向、冠状位、矢状位三个方向的图像

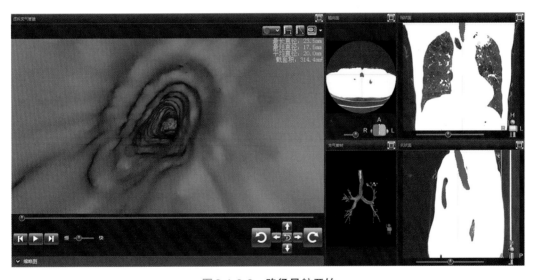

图2-1-8-3　路径导航开始

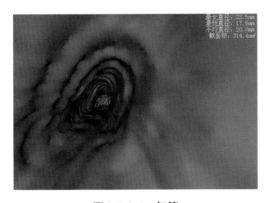

图2-1-8-4　气管

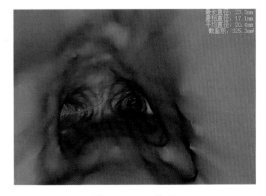

图2-1-8-5　隆突

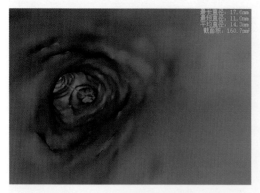

图2-1-8-6　左主支气管

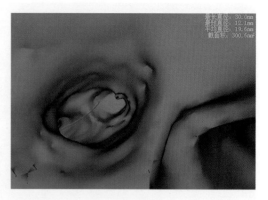

图2-1-8-7　左上叶支气管

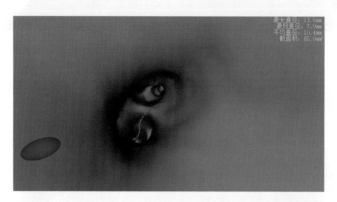

图2-1-8-8　到达左上叶支气管，病变位置位于红色标记位置

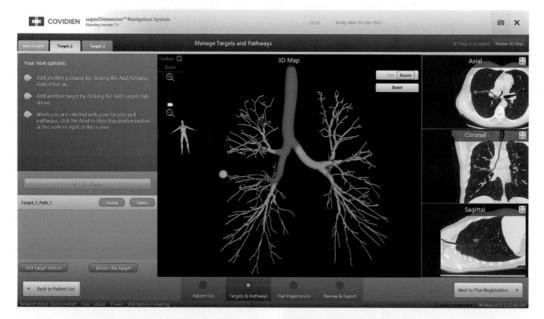

图2-1-8-9　路径规划后的3D Map，可显示支气管树轴向/冠状位/矢状位三个方向的图像

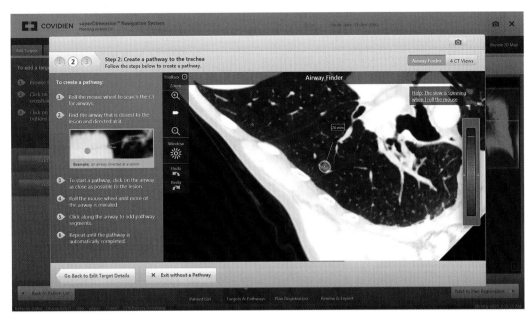

图 2-1-8-10　可测量支气管距病灶的距离，选择距离病变最近的支气管，以提高定位的准确性及易达性

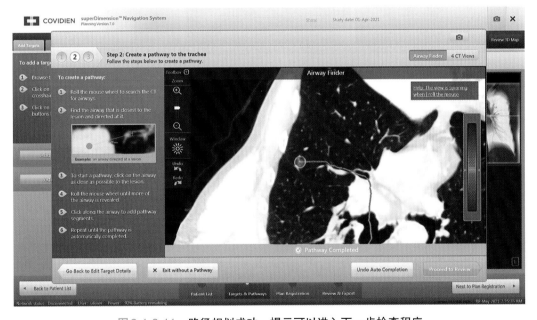

图 2-1-8-11　路径规划成功，提示可以进入下一步检查程序

管上）。

（6）注册：使用工作通道 2.8mm 及以上的可弯曲支气管镜，经气管到达隆突上约 3cm 处，把电磁定位探头到达注册点所对应位置，踩下脚踏，进行注册匹配。依次为隆突、右上叶、右中叶、右下叶、左上叶及左下叶。

此时显示器同时显示虚拟支气管图像与真实支气管镜的镜下图像，调整虚拟支气管图像角度与真实镜下图像一致，按下确定按键。

（7）显示器显示七个同步画面：CT 横截面、CT 矢状面、CT 纵切面、实时虚拟支气管图、导航路线图、真实镜下图像、三维支气管树图。可根据操作需要进行旋转和缩放。根据实时导航路线图指示，绿色标记为目标靶点，箭头方向为前进路径，右上角显示距离目标的直线距离（图2-1-8-12，图2-1-8-13）。

（8）按照实时导航的指示把定位导管

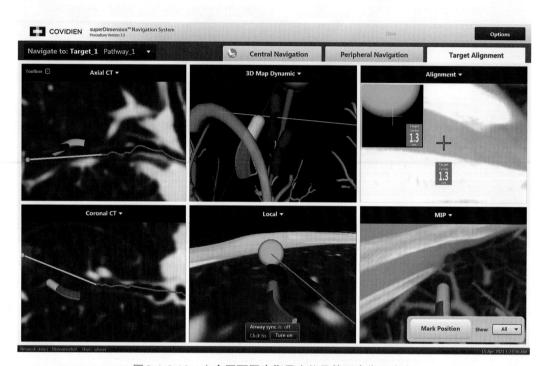

图2-1-8-12　六个画面同步指导定位导管逐步靠近病变

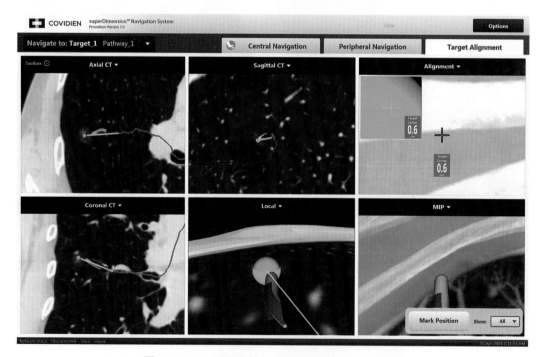

图2-1-8-13　到达病灶，并显示距病灶中心的距离

送达目标靶点，按提示操作手柄可行8个方向的旋转，在到达目标后用固定器固定延长工作通道，退出定位导管。在延长工作通道中伸入活检钳、活检针、细胞刷等工具进行取材。必要时可再次插入定位导管以确定位置。

（9）取材或治疗完毕后松开固定器，退出延长工作通道及支气管镜即可。

（二）操作技巧及注意事项（以电磁导航支气管镜为例）

1.以扫描层厚为1mm的CT资料重建的导航图像比2mm层厚的资料精准度更高，可有效提高导航成功率。

2.由于电磁导航定位导管带有电子记忆锁，一旦连接到主机，导管不可再重复使用，因此一定要确定进行ENB手术，再拆开定位导管套装。

3.延长工作通道为软性管道，因此切忌单独使用延长工作通道调整操作位置，以免定位后位置发生移动，影响导航精准性。

4.由于电磁导航导管需2.8mm工作通道的支气管镜引导进行操作，且具有8个方向的调节功能，因此在实际操作时，支气管镜可停留在叶或段支气管开口，不必伸入亚段，尽量通过操作手柄控制定位导管转向进入病变支气管。

5.进行术前虚拟计划时，需仔细阅读CT图像，选择与病灶相通的支气管或最邻近的支气管进行定位点。如实际操作时，发现病灶与支气管不相通，外周超声探头在定位导管位置未能探及异常超声图像时，或因支气管扭曲、变形狭窄等原因定位导管难以靠近病灶时，可使用穿刺针或活检钳加上穿刺针的方式进行活检获取标本，必要时进行导管灌洗、吸引等方法获取细胞学标本，可以增加阳性率。

五、并发症及其预防和处理

虚拟支气管镜由于属于计算机软件系统，而不是在人体上直接操作，因此无并发症。电磁导航支气管镜并发症同常规支气管镜肺活检操作，故不在此赘述。

六、评述

通过VBN引导，联合超细支气管镜和气道内超声检查技术，可明显提高支气管镜在肺部外周病灶的定位速度、准确程度及诊断效率，可部分代替X线或CT引导，协助外科医生对靶病灶进行术前定位。此外，由于其可重构患者的气管支气管树并模拟气道管腔图像，因而可以显示有无气道异常如支气管狭窄、气道畸形、支气管扩张等，并可直接读取支气管树的直径大小，判断狭窄段支气管的狭窄程度、长度、部位及范围等，为支气管镜下其他操作提供帮助。另外，其无创性对不具备支气管镜操作条件患者的病情判断具有较大优势。但由于VBN软件为非实时引导，因此与电磁导航相比仍有差距。电磁导航系统结合了虚拟支气管镜功能，具有导航定位精确、无射线辐射伤害、无须使用造影剂等优点，可进行更加精确的定位以进行诊断和治疗操作，目前其单一使用在肺外周病变的诊断阳性率在72%～75%，与其他技术（如径向气道内超声等）联合应用可达到90%左右，是介入呼吸病学领域的一把利器。无论是VBN还是ENB，如需更加精准，尚需结合外周超声技术、C形臂或CT进行定位确认，因此导致操作时间延长等缺点。目前导航定位下的肺外周病变经支气管镜下治疗已成为新的研究焦点，以期取代或达到与外科治疗的同样目标。随着临床应用的时间延长，导航技术也在不断发展，增强现实导航技术使得诊断和治疗更加精准，期望随着设备改进和操作技术的不断提高，使其应用更加便捷，能更好地应用于临床。

（李王平）

参 考 文 献

[1] 金发光，王洪武，李时悦. 实用介入呼吸病学. 西安：西安交通大学出版社，2018：74-82.

[2] ISHIWATA T，GREGOR A，INAGE T，et al. Bronchoscopic navigation and tissue diagnosis. Gen Thorac Cardiovasc Surg，2020，

68（7）：672-678.

［3］CICENIAJ，AVASARALA S K，GILDEA T R．Navigational bronchoscopy：a guide through history，current use，and developing technology．J Thorac Dis，2020，12（6）：3263-3271.

［4］LUO X B．A bronchoscopic navigation system using bronchoscope center calibration for accurate registration of electromagnetic tracker and CT volume without markers．Med Phys，2014，41（6）：061913.

［5］陈求名，安舟，程钧，等．电磁导航支气管镜在外周肺病变诊治中的临床应用进展．中国肺癌杂志，2020，23（6）：440-445.

［6］REYNISSON P J，LEIRA H O，HERNES T N，et al．Navigated bronchoscopy：a technical review．J Bronchology Interv Pulmonol，2014，21（3）：242-264.

［7］STERMAN D H，KEAST T，RAI L，et al．High yield of bronchoscopic trans-parenchymal nodule access（BTPNA）-real-time image-guided sampling in a novel model of small pulmonary nodules in Canines．Chest，2015，147（3）：700-707.

［8］SATO M，OMASA M，CHEN F，et al．Use of virtual assisted lung mapping（VALMAP），a bronchoscopic multispot dye-marking technique using virtual images，for precise navigation of thoracoscopic sublobar lung resection．J Thorac Cardiovasc Surg，2014，147（6）：1813-1819.

［9］ASANO F，SHINAGAWA N，ISHIDA T，et al．Virtual bronchoscopic navigation combined with ultrathin bronchoscopy．A randomized clinical trial．Am J Respir Crit Care Med，2013，188（3）：327-333.

［10］TAKENAKA T，KATSURA M，SHIKADA Y，et al．Intrapulmonary foreign body removal under virtual bronchoscopic navigation．J Bronchology Interv Pulmonol，2012，19（2）：159-161.

［11］OSHIGE M，SHIRAKAWA T，NAKAMURA M，et al．Clinical application of virtual bronchoscopic navigation system for peripheral lung lesions．J Bronchology Interv Pulmonol，2011，18（2）：196-202.

［12］ASANO F．Virtual bronchoscopic navigation．Clin Chest Med，2010，31（1）：75-85.

［13］ISHIDA T，ASANO F，YAMAZAKI K，et al．Virtual bronchoscopic navigation combined with endobronchial ultrasound to diagnose small peripheral pulmonary lesions：a randomized trial．Thorax，2011，66：1072-1077.

［14］DEGUCHI D，FEUERSTEIN M，KITASAKA T，et al．Real-time marker-free patient registration for electromagnetic navigated bronchoscopy：a phantom study．Int J Comput Assist Radiol Surg，2012，7（3）：359-369.

［15］USUDA J．Virtual bronchoscopic navigation（VBN）and electromagnetic navigation system．Kyobu Geka，2018，71（10）：843-849.

第九节　内科胸腔镜诊断术

半硬质光纤视频胸膜镜（内科胸腔镜）正得到越来越多的使用，对胸腔疾病具有重要的诊断价值，尤其在不明原因的胸腔积液中。本节将从仪器设备、操作流程、技术要点、并发症等方面介绍内科胸腔镜诊断术。

一、仪器设备及场所

（一）内科胸腔镜的构成

内科胸腔镜主要有主机系统、软硬结合可曲式胸腔镜。

1.主机系统主要包括摄像系统、光源及显示屏（图2-1-9-1），该主机系统与软式支气管镜兼容。

2.软硬结合可曲式胸腔镜分为先端部、弯曲部、插入部及操作部（图2-1-9-2）。

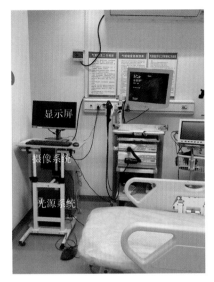

图2-1-9-1　Olympus260主机系统

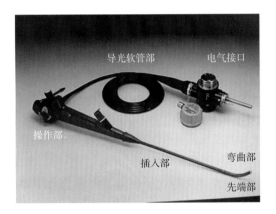

图2-1-9-2　软硬结合可曲式胸腔镜

（二）内科胸腔镜相关耗材及药品

1.手术衣、无菌手套、胸腔镜包、软性套管针、引流管、水封瓶、5ml注射器。

2.碘伏、0.9%氯化钠溶液、2%利多卡因。

（三）操作场所

设置胸腔镜单独操作间（图2-1-9-3），术前及术后注意环境消毒。

二、操作流程

（一）医护资质

内科胸腔镜检查只能由经过适当培训的人员（通常是介入呼吸科医师或胸外科医师）进行。

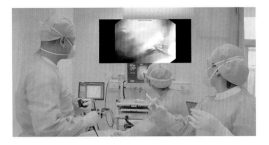

图2-1-9-3　胸腔镜单独操作间

（二）选择切入点及体位

1.胸腔积液患者首选第5、6、7腋中线的肋间隙，气胸患者首选第3、4腋中线的肋间隙。临床往往采用单个入口点，当需要全面可视化及到达难以触及的区域（如纵隔胸膜表面和肺尖）、引流包裹胸腔积液时，可采用双入口点。

2.患者常选择侧卧位，健侧向下，上肢环抱头或与身体呈直角。医师面对患者，第一助手站在患者对面。

（三）麻醉方式

主要采用局部麻醉联合镇静镇痛，复杂、高风险手术需全身麻醉。

1.局部麻醉联合镇静镇痛　消毒皮肤及铺巾后，使用2%的利多卡因局部浸润，直至落入胸腔。常使用芬太尼联合咪达唑仑镇静镇痛。

2.全身麻醉　复杂、高风险手术通常需要全身麻醉，例如肺活检或交感神经切除术等，该麻醉方式需麻醉师参与。

（四）肋间肌钝性分离术

局部麻醉完成后，在选择的穿刺点，沿肋间隙平行肋骨做约10mm的切口。使用止血钳钝性分离直至壁层胸膜，突破壁层胸膜时，阻力消失，产生"落空感"。

（五）置入套管针（troca）和套管

将套管针和套管一起置入胸膜腔，将套管固定在皮肤表面的适当位置，以免压伤软组织、肋骨和神经。

（六）胸膜腔检查次序

移除套管针（troca），沿套管置入胸腔镜进行检查。对于大量胸腔积液或包裹粘连患者,可抽吸液体或分离包裹后检查胸膜。依次观察胸膜顶、肋胸膜、纵隔胸膜、膈胸膜、肺(图2-1-9-4～图2-1-9-7)。

（七）胸膜活检术

壁层胸膜活检:活检钳首先可用于探查肋骨,避开神经血管束所在的肋骨下缘。活

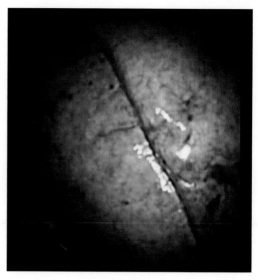

图2-1-9-7　肺

检钳应以"剥离"动作,而不是以"抓握拔出"动作进行采样。这可以通过在抓紧组织后将活检钳稍微"成角"后退出来实现。其他方法包括电灼钳的"热活检"和冷冻探头的"冻切活检"。常见病灶见图2-1-9-8～图2-1-9-11所示。

当发现肺部明显病灶时,可行肺活检。

（八）留置水封瓶

检查完毕后,移除套管针并置入引流管。为达到引气目的,引流管插入方向往上为佳,将引流管连接水封瓶,缝合切口。术

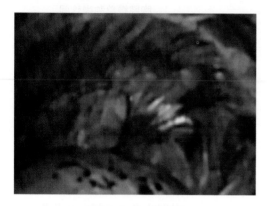

图2-1-9-4　胸膜顶

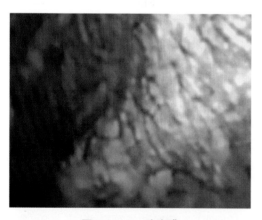

图2-1-9-5　肋胸膜

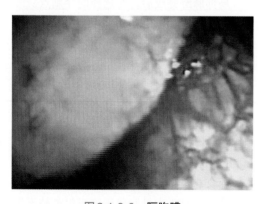

图2-1-9-6　膈胸膜

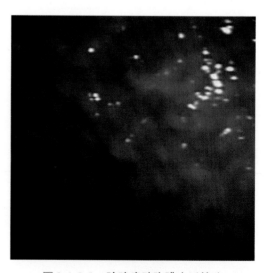

图2-1-9-8　肺腺癌壁胸膜广泛转移

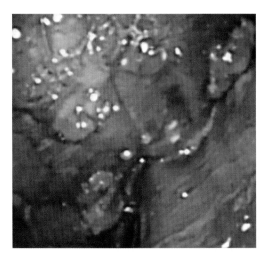

图 2-1-9-9　**肺腺癌肋膈角胸膜转移**

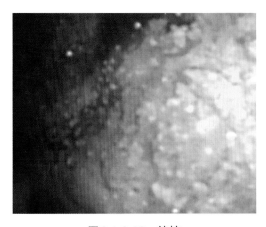

图 2-1-9-10　**结核**

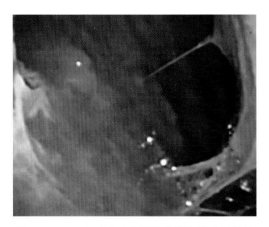

图 2-1-9-11　**肺腺癌壁胸膜单发转移伴胸膜粘连**

后 2 ～ 3d，无气泡溢出，复查胸部 X 线片后，可拔除引流管，7 ～ 10d 后拆除缝线。

三、并发症

（一）术前并发症

气体栓塞：行人工气胸时可发生，但发生率为 0.01% ～ 0.05%。行人工气胸时，确保穿刺针位于胸腔内及缓慢注射，可避免气体栓塞发生。有条件者，可使用二氧化碳，因其能迅速扩散而导致空气栓塞发生率低。

（二）术中并发症

1. 疼痛　充分麻醉。

2. 迷走神经反射症状　低血压、心率慢、出冷汗等，充分麻醉、动作轻柔可避免发生，发生后停止操作。

3. 低氧血症　麻醉药物抑制呼吸。

4. 咳嗽、呼吸困难、复张肺水肿　吸氧、胸腔内注入气体。

5. 出血　损伤血管所致，大部分不需要特殊处理，若出血量大，使用止血药物，外科、介入科综合诊治。

（三）术后并发症

1. 持续漏气（＞7d）　脏层胸膜或肺脏撕裂或活检时，更容易发生漏气。支气管胸膜瘘罕见。

2. 皮下气肿　这是由于气胸或空气引入造成的，在放置胸管后可消失。

3. 发热　滑石粉胸膜固定术后发热并不少见，通常在 48h 后消退。

4. 出血　出血罕见，因为在手术过程中仅达到局部止血，胸腔引流可引起少见的出血，极少情况下需要重新探查。

5. 感染　伤口感染、肺炎和脓胸并不常见，多见于恶性肿瘤患者中。

6. 入镜口的肿瘤种植　尤其在间皮瘤患者中使用胸腔镜检查时需注意，在胸腔镜检查后是否需要放疗来预防肿瘤种植目前尚无共识。

7. 死亡　很少见，发生率仅 0.09% ～ 0.34%，与经支气管活检（0.22% ～ 0.66%）和纵隔镜检查（0.17%）相当。

（叶涛生　曾　旋）

第十节　经支气管冷冻肺活检

一、概述

经支气管冷冻肺活检（transbronchial cryobiopsy，TBCB）是将冷冻探头经支气管伸入远端小支气管，利用冷冻探头在冷冻过程中的黏附性，将探头周围的组织撕裂，获得远端细支气管与肺组织标本的一项技术。TBCB具有创伤小、标本大且质量高、并发症少、费用比外科肺活检显著降低等优点，主要适用于弥漫性实质性肺疾病（diffuse parenchymal lung disease，DPLD）的病因诊断，也可用于肺外周局部病变的活检、肺移植后排异反应的监测。自2009年以来，该技术在欧洲迅速传播和应用，国内自2015年以来也有单位陆续开展。TBCB技术的开展推动了目前国内DPLD病因由临床-放射影像学（clinico-radiologic，CR）经验诊断模式向临床-放射影像学-病理学（clinico-radiologic-pathologic，CRP）精准诊断模式的转型，提升了DPLD的病因诊断率。

二、适应证

1.弥漫性实质性肺疾病（DPLD）　对于综合高分辨率CT（HRCT）、临床病史和常规检查方法（如痰液检查、血液检查、常规支气管镜等）仍不能明确病因的DPLD患者，推荐行TBCB辅助诊断。DPLD是TBCB的主要适应证。

2.肺外周局部病变　对于肺外周病变，TBCB不作为首选检查手段。但对于普通支气管镜、经支气管钳夹活检（transbronchial forceps biopsy，TBFB）、超声支气管镜检查等常规检查方法仍无法明确的肺外周病变，推荐行TBCB。

3.肺移植后排斥反应的监测　目前已有研究证明TBCB能够提供更大、更高质量的组织标本，可以安全替代常规的TBFB来监测肺移植后排斥反应的情况。

三、禁忌证

（一）绝对禁忌证

1.存在常规支气管镜检查禁忌证者。

2.不能纠正的出凝血功能障碍、血流动力学不稳定、严重呼吸衰竭患者（经给氧或机械通气情况下PaO_2仍然小于60mmHg）。

3.已经通过HRCT等明确诊断的特发性肺纤维化（idiopathic pulmonary fibrosis，IPF）。

（二）相对禁忌证

1.未控制的肺动脉高压或高血压。

2.肺功能极差，肺一氧化碳弥散能力（diffusing capacity of the lungs for carbon monoxide，DLCO）＜35%或用力肺活量（FVC）＜50%。

3.拟活检的局限性病变靠近中大血管、空洞或肺大疱。

4.存在硬质支气管镜（以下简称"硬镜"）或气管插管禁忌证者。有报道此类患者可在喉罩下开展TBCB，但存在较大的安全隐患（对出血风险控制弱，可能冻住声带，导致声带损伤和窒息等）。

四、术前准备

1.术前检查与沟通　患者完善胸部HRCT、肺功能等，疑有肺动脉高压者完善经胸超声心动图肺动脉压力测定。术前与患者及家属充分沟通，其余同常规支气管镜检查。

2.术前多学科讨论（multidisciplinary team，MDT）　术前建议由临床医师、放射科医师、麻醉医师和病理科专家进行多学科讨论，共同制订手术方案（如确定取材部位等）和风险防控预案等。

五、操作流程

（一）麻醉

TBCB手术建议在全身麻醉下进行，若技术熟练也可使用静脉麻醉操作，但不建议在局部麻醉下进行。

（二）建立人工气道

使用硬镜鞘管或气管插管作为工作通道，以利于可弯曲支气管镜（以下简称"可弯曲镜")和冷冻探头进出，并保护声带及控制出血，优先选择硬镜鞘管。

1.插入硬镜鞘管　同常规硬镜插入方法。硬镜鞘管连接高频喷射呼吸机及麻醉机通气（图2-1-10-1），通气参数设置及注意事项同常规硬镜操作。

2.气管插管　同常规气管插管方法，建议选择内径7.5～8.0mm的气管导管（图2-1-10-2）。通气参数设置及注意事项同常规气管插管下支气管镜操作。

（三）预置或备用止血球囊

硬镜下TBCB不需常规预置止血球囊而仅需备用止血球囊。气管插管下TBCB建议常规预置止血球囊以更好地防控出血。

气管插管下预置球囊方法如下：可弯曲镜经鼻进入，从气管导管旁通过声门进入气管，排空气管导管的气囊，通过气管进入目标叶段支气管，经可弯曲镜工作通道置入球囊导丝至拟活检目标叶段支气管内，留置导丝后退出可弯曲镜。可弯曲镜经气管导管进入气道，助手将止血球囊经已放置的导丝引导送至拟活检目标叶段支气管开口，可弯曲镜直视下注气使球囊充盈，注气量以能完全封闭目标段或叶支气管开口为宜（图2-1-10-3），记住所需注入的气量，测试完毕后放气备用。重新充盈气管导管气囊、鼻孔处胶布粘贴、助手协助等方法固定止血球囊，防止移位和滑出。

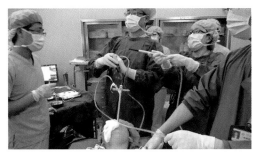

图2-1-10-1　插入硬镜鞘管进行经支气管冷冻肺活检（TBCB）

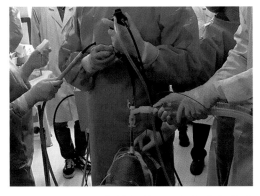

图2-1-10-2　气管插管下进行经支气管冷冻肺活检（TBCB）

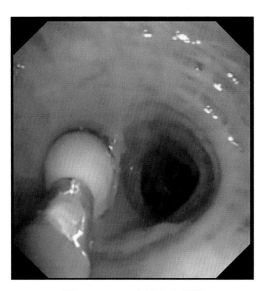

图2-1-10-3　充盈止血球囊

（四）TBCB操作步骤

1.确定活检部位　对于弥漫性病变，选择离胸膜下1～2cm附近活动性（渗出性）病灶最多、最集中部位进行活检，建议在同一肺叶不同肺段或同侧肺病灶密集的不同肺叶活检，以提高诊断率，同时在病灶-相对正常组织交界面和同侧肺病灶最少或"正常"部位进行活检，以作对比。对局限性病灶，先采用径向超声、C形臂、导航等可视化设备精准找到病灶，然后沿着相同的路径进行活检。在C形臂引导和监视下不仅可以帮助确认冷冻探头前端至胸膜的距离，降低气胸发生率，还可以引导冷冻探头更精准到达拟活检部位，实施精准活检，因此建议积极采用。

2.插入可弯曲镜　经硬镜鞘管或气管导管插入可弯曲镜，将其前端置于拟活检段支气管开口。对于局限性病灶，须采用径向超声、C形臂、导航等可视化设备引导，确认病灶所在的目标段支气管。

3.选择冷冻探头，并测试冷冻效果　外径2.4mm和1.9mm的冷冻探头都可以用于TBCB，2.4mm探头的冷冻效能高于1.9mm探头，为了获得相同大小的标本，使用1.9mm的探头可能需要更长的冷冻时间。若目标支气管过小、过细，或病灶位于上叶尖段角度过大，2.4mm冷冻探头可能无法进入目标支气管远端，在此情况下可以更换为1.9mm的冷冻探头。选择冷冻探头后，连接冷冻治疗仪，在水浴中测试探头的冷冻效果。

4.插入冷冻探头到拟活检部位　固定可弯曲镜前端在拟活检的目标段支气管开口，将冷冻探头经可弯曲镜工作通道置入拟活检段支气管内。气管插管下预置有止血球囊时，冷冻探头从排空的止血球囊旁边进入拟活检段支气管（图2-1-10-4）。对弥漫性病灶盲检时，向前推送冷冻探头直至遇到阻力不能再进入（表明冷冻探头前端已到达脏层胸膜，回撤—再送入，来回几次确认）。回撤冷冻探头1～2cm，准备TBCB活检。

5.冻取组织　冷冻探头插入拟活检部位后，将二氧化碳冷冻气源工作压力调整到

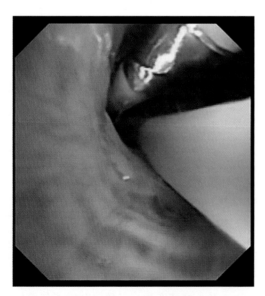

图2-1-10-4　预置球囊后冷冻探头从排空的止血球囊旁边进入拟活检段支气管

5～6MPa，踏下开关，冷冻数秒后立即将冷冻探头与可弯曲镜一起移出，取下探头上的组织标本送检。建议外径2.4mm探头冷冻时间为3～6s，1.9mm探头为6～7s。

冻取组织大小与冷冻时间、冷冻探头大小、探头新旧程度、气源压力、组织性质（如含水量、韧度）等多种因素有关。气源压力越高，冷冻时间相对越短。从冷冻效果和安全性考虑，建议2.4mm探头从3s、1.9mm探头从6s开始试冻取，根据试冻取样本大小调整冷冻时间，以获取满意大小的组织标本。

6.出血及气胸的观察与处理　若在气管插管下进行TBCB，冷冻探头自活检叶段支气管移出后，助手立即按预测试的气量注气充盈球囊封堵止血。取下标本以后，可弯曲镜再次经气管导管快速进入活检叶段支气管，仔细观察球囊在位及出血情况，观察1min左右，若无血液从球囊与支气管间隙溢出，在可弯曲镜监视下缓慢放空球囊，边放空边观察出血情况，有继续出血则将球囊再充盈封堵，直至出血完全停止。若无出血或出血停止，则可放空球囊。同时助手仔细检查是否有气胸、纵隔气肿、皮下气肿发生，若在C形臂监视下实施TBCB，可直接在C形臂下观察是否有气胸发生。若无气胸、出血或出血停止，可实施新一次的活检。若在硬镜下TBCB，取下标本以后，可弯曲镜迅速再次经硬镜鞘管进入活检叶段支气管，仔细观察出血情况。若有出血或气胸发生，参见下文"并发症观察及处理"予以处置，出血停止或气胸处理完毕后再行新一次的活检。

7.再次冷冻活检　冷冻探头再次进入拟活检部位行更多次活检。在气管插管下TBCB时，若需在新的叶段支气管活检，需要先将止血球囊放置到新的拟活检的目标段支气管内。从原叶段支气管退出球囊后，可以在止血球囊内重新置入导丝，活检钳经可弯曲镜工作通道进入钳住导丝引导球囊进入新的拟活检叶段支气管，重复前述活检过程。硬镜下TBCB，无须预置和调整止血球囊，可弯曲

镜和冷冻探头可以直接进入新的目标段支气管行新一次的活检。

8.结束手术　TBCB结束，可弯曲镜观察已无出血，患者生命体征平稳，拔除硬镜鞘管，在气管插管或喉罩通气下，将患者送入麻醉复苏室或重症监护室观察。

9.术后观察、用药　术后密切观察是否有气胸、纵隔气肿、皮下气肿发生，至少术后2h内完成胸部X线检查，注意警惕迟发性气胸（有观察到少数患者可在术后72h内发生气胸），并及时处置。术后酌情给予止血、祛痰药物预防出血和小气道痰液及血凝块堵塞。对于感染高危人群（如免疫力低下人群），术后可短期给予抗菌药物预防继发感染。

10.标本保存、处理与送检　冻取的标本随冷冻探头立即放入37℃或室温生理盐水中解冻，用湿纱布轻柔取下，注意避免暴力剥取组织。取下的标本需在1min内完成大小测量（用直尺分别测标本长、宽和厚度，并记录其大小），随后立即转移到10%中性甲醛液（用于病理等检查）或生理盐水中（用于微生物培养）。若需行电镜检查，需要将标本切成1mm³大小的组织块置于2.5%戊二醛中4℃固定2h。甲醛固定的标本在6h内送至病理科进行石蜡包埋、连续切片后在光学显微镜下观察，常规进行苏木精-伊红染色（hematoxylineosin staining，简称H-E染色），由病理专家根据光镜观察结果决定是否进行特殊染色、免疫组化或送电镜进一步检查；完成初步检查后，剩下的标本应保留在石蜡块中，以供进一步检查，如特殊染色、分子病理检查等。放入生理盐水中的标本在2h内送至检验科进行细菌和真菌等微生物培养。

六、术中、术后注意事项

1.注意避免选择以下部位进行活检。

（1）纤维化病变密集处（诊断价值有限，且蜂窝样病灶活检易发生气胸）。

（2）胸膜下1cm以内病灶（活检撕裂胸膜发生气胸的风险显著增加）。

（3）中央气道（不能获得细支气管和肺组织）。

（4）中间部位支气管（有伴行、软骨保护不全的中等大小的血管，活检易致大出血）。

（5）空洞部位（有潜在的动脉瘤，可能导致大出血）。

（6）可弯曲镜下观察病灶所在叶段支气管慢性炎症，肿胀明显，触之易出血，冷冻探头经过或对远端炎症明显的支气管活检时易引起较大量出血。

（7）双侧肺同时活检（发生出血或气胸后有致命风险）。

2.推送冷冻探头时注意动作轻柔，以免探头用力过度时刺破胸膜发生气胸，特别是采用较尖细的外径1.9mm的冷冻探头时。有时拟活检的目标段支气管过小、过细，冷冻探头难以深入，在此情况下可以尝试先经可弯曲镜工作通道推注少量空气或生理盐水扩张拟活检的支气管，待管径扩大后再送入冷冻探头，或更换活检部位，或更换更小的冷冻探头。对于局限性病灶，若必须经过的段支气管肿胀明显，可以先将1ml的1∶10 000的冰肾上腺素稀释液注入拟活检段支气管，待其肿胀减轻后再送入冷冻探头活检。若是弥漫性病变，建议选择其他段支气管，避免因气道慢性炎症导致出血风险增加。

3.取出冷冻探头时注意防止过度暴力拽拉，若探头被冻住无法拔出，应复温解冻后重新调整时间冻取，防止支气管和血管被暴力性拉断。

4.标本大小及数量：活检标本直径宜≥5mm，病理学家认为TBCB标本≥5mm可在大多数情况下满足病理诊断的需求。最佳的活检标本数量没有统一规定，一般取3～5块标本以满足病理学、病原学检查等需要。如果具备快速现场评价（rapid on-site evaluation，ROSE）条件，建议尽量做ROSE，有助于评判所取标本质量，帮助肿瘤、结核、真菌感染等疾病的快速判断，减少冻取标本的数量，缩短操作时间，降低气胸、出血及麻醉的风险。

5.获取诊断：对于间质性肺疾病，主张采用临床-放射影像-病理学联合诊断模式

（CRP诊断模式）获取诊断。

七、并发症观察及处理

与TBCB直接相关的并发症包括出血、气胸、纵隔气肿、皮下气肿、术后感染、病情急性加重等。间接并发症还有与支气管镜操作、麻醉、机械通气相关的并发症。这里重点介绍与TBCB直接相关的主要并发症及其处理。

（一）出血的处理

出血是TBCB最常见的并发症。TBCB总体出血率约76.0%，但多以轻度出血为主，轻度出血率约53.2%，中度出血率为17.7%～22.3%，重度出血率在0.5%～6.0%。

气管插管下TBCB因预置球囊封堵，出血量常较少，无须特殊处理，如排空球囊后仍有反复出血，可重新充盈球囊并经球囊中空导管向封堵远端叶段支气管内注入凝血酶、血凝酶等止血药物加速止血。如因球囊发生移位封堵效果不佳而出现较大量出血时，可重新调整球囊至合适位置封堵止血，并按下述硬镜下TBCB方法止血。

1.保持可弯曲镜持续抽吸，多能有效止血。

2.对于经抽吸不能止血或出血量较多者，可经可弯曲镜工作通道镜下局部注入冰生理盐水或1：10 000肾上腺素稀释液1ml止血，可单次或多次注入，也可同时静脉注射血凝酶、垂体后叶素等药物止血。但对于较大量出血者，须慎用或不用气道内注入血凝酶或凝血酶等促凝药物，以免形成血凝块导致抽吸和取出困难而发生窒息。

3.极少数经抽吸和应用药物仍然无法止血的患者，可经可弯曲镜工作通道置入前述止血球囊至出血叶段支气管封堵止血。也可以在硬镜下填塞止血纱布至出血叶段支气管内止血，但要注意防止止血纱布脱出堵塞其他支气管而致窒息。

4.尽管需要通过支气管动脉栓塞或外科手术止血的病例极为罕见，但仍应做好支气管动脉栓塞或外科手术止血的应急预案。

（二）气胸、纵隔气肿和皮下气肿的处理

TBCB发生气胸、纵隔气肿和皮下气肿的概率在10%左右。每次活检后均应仔细检查颈胸部皮肤是否有捻发感，对比叩诊和听诊双肺，若颈胸部皮肤有捻发感，或活检侧呼吸音显著降低甚至消失，应停止继续活检，利用C形臂或超声检查以评估气胸、纵隔气肿和皮下气肿的发生，或行诊断性穿刺抽气。

若为少量气胸、纵隔气肿和皮下气肿且患者无明显呼吸困难，可不需特殊处理，予以吸氧后多可自行吸收。对于肺压缩＞30%、有呼吸困难表现或气胸加重的病例，可给予胸腔穿刺抽气或胸腔闭式引流，对于伴有呼吸困难的纵隔气肿和皮下气肿，可行胸骨上窝皮肤切开引流气体，常可在短时间内愈合。

（三）感染

术后密切观察患者的体温及呼吸道症状。术后一过性发热，无须治疗即可自行退热。若发热时间超过24h，呼吸道咳嗽、咳痰等症状加重或外周血白细胞总数明显升高者，应做病原学检测，并给予抗菌药物治疗，特别是对肺部原发病变较多、免疫力低、感染风险高的患者，应给予积极抗菌治疗，以防病情加重。

（四）病情急性加重

有报道极少数病例TBCB术后出现急性加重，尽管不能确定一定与TBCB术相关，但对所有患者仍应密切观察，及时处置。特别是对于病灶弥漫、病情较重的患者，选择TBCB术应严格把握适应证和禁忌证。

TBCB是一种安全有效、微创、可实施性强的新型肺组织活检技术，适用于弥漫性肺疾病、肺外周病变的诊断及肺移植后排斥反应的监测。TBCB的开展有助于推动目前国内DPLD病因由临床-放射影像学即CR经验诊断模式向临床-放射影像学-病理学即CRP精准诊断模式的转型，显著提升DPLD的病因诊断率，是有望大部分替代SLB诊断DPLD

病因的首选技术，十分重要并值得开展。

（江瑾玥 郭述良）

参 考 文 献

［1］MALDONADO F，DANOFF S K，WELLS A U，et al. Transbronchial cryobiopsy for the diagnosis of interstitial lung diseases：CHEST Guideline and Expert Panel Report. Chest，2020，157（4）：1030-1042.

［2］GUO S，LI Q，JIANG J，et al. Chinese expert consensus on the standardized procedure and technique of transbronchial cryobiopsy. J Thorac Dis，2019，11（12）：4909-4917.

［3］郭述良，李强，罗凤鸣，等. 经支气管镜冷冻肺活检操作技术规范. 中国呼吸与危重监护杂志，2019，18（2）：109-114.

［4］HETZEL J，MALDONADO F，RAVAGLIA C，et al. Transbronchial Cryobiopsies for the Diagnosis of Diffuse Parenchymal Lung Diseases：Expert Statement from the Cryobiopsy Working Group on Safety and Utility and a Call for Standardization of the Procedure. Respiration，2018，95（3）：188-200.

［5］SHARP C，MCCABE M，ADAMALI H，et al. Use of transbronchial cryobiopsy in the diagnosis of interstitial lung disease-a systematic review and cost analysis. QJM，2017，110（4）：207-214.

［6］COLBY T V，TOMASSETTI S，CAVAZZA A，et al. Transbronchial cryobiopsy in diffuse lung disease：update for the pathologist. Arch Pathol Lab Med，2017，141（7）：891-900.

［7］IFTIKHAR I H，ALGHOTHANI L，SARDI A，et al. Transbronchial lung cryobiopsy and video-assisted thoracoscopic lung biopsy in the diagnosis of diffuse parenchymal lung disease：a meta-analysis of diagnostic test accuracy. Ann Am Thorac Soc，2017，14（7）：1197-1211.

［8］江瑾玥，郭述良，李一诗. 经支气管冷冻肺活检技术进展. 中华结核和呼吸杂志，2017，40（8）：619-622.

［9］李一诗，郭述良，易祥华，等. 经支气管冷冻肺活检对弥漫性肺疾病病因诊断的有效性和安全性. 中华医学杂志，2017，97（46）：3617-3623.

［10］DHOORIA S，SEHGAL I S，AGGARWAL A N，et al. Diagnostic yield and safety of cryoprobe transbronchial lung biopsy in diffuse parenchymal lung diseases：systematic review and Meta-analysis. Respir Care，2016，61（5）：700-712.

［11］GANGANAH O，GUO S L，CHINIAH M，et al. Efficacy and safety of cryobiopsy versus forceps biopsy for interstitial lung diseases and lung tumours：A systematic review and meta-analysis. Respirology，2016，21（5）：834-841.

［12］RODEN A C，KERN R M，AUBRY M C，et al. Transbronchial cryobiopsies in the evaluation of lung allografts：do the benefits outweigh the risks. Arch Pathol Lab Med，2016，140（4）：303-311.

［13］SCHUHMANN M，BOSTANCI K，BUGALHO A，et al. Endobronchial ultrasound-guided cryobiopsies in peripheral pulmonary lesions：a feasibility study. Eur Respir J，2014，43（1）：233-239.

［14］邓小明，冯艺，朱涛，等.（支）气管镜诊疗镇静/麻醉的专家共识（2014）//中华医学会麻醉学分会. 2014版中国麻醉学指南与专家共识. 北京：人民卫生出版社，2014：613-169.

第十一节 海博刀技术

一、概述

海博刀是一种新型的复合型外科器械，是水束分离技术和高频电刀技术的结合，可以应用选择性组织隆起技术行黏膜下层无针隆起及标记，再使用电刀进行切割、剥离及止血。2007年Kahler等在内镜下首次应用高压水束无针式抬起黏膜。随后有不同学者在动物实验中证实了海博刀能安全地完成内镜黏膜下剥离术（ESD），且效率更高、用时更少。接着又有学者成功用于消化内镜的ESD和经口内镜下食管括约肌切开术（POEM手术），均取得了良好效果。2016年我国的侯刚教授团队将海博刀技术成功应用于内科半硬式胸腔镜下的胸膜活检，与传统方式相比，在获得更好组织的同时也避免了严重出血等并发症。2018年笔者团队将海博刀用于气管内宽基底病变的活检及切除，与传统单一的冷热消融或活检技术相比，对于宽基底病变，海博刀是一种更为安全、高效、高质量的技术，其不仅拥有电刀的高效优势，能快速切除病变，还通过水刀隆起病变组织，使病变组织与邻近正常组织分离，切割时紧贴无针注射隆起的水垫进行，从而减少病变组织碳化和术中出血及避免损伤软骨等邻近组织。

二、适应证

1.气道、胸膜复杂病变的活检。
2.良性肿瘤的治疗。
3.早癌、低度恶性肿瘤的治疗。

三、禁忌证

1.全身情况差，不能耐受操作者。
2.存在不能纠正的支气管镜检查禁忌者。
3.安装有心脏起搏器的患者。

四、术前准备

（一）患者准备

1.术前有近期的胸部增强CT，建议是HRCT或三维重建，以便判断病灶的范围、深度以及与邻近脏器的关系。

2.若CT无法清楚判断病灶情况，术中需准备超声支气管镜或OCT（光学相关断层扫描技术）等工具协助判断病灶深度等情况。

3.按支气管镜、内科胸腔镜及高频电刀操作进行常规术前检查，排除禁忌证。

（二）设备准备

1.准备并测试高频电刀系统　连接负极板，测试主机，根据需要选择适合的模式。

2.准备注射液　亚甲蓝注射液（2ml，20mg）1支加入灭菌注射用水500ml，并连接

输液器备用。

3.连接水刀泵　进入程序后，屏幕提示"请插入新泵"，将水刀泵插入右侧泵槽中，可听到清脆的锁扣声，屏幕显示"正在连接泵请等待"，同时，用手抵住泵，指导提示连接完毕。

4.连接海博刀　除去海博刀水管端口上的保护帽，将其用力垂直插入泵上，除去泵上的保护帽，与输液管接口连接，并打开输液管开关；此时，屏幕提示"充注"，按下"开始"，水刀泵开始充注注射液，然后将海博刀高频点连接端连接在VIO单极模块上。

5.调试海博刀　使用前应用水刀脚踏在体外测试是否喷水，确认键绿灯环显示已正确连接相应模块，海博刀处于随时可用状态。

五、标准操作流程

对于气道和胸膜病变的海博刀操作，建议参照消化内镜的内镜黏膜下剥离术（ESD），根据病变情况选择实施。

1.操作建议在镇静镇痛或全身麻醉下进行。

2. CT若不能判断病灶深度和范围，术中可结合使用超声支气管镜、OCT、NBI等判断。

3.标记：采用电凝模式，功率30W，确定病变范围后，距病灶边缘约0.5cm处进行电凝标记。

4.隆起：水压设置为2～4MPa，于病灶边缘标记点外侧进行多点黏膜下注射，将病灶抬起，与软骨和外膜层分离。

5.切割：建议采用CUT I或CUT Q模式，沿标记点或标记点外侧缘切开病变周围部分黏膜，进而将病变整片剥离。

6.止血：采用电凝模式，功率30～50W，病变剥离后，创面上所有出血点进行止血处理。

六、术中、术后注意事项

1.术中如果术者将海博刀推出工作通道，及时用湿纱布轻轻擦拭电极头端，将粘连物质去除，以确保更佳的使用效果。

2.每次切割前建议注水隆起，切割与注水不断重复交替进行。

七、并发症观察与处理

1. 出血 出血是常见并发症,但严重的出血并不常见,术前根据CT判断病灶血供和必要时进行预防性支气管动脉栓塞止血可有效地防止严重出血。少量出血可使用吸引清除,并表面喷洒止血药物、冰生理盐水等方法止血;药物疗效不佳时可以用电凝或氩气刀止血;出血量较大时,可考虑介入治疗,必要时外科干预。

2. 气道着火 气道着火可能会引起患者气道损伤、设备损坏等,引起气道着火的主要原因是气道内氧浓度过高,所以每次治疗前需要确认氧浓度低于40%。若发生气道着火必须立即撤出支气管镜、断氧、气道内注水,并在成功灭火后使用支气管镜进入气道查看损伤情况,及时处理气道损伤。

3. 气胸、支气管胸膜瘘 操作时应尽量不伤及脏层胸膜,避免气胸发生。应严格掌握治疗深度。一旦发生气胸,应立即停止操作,进行胸部X线或CT检查,根据气体多少给予胸腔穿刺抽气或接闭式引流装置。

4. 感染 胸腔镜术中注意无菌操作,一旦发生感染,及时使用抗生素治疗。

5. 其他少见、罕见并发症 包括系统性空气栓塞、心脏压塞、肋间动脉假性动脉瘤、血管迷走神经反应等。

八、典型病例

患者男,70岁,因"反复咳嗽、痰中带血20$^+$d"入院,当地医院给予止血等对症治疗后仍反复痰中带血,胸部CT见气管右侧壁结节状增厚,管腔变窄,双肺散在慢性炎症。当地医院行相关检查见气管上段右侧壁可见约2cm×2cm大小新生物,表面血供丰富,触之易出血,未行活检,故转入上级医院进一步诊治。入院查体见生命体征平稳,浅表淋巴结未扪及肿大,皮肤黏膜无出血,双肺呼吸音清,未闻及干湿啰音,肝脾肋下未触及。60年前曾患肺结核,自述已治愈;高血压病史30年,平素血压控制良好;20年前患重症肌无力,间断服用溴吡斯的明治疗,自述控制良好;11年

前患胃食管反流病,间断使用抑酸剂治疗。入院后查血常规、凝血、肺癌谱等未见明显异常。胸部增强CT+CTA:气管右前壁腔内软组织结节,部分明显强化,考虑肿瘤性病变可能性大,CTA示气管病变未见明显血管影走行其中(图2-1-11-1~图2-1-11-3)。故于局部麻醉下行支气管镜检查见气管中上段右前壁可见宽基底菜花样新生物(图2-1-11-4),钳夹新生物涂片行现场快速细胞学评价(ROSE,Diff-Quick染色)见较多异型细胞(图2-1-11-5,图2-1-11-6),淋巴瘤不除外。钳夹活检组织病理诊断:(气管新生物)送检组织示较多淋巴细胞浸润。免疫组化:CK(−),EMA(−),CK5/6(−),CK7(−),P40(−),CD56(−),TTF-1(−),NapsinA(−),Syn(−),LCA淋巴细胞(+),CgA(−),Ki-67淋巴组织10%(+)。因免疫组化提示病变可能是淋巴造血系统来源,故完善PET-CT提示:颈段气管右前壁软组织结节影,代谢活性增高(SUV值4.6),考虑恶性肿瘤,余全身未见明显异常。考虑患者病变局限,建议其手术治疗,患者考虑年龄等因素不愿接受手术治疗,遂于镇静镇痛+喉罩下使用Ⅰ型海博刀(德国ERBE 20150-061,图2-1-11-7)在气管新生物基底部注水(注水压力2.5MPa),将病灶基底部隆起后(图2-1-11-8),使用Ⅰ型海博刀旋切(EndoCUT I 2-3-3),切除腔内新生物后使用德国ERBE Cryo2冷冻治疗仪冷冻取出切下的新生物(图2-1-11-9),ROSE结果同前,遂使用氩气刀消融基底部病灶(图2-1-11-10)。术后病理诊断:小细胞B细胞性非霍奇金淋巴瘤,符合结外MALT淋巴瘤,免疫组化:CD3(+),CD20(++),Ki-67.5%(+),Bcl-6灶(+),CEF-1(−),CD23(−),CD10局部(+),CyclinD1(−),SOX11(−),EMA(−),PAS(+/-),银染(−)(图2-1-11-11,图2-1-11-12)。患者临床分期为ⅠE期(单个结外器官局部受累),建议手术完整切除残余肿瘤,但患者因年龄因素拒绝手术及化疗。术后2、13个月后随访,CT及气管镜下未见病灶复发(图2-1-11-13~图2-1-11-17)。

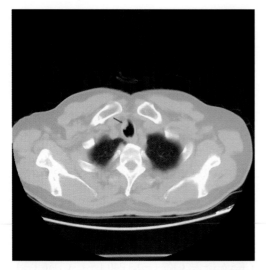

图2-1-11-1 胸部CT肺窗（箭头示气管病灶）

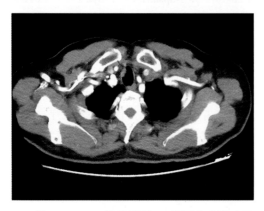

图2-1-11-2 胸部增强CT纵隔窗（箭头示
气管病灶）

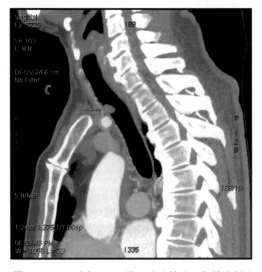

图2-1-11-3 胸部CT三维重建（箭头示气管病灶）

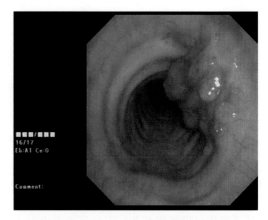

图2-1-11-4 气管镜所见气管病灶

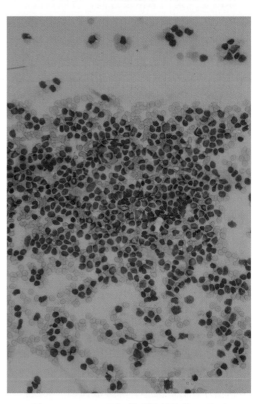

图2-1-11-5 现场快速细胞学评价（Diff-
Quik染色，400倍）

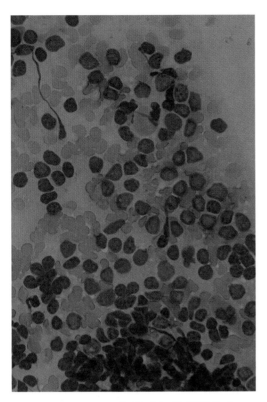

图2-1-11-6 现场快速细胞学评价（Diff-Quik染色，1000倍）

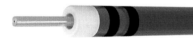

图2-1-11-7 1型海博刀

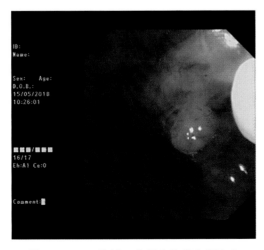

图2-1-11-8 海博刀在新生物基底部注水

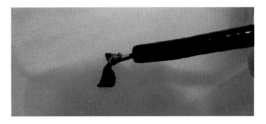

图2-1-11-9 冷冻治疗仪冻取出切下的新生物

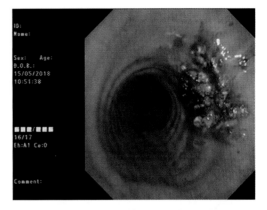

图2-1-11-10 气管新生物治疗后情况

图2-1-11-11 组织病理（H-E染色，20倍）

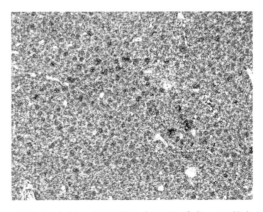

图2-1-11-12 组织病理（CD20染色，20倍）

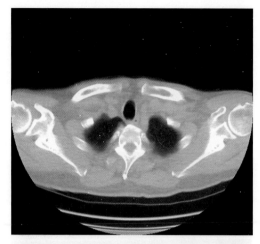

图2-1-11-13 术后2个月随访胸部CT（肺窗）

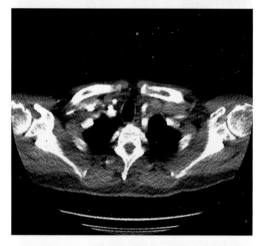

图2-1-11-14 术后2个月随访胸部CT（纵隔窗）

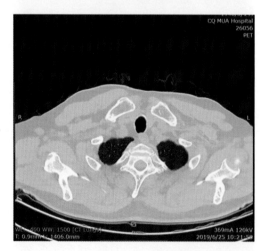

图2-1-11-15 术后13个月随访胸部CT（肺窗）

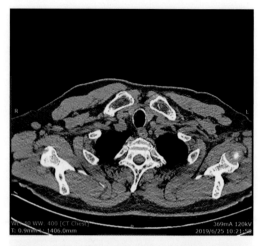

图2-1-11-16 术后13个月随访胸部CT（纵隔窗）

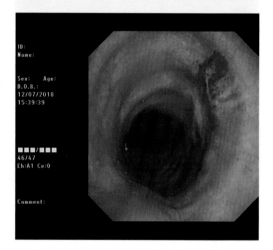

图2-1-11-17 术后2个月随访气管镜检查

（李一诗 郭述良）

参 考 文 献

［1］ SWERDLOW S H，CAMPO E，PILERI S A，et al. The 2016 revision of the world health organization（who）classification of lymphoid neoplasms. Blood，2016，127：2375-2390.

［2］ COHEN S M，PETRYK M，VARMA M，et al. Non-hodgkin's lymphoma of mucosa-associated lymphoid tissue. Oncologist，2006，11：1100.

［3］ FIDIAS P，WRIGHT C，HARRIS NL，et al. Primary tracheal non-hodgkin's lymphoma：a case report and review of the literature.

Cancer，2015，77：2332-2338.

［4］AHMED S，SIDDIQUI AK，RAI KR.
Low-grade B-cell bronchial associated lym-
phoid tissue（balt）lymphoma. Cancer In-
vest，2002，20：1059.

［5］ISAACSON P. Mucosa-associated lymphoid
tissue lymphoma. Seminars in Hematology，
1999，36（2）：139-147.

［6］YOON RG，MI YK，SONG JW，et al.
Primary endobronchial marginal zone B-cell
lymphoma of bronchus-associated lymphoid
tissue：ct findings in 7 patients. Korean J Ra-
diol，2013，14：366-374.

［7］NEUHAUS H，WIRTHS K，SCHENK M，
et al. Randomized controlled study of emr
versus endoscopic submucosal dissection with
a water-jet hybrid-knife of esophageal lesions
in a porcine model. Gastrointest Endosc，
2009，70：112-120.

［8］KÄHLER G F，SOLD M S，POST S，et al.
Selective tissue elevation by pressure injection
（step）facilitates endoscopic mucosal resection
（emr）. Surg Technol Int，2007，16：107-112.

［9］YAHAGI N，NEUHAUS H，SCHUMACHER B，
et al. Comparison of standard endoscopic sub-
mucosal dissection（esd）versus an optimized
esd technique for the colon：an animal study.
Endoscopy，2009，41：340-345.

［10］FERNÁNDEZESPARRACH G，MATTHES
E L，MAURICE D，et al. A novel device
for endoscopic submucosal dissection that
combines water-jet submucosal hydrodissec-
tion and elevation with electrocautery：initial
experience in a porcine model. Gastrointest
Endosc，2010，71：615.

［11］SCHUMACHER B，CHARTON J P，
NORDMANN T，et al. Endoscopic sub-
mucosal dissection of early gastric neoplasia
with a water jet-assisted knife：a western，
single-center experience. Gastrointest En-
dosc，2012，75：1166.

［12］ZHOU P H，CAI M Y，YAO L Q，et al.
Peroral endoscopic myotomy for esophage-
al achalasia by hybridknife：a case report.
Case Reports in Gastroinstestinal Medicine，
2012，2012：325479.

［13］YIN Y，EBERHARDT R，WANG X B，et
al. Semi-rigid thoracoscopic punch biopsy
using a hybrid knife with a high-pressure wa-
ter jet for the diagnosis of pleural effusions.
Respiration，2016，92：192.

［14］LI Y，JIANG J，FELIX J F，et al. Prima-
ry tracheal mucosa-associated lymphoid tis-
sue lymphoma treated with a water-jet hybrid
knife：a case report. Respiration，2018，97
（2）：1-5.

第十二节　经皮肺穿刺活检术（B超、CT引导）

一、概述

经皮穿刺活检术（percutaneous biopsy）是在影像成像设备的引导下，利用穿刺活检针经皮穿刺脏器或组织获取细胞学或组织学材料，以明确病变性质的一种特殊病理检查技术。经皮穿刺活检术至今已使用100余年，最早由Leyden用于诊断性炎性病变，1960年，Dahlgren和Nordenstrom采用X线引导肺穿刺，1976年，Haaga和Alfidi首先采用CT引导肺穿刺，1985年张雪哲首先在我国将CT引导技术应用于临床工作。随着超声、X线、CT及MRI等影像设备的不断更新换代，影像引导下经皮穿刺技术的不断发展，几乎可从人体的任何部位的组织器官取得标本，从而得到病理诊断。

近年来，随着循证医学胸部肿瘤（尤其是肺癌）靶向、免疫等治疗的不断发展，获得组织病理，进行分子病理、免疫表达检测是确诊疾病以及指导下一步治疗的重要条件。因此，经皮肺穿刺活检术是胸部疾病诊断和鉴别诊断的重要手段之一，同时对制订疾病治疗计划、预后判断等具有重要的参考意义。近年来随着CT的广泛应用，肺癌检出率增加的同时，肺部良性病变检出率亦日益增加，

肺部感染，例如：结核，在我国发病率高，经皮肺穿刺活检术在其中的应用价值也日益凸显。

经皮穿刺活检术成功的关键是术前精准定位（包括X线透视、B超、CT、MRI等），选择最佳穿刺路径、穿刺活检针、预估手术并发症及其耐受性，术中影像精准监控。

二、引导设备及其特点

经皮穿刺活检术的影像引导方法有X线透视、B超、CT和MRI等，各种引导方法根据病变部位、大小等多种特征各有利弊，目前最常用的设备是CT和超声。

1. X线透视及其设备　X线透视分为直接X线透视和间接X线透视，有辐射，不能长时间操作，但已很少用于穿刺活检术。目前，DSA引导下穿刺活检，可从任意角度成像，提高了穿刺的准确性。

2. 超声仪、穿刺探头和导向装置　一般选用高分辨力实时二维超声仪，配专用穿刺导向装置，彩色多普勒超声血流成像技术可以判断病变及周围脏器的血流分布、血流速度和血流方向，对指导穿刺减少术中出血和并发症的发生有很大的帮助，提高了穿刺的安全性。易操作，无辐射，增强超声能对病变术前、术中、术后评价，可三维成像，尤其对于胸壁、肺外周肿块型病变，尤其是因病情原因不能平卧的患者非常有优势。但是对超声操作者依赖高，易受气体干扰、骨骼遮挡等影响。

3. CT机　目前广泛用于经皮胸部病变穿刺活检术的引导，尤其对于肺内小病变有非常精确的引导价值。CT扫描图像空间分辨率高，能清晰地显示病变组织的解剖位置、大小、形态、密度及与周围组织的空间关系。增强CT可以显示病变血供情况以及病变与周围血管的关系，为选择恰当的穿刺路径、精确的进针点、角度和穿刺的深度提供了依据，提高安全性。

4. MRI机　MRI与其他影像学技术相比，具有较高空间分辨力、良好的软组织对比度和多平面成像能力的优点。MRI可对其他影像学检查不能发现或难以发现的病变患者进行活检，从而早期诊断。MRI引导穿刺活检的优势还有可在时时引导下进行手术。不足之处就是MRI设备及相关器材兼容性要求高，价格昂贵，国内虽然已有部分医院开展，但是大规模应用还有距离。同时，还需要严格掌握MRI禁忌证，携带电子设备的患者，如心脏起搏器，不能在MRI下进行介入操作。

三、活检针器械

经皮肺穿刺活检术主要包括针吸细胞学活检和针切割组织活检两类。根据不同病灶的特点，适用于不同的活检针器械。

组织活检针

基本上分为三大类：抽吸针、切割针和骨钻针。

1. 抽吸针　针细，柔韧性好，管径小，标本通常只能用于细胞学检查，但在一些病灶，如结核、感染等，坏死病变多，病灶偏大，取材丰富时也可以做组织病理及相关病原微生物学检测。负压抽吸法作为细胞学活检法代表，注射器与穿刺针相连，刺达病灶后，来回抽吸后拔除穿刺针。抽吸针取材对组织损伤小，并发症少。在血供丰富的病灶部位安全性好。

2. 切割针　针较粗，对组织损伤相对较大，增加并发症发生率。凡外径在1mm（10号/19G）及1mm以上者称粗切割针（large-bore cutting needle）。常见的为Vin-Silverman针、Tru-cut针、Menghini针等。有的将抽吸和切割结合起来成为改良同轴针，这样较安全，又可获得较多的组织学标本，提高成功率。

3. 骨钻针　可钻锯成骨性病变或骨皮质，多用于脊柱和管状骨等。胸科用于胸骨柄、肋骨、胸椎病变的取材，不适用于肺内脏器的病变取材。

如何选择穿刺针的类型、长度、粗细，主要取决于病变部位的大小、性质、周围结构、潜在风险、操作者习惯以及所需组织标本的多少。原则上在尽可能不增加并发症的前提下，为获取更多组织标本，选择大口径的切割式针；反之，应选择细针。原则上根据病灶的深度选择穿刺针的长度，对于下肺等动度较大的病灶，在操作者能把控的前提下，尽可能选择长针。

四、适应证和禁忌证

2020年胸部肿瘤经皮穿刺活检中国专家共识指出绝对禁忌证为：不可纠正的凝血功能障碍。相对禁忌证为：严重肺动脉高压、解剖学上的孤立肺；穿刺路径明显感染；肺大疱、COPD、肺纤维化、机械通气（呼吸机）患者，或儿童全身麻醉状态下；活检需有麻醉医师配合；影像学上考虑肺包虫病，有可能增加过敏风险，为相对禁忌。但是，近年来，随着影像设备的改进及术者手术技能的提升，目前经皮肺穿刺活检术的适应证逐步扩大，绝对禁忌证较少。

五、围术期处理、手术流程及术后注意事项

1. 术前完成"血常规、凝血功能、输血前检查"等术前常规化验；告知手术风险和注意事项，签署知情同意书。若患者有其他疾病及用药需提前告知医师，否则可能增加手术风险（如：长期服用阿司匹林、氯吡格雷等抗凝药物的患者，需要停用7d，否则极易导致术中大出血、咯血等。有咳嗽患者，一定要在术前控制咳嗽。治疗高血压、糖尿病等药物正常服用）。月经期及之后5d内不能做此检查；穿刺当日正常进食，避免空腹导致的术后并发症增加。

2. 根据穿刺引导设备和病变位置，患者取仰卧位、俯卧位或侧卧位；尽可能以患者体位舒服为宜，以减少术中患者的移动，增加穿刺的难度。

3. 体表金属栅栏标记，CT扫描定位扫描，设计穿刺路径。用光标测出体表标记点与穿刺深度、穿刺角度，用记号笔进行体表标记穿刺点。

4. 皮肤常规消毒后用1%利多卡因局部麻醉，再次扫描核对无误。肺部病灶活检时，患者平静呼吸，一般情况下不控制患者的呼吸状态。但是，患者呼吸的控制和操作者穿刺动作的配合协调对于准确穿刺小的肿块尤为重要。必要时应在穿刺前对患者行控制呼吸的训练。完全无法控制喘气的患者则属相对禁忌。

5. 根据设计路径，分步将穿刺针插入病灶内。

（1）建议第一步将穿刺活检针穿刺停留在胸膜下，进行CT扫描。确定穿刺活检针进针角度正确后，再次进针。通过此方法以减少来回穿刺脏层胸膜的次数，一定程度上可减少气胸的发生率。

（2）在影像设备的引导下，逐步将穿刺针分步穿刺至肺内目标靶病灶，进针后逐步接近病灶，穿刺过程中可重复扫描，操作轻柔，避免损伤肺内血管、支气管，减少并发症发生率。

（3）当针尖接近病灶边缘时，再行CT扫描，核实穿刺方向正确后再将针尖插入病变内，针尖位于病灶内理想位置后进行抽吸或切割取标本术。

（4）取材满意后拔针，将标本置于甲醛溶液小瓶固定送检病理。怀疑感染性病变，将部分标本置于无菌容器，送检微生物学检测。

（5）拔针后再次CT扫描确定有无出血、气胸等并发症。如无不适，术后平车或轮椅送回病房留观，对于术前可疑高风险并发症的患者，术后6h复查胸部X线片，评估有无迟发性并发症。

（6）术后2h内卧床休息或吸氧，减少剧烈说话；术后24h内尽量在房间内，减少过多的活动，但也不能完全卧床；避免剧烈咳嗽、运动；术后半个月内避免重体力劳动或剧烈运动。

六、经皮肺穿刺活检术在胸部结核中的临床应用

（一）肺内结核

对于肺内空洞性病变、实性病变、干酪样改变等，均可行经皮肺穿刺活检术，取得组织或细胞学标本送检（图2-1-12-1）。

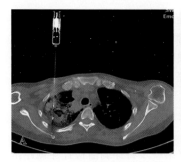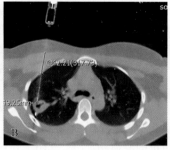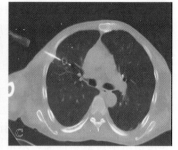

图2-1-12-1 显示肺内空洞性病变的经皮肺穿刺活检取材

A.穿刺右上肺空洞伴坏死病变；B.穿刺右上肺厚壁空洞；C.穿刺右上肺薄壁空洞

（二）纵隔淋巴结结核

尤其使用于EBUS-TBNA不能取到标本的淋巴结，可考虑行CT引导下经皮纵隔淋巴结穿刺活检术（图2-1-12-2）。

（三）结核性胸膜炎

胸腔镜下胸膜活检是诊断结核性胸膜炎的重要方法。但是，对于部分胸膜明显增厚、包裹性积液等，可选择行CT引导下胸膜穿刺活检术。在胸膜增厚的部位取材，可取得全层标本，有利于组织病理检测。经济、微创、阳性率较高。

对于结核性胸腔积液量多的患者，可同时行胸腔穿刺引流术，尤其对于包裹性胸腔积液，常规胸腔穿刺困难的患者，行CT引导下包裹性积液穿刺引流术，具有极大的优势。

（四）骨结核（胸椎结核）

CT引导下经皮骨穿刺活检术是确诊胸部骨结核的重要方法，相较于外科更微创。对于椎体结核、寒性脓肿，骨科清创术后仍有脓液残留者，在全身抗结核治疗的基础上，可联合行CT引导下脓肿引流术，综合治疗。

（五）结核治疗后无效或复发的药敏检测

对于既往确诊结核，但抗结核治疗后病灶继续增大、增多者，还可以行经皮肺穿刺活检术联合抽吸术，取得组织及脓液送检，行结核药敏等相关检测，提高精准性（图2-1-12-3）。

（六）考虑结核病变的经皮肺穿刺术中注意事项

1.如何选择靶病灶、如何取得具有代表性病变的靶心组织 肺内病灶，考虑肺结核时，除支气管镜检查可以获取组织标本以外，经皮肺穿刺活检术是另一种获得循证医学证据的重要手术方法。尤其是对于病变靠近外周、病变较小、与支气管不相通、以肺间质内病变为主时，独具优势。对于空洞性病灶进行取材时，穿刺针切槽在避开血管的前提下，靠近坏死内侧，更能获得具有代表性的组织标本。影像与病理的紧密合作是提高穿刺活检精准性的有效途径。

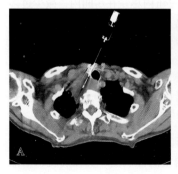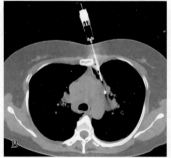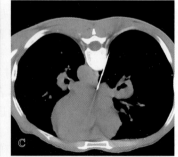

图2-1-12-2 显示纵隔淋巴结的经皮肺穿刺活检取材

A.穿刺2R组淋巴结；B.穿刺5组淋巴结；C.穿刺7组淋巴结

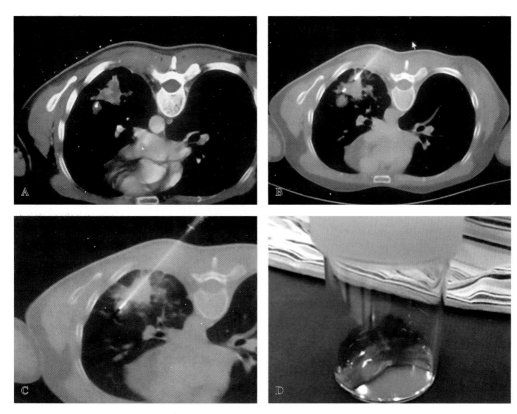

图2-1-12-3　显示坏死病灶的经皮肺穿刺活检术＋抽吸取术取材
A.术前扫描；B.穿刺活检取材；C.抽吸取材；D.标本

2.经皮肺穿刺术穿刺过程中的病灶移动　当肺内病灶怀疑结核结节、结核球或病灶内有钙化等情况下，病灶硬度较大，在经皮肺穿刺活检术中切割组织时需警惕病灶移动导致的脱靶，从而不能取得代表性的满意组织，导致不能确诊疾病。对于这一类情况，锋利的穿刺细针和熟练的操作技术可以减小这一影响。

3.随着病变时间延长，病灶出血风险增加　对于结核等慢性炎性病变的患者，由于病灶存在的时间较长，血管增生明显、血供丰富，局部支气管扭曲扩张，周围组织粘连多的患者，穿刺术中需警惕咯血，尤其是大咯血的可能。术前需充分识别病灶内的血管走行，术中关注穿刺针是否损失血管，做好围术期处理。

七、经皮肺穿刺的安全性和并发症

充分完善术前检查，认真分析影像学检查资料，排除穿刺禁忌证，确立最佳穿刺部位和穿刺途径。经皮穿刺活检术安全可靠，并发症极少，诊断正确率高，属于微创检查，但不可避免引起某些并发症，兹将常见的叙述如下。

（一）疼痛

穿刺活检术后疼痛多为轻度，耐受性好，1～2d消失，可不做处理。术前做好手术沟通，术前宣教，减轻其精神负担。术前充分麻醉，必要时加强镇痛处理。

（二）胸膜反应

少数患者在穿刺结束后数分钟内可能出现头晕、眩晕、四肢乏力、口唇苍白、血压下降等表现。通常通过医师积极处理后能快速恢复。这与术前术中过度紧张、术前空腹密切相关。因此，需要正确了解肺穿刺活检术的相关知识，轻松应对才能更好地完成手术。

（三）气胸

气胸是胸部病变穿刺活检常见的并发症之一，亦可见于上腹部膈区病变和胸椎病变的穿刺。气胸发生率通常在15%～40%，多与患者既往合并COPD基础疾病、病灶周围肺大疱、下肺位置、大小、年龄、穿刺针粗细及术者经验等密切相关。少量气胸时，严密观察保守处理，可自然吸收。中-大量气胸，或患者症状较重、合并COPD时，行胸腔穿刺抽气或胸腔闭式引流术。总体来说，需要处理的气胸比例低于5%。通过一段时间治疗后气胸吸收、恢复正常后就拔出引流管。绝大部分患者能愈合，极少数患者（如：严重肺气肿、肺大疱、间质性肺炎）愈合时间较长。

（四）出血

胸部穿刺出血主要表现为咯血或血胸，多数为少量出血，中等量以上出血的比例小于1%。少量出血可自行停止。出血原因主要与患者术中咳嗽、放化疗后血管脆性增加、凝血功能异常、病灶位置、病灶血供丰富等因素有关。术前常规检查，把握好适应证与禁忌证，仔细阅读胸部增强CT，尤其是胸部薄层CT图像，查看病灶位置与血管的相关性，积极采取预防措施。

1.咯血　任何肺组织均有血供，穿刺针穿过肺组织到肺结节切割取材后可能会损伤小血管。大部分患者仅在CT图像上看到少许出血，少数会咳出，极少数（低于1%）会出现大咯血。

2.胸腔出血　发生率低于5%，多以少量出血为主。少量出血无须特殊处理，医学观察即可，中量出血使用止血药便可控制出血。

穿刺术中或术后发现出血后积极处理，绝大多数出血可以恢复。若手术过程中有较多量出血时，可采用输血、介入栓塞或外科手术干预。因此术前充分评估至关重要。

（五）感染

穿刺活检并发感染或感染扩散的病例极罕见，Smith所调查的63 108例中并发感染者16例，仅占所穿刺病例数的0.025%。患者术后一旦出现感染症状或体征应及时使用抗生素治疗。为了预防感染的发生，术前要注意机房和器械消毒，尽量使用一次性器材；术中操作者应注意无菌操作；穿刺途径尽可能避开消化管，尤其是结肠；减少对感染性病灶的穿刺次数等。经皮穿刺活检操作前一般无须服用抗菌药物，个别病例视具体情况决定服用与否。

（六）肿瘤扩散

文献报道转移率很低，在1‰～3‰。部分学者认为穿刺介入技术不会发生肿瘤播散和种植。通常恶性肿瘤一经病理证实应及时手术切除，可不必顾及肿瘤沿针道种植的危险。

（七）其他严重并发症

严重并发症总体发生率低于1‰，但致死率高，术中、术后需警惕。如：心脏压塞、主动脉损伤、空气栓塞等，一旦出现后术者需及时识别，立即联系多学科团队，启动联合治疗至关重要。

（杨　丽）

参 考 文 献

［1］张雪哲，卢延. CT、MRI介入放射学. 北京：中国科学技术出版社，2001.

［2］王洪武，杨仁杰. 肿瘤微创治疗技术. 北京：北京科学技术出版社，2007.

［3］李晓群，唐玉德，肖学红，等. MRI导引下经皮穿刺活检术的临床应用. 影像诊断与介入放射学，2002，11（3）：166-167.

［4］黄学全，王健，张琳，等. CT透视引导经椎弓根胸腰椎椎体病变穿刺活检的价值. 第三军医大学学报，2004，26（21）：1914-1916.

［5］陈伟，黄学全，王健，等. CT透视引导下的纵隔小病灶穿刺活检的临床价值. 介入放射学杂志，2007，16（12）：841-843.

［6］张恩全，陈伟，陆明，等. 膈顶部肝脏病变CT引导下切割针活检的准确性和安全性. 介入放射学杂志，2007，16（12）：838-840.

［7］HU H, LI C, LV T, et al. Contrast-enhanced computed tomography prior to percutaneous transthoracic needle biopsy reduces the incidence of hemorrhage. An Transl Med, 2021, 9（4）：288.

［8］HEERINK W J, DE BOCK G H, DE JONGE G J, et al. Complication rates of CT-guided transthoracic lung biopsy: meta-analysis. Eur Radiol, 2017, 27（1）：138-148.

［9］张重明. CT引导下经皮肺穿刺活检术后发生肺出血的因素分析. 中国介入影像与治疗学，2018，15（4）：209-212.

［10］NOUR-ELDIN N-EA, ALSUBHI M, NAGUIB N N, et al. Risk factor analysis of pulmonary hemorrhage complicating CT-guided lung biopsy in coaxial and non-coaxial core biopsy techniques in 650 patients. Eur Radiol, 2014, 83（10）：1945-1952.

［11］王东旭，张啸波，肖越勇，等. CT引导下经皮肺穿刺活检术并发症的影响因素及处理方法. 中国介入影像与治疗学，2019，16（9）：522-526.

［12］MILLS M, CHOI J, EL-HADDAD G, et al. Retrospective analysis of technical success rate and procedure-related complications of 867 percutaneous CT-guided needle biopsies of lung lesions. Clin Radiol, 2017, 72（12）：1038-1046.

［13］CHEN C-K, CHANG H-T, CHEN Y-C, et al. Utilization and safety of percutaneous lung biopsy: a 10-year nationwide population-based study. Int J Environ Res Public Health, 2019, 16（8）：1316.

［14］潘良东，王炯. CT引导下经皮肺穿刺活检术对肺小结节诊断价值. 临床肺科杂志，2020，25（4）：537-541.

［15］王生锋，鞠建，徐晓燕. CT引导下肺部穿刺活检后气胸形成的影响因素. 介入放射学杂志，2021，30（3）：279-282.

［16］HSU W C, LIM K E. Computed tomography-guided percutaneous transpedicular biopsy of the thoracic spine. Chang Gung Med J, 2001, 24（6）：368-375.

［17］HUANG M-D, WENG H-H, HSU S-L, et al. Accuracy and complications of CT-guided pulmonary core biopsy in small nodules: a single-center experience. Cancer Imaging, 2019, 19（1）：51.

［18］LAURENT F, MONTAUDON M, LATRABE V, et al. Percutaneous biopsy in lung cancer. Eur Radiol, 2003, 45（1）：60-68.

［19］LIM W H, PARK C M, YOON S H, et al. Time-dependent analysis of incidence, risk factors and clinical significance of pneumothorax after percutaneous lung biopsy. Eur Radiol, 2018, 28（3）：1328-1337.

［20］中国抗癌协会肿瘤介入学专业委员会，中国抗癌协会肿瘤介入学专业委员会胸部肿瘤诊疗专家委员会. 胸部肿瘤经皮穿刺活检中国专家共识（2020版）. 中华医学杂志，2021，101（3）：185-198.

第十三节 肺血管造影技术

一、支气管动脉CT血管造影术

（一）概述

咯血是肺结核患者常见的临床症状之一，其责任血管主要为支气管动脉及供应胸壁的肺外体循环动脉。自从1974年法国学者Remy首先应用支气管动脉栓塞治疗大咯血取得满意疗效后，经过几十年来的不断发展和完善，现已成为治疗大咯血的有效方法。CT血管造影（CT angiography，CTA）是一种无创性血管成像技术，它是通过多层螺旋CT增强扫描后，利用多种图像后处理技术显示和观察血管的一种方法，其快捷性、直观性和可重复性等优势可以完美地展示血管的空间解剖和病变特征。栓塞术前行常规支气管动脉CTA

检查，不仅可获得肺部病灶详细信息，还可以活体无创地显示咯血供血动脉的来源、数目、形态及走行等三维影像特征，特别是在显示支气管动脉异位起源及肺外体循环动脉供血方面有着较为突出的优势，有助于术者顺利找到出血动脉的开口，缩短插管时间，减少操作者和患者的曝光剂量，对避免漏栓、保证栓塞效果及减少并发症均有十分重要的临床意义。

（二）适应证

1.因反复或大咯血拟行支气管动脉栓塞术的肺结核患者。

2.咯血患者支气管动脉栓塞术后的疗效评估。

（三）禁忌证

1.甲状腺功能亢进未治愈患者不能使用含碘对比剂。

2.既往对碘对比剂有严重过敏反应者不能使用含碘对比剂。

3.肺动脉高压、支气管哮喘及心力衰竭患者应慎用。

4.妊娠和哺乳期妇女应慎用。

5.副蛋白血症，包括骨髓瘤等患者应慎用。

6.高胱氨酸尿患者应慎用。

（四）扫描前准备

1.核对与确认。认真核对CT检查申请单，确认检查者基本信息、检查部位、检查方法及选用对比剂是否准确，同时了解患者病情，明确检查目的和要求。

2.与患者沟通交流，介绍检查流程，让患者了解CTA检查要点，消除患者紧张心理，取得患者合作。

3.记录患者的体重指数，作为扫描参数和对比剂注射参数的设置依据。

4.对婴幼儿、外伤、意识不清及躁动不安的患者，根据情况给予适当的镇静药。

5.了解患者药物过敏史及禁忌证，签署碘对比剂使用患者知情同意书，告知可能发生的风险。

6.建立静脉通道，于前臂浅静脉或肘正中静脉留置套管针，检查前确认套管针是否通畅，避免对比剂外漏。

7.使用高浓度对比剂（碘含量370～400mgI/ml），按含碘对比剂使用要求准备，告知患者对比剂注入时可能的感觉。

8.检查前做好患者的呼吸训练，使患者能按要求吸气及屏气。

9.尽可能去除扫描部位的金属饰物等，避免伪影干扰。

10.检查床上准备工作：确认检查前准备是否完成，采用标准扫描体位，让患者感觉舒适；通过调整正侧位激光定位线，把扫描器官或结构放置于机架中心位置，避免偏中心扫描造成的数据偏差。

（五）标准操作流程

1.患者登录　选择肺部CTA扫描序列。

2.患者体位　足先进，正位定位，选用适当视野。

3.对比剂注射　再次向患者说明注射对比剂后可能出现的不适及发热反应，要求患者一定要配合检查，嘱患者在检查过程中上臂上举时勿屈曲。对比剂注射总量为50～100ml（根据患者体重计算：500mgI/kg），流率4ml/s，注射对比剂后以相同流率追加生理盐水30ml。

4.扫描方案

（1）小剂量团注测试技术：选取右心房为测试点，小剂量预注射（注射对比剂20ml后以相同流率追加生理盐水15ml），通过右心房时间密度曲线确定右心房达峰时间，CTA容积扫描启动时间为右心房达峰时间3～5s，间隔3～5min后正式注射对比剂扫描。

（2）对比剂团注追踪技术：监测降主动脉肺门水平，在降主动脉CT值达到150Hu后启动扫描，诊断延迟时间为4s，根据情况选择是否行延迟扫描。

5.图像重建　将原始图像重建为薄层后（根据不同的CT扫描设备选取适当的层厚及层间距）传输至图像后处理工作站进行图像后处理。

6.图像后处理

（1）图像后处理原则：运用多种图像后处理方法，从不同方向和层次上对血管进行显示，切忌用单一方式来观察血管，后处理图像应以标准解剖体位显示，采用适当的视野及窗技术，图像放置于视野中心。

（2）常用图像后处理方法

1）容积再现（volume render，VR）：VR采用一定的体绘制光照模型，无须构造中间面，直接研究光线通过体数据场时与体素的相互关系，使体素中的许多细节信息得以保留，能最大限度地再现各体素的空间结构。VR图像能够三维、立体地显示血管，色彩逼真，可旋转不同角度、多方位进行观察，清晰显示支气管动脉的影像学特征及其与病变、支气管的关系。支气管动脉VR重组图像主要包括带骨及不带骨两个部分。带骨VR图像采取前切前看方式显示，其优势在于能够清晰显示支气管动脉与骨结构的关系，尤其是对支气管动脉起点与椎骨的对应关系及其与肋间后动脉共干情况显示较好，可为介入插管提供重要的骨性标志，不足之处在于结构重叠较多，需结合局部放大及图像融合技术才能显示支气管动脉的细节情况。不带骨VR图像以局部特写及图像融合技术为主，能够立体、直观地显示支气管动脉的分支类型、起源、走行、形态学特征及其与病灶、支气管的关系，不足之处在于重组血管的时候容易遗漏一些重要信息，易受重组者主观因素的影响。需注意的是，所有VR图像均需附方位图以便定位（图2-1-13-1）。

2）最大密度投影（maximum intensity projection，MIP）：MIP是利用投影成像原理，将三维数据向任意方向进行投影的图像后处理方法。设想有许多投影线，取每条投影线经过的所有体素中的最大体素值作为投影图像中对应的像素值，最终所有投影线对应的若干个最大密度的像素所组成的图像就是最大密度投影所产生的图像，可从任意投影方向进行观察。MIP能够清晰显示供血支气管动脉的起源、走行及其与病变的关系，对参与供血的肺外体循环动脉显示较好，是3D-VR图像的重要补充（图2-1-13-1，图2-1-13-2）。

3）最小密度投影（minimum intensity projection，Min-IP）：Min-IP是仅将每一投影线束所遇密度值低于所选阈值的像素或密度最低的体素投影到与线束垂直的平面上。Min-IP主要用于气管的显示，可有效评价结核所致的气管及支气管狭窄、闭塞及扩张等改变（图2-1-13-2）。

4）多平面重组（multiple plane reconstruction，MPR）：MPR是指把扫描重建后以像素为单位的二维横断面图像重组成以体素为单位的三维数据，再用冠状面、矢状面、横断面或斜面去截取三维数据，得到重组的二维图像的方法。它可以从不同方向和层面显示病变及供血支气管动脉，对肺内病变细节及其与支气管动脉的关系显示清晰，无结构重叠（图2-1-13-1，图2-1-13-2）。

5）曲面重组（curved plane reconstruction，CPR）：为一种特殊的MPR，它是指在容

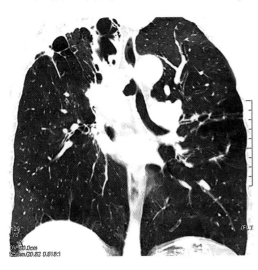

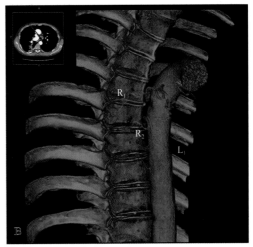

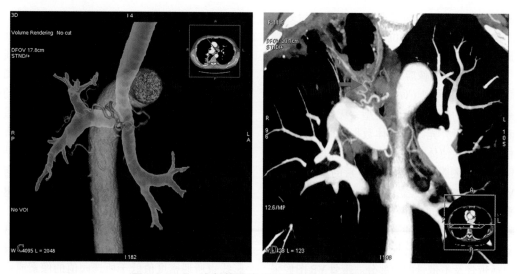

图2-1-13-1　支气管动脉CTA（右肺上叶肺结核）

A.冠状位MPR图像示右肺上叶多发空洞伴纤维条索灶；B.带骨VR融合图像示支气管动脉呈R_2L_1型，R_1起源于主动脉弓下壁，R_2及L_1共干源自降主动脉前壁；C.去骨VR融合图像清晰显示支气管动脉的起源、走行、形态及其与支气管的关系；D.冠状位MIP图像示R_1明显增粗、迂曲（红箭），走行至右肺上叶病灶内参与供血

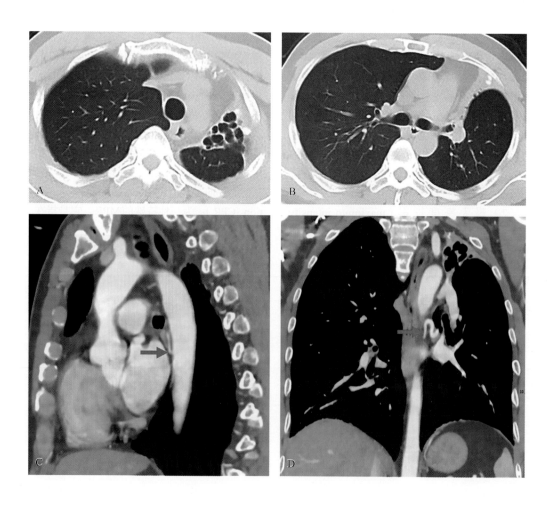

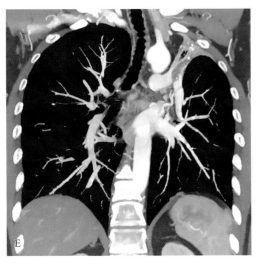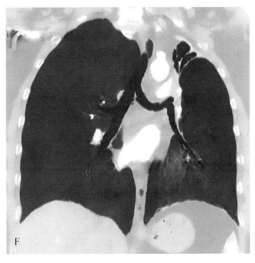

图 2-1-13-2　支气管动脉 CTA（左肺上叶肺结核）

A、B.轴位肺窗 CT 图像示左肺上叶肺结核伴肺组织毁损；C、D.矢状位、冠状位 MPR 图像示左侧支气管动脉（红箭）起源于降主动脉前壁并明显增粗迂曲；E.冠状位 MIP 图像示左侧支气管动脉（红箭）发出分支向上走行至病灶区域；F.冠状位 Min-IP 图像清晰显示左肺上叶支气管起始处管腔狭窄

积数据的基础上，在横断面图像上通过人工绘制出感兴趣器官或结构的中心线或自动跟踪三维体数据结构的轨迹形成一条曲线，并沿该曲线作曲面重组，把走向弯曲的器官或结构拉直、展开，显示在一个平面上，从而能够观察某个器官或结构的全貌。CPR 可于一幅图像上完整显示支气管动脉的全程，准确反映其管径变化，图像效果直观，是 MPR 图像的重要补充（图 2-1-13-3）。

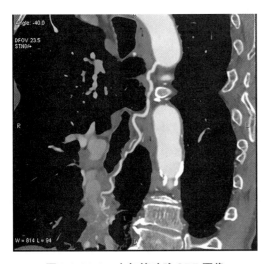

图 2-1-13-3　支气管动脉 CPR 图像

（3）重组要点

1）重点显示内容：咯血责任血管（包括支气管动脉和肺外体循环动脉）的起源、数目、走行及形态学特征等详细情况。

2）支气管动脉重组要点

①对支气管动脉进行重组时，需提供能够清晰显示供血支气管动脉起始处与降主动脉夹角的 VR 及 MPR 图像，能够清晰显示供血支气管动脉起始处管径及起源方位的轴位图像，以便缩短插管时间，提高插管成功率，为导管的选择提供重要参考资料。

②在描述支气管动脉分支类型时，建议将右、左支气管动脉分别标记为 R、L，支数标记为 n，分支类型即为 R_n、L_n，共干支气管动脉则分出左右支气管动脉后再按上述标准分别描述。

③在描述支气管动脉起源方位时，推荐采用时钟表盘法，即将降主动脉轴面看作一个圆形，将其按顺时针方向从前—左—后—右分别定为 12 点、3 点、6 点、9 点，设置 10 点半至 1 点半为前壁，1 点半至 4 点半为左侧壁，4 点半至 7 点半为后壁，7 点半至 10 点半为右侧壁，从而将胸主动脉分为前壁、左侧壁、后壁及右侧壁 4 个部分。

④正确识别右肋间支气管动脉。由于右侧支气管动脉多数与肋间后动脉共干，故称为右肋间支气管动脉。右肋间支气管动脉最为常见的是与右侧第3或第4肋间后动脉共干，部分也可同时与2个或多个肋间后动脉共干，大多数肋间-支气管动脉干起源于降主动脉右侧壁，起点多平对胸5～6椎体水平（图2-1-13-4）。右肋间支气管动脉往往与脊髓动脉有吻合，行支气管动脉栓塞术时可能存在对非靶组织的毒性作用或异位栓塞，出现脊髓损伤、食管或气管溃疡等并发症。因此重组过程中明确支气管动脉与肋间后动脉、主动脉的解剖关系，正确识别右肋间支气管动脉，能够有效减少并发症，对治疗方案的制订、导管的选择及入路提供重要参考。

3）肺外体循环动脉重组要点

①肺外体循环动脉供血规律：肺外体循环动脉是指支气管动脉以外的体循环动脉，多来源于供应胸壁的体循环动脉，咯血相关的肺外体循环侧支主要有锁骨下动脉、肋间后动脉、胸廓内动脉、腋动脉、膈动脉及腹主动脉分支等。当病灶累及邻近胸膜且有增厚时，提示肺外体循环动脉供血的可能性较大。这些肺外体循环动脉的来源、数目与病灶部位及胸膜增厚密切相关。当病灶累及双上肺，伴有上外侧胸膜增厚时，其肺外体循环侧支可能为锁骨下动脉或腋动脉分支；当病灶靠近前内胸壁，伴有前内侧胸膜增厚时，其肺外体循环侧支可能为胸廓内动脉分支；当病灶靠近侧后胸壁，伴有后侧胸膜增厚时，其肺外体循环侧支可能为肋间后动脉分支；当病灶累及下肺，伴有膈胸膜增厚时，其肺外体循环侧支可能为膈动脉分支（图2-1-13-5，图2-1-13-6）。因此，在寻找参与供血的肺外体循环动脉时，首先应观察病灶邻近胸膜是否增厚，若有增厚，则进一步观察增厚胸膜中是否存在异常血管，然后根据胸膜增厚部位及其血管解剖来源等特点，有针对性地观察相应的肺外体循环动脉是否参与供血，并采用MIP、VR等后处理方法进行重组。

②与肺外体循环动脉供血相关的扫描优化策略：咯血患者行胸部CTA检查时，若轴位图像示病灶累及上肺且伴上外侧胸膜增厚时，推荐加扫颈部CTA；若病灶累及下肺且伴膈胸膜增厚时，推荐加扫上腹部CTA；若病灶广泛累及上外侧胸膜、膈胸膜或其他部位胸膜时，推荐加扫颈部及上腹部CTA，这将有助于术者全面评价肺外体循环动脉供血

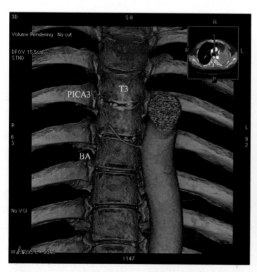
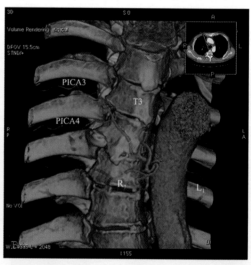

图2-1-13-4　右肋间支气管动脉

A.带骨VR融合图像显示右侧支气管动脉与右侧第3肋间后动脉共干起源于降主动脉右侧壁，起点平对胸5椎体；B.带骨VR融合图像显示右侧支气管动脉同时与右侧第3、4肋间后动脉共干起源于降主动脉右侧壁，起点平对胸5椎体上缘水平

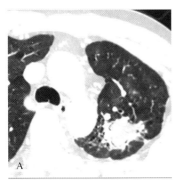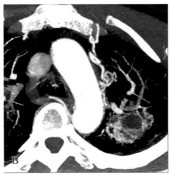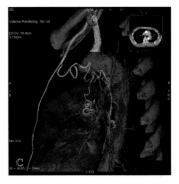

图2-1-13-5　支气管动脉CTA（左肺上叶肺结核伴曲霉菌感染）

A.轴位肺窗CT图像示左肺上叶结核空洞伴曲菌球形成；B.轴位MIP图像示主动脉弓旁、左前内胸膜增厚，左侧胸廓内胸膜内动脉发出迂曲分支沿增厚胸膜走行至病灶内参与供血；C.VR图像示左侧胸廓内动脉发出分支与源自降主动脉的支气管动脉相互吻合形成供血血管网

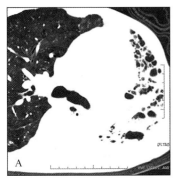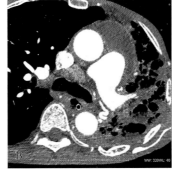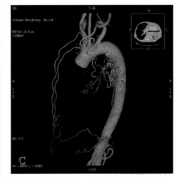

图2-1-13-6　支气管动脉CTA（左肺结核伴干酪性肺炎）

A.轴位肺窗CT图像示左肺上下叶实变影伴多发虫蚀样空洞形成；B.轴位纵隔窗CT图像示左侧胸膜广泛增厚，左侧支气管动脉增粗、迂曲；C.VR图像示左侧支气管动脉明显增粗迂曲、分支增多，与左侧胸廓内动脉分支相互吻合形成供血血管网，腹主动脉亦发出迂曲分支供血病灶

情况，一次性找到所有供血动脉，对避免漏栓、保证栓塞效果具有十分重要的价值。

7.咯血供血动脉的CTA表现　供血支气管动脉不同程度增粗（直径大于2mm）、迂曲，发出分支至病灶区域，当病灶邻近胸膜增厚时，常伴有肺外体循环动脉供血，支气管动脉和肺外体循环动脉可相互吻合形成供血血管网。

（六）扫描后注意事项

1.CTA扫描结束后常规观察受检者有无碘对比剂不良反应，若15～30min无不良反应或不良反应征兆可取出套管针。

2.鼓励受检者多饮水，促进对比剂的排泄。

（七）并发症观察与处理

支气管动脉CTA的并发症主要为使用碘对比剂的不良反应，包括碘对比剂全身不良反应、碘对比剂血管外渗及对比剂肾病。

1.碘对比剂全身不良反应

（1）分类

1）按照严重程度分类：①轻度不良反应：体征和症状具有自限性且无进展依据，主要表现为咳嗽、打喷嚏、一过性胸闷、结膜炎、鼻炎、恶心呕吐、全身发热、荨麻疹、瘙痒、血管神经性水肿等；②中度不良反应：体征和症状更明显，主要表现为严重呕吐、明显的荨麻疹、面部水肿、咳嗽、呼吸困难、血管迷走神经反射等；③重度不良反应：体征和症状通常会危及生命，主要表现为喉头水肿、重度支气管痉挛、惊厥、震颤、抽搐、意识丧失、休克等。

2）按照发生时间分类：①急性不良反应。发生在对比剂注射后1h内。②迟发性不良反应。发生在对比剂注射后1h至1周内。③晚发性不良反应。发生在对比剂注射1周后。急性不良反应可表现为上述各种严重程度的不良反应，迟发性和晚发性不良反应以轻、中度不良反应为主，但也有发生对比剂诱导的急性肾损伤、碘源性甲状腺功能亢进和严重过敏样反应的风险。

（2）处理

1）轻度不良反应：严密观察，一般不需要特殊处理。

2）中度不良反应：积极的药物治疗和严密观察。处理原则是让患者平卧、吸氧，建立固定静脉通路，严密监测患者的生命体征并对症处理，直至这些反应完全消退。

3）重度不良反应：及时的临床辨识和抢救。除给予解痉、抗过敏、升压、扩容等治疗外，还应行气管切开、心肺复苏以挽救患者生命。

2.碘对比剂血管外渗

（1）原因

1）与技术相关的原因：使用高压注射器；注射流率过高。

2）与患者有关的原因：不能进行有效沟通配合；被穿刺血管情况不佳；淋巴和（或）静脉引流受损。

（2）处理

1）轻度外渗：多数损伤轻微，无须处理。嘱咐患者注意观察，如外渗加重，应及时就诊；对个别疼痛明显者，局部给予普通冷湿敷。

2）中、重度外渗：这可能造成外渗局部组织肿胀、皮肤溃疡、软组织坏死和间隔综合征。建议对中、重度外渗患者的处理措施：①抬高患肢，促进血液回流；②早期使用50%硫酸镁保湿冷敷24h后改硫酸镁保湿热敷，或者用黏多糖软膏等外敷，或者用0.05%的地塞米松局部湿敷；③碘对比剂外渗严重者，在外用药物基础上口服地塞米松每次5mg，3次/日，连用3d；④必要时咨询临床医师用药。

3.对比剂肾病

（1）概念：对比剂肾病是指影像检查和各种介入治疗过程中使用碘对比剂后诱发的急性肾损伤，临床诊断标准为在排除其他原因的情况下，血管内途径使用碘对比剂后2～3d血清肌酐值升高至少44μmol/L或超过基础值的25%，其发生机制可能与碘对比剂的肾毒性有关。

（2）危险因素及预防：对比剂肾病的危险因素包括高龄（年龄≥75岁）；肾功能不全；糖尿病肾病；单克隆免疫球蛋白病；大剂量使用碘对比剂；不完全水化等。预防措施包括询问病史，如是否有肾脏疾病、肾脏手术史、糖尿病、高血压、痛风及近期使用肾毒性药物或其他影响肾小球滤过率药物的病史，根据病史选择对比剂用量及给药方式；使用对比剂之前对患者进行充分水化；避免大剂量或短期内重复使用碘对比剂等。

（3）预后：对比剂肾病通常为一过性，其转归与患者状况及原有肾功能减退程度有关，肾功能严重障碍者使用碘对比剂有可能造成不可逆性的肾功能损害。

二、支气管动脉造影术

（一）概述

支气管动脉造影是在数字减影设备的引导下，经股动脉穿刺插管，将导管送入胸主动脉，选择性插入支气管动脉后注射对比剂，从而获得支气管动脉血管影像的方法。支气管动脉造影可明确出血部位及程度，为栓塞出血血管提供路径，是进行支气管动脉栓塞术的先决条件。目前支气管动脉造影术是判断咯血责任血管来源的"金标准"，与支气管动脉CTA相比，其优势在于能够动态地观察出血血管的改变，显示病灶的直接出血征象，更为准确地判断出血血管来源及部位，且不受CT扫描参数、患者呼吸运动等因素的影响，不足之处在于它为有创性检查、费用较高，术者常需要花费较多时间寻找出血血管，尤其是当支气管动脉异位起源或存在肺外体循环动脉供血时，容易遗漏靶血管。因此，在支气管动脉CTA的指导下行支气管动脉造影可以大大提高支气管动脉栓塞术的成功率。

（二）适应证

1.急性大咯血（24h咯血量大于300ml），经内科治疗无效。

2.反复咯血，不宜手术或拒绝手术治疗。

3.需手术治疗，暂不具备手术条件，必须先控制出血者。

4.手术治疗后复发咯血。

5.不明原因咯血。

（三）禁忌证

1.有严重出血倾向者。

2.有严重心、肝、肾功能不全及甲状腺功能亢进者。

3.有未能控制的全身感染者。

4.既往对碘对比剂有严重过敏反应者。

5.严重动脉硬化者需慎重。

（四）造影前准备

1.常规术前检查，包括血常规、尿常规、肝肾功能、凝血功能、心肺功能及甲状腺功能等。

2.完善术前支气管动脉CTA、纤维支气管镜等检查，以明确咯血病因、出血部位及供血动脉的详细情况，为支气管动脉造影及栓塞提供可靠的资料。

3.术前有活动性咯血的患者，需保持呼吸道通畅和吸氧。

4.术前可口服或肌注地西泮10mg，高龄及小儿酌减。

5.准备好抢救的药物和器械，如供氧设备、吸痰器、面罩、气管插管器械、气管切开包、人工呼吸器等，以备急需。

6.准备好血管造影必需的器材，如穿刺针、导管、导入鞘、非离子型含碘对比剂等。

7.把可能出现的并发症及危险性告诉患者家属，并在手术同意书上签名。

（五）标准操作流程

1.术中患者平卧，常规双侧股动脉区域消毒并铺上消毒孔巾。

2.于穿刺侧股动脉周围行局部麻醉。

3.采用Seldinger技术穿刺股动脉，穿刺成功后置入导管鞘。

4.经导管鞘依次送入导丝、导管，将导管尖端在透视下送至主动脉弓、胸主动脉处，造影观察两侧支气管动脉、肋间后动脉等血管的位置及形态，结合支气管动脉CTA初步确定的可疑责任血管开口及走行方向，取合适导管依次超选至相应的支气管动脉及肺外体循环动脉（如双侧锁骨下动脉、腋动脉、肋间后动脉或腹腔干等），造影观察有无直接或间接出血征象，确定责任血管，同时采集图像。应注意观察出血支气管动脉是否与脊髓前动脉及肋间后动脉共干，是否与肺动脉分支交通，是否有多支支气管动脉供血等情况。

5.出血动脉的造影表现（图2-1-13-7，图2-1-13-8）

（1）直接出血征象：①病灶区有对比剂从出血动脉溢出或肺实质内有小片状或斑点状对比剂溢出；②支气管腔内有对比剂显示。

（2）间接出血征象：①支气管动脉扩张（直径大于2mm）、迂曲，远端分支增多，形成网状血管丛；②支气管动脉局限性瘤样扩张；③支气管动脉与肺循环间出现分流；④肺外体循环动脉扩张、迂曲，远端分支增多，与肺循环间出现分流或与支气管动脉末梢交通。

6.找到出血动脉后，将导管头端插入出血动脉并尽量深入，再用手推注入少量对比剂证实无反流及无脊髓动脉显影后，进行栓塞治疗。

（六）造影后注意事项

1.术后平卧送回病房，24h卧床和生命体征监测。

2.常规应用止血带及抗感染。

3.吸氧，保持呼吸道通畅。

（七）并发症观察与处理

1.血管穿刺或插管引起的并发症　常见

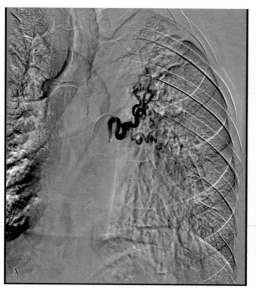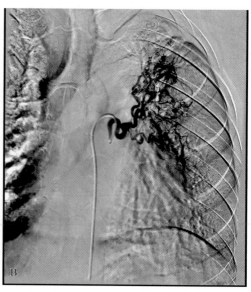

图2-1-13-7　出血动脉造影表现（左肺结核伴咯血1年，加重1d）

A、B.支气管动脉造影图像示左侧支气管动脉明显增粗、迂曲，远端分支增多，形成网状血管丛，周围见对比剂溢出

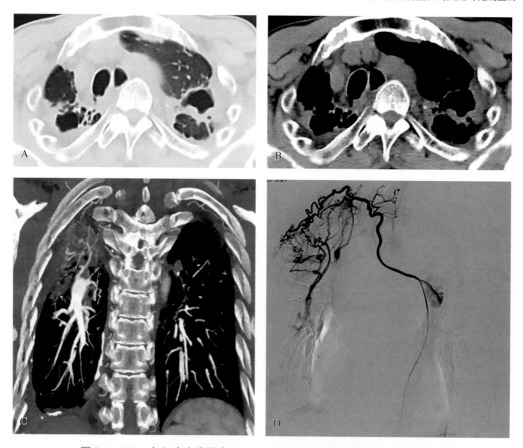

图2-1-13-8　出血动脉造影表现（双肺结核伴反复咯血10年，加重6d）

A、B.CT轴位图像示双肺结核伴多发空洞形成，双上胸膜明显增厚；C.MIP图像示右上肋间支气管增粗、迂曲，走行于增厚胸膜内；D.造影图像示右上肋间后动脉增粗、迂曲、分支增多并与肺循环间出现分流，邻近右肺上叶肺动脉染色

并发症包括出血、假性动脉瘤、动静脉瘘、血管夹层、血栓形成、神经损伤、血管迷走反射及穿刺部位感染等，对于不同的并发症应采取相应的处理措施，以免延误病情。血管造影过程中，熟练的操作技术、严密的术中监测和有效的抢救措施是降低并发症发生率的关键。

（1）出血或血肿：与多次穿刺引起的血管破裂、压迫止血不到位、动脉粥样硬化、应用抗凝药物、凝血功能异常或肢体未有效制动等有关。规范穿刺及压迫止血技术、使用血管缝合器可预防出血。当形成血肿时，小血肿可自行吸收，大血肿可局部湿热敷，若引起血液循环障碍，应立即行血肿清除术。当出血量较大时可行手术缝合、介入栓塞或支架置入治疗。

（2）假性动脉瘤：临床上表现为穿刺部位疼痛，出现搏动感、震颤、血管杂音及进行性增大的肿块等。假性动脉瘤可出现在介入操作的多个环节，与穿刺损伤、自身血管解剖和功能状况、导管鞘直径的选择、手术后抗凝治疗、压迫止血手法及肢体未有效制动等有关。规范穿刺技术、积极控制高血压、正确使用抗凝剂及使用血管缝合器可降低其发生率。处理措施包括采取手法压迫、应用胶原蛋白或凝血酶等栓塞治疗、使用覆膜支架或手术缝合治疗等。

（3）动静脉瘘：临床上表现为局部包块，触诊有震颤，听诊可闻及连续血管杂音，与穿刺点选择或穿刺角度不当、动脉迂曲或插管时粗野操作等有关。当动静脉瘘小于3mm时，可以自然闭合；当动静脉瘘大于3mm时，则需要处理，包括局部压迫、手术缝合动静脉壁及支架置入。

（4）血管夹层：与穿刺或插管过程中损伤血管内膜有关。发生在股动脉的血管夹层一般是顺行夹层，无须特殊处理，当夹层较大时，需球囊伏贴、支架置入及手术修补。

（5）血栓形成：常见原因包括同一部位反复穿刺或多次更换导管等操作损伤血管内膜；由于导管表面不光滑或导管置入时间过长在导管表面形成了血凝块，拔管时血凝块脱落引起栓塞；血液处于高凝状态或循环不良；局部麻醉不良、血管痉挛或止血压力过大；抗凝剂使用不到位；血肿压迫等。处理措施包括溶栓、取栓及抗凝。

（6）神经损伤：与穿刺直接损伤，血肿、假性动脉瘤或止血压迫等有关。处理措施包括给予神经营养药物如维生素 B_1、甲钴胺及地巴唑等；远红外线照射；中频电刺激治疗，以促进神经功能恢复；对神经粘连患者施行神经松解术等。

（7）血管迷走反射：股动脉有丰富的感觉神经末梢，主要来源于迷走神经，股动脉术后拔除鞘管或压迫时产生的疼痛刺激，可能引发血管迷走反射，表现为全身动脉系统扩张、血压降低、心率缓慢、面色苍白、大汗、恶心、呕吐等。血管迷走反射多为良性过程，可以迅速恢复，如果发现不及时则可能造成不良后果。拔管前充分麻醉，拔管时动作轻快、适度压迫可降低其发生率。处理措施包括快速补液，静脉注射阿托品及多巴胺，对症处理后短时间内可恢复正常。

（8）穿刺部位感染：与患者抵抗力低下、肥胖出汗、穿刺部位血肿形成、压迫血管用力过度造成局部皮肤破溃等有关。处理措施为抗感染治疗。

2.注射碘对比剂引起的并发症　行支气管动脉造影时，注射含碘对比剂后有可能发生碘对比剂的不良反应。造影时使用非离子型对比剂，尽量减少对比剂的使用量，有助于降低此类并发症的发生率。

（李　琦）

参 考 文 献

[1] 田锦林，张金山. 大咯血的责任血管概述. 中国介入影像与治疗学，2012，9：62-64.

[2] REMY J，ARNAUD A，FARDOU H，et al. Treatment of hemoptysis by embolization of bronchial arteries. Radiology，1977，122：33-37.

[3] de GREGORIO M A，MEDRANO J，MAINAR A，et al. Endovascular treatment of

massive hemoptysis by bronchial artery embolization: short-term and long-term follow-up over a 15-year period. Arch Bronconeumol, 2006, 42: 49-56.

[4] SWANSON K L, JOHNSON C M, PRAKASH U B, et al. Bronchial artery embolization: experience with 54 patients. Chest, 2002, 121: 789-795.

[5] 李琦, 吴景全, 罗天友, 等. 64层螺旋CT血管成像在咯血诊疗中的临床价值. 第三军医大学学报, 2008, 30: 2132-2135.

[6] 李琦, 吴景全, 罗天友, 等. 支气管动脉64层螺旋CT影像解剖学研究. 临床放射学杂志, 2008, 27: 1550-1554.

[7] 李琦, 吴景全, 罗天友, 等. 右肋间支气管动脉多层螺旋CT影像解剖学研究. 中国临床解剖学杂志, 2008, 26: 283-286.

[8] 龚军伟, 李琦, 罗天友, 等. 咯血患者肺外体循环动脉供血的CT血管造影. 中国医学影像学杂志, 2020, 28: 31-34.

[9] 中华医学会放射学分会, 中国医师协会放射学分会. 对比剂使用指南 (第1版). 中华放射学杂志, 2008, 42: 320-325.

[10] 中华医学会放射学分会对比剂安全使用工作组. 碘对比剂使用指南 (第2版). 中华放射学杂志, 2013, 47: 869-872.

[11] 王秋实, 梁长虹. 碘对比剂的不良反应及处理对策. 上海医药, 2014, 35: 8-15.

[12] 何礼贤. 支气管动脉造影、灌注和栓塞术. 医师进修杂志, 1999, 22: 13-14.

第十四节　纵隔镜检查

一、概述

纵隔镜 (mediastinoscopy) 是一种类似于胸腔镜的金属制短管直镜, 在1959年由 Eric Carlens 首先报道使用。纵隔镜检查最初主要用于肺癌的临床分期, 可以明确肺癌患者是否存在纵隔淋巴结转移, 为肺癌患者制订治疗方案提供重要依据, 据报道其敏感度可达85%, 特异度可达100%, 其中约10%的假阴性患者是由于纵隔镜无法达到病变处造成的。

另外, 它在帮助判断纵隔病变的性质及组织学类型方面具有重要价值, 如纵隔淋巴结结核、淋巴瘤等。

该项技术早期在国外应用较为普遍, 曾经被作为判断肺癌患者纵隔淋巴结转移的金标准。目前纵隔镜技术在肺癌临床分期和纵隔病变诊治的应用价值较前有所下降, 主要原因为: ①现在CT和PET-CT在多数情况下能够很好地帮助判断是否存在淋巴结转移; ②近些年来支气管内 (EBUS-FNA) 和内镜下 (EUS-FNA) 超声引导细针穿刺活检的应用对于判断纵隔病变和淋巴结性质也有很高的准确性, 逐渐成为首选方案; ③并且纵隔镜检查是一个全身麻醉的外科手术, 术中可能发生严重甚至致命的并发症, 患者术后也需要一定时间康复。纵隔镜检查在国内并不常用, 仅在个别医疗单位使用。尽管如此, 对于怀疑肿瘤性病变而细针穿刺活检无法明确诊断时, 纵隔镜检查仍然具有十分重要的临床应用价值。

二、适应证

纵隔镜检查的主要适应证是肺癌患者的分期以及对纵隔淋巴结和肿块进行组织取样以明确病理诊断。主要适应证如下:

1. 了解肺癌是否存在纵隔淋巴结转移, 以对肺癌进行分期及指导治疗。

2. 纵隔淋巴结或肿块的组织取样或切除。

3. 淋巴瘤的诊断。

4. 通过淋巴结活检明确感染性疾病的诊断, 如结核或真菌感染等。

5. 结节病的诊断。

6. 胸膜间皮瘤的诊断和治疗。

7. 胸腺瘤切除。

8. 纵隔囊肿的切除

三、禁忌证

(一) 绝对手术禁忌证

1. 升主动脉瘤。

2. 前纵隔肿瘤。

3. 手术不能切除的纵隔肿瘤。

4. 既往存在一侧喉返神经损伤的患者。

5. 身体非常虚弱，全身状况差。

6. 既往做过纵隔镜检查的患者。

（二）相对手术禁忌证

1. 胸廓入口狭窄。

2. 上腔静脉阻塞综合征。

3. 严重的气管位置偏移。

4. 有胸部放疗史。

四、检查技术

传统纵隔镜检查可分为两种不同的方法：①经颈部切口纵隔镜检查，可以完成 2R、2L、4R、4L、7、10R 和 10L 组淋巴结活检，但后纵隔及下纵隔组织取样往往受限，标准的纵隔镜检查可以行气管旁及隆突下淋巴结检查，但是无法行食管旁淋巴结、下肺韧带旁淋巴结、主肺动脉窗淋巴结和主动脉旁淋巴结检查；②前纵隔切开术，也被称为 Chamberlain 手术，可以切除主肺动脉窗淋巴结。

传统纵隔镜检查在操作中存在一些不足，如操作空间小，视野受限，操作者单手扶镜、单手操作，仅术者本人可以观察术中情况，难以与助手配合，也不利于教学，并且对于精细的解剖结构及出血情况分辨力较差。后来出现的电视纵隔镜检查有效解决了上述不足，能够放大术野从而精细地显示解剖结构，能够与助手配合并能双手操作，明显提升了手术效率并提高了手术的安全性。因此电视纵隔镜检查比传统纵隔镜检查应用更为广泛。

（一）经颈部切口纵隔镜检查

患者取平卧位，肩下垫小枕并使头部略向后伸。全身麻醉气管插管后，于胸骨上约 1cm 处做横切口，切断颈阔肌，纵向切开颈前肌肉，向上牵开甲状腺峡部，切开气管前筋膜，使用示指推开气管两侧筋膜脂肪组织至两侧气管支气管夹角处，并尽可能向隆突下延伸，探查大血管、淋巴结、肿块的位置及其相互关系。待有足够空间后置入纵隔镜，将组织取出活检。术中为了防止损伤血管，可以使用空针穿刺以排除血管等结构。检查止血后，逐层缝合颈前切口。

（二）前纵隔切开术

患者平卧位，全身麻醉及气管插管。一般采用左侧第 2 肋间进纵隔以行主肺动脉淋巴结活检，也可用同样方法经右侧进行纵隔肿块和淋巴结活检。经胸骨旁第 2 肋间做一个长 3～4cm 的横切口，逐层解剖，钝性分离胸大肌，在第 3 肋软骨上缘用电刀切断肋间肌，注意不要损伤乳内动脉，然后用示指向下钝性分离纵隔胸膜至主肺动脉窗，探查淋巴结，如果经颈部切口纵隔镜检查联合纵隔切开术，可用双手示指分别从颈部切口和纵隔切口探查主肺动脉窗，这有助于鉴别淋巴结肿大和肿瘤固定。放置纵隔镜，取出淋巴结进行活检。在用手指分离过程中不要损伤胸膜，如果发现胸膜破损，术后需要放置引流管。在纵隔镜检查过程中需要小心不要损伤主动脉、左肺动脉、左上肺静脉及膈神经、迷走神经和喉返神经等。

（三）电视纵隔镜检查

电视纵隔镜检查将光源与光学透镜结合在一起，并与显微摄像系统连接在一起，术者及助手均可通过显示器观察术野，手术安全性及效率明显提高，操作步骤基本同传统纵隔镜检查。

五、并发症的观察与处理

据报道，纵隔镜检查的并发症发生率在 1.3%～3.7%，死亡率在 0.6% 以下。虽然对于熟练操作者来说，并发症发生率较低，但是仍存在发生严重并发症的可能性，这主要是因为行纵隔镜检查时空间有限、视野显露困难，纵隔血管较丰富，操作时血管与周围组织不易区分，容易发生损伤。主要有以下并发症。

（一）出血

出血是最为常见的并发症。导致出血最常见的情况是在检查隆突下淋巴结时支气管动脉损伤出血，此时使用纱布压迫止血可以较好地控制出血。最为严重的出血是主动脉和无名动脉出血，血液可涌出纵隔镜，最好的办法是立即手指压迫出血，并立即锯开胸骨开胸，于直视下修补动脉。在右侧气管支气管夹角处，奇静脉弓和右肺上叶动脉分支易受损伤。奇静脉弓易被误认为炭末沉积的淋巴结，操作中使用空针试穿可以防止此并发症的发生，操作时的暴力牵拉有时也会损伤奇静脉弓。肺动脉周围常有淋巴结，因此活检过深或过度牵拉易导致损伤。大部分患者可以通过纱布压迫控制出血，必要时采用胸骨锯开开胸止血。

（二）喉返神经损伤

位于左侧气管支气管三角处的左侧喉返神经经常肉眼可见，但是该处淋巴结与喉返神经通常紧密相连，活检淋巴结时如果操作粗暴极易损伤该神经，同时在止血时最好采用填塞压迫止血，尽量避免电刀烧灼，以免造成喉返神经的热损伤。文献中有喉返神经损伤导致暂时性失语的报道。

（三）气胸

气胸可以发生于任何一侧，体格检查或术后X线片可发现该并发症，必要时可行胸腔穿刺抽气或胸腔闭式引流术。

（四）食管损伤

食管损伤相对少见，大多发生于行隆突下淋巴结活检后，术中不易发现，术后若患者出现纵隔或颈部气肿、胸腔积液等表现时，应该高度警惕该并发症的可能并行进一步检查明确，行食管造影可明确诊断。

（五）气管支气管损伤

该并发症也相对少见，气管支气管较容易辨认，尤其在电视纵隔镜下视野清晰度和解剖结构分辨力更高，一般情况下不容易出现损伤，但是在术后出现气胸时应该警惕该并发症的可能。

（葛明建）

参 考 文 献

[1] FU Y, CHEN Q, YU Z, et al. Clinical application of ultrasound-guided mediastinal lymph node biopsy through cervical mediastinoscopy. Thorac Cancer, 2021, 12（3）: 297-303.

[2] ADEBIBE M, JARRAL O A, SHIPOLINI A R, et al. Does video-assisted mediastinoscopy have a better lymph node yield and safety profile than conventional mediastinoscopy? Interact Cardiovasc Thorac Surg, 2012, 14（3）: 316-319.

[3] VELEZ-CUBIAN F O, TOOSI K, GLOVER J, et al. Transient aphonia after mediastinoscopy. Ann Thorac Surg, 2017, 103（6）: e549-e550.

[4] SANTOS S J, COSTA A R, CALVINHO P. Cervical mediastinoscopy: Safety profile, feasibility and diagnostic accuracy in a decade in a single center. Pulmonology, 2019, 25（2）: 119-120.

[5] LERUT T, de LEYN P, COOSEMANS W, et al. Cervical video-mediastinoscopy. Thorac Surg Clin, 2010, 20（2）: 195-206.

[6] HEGDE P V, LIBERMAN M. Mediastinal staging: endosonographic ultrasound lymph node biopsy or mediastinoscopy. Thorac Surg Clin, 2016, 26（3）: 243-249.

[7] MEDFORD A R, BENNETT J A, FREE C M, et al. Mediastinal staging procedures in lung cancer: EBUS, TBNA and mediastinoscopy. Curr Opin Pulm Med, 2009, 15（4）: 334-342.

[8] VENISSAC N, ALIFANO M, MOUROUX J. Video-assisted mediastinoscopy: experience from 240 consecutive cases. Ann Thorac Surg, 2003, 76（1）: 208-212.

第十五节　快速现场评价

一、概述

快速现场评价（rapid on site evaluation, ROSE）是指对介入操作过程中利用穿刺、刷检、抽吸、钳夹、冻取等方法获得的小组织或细胞学标本进行快速制片染色，显微镜下观察，评价所取得标本是否合适及充分，并做出初步诊断，指导下一步操作及对标本进行合理的分流送检。其实质是一种快速的细胞学判读技术。类似于外科手术中的"冷冻切片"，ROSE可以称为细胞学的"冷冻切片"。

ROSE技术用于介入呼吸病诊断最早开始于1981年，Pak等对肺部病变行经皮细针抽吸活检，并对获取标本快速染色，15min内给出初步的判读，提高了最终的诊断率。此后，经支气管针吸活检（TBNA）、经支气管镜肺活检（TBLB）、细针穿刺活检（FNA）等介入呼吸病学技术大量开展，ROSE技术在介入呼吸病领域得以广泛应用。

二、ROSE的场地、设备及人员要求

1.场地要求　ROSE最好在介入诊疗操作现场进行，以便实时为介入操作者提供取样信息并及时进行交流与反馈。有条件的介入诊疗中心可在介入手术间设置单独的细胞室并通过通信设备及图像实时传输设备与介入诊疗操作现场连接，实现与介入诊疗操作者的现场实时交流。

2.设备要求　主要设备为光学显微镜，目镜通常为×10的（即10倍），同时须有×10（10倍）和×40（40倍）广视野物镜镜头；推荐加装×100（100倍）"免油"物镜镜头。显微镜最好配备图像采集装置，以便出具图文报告及资料存档。

3.人员要求　参与ROSE判读工作的人员应具备一定的细胞病理学知识，可以是细胞病理学医师、病理医师、细胞学技术员、学生、护师等。也可以由经过培训的内镜医师或肺科医师进行。

三、ROSE技术的应用范围

通过获取小组织及细胞学样本进行诊断的操作或技术均可进行ROSE，包括浅表淋巴结及肿物穿刺、CT或B超引导的经皮肺穿刺及其他脏器的穿刺、经内镜刷检或抽吸、内镜下黏膜活检及针吸活检、超声内镜引导下的经支气管针吸活检（EBUS-TBNA）及肺活检（EBUS-TBLB）等。还可用于某些介入治疗比如经皮射频消融、微波消融等术前的病理确认。

四、ROSE具体操作方式

（一）制片

根据介入诊断操作方式及所获取的样本性质采取合适的方式进行ROSE细胞学制片。

1.涂抹法　最常用的制片方式，适用于经支气管肺活检（transbronchial lung biopsy，TBLB）、常规经支气管针吸活检（transbronchial needle aspiration，TBNA）、经支气管黏膜活检、内科胸腔镜直视下活检、经皮肺穿刺活检等获取的小组织样本以及细胞刷刷检标本。小组织样本可用针头将标本均匀涂抹于载玻片上，刷检标本则将细胞刷置于载玻片上，直接涂片。注意涂片动作应轻柔利索，力度合适，沿一个方向，一次涂抹而成，不能来回转圈和往返涂抹。

2.拉片法　适用于抽吸或穿刺等方式所获得的液滴状或黏稠标本，将标本置于两张载玻片之间，稍加压力反向拉开，即成两张厚薄均匀的涂片。

3.推片法　常用于穿刺所得的血性标本，选一张边缘光滑的载玻片作推片，并使推片与载玻片之间成30°～40°的夹角，将载玻片上的细胞标本匀速推动，做成细胞涂片。应注意推片时不要将尾部推出片外。

4.印片法　一般应用于相对较大的组织块，将新鲜组织标本切开后，用载玻片轻压切面，即可将细胞黏附于玻片上，称印片法。

（二）染色

用于ROSE的快速染色方法有快速HE（hematoxylin and eosin）染色、超快速巴氏染色、甲苯胺蓝（TB）、亮甲酚蓝（BCB）和Diff-Quik等。各种染液均有商业化染色试剂盒可用，其中Diff-Quik是最常用的染色方法，因为该方法操作快速，能够在风干的载玻片上进行染色。

（三）显微镜观察

ROSE的核心即显微镜下的观察，伴随介入诊断性操作，所获取的标本经过制片及快速染色后立即置于显微镜下观察。细胞学结果直接向介入操作医师报告，可告知取样是否合适，是否有恶性细胞或可疑恶性肿瘤细胞，或

阴性。如果可能的话，肿瘤被进一步分型。阴性时，向支气管镜医师描述样本的确切内容及成分，包括呼吸道上皮、黏液、血液、坏死、肉芽肿性炎、中性粒细胞、淋巴细胞、嗜酸性粒细胞等，然后由介入操作医师决定是否再次取样或改变操作方式继续取样。

如果需要，执行ROSE的技术人员会额外制备一张涂片，用95%乙醇固定送细胞病理学实验室进行常规染色及诊断。同时将抽吸、刷检或灌洗所得部分标本转移至液基保存瓶内送细胞病理学实验室行液基细胞学检查或获取额外材料进行特殊的染色、培养、PCR、流式细胞术和其他辅助检测。

ROSE操作过程及样本处理流程如下（图2-1-15-1）：

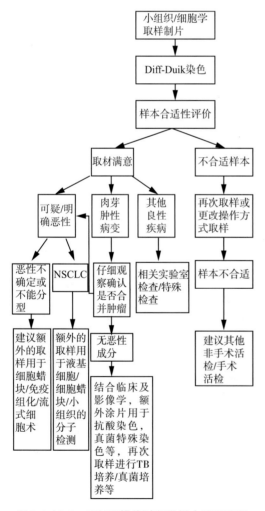

图2-1-15-1　ROSE操作过程及样本处理流程

五、ROSE技术的临床价值

1. 对诊断过程信息的实时反馈，有利于操作的进行及调整操作方式。

2. 提高微创取样的标本质量，减少无谓穿刺，提高手术操作阳性率，减少并发症等。

3. 对疾病快速实时诊断，尤其是恶性肿瘤。

4. 标本经评估充分后进行合理的分流送检，可提高标本利用率及检测的针对性，并有利于疾病的诊断和治疗。

5. 辅助用于某些治疗前的病理确认及指导局部治疗。

六、ROSE在肺癌诊断中的作用

ROSE除了对介入呼吸病诊断操作中取样的合适性及充分性进行评价外，还能对某些疾病做出快速的初步诊断，主要体现在对肺癌的诊断上，由经验丰富的细胞病理学家或细胞技术专家进行ROSE，可以对肺癌进行分型。腺癌和鳞状细胞癌是临床最常见的非小细胞肺癌类型，腺癌ROSE形态学通常包括具有增大的圆形或卵圆形细胞核、突出的核仁和稀疏的空泡状细胞质、具有三维结构的中小细胞团等。鳞状细胞癌的ROSE特征表现为细胞聚集成较大细胞团，排列紧密，细胞核不规则，有多个小核仁，通常可见坏死背景和深染的细胞核。小细胞癌的典型表现包括主要为单个分散或成团的小细胞，缺乏细胞质，核染色质多为细小颗粒状，癌细胞间易见挤压及镶嵌状排列，核分裂象常见，以及中度坏死。

当ROSE考虑为非小细胞肺癌时，应对样本中肿瘤细胞的含量及所占比例进行评估，在保证获得足够的诊断样品后，必要时获取额外材料用于分子检测。

七、ROSE在结核病诊断中的作用

ROSE对非肿瘤性疾病的诊断缺乏特异性，但可以根据细胞学背景及某些特征

性的细胞学表现对疾病诊断提供帮助。这
类疾病包括结核病、结节病、真菌感染、
化脓性炎、肺纤维化、嗜酸性粒细胞肺
炎等。

与组织病理学在结核病诊断中的作用类
似，ROSE如见到上皮样细胞肉芽肿和（或）
郎汉斯巨细胞及干酪样坏死等表现时，结合
患者影像学、支气管镜下特点及临床情况，
排除其他肉芽肿性疾病，如结节病、真菌感
染、异物反应等相关疾病后，可以考虑诊断
结核病。同时应将标本进行合理的分流送检，
从而提高病原学检出率。

结核病基本的病理变化为渗出、增生及
变质。渗出性病变时ROSE所见主要为浆液及
纤维蛋白、中性粒细胞、淋巴细胞及单核细
胞等（图2-1-15-2）；增生性病变时ROSE所
见主要为上皮样细胞肉芽肿及朗汉斯巨细胞
（图2-1-15-3）；变质性病变时ROSE所见主要
为干酪样坏死（图2-1-15-4）。取决于结核分
枝杆菌的感染数量、毒力大小，以及机体的
抵抗力和变态反应强度的不同，3种病理变化
可以相互转化，ROSE表现以某一种变化为主，
或多种变化同时存在。

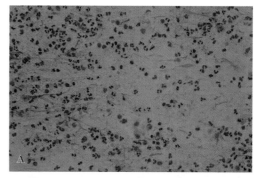

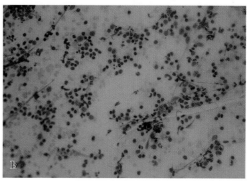

图2-1-15-2　ROSE显示结核病渗出性病
变（支气管镜抽吸物涂片，Diff-Quik Stain，
×400）

A.以中性粒细胞为主，散在淋巴细胞及巨噬细
胞；B.以淋巴细胞为主，少量中性粒细胞及巨噬细胞

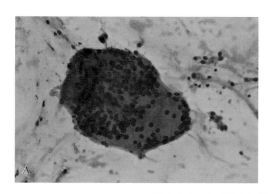

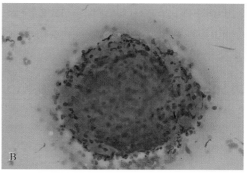

图2-1-15-3　ROSE显示结核病增生性病变

A.朗汉斯巨细胞，由上皮样细胞融合而成，核染色质细致，核仁明显，细胞体积巨大（支气管抽吸物涂片，
Diff-Quik Stain，×400）；B.细胞学所见"结核结节"，由合体状上皮样细胞、淋巴细胞构成，长杆状核染色质淡
染而均匀，如同凌乱的鞋底样（支气管活检涂片，Diff-Quik Stain，×400）

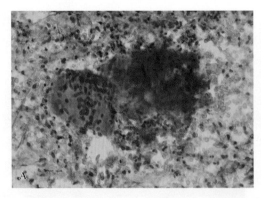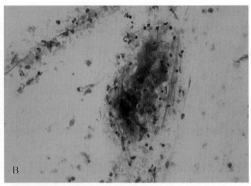

图2-1-15-4　ROSE显示结核病变质性病变

A.朗汉斯巨细胞和均质、细腻、红染无结构的干酪样坏死物（支气管抽吸物涂片，Diff-Quik Stain，×400倍）；B.炎细胞伴坏死（干酪样），红染无结构坏死物周围散在淋巴细胞、中性粒细胞及巨噬细胞（EBUS-GS-TBLB小组织抹片，Diff-Quik Stain，×400）

（万　涛）

参 考 文 献

[1] 国家卫计委海峡两岸医药卫生交流协会呼吸病学专业委员会，中华医学会结核病学分会呼吸内镜专业委员会，中国医师协会儿科学分会内镜专业委员会，等. 诊断性介入肺脏病学快速现场评价临床实施指南. 天津医药，2017，45（4）：441-448.

[2] PAK H Y，YOKOTA S，TEPLITZ R L，et al. Rapid staining techniques employed in fine needle aspirations of the lung. Acta Cytol，1981，25（2）：178-184.

[3] SHIKANO K，ISHIWATA T，SAEGUSA F，et al. Feasibility and accuracy of rapid on-site evaluation of touch imprint cytology during transbronchial biopsy. J Thorac Dis，2020，12（6）：3057-3064.

[4] UMEDA Y，OTSUKA M，NISHIKIORI H，et al. Feasibility of rapid on-site cytological evaluation of lung cancer by a trained pulmonologist during bronchoscopy examination. Cytopathology，2019，30（6）：628-633.

[5] TRISOLINI R，GASPARINI S，PATELLI M. Is rapid on-site evaluation during bronchoscopy useful? Expert Rev Respir Med，2013，7（5）：439-441.

[6] GASPARINI S. It is time for this 'ROSE' to flower. Respiration，2005，72（2）：129-131.

[7] AGARWAL P，TOI P C，SUBRAMANIAM H，et al. Prospective comparison of cytological specimen adequacy assessment by different rapid staining techniques for rapid on-site evaluation in fine needle aspiration cytology and their cost-effectiveness. Diagn Cytopathol，2019，47（5）：469-474.

[8] JAIN D，ALLEN T C，AISNER D L，et al. Rapid on-site evaluation of endobronchial ultrasound-guided transbronchial needle aspirations for the diagnosis of lung cancer：A perspective from members of the Pulmonary Pathology Society. Arch Pathol Lab Med，2018，142（2）：253-262.

[9] DAVENPORT R D. Rapid on-site evaluation of transbronchial aspirates. Chest，1990，98（1）：59-61.

[10] VANDERLAAN P A，CHEN Y，ALEX D，et al. Results from the 2019 American Society of Cytopathology survey on rapid on-site evaluation-Part 1：objective practice patterns. J Am Soc Cytopathol，2019，8（6）：333-341.

[11] GLINSKI L，SHETTY D，ILES S，et al.

Single slide assessment: A highly effective cytological rapid on-site evaluation technique for endobronchial and endoscopic ultrasound-guided fine needle aspiration. Cytopathology, 2019, 30 (2): 164-172.

[12] KOTHARI K, TUMMIDI S, AGNIHOTRI M, et al. This 'Rose' has no thorns-diagnostic utility of 'rapid on-site evaluation' (rose) in fine needle aspiration cytology. Indian J Surg Oncol, 2019, 10 (4): 688-698.

[13] ODRONIC S I, MASKOVYAK A E, SPRINGER B S, et al. Utility and morphologic features of granulomas on rapid on-site evaluation of endobronchial ultrasonography-guided fine-needle aspiration. J Am Soc Cytopathol, 2014, 3 (2): 79-85.

[14] PEARSON L, FACTOR R E, WHITE S K, et al. Rapid on-site evaluation of fine-needle aspiration by non-cytopathologists: a systematic review and Meta-analysis of diagnostic accuracy studies for adequacy assessment. Acta Cytol, 2018, 62 (4): 244-252.

第二章 治疗技术

第一节 支气管镜吸痰与肺泡灌洗术

一、概述

支气管镜吸痰术是指将支气管镜经口或经鼻或经气管切开套管进入患者的气管和支气管及更远端，以便直接看清气管、细支气管内的情况，并将支气管内的痰液吸出的技术。

支气管肺泡灌洗术（bronchoalveolar lavage，BAL）是指通过支气管镜向支气管肺泡内注入生理盐水并充分吸引，以达减少气道分泌物、改善肺部病变目的的一项无创操作技术。

二、适应证与禁忌证

（一）适应证

1.支气管扩张症 支气管扩张症患者由于支气管腔内痰液堵塞，支气管壁肌肉和弹性组织破坏，感染所致纤毛功能受损，使病原菌易定植，从而易致肺部反复感染。支气管镜吸痰及生理盐水反复进行支气管肺泡灌洗可以辅助患者清理呼吸道分泌物，以便充分引流痰液，增加感染细菌的清除率，从而减少肺部感染的发生（图2-2-1-1～图2-2-1-3）。

2.肺脓肿 肺脓肿的治疗主要包括全身应用抗生素及体位引流。支气管肺泡灌洗治疗急性肺脓肿可使病程明显缩短，并使部分慢性肺脓肿患者免于手术治疗。支气管肺泡灌洗治疗肺脓肿具有以下优势：①局部肺泡灌洗可快速减少局部脓液，缓解症状，而全身不良反应小。②反复进行肺泡灌洗可使脓液排出，促进炎症吸收和脓腔的愈合，有助于缩短病程（图2-2-1-4～图2-2-1-6）。

3.顽固性肺部感染 顽固性肺部感染患者大多有基础疾病，如营养不良、脑血管病、糖尿病等；痰多不易咳出，导致引流不畅，严重者需进行气管切开术。针对顽固性肺感染患者进行肺泡灌洗，可以直视病灶部位，准确地清除气道内痰栓和分泌物；减少气道黏膜的损伤；反复生理盐水灌洗可稀释

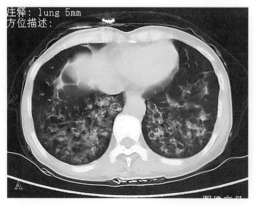
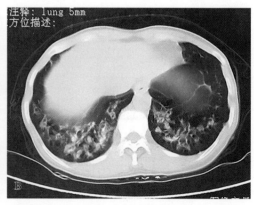

图2-2-1-1 A、B.双下肺支气管扩张症，支气管镜吸痰及肺泡灌洗术前

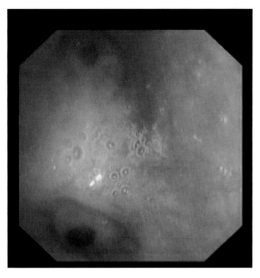

图2-2-1-2　双下肺支气管扩张症，支气管镜下可见气道内大量脓性分泌物

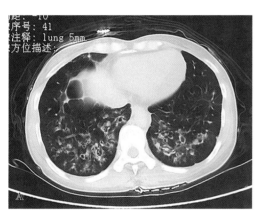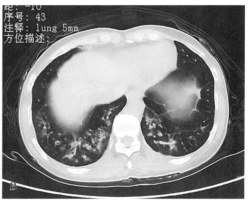

图2-2-1-3　A、B.双下肺支气管扩张症，支气管镜吸痰及肺泡灌洗术后

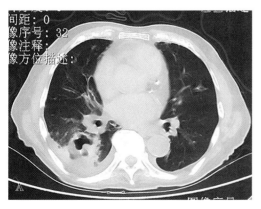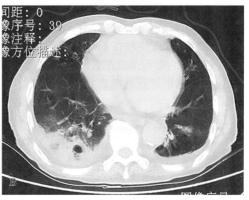

图2-2-1-4　A、B.右下肺脓肿，支气管镜吸痰及肺泡灌洗术前

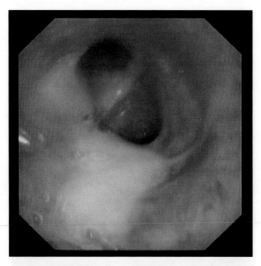

图2-2-1-5　右下肺脓肿，支气管镜下可见气道内脓性分泌物

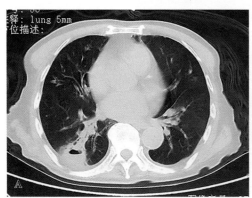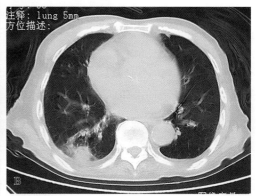

图2-2-1-6　A、B.右下肺脓肿，支气管镜吸痰及肺泡灌洗术后

炎性分泌物，并及时排出，达到减轻细菌负荷和毒素反应，促进炎症吸收的目的。此外，灌洗液对局部气道黏膜的刺激又增强了患者咳嗽反射，有助于解除局限性肺不张，改善通气功能。对于这些存在基础疾病的患者，应用气管镜进行肺泡灌洗配合全身用药治疗顽固性肺部感染可显著提高疗效（图2-2-1-7～图2-2-1-9）。

4.呼吸机相关性肺炎　呼吸机相关性肺炎（ventilatior-associated pneumonia，VAP）患者因咳痰无力致引流不畅，使支气管内分泌物不易清除；由于受支气管屏障、组织包裹、脓液理化性质等诸多因素的影响，使抗生素渗透进入肺组织分泌物中的浓度不足。而支气管镜吸痰及肺泡灌洗可以直观了解病变部位实际堵塞情况及进行分泌物吸引，同时进行支气管肺泡灌洗，稀释较为黏稠的痰液并吸引；且支气管镜下吸痰更为彻底，避免因反复多次吸痰造成呼吸道黏膜的损伤，更利于病情的恢复。

5.重症肺部感染　重症肺部感染属于呼吸道最严重的一种疾病，在临床治疗中较难控制，且常规方案治疗效果并不理想，主要是因患者痰液引流不畅，导致痰液聚积，从而滋生细菌，导致患者气道受阻，引起呼吸困难，加重呼吸衰竭。支气管镜吸痰及肺泡灌洗术可用于重症肺部感染治疗中，通过直视下行支气管肺泡灌洗及吸痰术治疗，可以显著提高治疗效果，缩短住院时间（图2-2-1-10～图2-2-1-13）。

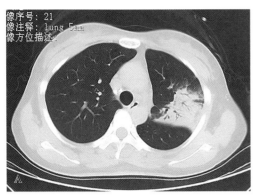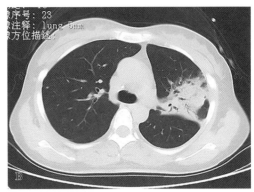

图 2-2-1-7　A、B.左上肺顽固性感染，抗感染治疗效果差，支气管镜吸痰及肺泡灌洗术前

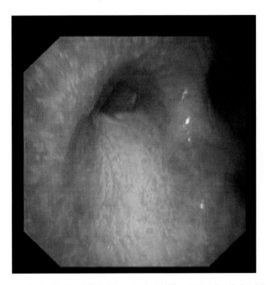

图 2-2-1-8　左上肺顽固性感染，支气管镜下可见气道内脓性分泌物

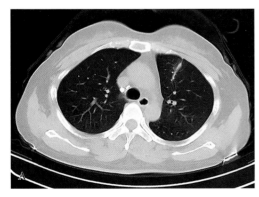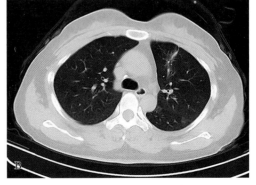

图 2-2-1-9　A、B.左上肺顽固性感染，支气管镜吸痰及肺泡灌洗术后

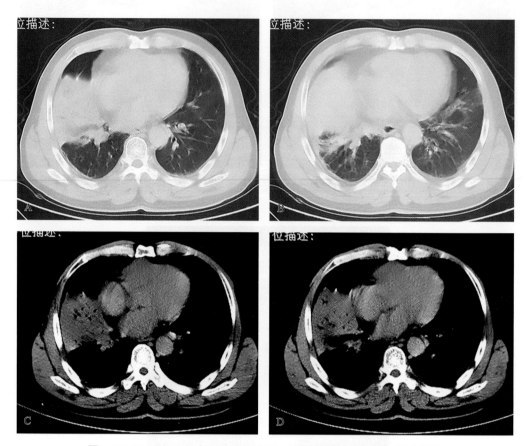

图 2-2-1-10　A～D.右下肺重症肺炎，支气管镜吸痰及肺泡灌洗术前

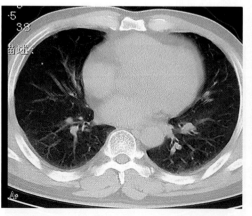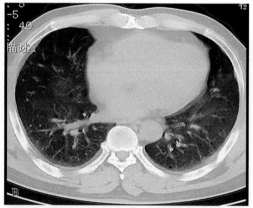

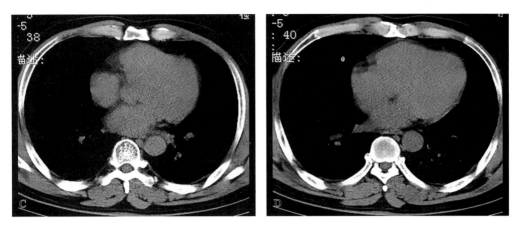

图2-2-1-11 A～D.右下肺重症肺炎,支气管镜吸痰及肺泡灌洗术后

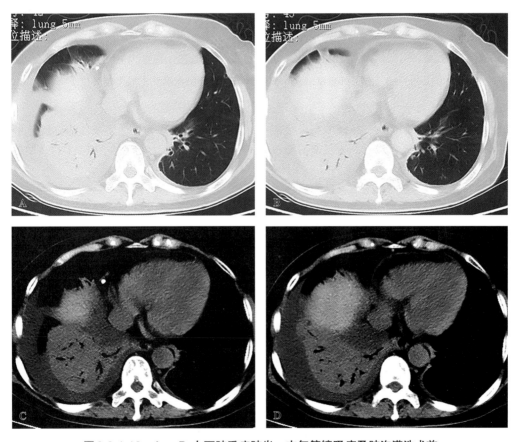

图2-2-1-12 A～D.右下肺重症肺炎,支气管镜吸痰及肺泡灌洗术前

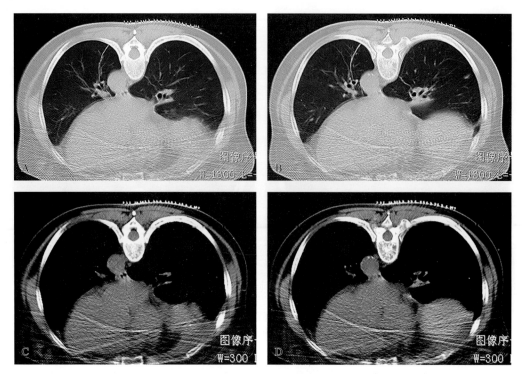

图2-2-1-13　右下肺重症肺炎，支气管镜吸痰及肺泡灌洗术后（俯卧位）

6.慢性阻塞性肺疾病合并肺不张　慢性阻塞性肺疾病的主要病理机制为气道的慢性持续性炎症导致了不完全可逆的气流受限，小气道内炎性加重会促进气道炎性渗出物不断积聚，并可侵及细胞壁可阻塞各级气道，最终损伤肺组织。同时抑制肺部的正常呼吸功能，可并发肺不张及阻塞性肺炎。因此，清除气道内的分泌物而解除气道梗阻是治疗慢阻肺合并肺不张的关键。经支气管镜吸痰及肺泡灌洗可作为慢性阻塞性肺疾病合并肺不张治疗的方法之一（图2-2-1-14，图2-2-1-15）。

（二）禁忌证

支气管吸痰及肺泡灌洗术与常规支气管镜检查一样，没有绝对禁忌证，但有相对禁忌，主要包括以下几方面。

1.严重的高血压及心律失常。

2.近期发生过急性冠状动脉综合征或有

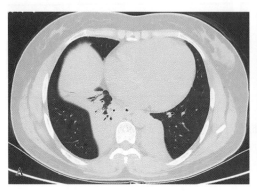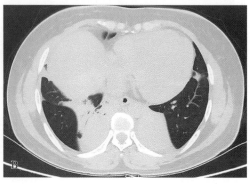

图2-2-1-14　A、B.慢性阻塞性肺疾病合并右中及双下肺不张，支气管镜吸痰及肺泡灌洗术前

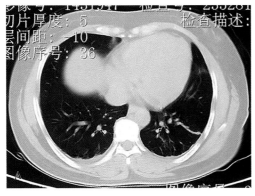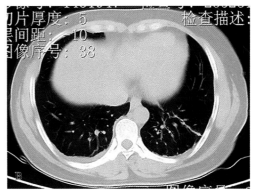

图 2-2-1-15　A、B.慢性阻塞性肺疾病合并右中及双下肺不张，支气管镜吸痰及肺泡灌洗术后

不稳定型心绞痛发作史。

3.严重的心、肺功能障碍。

4.严重的通气和（或）换气功能障碍，且未采用有效呼吸支持。

5.不能纠正的出血倾向。

6.疑有主动脉瘤。

7.多发性肺大疱有破裂危险。

8.全身状况极度衰竭。

9.各种原因导致患者无法配合。

三、术前准备与注意事项

（一）患者的告知及知情同意

向患者提供口头或书面指导，书面告知相关风险，并签署知情同意书。

（二）术前准备

1.术前根据患者病情必须拍摄胸部X线片或行胸部CT检查，推荐行胸部CT检查，以便于更精准地确定病变部位。

2.局部麻醉时应在术前6h开始禁食，术前2h开始禁水；全身麻醉时应在术前8h开始禁食，术前2h开始禁水。

3.术前建立静脉通道，并保留至术后恢复期结束。

4.术前完善凝血功能、血常规检查，以除外严重凝血功能异常。

5.术前筛查血源性传播疾病，防止医源性感染。

6.对于有心脏病病史及其危险因素的患者，术前应行心电图检查。

7.对于慢性阻塞性肺疾病患者，术前应

完善血气分析、肺功能检查。

8.对于支气管哮喘患者，在术前预防性应用支气管舒张药。

9.对于机械通气患者，应根据病情在操作前适当调高氧浓度，必要时给予纯氧吸入。

（三）支气管镜检查术的镇静和麻醉

镇静和麻醉是支气管镜吸痰及肺泡灌洗术成功的主要环节之一。

1.镇静　是否需要镇静药，要根据患者的精神因素、耐受情况及全身情况而定。

（1）推荐使用短效苯二氮草类镇静药咪达唑仑作为操作中清醒镇静的首选药物。

（2）氟马西尼是苯二氮草类的特异性拮抗剂，能够逆转过度镇静，在体内清除时间短。

（3）丙泊酚的镇静效果与咪达唑仑相当，但治疗窗较窄。

（4）阿片类药物（如芬太尼、舒芬太尼、瑞芬太尼等）可与咪达唑仑、丙泊酚、右美托咪定联合使用，以提高患者对操作的耐受性，但联合用药时可导致呼吸抑制风险增高。

（5）右美托咪定单药或联合阿片类药物应用。

2.麻醉　利多卡因是支气管镜检查和治疗过程中最常用的局麻药。目前国内局部麻醉方法主要有3种：①气管内滴入法；②环甲膜穿刺麻醉；③雾化麻醉。

行鼻部麻醉时，2%利多卡因凝胶的效果优于利多卡因喷雾。成人利多卡因的总量应限制在8.2mg/kg。对于老年患者，以及肝功能或心功能损害的患者，应谨慎。

3.抗胆碱能药物 阿托品常用于支气管镜检查的术前准备，其目的是减少分泌和抑制迷走神经亢进。但术前不需要常规应用。

四、术中监护与操作

（一）术中监护及并发症的处理

1.术中常规监测患者的脉氧饱和度。

2.术中宜监测患者的心率、心律、呼吸频率、脉氧饱和度及血压。

3.有条件时需持续监测呼气末二氧化碳分压，以利于早期发现呼吸抑制。

（二）操作过程

1.术前复习患者影像学资料，评估患者一般情况、出血风险，严格对照支气管镜吸痰及肺泡灌洗术的适应证和禁忌证。

2.首先观察气管支气管分支全貌，在观察过程中可同时吸痰，然后进行支气管肺泡灌洗、吸引。

3.支气管吸痰及肺泡灌洗的部位通常选择影像学检查表现最为显著的部位进行。

4.支气管镜置入并嵌顿在选定的灌洗部位即可进行BAL，并注意避免过度嵌顿而造成气道的损伤和回收量减少。当出现嵌顿不佳时，可使液体外漏，导致回收量减少和液体灌入后咳嗽。当气管镜嵌顿于支气管的第三或第四级亚段时，可获得最佳的肺泡灌洗回收量。

5.最常用的灌洗液是无菌生理盐水（0.9%氯化钠溶液），常温或加热至37℃，从而减少咳嗽及支气管痉挛的发生。

6.当支气管镜进入气管后，将前端嵌顿在各段支气管的开口处，经支气管镜的活检孔用注射器注入生理盐水，每次注入20～60ml（常规进行4～5次），直至总共灌洗量为100～300ml。当灌洗液过少（＜100ml）时，则可增加气管和支气管污染的可能。

7.灌洗液注入后立即用50～100mmHg负压吸引，负压过强能够使远端的气道陷闭或损伤气道黏膜。对于轻轻吸引后仍出现气道陷闭的患者，需要采用缓慢间断吸引。肺泡灌洗的总时间为5～10min。

8.如果注入的液体量超过回收液体量100ml时，或者患者表现出剧烈咳嗽或氧饱和度下降需要增加补充吸氧量时，则需要停止操作。

五、注意事项

1.重症监护室的患者行支气管吸痰及肺泡灌洗术并发症的发生率高于一般患者。支气管镜吸痰及肺泡灌洗术的过程中及术后，应对患者进行连续的多导联生命体征监测。

2.对于需要呼吸机（包括无创呼吸机及有创呼吸机）辅助通气的患者应采取积极措施，如提高吸入氧浓度。将支气管镜通过三通接口插入气管导管内，以保证支气管镜检查术过程中能够维持足够的通气和血氧饱和度。

3.有以下情况的患者进行操作的风险较高，检查前需谨慎权衡利弊。

（1）机械通气时呼气末正压（PEEP）＞14cmH$_2$O，不能耐受每分钟通气量减少或术前依赖高浓度氧疗。

（2）颅内高压。

（3）气管插管的内径与支气管镜外径差值＜2mm。

4.对于肺叶切除术后的机械通气患者，不建议常规进行支气管吸痰及肺泡灌洗术来预防肺不张。

5.反复冲洗后部分液体潴留，会影响患者的换气功能，导致血氧饱和度下降。因此，在操作过程中应严密监测患者的心率、血氧与血压等生命体征，以及观察患者有无呼吸困难等不适症状，如有异常应及时进行处理。

六、术后处理

1.局部麻醉结束2h后或全身麻醉结束6h后方可进食、饮水，以避免因咽喉仍处于麻醉状态而导致误吸。

2.对于使用镇静剂的患者，应口头及书面告知其在24h内不要驾车、签署法律文件或操作机械设备。

3.使用镇静剂的门诊患者，应有人陪伴

回家，避免自行驾车。对于老年人，当日应有人在家中陪同。

4.支气管镜吸痰及肺泡灌洗术后，若为局部麻醉下操作至少需观察30min；若为全身麻醉，至少需观察6h，并判断患者的生命体征是否平稳，有无意识异常、呼吸困难、胸痛及咯血等情况，方可离开。

七、并发症的预防与处理

支气管镜吸痰及肺泡灌洗术的总不良反应发生率为0～23%，主要与患者的基础疾病、灌洗的量、部位和回收率相关。

（一）咳嗽

咳嗽是支气管吸痰及肺泡灌洗术中最常见的并发症。咳嗽发生的主要原因包括麻醉不充分、灌洗速度过快、灌洗液的温度等。因此，充分的气道麻醉、合适的灌洗速度和灌洗液的温度（37℃）是减少患者咳嗽反应的重要措施。

（二）低氧血症

低氧血症也是支气管吸痰及肺泡灌洗术中最常见的并发症之一，发生率约为80%。引起低氧血症的主要原因是灌洗操作影响了局部肺叶的通气血流比，通常情况下低氧血症并不十分严重，但随着操作时间的延长及灌洗量的增加，可能会出现严重的低氧血症。因此，在呼吸支持技术下的灌洗术操作保障了灌洗术的顺利进行，术后需注意利尿及使用小剂量激素以减少气道及肺泡的水肿，纠正低氧血症。

（三）肺功能下降

支气管肺泡灌洗术对肺功能的影响通常是可逆的。其主要原因是由于操作刺激，一方面直接引起小气道收缩；另一方面灌洗液稀释了肺泡表面物质，引起肺泡腔及呼吸性细支气管塌陷，从而使患者通气量减少。但随着操作的终止，灌洗液局部吸收后，肺功能可快速恢复至术前水平。

（四）发热

灌洗后发热的发生率为3%～5%，这可能与灌洗激活了某些炎症物质的释放有关，因而发热多为一过性吸收热，可自行缓解。但少数情况也可能是由于灌洗导致感染的播散所致。因此，对于感染性疾病的灌洗需尽量固定在感染最严重的叶段，切勿一次性进行多叶段灌洗，以免导致感染的快速播散。

（五）气道黏膜损伤及出血

气道黏膜损伤及出血通常是由于暴力操作或灌洗本身引起的剧烈咳嗽所致。因此，熟练的操作加上充分的麻醉、合适的灌洗速度和灌洗液的温度可将气道黏膜损伤和出现的风险降至最低。

（六）心血管并发症

心血管并发症主要与支气管镜操作相关，多见于有基础心血管疾病的患者。因此，完整的术前评估是减少该类并发症的重要手段。

（七）其他

比如发生麻药过敏、喉痉挛、声门水肿及气胸等。

（廖江荣　杨　芳）

参 考 文 献

[1] 中华医学会呼吸病学分会.肺部感染性疾病支气管肺泡灌洗病原体检测中国专家共识（2017年版）.中华结核和呼吸杂志，2017，40（8）：578-583.

[2] 中华医学会呼吸病学分会介入呼吸病学学组.成人诊断性可弯曲支气管镜检查术应用指南（2019年版）.中华结核和呼吸杂志，2019，42（8）：573-590.

[3] 王昕，王强，陈秋红，等.纤维支气管镜下肺泡灌洗辅助治疗呼吸机相关性肺炎患者效果观察.疑难病杂志，2017，16（8）：784-787.

[4] 中华医学会呼吸病学分会.支气管肺泡灌洗液细胞学检测技术规范（草案）.中华结核和呼吸杂志，2002，25（7）：390-391.

[5] 胡忠伟.采用纤维支气管镜吸痰对呼吸机相关性肺炎患者的治疗效果评价.中国医疗器械信息，2020，26（15）：111.

[6] 邓泽群.纤维支气管镜肺泡灌洗吸痰术治

疗重症肺炎的临床疗效分析. 医药前沿, 2020, 5（18）: 115.

［7］刘建锋. 纤维支气管镜肺泡灌洗吸痰术治疗ICU患者肺部感染的临床效果. 心血管外科杂志（电子版）, 2017, 6（1）: 33.

［8］韩殿龙, 晓明. 纤维支气管镜吸痰联合肺泡灌洗在重症肺部感染患者治疗中的效果观察. 中国医疗器械信息, 2020, 26（1）: 84-85.

［9］徐晓光. 纤支镜与肺泡灌洗术在慢阻肺合并肺不张中的诊治分析. 健康大视野, 2020,（17）: 224.

［10］文彬. 经纤维支气管镜吸痰联合肺泡灌洗治疗老年重症肺部感染疗效观察. 慢性病学杂志, 2019, 20（2）: 314-316.

［11］石泽亚, 秦月兰, 祝益民, 等. 纤维支气管镜肺泡灌洗联合振动排痰治疗重症肺炎机械通气患者的效果观察: 一项286例患者前瞻性随机对照研究. 中华危重病急救医学, 2017, 29（1）: 66-68.

［12］王明珠. 纤维支气管镜肺泡灌洗吸痰术治疗ICU肺部感染患者的临床效果评价. 中国医药指南, 2020, 18（5）: 123.

［13］ZAWADA T, BARTCZAK J, KOZAK M, et al. The usefulness of non-directed bronchoalveolar lavage in diagnosis pneumonia in ICU. Intensive Care Medicine Experimental, 2015, 3（1）: A711.

［14］HAMOUDA S, OUESLATI A, BELHADJ I, et al. Flexible bronchoscopy contribution in the approach of diagnosis and treatment of children's respiratory diseases: the experience of a unique pediatric unit in Tunisia. Afr Health Sci, 2016, 16（1）: 51-60.

［15］王立斯. 纤维支气管镜吸痰联合肺泡灌洗治疗重症肺炎的疗效分析. 医药前沿, 2020, 10（22）: 45-46.

［16］狄侃香. 纤维支气管镜吸痰联合肺泡灌洗对机械通气合并肺部感染患者的临床效果观察及护理. 中华养生保健, 2020, 38（5）: 157-159.

第二节　支气管镜局部给药术

一、概述

支气管镜局部给药术是指通过支气管镜将各种药物注射入肺实质、淋巴结或气管黏膜内, 用于治疗疾病或明确诊断。随着支气管镜检查技术的普及应用, 气管、支气管结核的发病率也逐渐上升, 且很多病例均需支气管镜下介入治疗。在有效的全身抗结核化学治疗的基础上, 支气管镜局部给药术已成为治疗气管、支气管结核的重要治疗方法。

二、适应证

1.各型气管支气管结核。

2.咯血。

三、禁忌证

支气管镜介入治疗已在临床应用多年, 操作技术相对成熟, 临床经验相对丰富, 因此禁忌证也成为相对禁忌, 但对于有介入治疗指征, 但存在禁忌证的患者需保持警惕, 因为发生并发症的风险会比一般患者明显增高, 故需全面评估后再决定是否行支气管镜介入治疗。

1.活动性大咯血。若必须要行支气管镜检查时, 应在建立人工气道后进行, 以降低出血后导致窒息发生的风险。

2.严重的高血压及心律失常。

3.新近发生的心肌梗死或有不稳定型心绞痛发作史。

4.严重的心肺功能障碍。

5.不能纠正的出血倾向, 如凝血功能严重障碍、尿毒症及严重的肺动脉高压等。

6.严重的上腔静脉阻塞综合征, 因纤维支气管镜检查易导致喉头水肿和严重的出血。

7.疑有主动脉瘤。

8.多发肺大疱。

9.妊娠期或全身情况极度衰竭。

四、术前准备

1.签署支气管镜介入治疗知情同意书，治疗过程中需有家属陪同。

2.完善患者血常规、凝血功能、心电图及胸部影像学检查。

3.术前4h开始禁食，术前2h开始禁水。

4.术前详细询问病史，以及测量血压及心肺功能检查。

5.需要静脉麻醉的患者术前建立静脉通道，并保留至术后恢复期结束。

6.术前准备好抢救物品，如简易呼吸器、气管插管、电除颤等；抢救药品，如心肺复苏药物、地塞米松、止血药等。

7.术前准备好注射用抗结核药物、给药针等。

五、操作流程

1.术中吸氧，监测患者心率、心律、呼吸频率及血压。

2.在气管、支气管结核病灶处给药。支气管镜局部给药术分为病灶表面局部药物喷洒、病灶内抗结核药物加压注射。

（1）病灶表面局部药物喷洒：主要针对炎症浸润型和溃疡坏死型。可在病灶上中段处喷洒给药，应尽量避免造成结核病灶肺内播散。喷洒药物用量最好控制在50ml以内。

（2）病灶内抗结核药物加压注射：主要针对肉芽增殖型和淋巴瘘型。使用给药针加压注射，在病灶基底部进针给药，需注意进针深度，避免造成气道穿孔及出血。

3.治疗气管、支气管结核局部给药的药物主要有异烟肼、利福平、阿米卡星、地塞米松等。有部分研究提示在注射用抗结核药物中加入适量的高聚物或共聚物等制成的赋形剂或缓释剂，可以延长抗结核药物在局部的作用时间，从而进一步提高疗效。对于瘢痕狭窄型气管支气管结核，可在球囊扩张术后，于扩张部位注射地塞米松，以减轻黏膜水肿及管腔的狭窄程度。

4.咯血为肺结核患者常见的急重症，可危及患者的生命。对于大量咯血的患者，在全身使用药物止血欠佳的基础上，首选支气管动脉栓塞术或外科手术止血。对于少量咯血的患者，在全身使用药物止血欠佳的基础上，经支气管镜局部给予止血药，可有效止血，并清理分泌物及送检。当镜下发现出血部位时，吸引动作需轻柔，不宜过大，避免诱发或加重出血；当出血量较大时，不宜退出支气管镜，需轻柔吸出血液等分泌物，避免血块等造成气道堵塞，局部给予止血药，或联合氩气刀、球囊等方法止血。局部止血药物可用0.01%肾上腺素液、凝血酶原等分次注入。镜下发现出血停止后，应观察一段时间，确认出血完全停止后，再退出支气管镜。

六、术中及术后注意事项

1.局部麻醉术后2h或全身麻醉术后6h可开始少量进食及饮水。

2.有使用静脉镇静的患者，需待患者苏醒后方可离开，并嘱患者24h内不要驾驶机动车。

3.部分患者可出现发热，为肺巨噬细胞释放炎性介质所致。通常为一过性发热，但需与术后感染相鉴别。

七、并发症的观察与处理

支气管镜局部给药术后可能出现鼻出血、喉头水肿、气道痉挛、气道出血、心律失常、发热、气道穿孔、结核播散等并发症。

（一）鼻出血

选择鼻道较大的路线进镜，轻柔操作，避免用蛮力推挤进镜，可用棉球填塞止血或使用药物止血。

（二）喉头水肿

出现喉头水肿时，需立即停止操作，并给予持续吸氧，视患者病情使用地塞米松等药物。

（三）气道痉挛

出现气道痉挛时，需立即停止操作，并给予持续吸氧，视患者病情使用地塞米松、甲泼尼龙等药物。

（四）气道出血

出现气道出血时，可局部给予肾上腺素

溶液、凝血酶原等药物。必要时可使用球囊压迫止血及APC等止血，观察出血停止后方可退出支气管镜。

（五）心律失常

出血心律失常时，可给予治疗心律失常药物，检查时持续给氧，操作时间不宜过长。

（六）发热

患者体温超过38.5℃时，可服用退热药。及时复查血常规、炎症指标及胸部影像学检查。

（七）气道穿孔

在诊疗过程中需严格规范操作，避免发生气道穿孔。若疑似发生气道穿孔，需及时复查胸部影像学检查及请胸外科会诊。

（八）结核播散

在支气管肺泡灌洗及局部喷洒给药时，灌洗液或药液可携带结核菌播散至健康肺组织，操作过程中需密切注意，以避免发生结核菌播散。

八、总结

支气管镜局部给药术的优势有操作相对简单、疗效确切，发生并发症的风险较小，可以更精准治疗，还可采取相应体位使药物在病变部位有充分的作用时间，能够显著提高病变部位的药物浓度，且不会造成血药浓度的升高。与其他支气管镜介入方法比较，其费用相对比较低。国内外多篇研究结果均提示通过支气管镜局部给药，可以加速结核菌转阴。国内外专家多次报道，支气管镜局部给药术可与冷冻、氩气刀、球囊扩张等多种介入手段联合治疗，不仅可以加速气管支气管黏膜的修复，促进病灶的吸收，还可以尽量避免瘢痕狭窄，甚至气道闭锁的形成，从而进一步提高了气管支气管结核治疗的成功率。

九、病例分析

（一）病例1

患者为青年女性，经支气管镜检查诊断为气管、右支气管结核（图2-2-2-1A～C）。在全身抗结核治疗的基础上，每周2次经支气管镜局部给药治疗（氯化钠10ml＋异烟肼0.2g，图2-2-2-1D）。经1个月余的治疗后，患者的气管、右支气管干酪样坏死消失（图2-2-2-1E、F）。

（二）病例2

患者为青年女性，经支气管镜检查诊断为右支气管淋巴瘘，第7组淋巴结淋巴瘘（图2-2-2-2A、B）。在全身抗结核治疗的基础上，每周2次经支气管镜局部给药治疗（异烟肼0.2g，图2-2-2-2C、D）。经过1个月的治疗后，患者的淋巴瘘逐渐缩小，直至消失（图2-2-2-2E、F）。

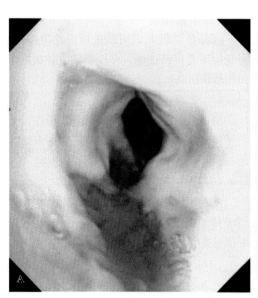

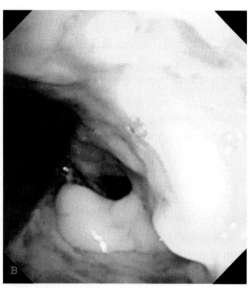

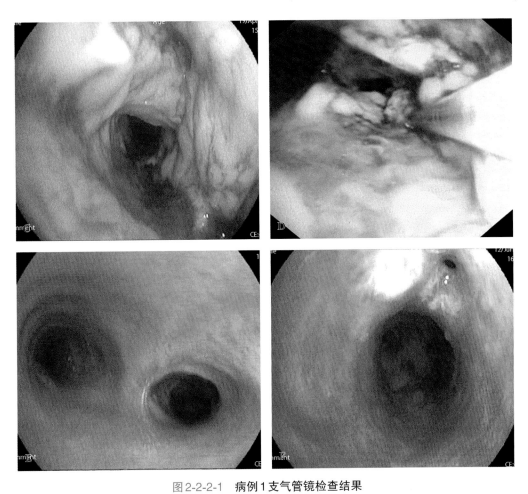

图 2-2-2-1　病例 1 支气管镜检查结果

A.治疗前气管；B.治疗前右主支气管；C.右中间段支气管；D.气管镜局部给药；E.治疗后气管；F.治疗后右主支气管

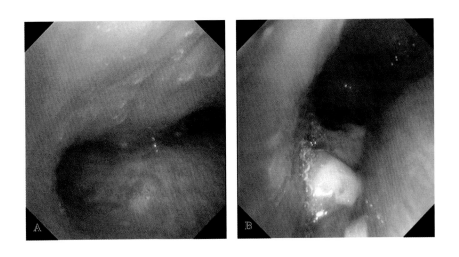

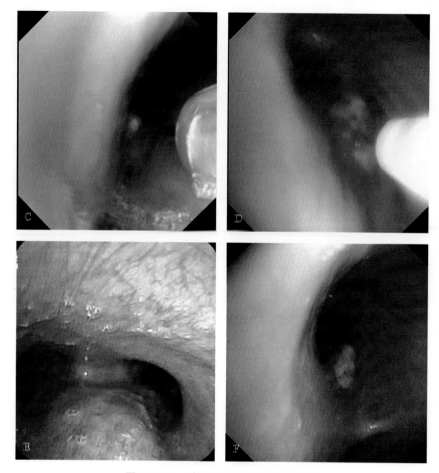

图 2-2-2-2　病例 2 支气管镜检查结果
A.治疗前隆突；B.治疗前右主支气管；C.支气管镜局部给药；D.局部给予异烟肼；E.治疗后隆突；F.治疗后右主支气管

（李　剑　李智越）

参 考 文 献

［1］中华医学会呼吸病学分会介入呼吸病学学组. 成人诊断性可弯曲支气管镜检查术应用指（2019年版）. 中华结核和呼吸杂志, 2019, 42（8）: 573-590.

［2］中华医学会结核病学分会. 气管支气管结核诊断和治疗指南（试行）. 中华结核和呼吸杂志, 2012, 35: 581-587.

［3］王洪武, 金发光, 柯明耀, 等. 支气管镜介入治疗. 北京: 人民卫生出版社, 2012: 78-79.

［4］丁卫民, 唐神结, 傅瑜. 重视气管支气管结核的综合规范治疗. 中华结核和呼吸杂志, 2021, 44（4）: 288-291.

［5］王晓平, 郭新美, 徐栗, 等. 经支气管镜治疗淋巴结瘘型支气管结核. 中国内镜杂志, 2015, 21（6）: 561-566.

［6］肖阳宝, 席钊, 罗林紫, 等. 冷冻联合局部药物灌注治疗淋巴结瘘型气管支气管结核的结果分析. 中国防痨杂志, 2017, 39（3）: 256-259.

第三节　经呼吸内镜冷冻治疗技术

一、概述

（一）历史沿革和呼吸学科应用情况

冷冻治疗在其发展历程中曾使用过多个名称，如冻烙术（cryocautery）、降温手术（cryogenic surgery）和冷冻手术（cryosurgery）等，其内在含义是将超低温能量应用于病灶组织。低温治疗早在公元前2500年，古埃及人就将冷冻治疗用于抗炎和镇痛。在二十世纪六七十年代，冷冻治疗在临床各学科中得到了广泛应用。

现代冷冻治疗需具备两个条件：第一，精确影像导向设备；第二，适形冷冻设备确保冷冻范围可控及监测。冷冻治疗用于气道内病变的首例报道是在1968年，是通过硬质支气管镜置入特殊冷冻探针冷冻切除气道内肿瘤。上述方式是以硬质支气管镜和全身麻醉为基础，临床应用受限。直至1994年德国ERBE公司开发出适用于可弯曲支气管镜的可弯曲冷冻探针，经呼吸内镜冷冻治疗技术才得以在临床上逐渐推广。总体而言，该技术简单易于掌握，费用相对较低，技术本身具有良好的安全性。目前，气道内冷冻治疗主要用来治疗中央型气道狭窄。

（二）科学原理

根据焦耳-汤姆逊效应（Joule-Thomson effect），常用制冷源如CO_2（或N_2O）气体储存在高压储气瓶中，气体通过冷冻探针内部极小内径的中空管芯到达冷冻探针末端突然释放到相对更大的空间，气体体积随之膨胀并大量吸收其周围热量，探针金属头端迅速制冷产生超低温（$-89 \sim -70 ℃$），最终使冷冻探针金属头部形成一定大小的冰球（图2-2-3-1）。利用冷冻探针形成的超低温破坏靶组织，组织含水量越高，则对冷冻也越敏感。冷冻致细胞坏死的机制如下。

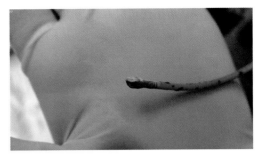

图2-2-3-1　冷冻探针金属部形成冰球

1. 超低温导致细胞外冰晶形成，细胞内液外流，细胞脱水。

2. 快速冷凝导致细胞内冰晶形成，破坏线粒体和内质网等细胞器。

3. 超低温导致靶病灶毛细血管收缩、血管内皮受损、血小板聚集，进而微血栓形成和细胞坏死。

4. 冷冻后的缓慢自然融化，细胞内的小冰晶聚积成大冰晶，导致类脂蛋白复合物变性、细胞膜破裂。

（三）技术原理

冷冻治疗可分为冻取和冻融两种类型。

1. **冻取**　将冷冻金属探针金属端贴靠在靶组织表面或插入至组织内部，随后利于冷冻金属头产生的冰球或冰晶的黏附性将组织及分泌物取出；冻取可反复进行，直至全部冻取出。

2. **冻融**　如将冷冻金属探针金属端贴靠在靶组织表面或推进至组织内部，待金属探针结冰，持续冷冻$0.5 \sim 1min$，松开脚踏板后冷冻探针的冰球被动溶解。不将冷冻探针所黏附组织取出。根据需要，个体化制定每个位点冻融循环次数（平均约3次）。治疗后组织会延迟脱落，少数情况下可通过咳痰排出。但多数情况下，需在术后$2 \sim 10d$再行支气管镜操作来清理坏死组织残骸。

二、适应证

经呼吸内镜冷冻治疗技术在结核病中的应用主要针对气管支气管结核及相关并发症。

1. 气管支气管结核（常见于肉芽增殖型、淋巴结瘘型、瘢痕狭窄型）局部病灶的腔内治疗，根据具体情况可采取冻融和（或）冻取治疗（图2-2-3-2）。

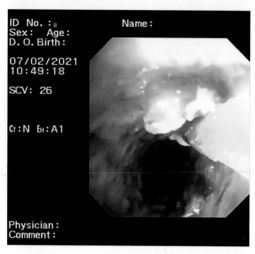

图2-2-3-2 冷冻冻融治疗肉芽增殖型气管支气管结核

2.常由于管壁软化、瘢痕狭窄型气管支气管结核，气管支气管瘘型结核安置支架后支架内和支架两端肉芽组织及腔内再狭窄的冷冻冻融和（或）冻取治疗。

3.管壁软化、瘢痕狭窄型气管支气管结核使用高频电刀、激光等热治疗后对病变基底部行冷冻冻融治疗，防止肉芽组织增生和利于止血。

4.管壁病变或活检后引起的出血，冷冻冻融有止血效果。

5.血栓、分泌物、黏液栓子的冷冻冻取。

三、禁忌证

1.瘢痕或软化导致的气管重度/极重度狭窄，冷冻治疗因延迟效应会导致黏膜水肿加重原有的气道阻塞，不能对该类患者单独应用冷冻冻融治疗。应在瘢痕消融和球囊扩张后进行。

2.左右主支气管同时存在重度/极重度狭窄，不能于同次气管镜操作对左右主支气管病变实施冷冻冻融治疗，避免左右侧气道在冷冻术后同时完全阻塞而导致窒息。

3.活动性气管支气管结核，且黏膜病变广泛。

4.气管支气管结核导致的显著气道塌陷。

5.血管浅露病变组织禁忌冻取操作。

四、术前准备

（一）患者准备

1.冷冻治疗前复习患者近期（1个月内为宜）胸部CT（以HRCT最佳）检查，了解腔内病变的情况。

2.全面症状和一般状态评估，评估患者是否能耐受气管镜检查和相应的麻醉。

3.完善心电图、凝血象、血气分析、肺功能等检查，筛查血源性传播疾病，防止医源性感染。

4.停用低分子肝素（术前24h）、华法林（术前5d）、氯吡格雷（术前5～7d），阿司匹林通常可维持使用。

5.局部麻醉时应在支气管镜检查术前至少4h开始禁饮禁食，全身麻醉时应在支气管镜检查术前8h开始禁食禁饮。

6.检查前建立静脉通道，以方便术中给予镇静、抢救及其他药物，并保留至术后恢复期结束。

7.慢性阻塞性肺疾病及支气管哮喘患者在支气管镜检查术前可预防性使用支气管舒张剂。

8.对于有感染性心内膜炎风险患者需预防性给予抗生素。

（二）设备准备

1.硬质和（或）可弯曲冷冻探针　硬质冷冻探针仅能在硬质支气管镜下使用，可弯曲探针在硬质和可弯曲支气管镜下均可使用（图2-2-3-3）。

2.冷冻治疗仪　操作台用于调节制冷源流量，使用脚踏板控制（图2-2-3-4）。

3.冷冻剂　临床常用CO_2和N_2O，冷冻剂常以液态、高压形式在常温下储存在钢瓶气罐中（图2-2-3-4）。

4.气管镜　可以选用可弯曲支气管镜（软镜）或硬镜。相比之下，患者对软镜耐受性更好，还可在局部麻醉下进行，因此临床应用更为普遍。

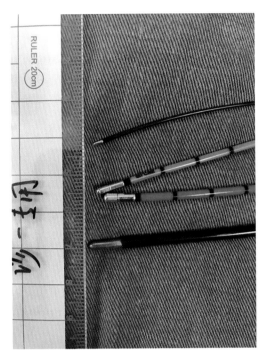

图2-2-3-3 **硬质和可弯曲冷冻探针**

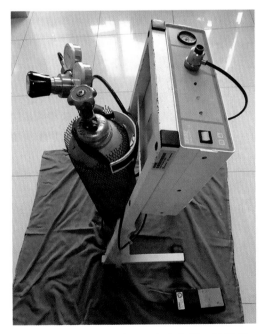

图2-2-3-4 **冷冻治疗仪、钢瓶气罐、脚踏板**

五、标准操作流程

冷冻治疗可经硬质支气管镜或可弯曲支气管镜进行，应给予对应麻醉的常规心电监护及血氧饱和度监测。

（一）可弯曲支气管镜下冷冻治疗

1.麻醉 局部麻醉、镇静镇痛或全身麻醉。

2.常规支气管镜检查 确定病变部位和范围，清理气道分泌物，保持视野清晰。

3.准备冷冻探针 保持支气管镜前端远离冷冻靶目标，将冷冻探针经支气管镜工作孔道置入。

4.贴合靶组织 冷冻探针金属端需完全伸出支气管镜，镜下完全暴露出探针金属头部及金属头与胶管交界处，上述交界处距离气管镜末端至少5mm。直视下使冷冻探针侧边或尖端直接贴靠病灶，金属探头也可插入病灶内产生最大效应的环形冷冻。

5.激活冷冻探针开始冻融 踩脚踏板释放制冷源（如CO_2），将冷冻探针冷冻到－89℃，冷冻持续30～60s，松开脚踏板，冷冻探针冰球被动溶解复温。

6.反复冻融-复温循环 每个冷冻点平均冻融—复温循环3次，每次循环约需2min，具体冻融次数可根据病灶面积和深度而定。操作过程中可能需多次吸引出血和分泌物，保持气道通畅和视野清晰。

7.冻取 冷冻探针插入或贴靠病灶，持续冷冻4～15s后直至探针金属部结冰粘住靶病灶，酌情用力牵拉冷冻探针，将探针金属尖端黏附组织、分泌物、血栓直接取出或随支气管镜取出。

（二）硬质支气管镜下冷冻治疗

1.麻醉为全身麻醉。

2.常规准备硬质支气管镜插入通过声门，将硬镜末端置入靶病灶靠声门端。

3.将硬质冷冻探针在光镜或电子支气管镜的指引下到达预定冷冻区，进行冻取或冻融治疗（同软镜下操作）；或将可弯曲冷冻探针置入软镜工作孔道，软镜通过硬镜进入气道进行冷冻冻融和冻取。

六、术中及术后注意事项

（一）术中

1. 确保冷冻探针金属头完全伸出气管镜末端，以冷冻探针金属头部与非金属部交界处为标记，该标记点至少伸出气管镜末端5mm。

2. 当拟进行冷冻冻融时，当金属探头开始结冰后禁忌移动探头，避免冻切组织。

3. 硬质冷冻探针的冷冻范围大，需更精准确定冷冻时间和范围，特别是冻取时范围不要太大，以免撕裂黏膜。

（二）术后

1. 术前重度中央型气道狭窄患者需密切观察，当出现呼吸困难明显时，需及时行气管镜下清理坏死物。

2. 规范操作的冷冻治疗导致的大出血在临床上较少见，多数情况下给予负压吸引、冰盐水、去甲肾上腺素应用即可止血。

3. 注意观察患者有无呼吸困难加重和发热。

七、并发症的观察与处理

气管支气管结核采取冷冻治疗，其并发症的发生率取决于操作者和麻醉师的技术、经验及患者情况。总的说来，经呼吸内镜冷冻治疗是一种安全的治疗手段，并发症较少。

1. 发热　有报道冷冻治疗后部分患者可有轻度发热，但这在通常的支气管镜检查中也可发生，可以通过使用抗生素和解热药来处理。

2. 气道穿孔　因为软骨和纤维组织含水量低，冷冻相对不敏感，相较其他治疗如电切或激光，冷冻治疗的气道穿孔风险较低。如发生穿孔可给予预防性抗感染治疗，根据穿孔位置决定是否禁饮禁食。术后给予患者心电监护，并复查胸部影像学观察有无纵隔气肿。

3. 呼吸困难加重　冷冻治疗有导致坏死组织延迟脱落、气道水肿、支气管痉挛等风险，气道狭窄患者呼吸困难症状可能明显加重。可于术后24h内开始雾化糖皮质激素或静脉使用激素，在治疗后的2～10d内再行气管镜检查清理坏死组织。

4. 出血　规范操作的冷冻治疗导致的大出血在临床上较少见，大多数情况下给予负压吸引、冰盐水、去甲肾上腺素应用即可止血。

（张　锐）

参　考　文　献

[1] 肖越勇，田锦林. 氩氦刀肿瘤消融治疗技术. 北京：人民军医出版社，2010.

[2] 王昌惠，范理宏. 呼吸介入诊疗新进展. 上海：上海科学技术出版社，2015.

[3] 王洪武，金发光，柯明耀. 支气管镜介入治疗（第2版）. 北京：人民卫生出版社，2017.

[4] 李强等译. 介入呼吸病学理论与实践. 阿曼·恩斯特，菲力克斯·J.F. 赫斯. 天津：天津科技翻译出版有限公司，2017.

[5] 中华医学会结核病学分会《中华结核和呼吸杂志》编辑委员会. 气管支气管结核诊断和治疗指南（试行）. 中华结核和呼吸杂志，2012，8（35）：581-587.

[6] 中华医学会呼吸病学分会介入呼吸病学学组. 成人诊断性可弯曲支气管镜检查术应用指南（2019年版）. 中华结核和呼吸杂志，2019，8（42）：573-590.

[7] 秦林，丁卫民，张建英. 冷冻联合球囊扩张术治疗瘢痕狭窄型支气管结核气道闭塞的有效性及安全性. 中华结核和呼吸杂志，2018，11（41）：857-862.

[8] MARIOARA SIMON, IOAN SIMON, PAUL ANDREI TENT, et al. Cryobiopsy in Lung Cancer Diagnosis-A Literature Review. Medicina（Kaunas），2021，57：393.

第四节　经支气管镜球囊扩张术

一、概述

1963年，Rashkind首次应用球囊导管治疗先天性心脏病房间隔缺损，开创了球囊导管治疗的先河。20世纪80年代初期，消化道球囊导管相继问世，并在消化道疾病治疗中发挥作用。受上述学科的影响与启发，1991年日本学者Nakamura首次采用消化用球囊导管经可弯曲支气管镜对支气管结核形成的支气管狭窄患者进行球囊扩张气道成形术。至20世纪90年代中期，随着对呼吸系统球囊治疗价值及安全性的不断深入认识，此方法在临床上开始被广泛使用，在治疗气道狭窄的方法中占重要地位。

球囊扩张术是通过球囊扩张使狭窄部位的支气管全周产生多处纵向小裂伤，裂伤处被纤维组织充填，从而达到狭窄部位扩张的目的。球囊扩张由于其安全性及确切的即时疗效，目前在国内广泛用于结核性支气管狭窄的治疗。

二、适应证

1.瘢痕狭窄型气管支气管结核，中心气道等较大气道瘢痕性狭窄，且该气道所属末梢肺无损毁。

2.肺结核中心气道重建术、气管插管及切开术后再狭窄。

3.支架置入术后腔内再狭窄。

三、禁忌证

1.支气管镜检查禁忌者。

2.气道狭窄所属末梢肺组织损毁、较大或多发空洞、支扩等肺功能不佳者。

3.气管支气管结核管壁软化型狭窄。

4.气管支气管严重狭窄或闭塞，球囊导管无法进入气道者，为相对禁忌证。

四、术前准备

1.检查前根据病情，必须拍摄正位胸部X线片，或者正侧位胸部X线片，或者胸部CT。推荐行胸部CT检查，以便于更精准确定病变部位，有助于决定采样部位及方式。

2.若无胃肠动力异常或梗阻，局部麻醉时应在支气管镜检查术前4h开始禁食，术前2h开始禁水；全身麻醉时应在支气管镜检查

术前8h开始禁食，术前2h开始禁水。

3.检查前建议建立静脉通道，以方便术中给予镇静及其他药物，并保留至术后恢复期结束。

4.在检查前不应常规应用抗胆碱能药物（如阿托品等）。

5.对于拟行支气管镜检查术的患者，建议行凝血酶原时间、部分凝血活酶时间、血小板计数检查，以除外严重凝血功能异常。

6.检查前应筛查血源性传播疾病，防止医源性感染。

7.对于有心脏病病史及其危险因素的患者，检查前应行心电图检查。

8.对于服用氯吡格雷、华法林等抗凝药物患者，推荐提前5～7d停用。

9.对疑诊慢性阻塞性肺疾病的患者推荐进行肺功能检查，若通气功能重度减退（FEV_1占预计值％＜40％），建议进行动脉血气分析。

五、标准操作流程

1.将支气管镜缓慢插入到狭窄支气管口近端。

2.将事先选择好的球囊导管自支气管镜活检钳工作通道被送至狭窄部位，球囊远近段交界中间部分刚好处于狭窄口处为宜。

3.用液压枪泵向球囊内注水，压力可选择1、2、3～8个大气压（1个大气压＝101kPa），通常由低到高，维持球囊膨胀时间第一次时间0.5～1min。若无明显出血，可再反复2～4次充盈球囊扩张，球囊持续膨胀时间每次保持1min。扩张狭窄气管时压力不要超过10s。

4.目测狭窄支气管直径改变，大致判断扩张成功与否。

5.退出球囊导管，拔出支气管镜。

六、术中及术后注意事项

1.术前应进行充分临床综合评估，确定是否为球囊扩张术适应证或禁忌证、球囊扩张介入治疗方案及应急预案。

2.充分进行术前准备，把握扩张时机。

结合胸部CT支气管多维重建影像学及支气管镜下表现等，及时把握扩张时机，既不能操之过急（如气道局部急性炎症期）也不能延误扩张机会（如气道完全闭锁）。尽量准确判断狭窄的程度和范围，并选择适当型号的球囊导管，避免选择超过狭窄段正常生理直径的球囊导管等。

3.球囊扩张时应保持呼吸道通畅。气管狭窄扩张时，切记不能长时间阻塞气管，球囊充盈时间一般短于10s；距隆突较近部位主支气管狭窄行球囊扩张时，注重观察球囊近端是否堵塞对侧主支气管及气管下段、肺部通气功能是否受到影响。

4.单次扩张效果不佳者，采取多次扩张，部分患者需多次实施球囊扩张术。应采取定期、适时、多次、反复、渐进的扩张模式，必要时可由小到大逐渐换用较大号球囊导管。

5.充盈球囊扩张时，切不可骤增扩张压力，以防止出现较大的撕裂伤，甚至造成气道撕裂而出现纵隔气肿、气胸、气管-胸膜瘘及气管-食管瘘等严重并发症。

6.扩张中如遇气道狭窄处瘢痕组织较硬，扩张时应逐渐增加球囊扩张压力及球囊扩张维持时间，或事先以针形激光刀、针形高频电刀对纤维瘢痕行放射状切割松解。

7.对于气道明显狭窄或完全闭锁、探针进入狭窄段较浅病例，应首先结合病史、临床及影像学等判断有无处理价值，可尝试冷冻术、活检钳机械性探测和钳夹打通明显狭窄或闭锁的气道，或在气道内超声引导下用针形激光刀或针形高频电刀打通闭锁，闭锁打通后再进行球囊扩张。

8.对于球囊扩张反复多次仍难以维持气道开放状态的患者，则需要在此基础上再联合进行腔内支架的置入术。

七、并发症的观察与处理

根据目前的临床应用情况，普遍认为球囊扩张术是一项比较安全的治疗方法。迄今为止，尚未见到由此治疗术导致患者死亡的报道。

（一）气道撕裂和气胸

气道的撕裂和气胸发生的原因主要是选择的球囊过粗或过长所致。当观察到有气道撕裂时，注意同时有无明显出血情况。当合并出血时，一般仅需给予1∶10 000的肾上腺素生理盐水局部灌注，出血多可即刻停止；无明显出血时，无须特别处理，可每1~2周复查支气管镜检查，并根据情况再行球囊扩张术治疗；并发气胸时，需拍摄胸部X线片或肺CT平扫，以判断气胸严重程度，并做出相应处理。

（二）管壁出血和球囊扩张远端撕裂出血

管壁出血是由于球囊扩张导致的狭窄部位瘢痕组织撕裂或管壁的纵向裂伤，多为少量出血，仅需给予1∶10 000的肾上腺素生理盐水局部灌注，出血多可即刻停止。球囊过粗或球囊进入狭窄远端过深可造成气道撕裂出血，有时出血量较大，可常规给予肾上腺素灌注止血，效果不佳时可行同侧出血部位球囊充气阻塞出血的支气管管腔1~2min，必要时需行支气管动脉栓塞术止血治疗。

（三）术中轻微的胸骨后隐痛

部分患者术中感觉轻微的胸骨后隐痛不适，大多随着治疗的中止或结束而自然缓解，无须特别处理。

（四）一过性的血氧饱和度下降

大多数患者在进行球囊扩张术时会出现一过性的血氧饱和度下降，需密切观察并给予心理疏导安慰，常规吸氧并监测血氧饱和度。对左右主支气管狭窄球囊扩张术进行治疗时，需注意扩张的球囊滑脱进入气管引起严重的缺氧情况。

（蔡青山）

参 考 文 献

[1] 中华医学会结核病学分会，中华结核和呼吸杂志编辑委员会. 气管支气管结核诊断和治疗指南（试行）. 中华结核和呼吸杂志，2012，35（8）：581-587.

［2］傅瑜. 重视支气管结核的综合及介入治疗. 中华结核和呼吸杂志, 2011, 34: 325-326.

［3］王慧, 傅满姣. 气道球囊扩张治疗结核性气管狭窄的疗效分析. 中国内镜杂志, 2013, 19: 763-766.

［4］李王平, 金发光, 傅恩清, 等. 改良高压球囊扩张法对支气管结核性瘢痕样狭窄治疗的作用. 中华肺部疾病杂志（电子版）, 2015, 8（3）: 288-292.

［5］刘福升, 徐建华, 蔡秀敏, 等. 电子支气管镜下冷冻治疗支气管结核102例分析. 中国微创外科杂志, 2014, 14（10）: 881-883.

［6］丁卫民, 王敬萍, 傅瑜, 等. 球囊扩张术治疗支气管结核气道狭窄的临床价值. 中华结核和呼吸杂志, 2010, 33（7）: 510-514.

［7］姚向阳, 王叙媛, 伍定辉, 等. 球囊扩张术治疗结核性支气管瘢痕狭窄的临床疗效分析. 中国防痨杂志, 2012, 34（7）: 472-474.

第五节 经呼吸内镜高频电刀技术

早在20世纪20年代高频电刀应用于临床, 至今已有100年的历史。高频电流的发生最初是利用火花塞间歇放电作为高频振荡源, 后来经历了大功率电子管、大功率晶体管、大功率MOS管的发展过程。随着计算机技术的普及、应用和发展, 高频电设备实现了可控化的操作过程, 表现为各种功能下功率波形, 电压、电流的自动调节, 以及各种安全指标的检测、程序化控制及故障检测指示等, 安全性及可靠性更高, 简化了医师的操作过程。

随着医疗技术的发展和临床需求的不断拓展, 高频电的临床应用从电外科设备向内科电设备转化, 现已广泛应用于各种内镜下的微创手术。经呼吸内镜引导高频电刀的治疗在临床已取得显著的临床效果, 并在国内广泛开展。

一、原理

高频电是通过变频变压设备, 使低频电流经变频变压、功率放大, 转换为频率400～1000Hz, 电压为几千甚至上万伏的高频电流。这样的高频电流产生的瞬时高热效应可以在人体组织中产生切割和凝血作用, 从而达到诊断和治疗目的, 但不会造成电击损伤。用于组织切割时, 高频高压电流通过高阻抗的组织时, 会在组织中产生热, 导致组织汽化或凝固。用于组织凝结或止血时, 电极处的凝血电流则使细胞干化, 小血管收缩闭塞, 因而止血或减少出血。通过改变输出电流波形即可达到以上目的; 切割电流的波形为连续的高频电流波形, 使细胞加热膨胀直至爆裂、汽化; 电凝电流则呈间断的开关波形, 细胞可在停止输出期间冷却, 因而使细胞被干化而非汽化; 混合切割波形则是两种波形的叠加, 在切割的同时兼具凝血作用。

二、高频电刀的设备组成

高频电刀的设备主要包括主机、手术电极、中性电极、双极电极、脚踏开关、各式刀头、电源线、保护接地线等附件。国内常用的高频电刀设备有日本Olympus psd20型、30型高频电刀、德国爱尔博及西赛尔电刀等, 近几年已有国产高频电刀进入市场应用。部分高频电设备实现了高频电、氩气刀的一体化, 并配有电极板监测系统, 无论是连接故障、电极板脱落等, 机器会马上显示并报警, 设备连接自动断开, 保证了患者和操作的双重安全。高频电一般都具有三种电流模式, 即"切割""凝固"和"混合"模式。"切割"模式: 是通过低电压高电流, 对局部组织产生高密度的电能, 而热能最小, 使得组织水分汽化和细胞破坏; "凝固"模式: 是通过高电压低电流, 对大片组织区域进行缓慢加热, 蛋白质变性后形成黏性凝固物从而起到止血的作用; "混合"模式: 是介于"切割"和"凝固"之间参数设置, 在切割同时凝固止血, 可以减少切割中的出血。图2-2-5-1为德国爱尔博氩气刀、电刀一体机。

手术电极是治疗环节最重要的器械, 高频电刀的手术电极主要有以下几种。

（1）电凝电极：用于凝固和止血，多被氩气刀替代。

（2）电切电极：用于切割病变，可分为环型套圈和针形电刀。

环型套圈：用于切除带蒂或基底部小的气道腔内病变，可采取先凝后切的方式减少术中出血。图2-2-5-2为环形套圈，图2-2-5-3为圈套肿瘤。

针形电刀：分为带保护头的和无保护头

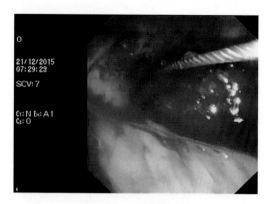

图2-2-5-3　圈套肿瘤

的两种，带保护头针形切开刀主要用于气道瘢痕狭窄病变的切开、松解，而无保护头的针形切开刀主要用于气道腔内宽基底病变的切除。图2-2-5-4为针形电刀。

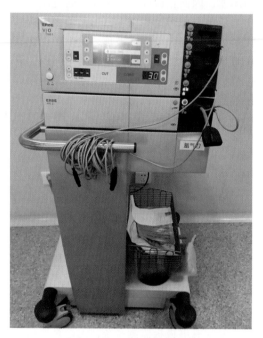

图2-2-5-1　德国爱尔博电刀

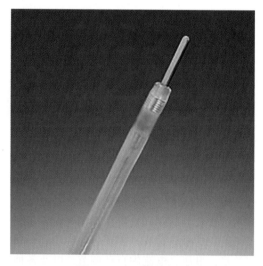

图2-2-5-4　针形电刀

（3）热活检钳：可对气道内病变进行钳取，并具有凝固止血的作用，适用于血管丰富的病变组织活检和肿瘤组织的消减。图2-2-5-5为热活检钳。

三、适应证与禁忌证

（一）适应证

1.失去手术机会的气管、支气管腔内恶性肿瘤的姑息性治疗。

2.气管、支气管腔内各种良性肿瘤的

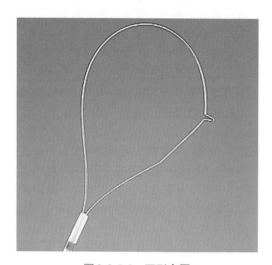

图2-2-5-2　环形套圈

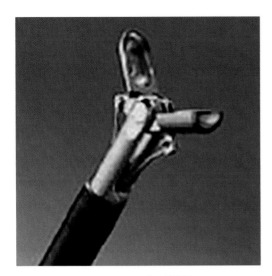

图2-2-5-5　**热活检钳**

治疗。

3.各种炎症、手术、外伤及异物肉芽肿的切除。

4.气道瘢痕狭窄的切开与松解。

5.部分气道内可见病变的出血。

对于气道内部分可见病变的出血，如果出血部位明确，可电凝止血，如为病变的弥漫性渗血及非接触式氩等离子凝固术（APC）止血效果更佳。

（二）禁忌证

1.全身情况差，不能耐受操作者。

2.合并严重的心、肺疾病，操作可能加重病情或造成死亡者。

3.出血倾向未能纠正者。

4.气道病变阻塞严重，且阻塞远端肺功能丧失者。

适应证和禁忌证的掌握均为相对性，视病情、预后、医者的经验和具体条件而定。

四、技术操作与注意事项

（一）术前准备

1.患者术前常规准备同常规支气管镜检查及治疗，确认患者有适应证并无明确禁忌证。

2.如拟行电刀治疗，需术前向患者及家属谈话，讲明治疗的理由、风险及大致操作过程，取得患者及家属知情同意。术前需向患者确认，已去除随身携带的所有金属物品。

3.拟行全身麻醉下治疗的患者，需术前请麻醉科评估麻醉及手术风险，并行相关知情同意。

4.器械准备：根据术前对患者病情综合评估状况，按拟定治疗方式进行相关麻醉准备及器械准备如局部麻醉或全身麻醉、软镜或硬镜等。电刀设备根据不同仪器设备操作方法连接电源，打开仪器，连接电极，确认仪器工作状态良好，设置操作模式。

（二）技术操作

1.操作步骤　首先观察病变的性质及其与周围组织之间的关系，选择最佳的治疗模式及治疗电极如电圈套切或针形电刀等，依据不同厂家设备步骤做好操作前各项准备工作。选择好治疗模式后，设定好高频电设备的输出功率，一般电凝时选择35～40W，电切割时选用30～35W。

（1）电圈套切：经支气管镜操作孔插入电圈套切器，自病变游离部向病变基底部收缩，逐渐拉紧套圈，确认圈套器套切住全部或部分瘤体后，采取先凝后切的模式进行切割，以减少出血，对于质地较硬的组织，可循环进行。对于基底部较大、肿瘤巨大或质地较硬病变如错构瘤等含有骨性组织的病变，可先使用针形电刀进行"十字状"切割，然后使用电圈套器进行分次切割（图2-2-5-6，图2-2-5-7）。

（2）针形电刀：对于气道瘢痕狭窄病变的切除采用先放射状后环形切割的方法对狭窄环进行切除或松解，以避免损伤周围支气管壁，加强安全性。对于腔内宽基底病变的切除需根据镜下瘤体的具体形态、位置进行切割，局部麻醉的患者应特别注意患者咳嗽或憋气时针形电刀移位损伤周围组织，导致气管损伤、破裂或穿孔及出血的发生（图2-2-5-8～图2-2-5-10）。

（3）热活检钳：在病变不适合环形套圈及针形电刀时，可选择热活检钳。但热活检钳的止血作用有限，对于血供过于丰富的病变，不建议使用热活检钳取。

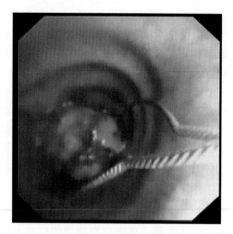

图2-2-5-6　电圈套住肿瘤

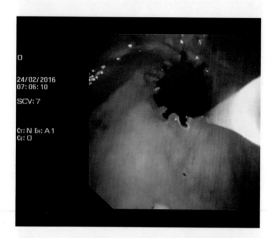

图2-2-5-8　针形电刀放射状切割进行瘢痕松解

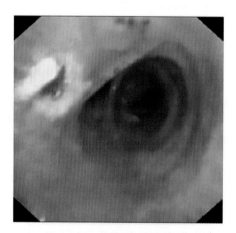

图2-2-5-7　电圈套切后基底部平整

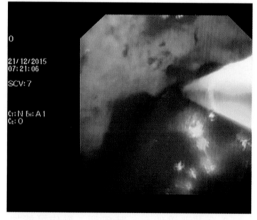

图2-2-5-9　气管内巨大新生物，直接套切不易，针形电刀垂直切割

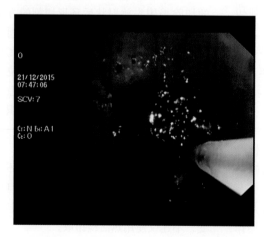

图2-2-5-10　针形电刀横行切割

2.操作技巧

（1）麻醉方式应根据患者对气道介入治疗的耐受程度、气道病变的位置、阻塞的程度、范围、病变组织的质地等情况选择。若病变范围广泛、阻塞程度严重、操作时间长、患者耐受差时建议全身麻醉下硬质气管镜、插管或喉罩的方式进行。对于基底部小、带蒂，短时操作即可完成，可选择局部麻醉的方式。

（2）对于严重的气道狭窄或多部位的气道狭窄，建议首先处理对通气影响最大的病变，以迅速解决气道阻塞，改善患者通气状况，然后再处理其他部位的病变。如同时合并气管与支气管病变时，首先处理气管病变；如为双侧支气管病变，首先处理病变轻的一侧，以首先迅速解决患者的通气问题。

（3）除带蒂病变可能一次性套切完成外，其余大多数病变多需要多方法联合治疗。

3.注意事项

（1）安装心脏起搏器的患者，使用高频电刀可能导致起搏器停止工作，为禁忌证。

（2）为保证手术安全，建议术前进行病变增强CT扫描，以判断病变组织血供情况。

（3）使用针形电刀切割时，应注意切割角度、电刀移动的速度及幅度，以免损伤临近正常部位的组织。

（4）针形电刀建议由技术熟练的医师进行操作。

五、并发症的预防与处理

（一）出血

出血是常见的并发症，与病变组织的血供丰富程度有关，术前应行增强CT扫描，确认适应证和安全性。采用针形电刀或圈套器切割时，先凝后切，减少出血的风险，对切割后病变创面的出血，可按镜下止血的常规方法处理，或氩气刀局部烧灼止血。

（二）气道壁损伤、软化及穿孔

针形电刀因切割迅速，又因气管为环形结构的特殊性，如患者配合较差（见于局部麻醉患者），可能损伤气道壁、甚至出现穿孔。一旦出现立即停止操作，给予相应处理。

另应注意的是，行针形电刀对气道良性病变进行治疗时，避免病变基底部过度电凝，否则可能引起局部纤维化、甚至出现医源性瘢痕挛缩，导致气管狭窄。

六、总结

高频电刀技术自应用于呼吸疾病的治疗以来，由于其疗效确切，操作方便，得以在临床广泛开展。目前在临床上多使用氩气刀、电刀一体机，高频电刀的电凝功能由于作用表浅、效率低，被氩等离子凝固替代，因为氩气刀具有良好的电凝止血效应。但对于气道病变的快速切除，尤其是带蒂病变，电圈套切具有高效、迅速、方便、操作简单的绝对优势；对于气管切开、插管等导致的瘢痕挛缩性气道狭窄，针形电刀是有效的瘢痕松解工具；对于巨大、质硬病变，为了快速解除气道阻塞，可以先使用针形电刀分割，然后使用电圈套切或者冷冻方式取出，可以取得良好的临床疗效。与氩气刀、激光、球囊扩张等多种镜下治疗方法联合，可以迅速、有效地解除气道阻塞，并互相弥补短缺，能为临床提供更好的治疗手段及思路。高频电刀在支气管结核的使用中，可用于肉芽肿型、淋巴结瘘型及部分位于中心气道的结核性瘢痕狭窄且有明确管壁增厚证据的病变，前两种可使用电圈套切的方法，而后一种可使用针形电刀直接切割瘢痕或进行瘢痕松解，为球囊扩张做准备。此外，高频电刀还可在内科胸腔镜引导下用于结核性胸膜炎胸膜粘连带的切割治疗，可有效解除粘连，促进肺复张并有效减轻结核性胸膜炎并发症发生率。

（李王平）

参 考 文 献

［1］金发光，王洪武，李时悦. 实用介入呼吸病学. 西安：西安交通大学出版社，2018：205-210.

［2］王洪武，金发光，柯明耀. 支气管镜介入治疗. 北京：人民卫生出版社，2012：54-61.

［3］王洪武，杨仁杰．肿瘤微创治疗技术．北京：北京科学技术出版社，2007：313-327.

［4］金发光．介入性肺脏病学技术的发展现状与展望．解放军医学杂志，2008，33（7）：785-789.

［5］金发光，李王平．中心气道狭窄的诊断及介入治疗．医学与哲学，2008，29（11）：7-9.

［6］金发光，李王平，李春梅，等．高频电刀在气道疾病中的应用．国际呼吸杂志，2012，32（4）：289-292.

［7］BOLLIGER C T，SUTEDJA T G，STRAUSZ J，et al．Therapeutic bronchoscopy with immediate effect：laser，electrocautery，argon plasma coagulation and stents．Eur Respir J，2006，27：1258-1271.

［8］JANSSEN J，NOPPEN M．Interventional pulmonology．Eur Respir J，2006，27（6）：1258-1271.

［9］丁卫民，傅瑜，刘拮，等．经支气管镜高频电技术治疗肿瘤性中央气道狭窄的临床价值．肿瘤防治研究，2010，37（10）：1174-1178.

［10］WAHIDI M M，HERTH F J，ERNST A．State of the art：interventional pulmonology．Chest，2007，131（1）：261-274.

［11］FREITAG L，ERNST A，UNGER M，et al．A proposed classification system of central airway stenosis．Eur Respir J，2007，30（1）：7-12.

［12］GORDEN J A，ERNST A．Endoscopic management of central airway obstruction．Semin Thorac Cardiovasc Surg，2009，21（3）：263-273.

［13］KLESTER E B，SHOKHET IAN．Peculiarities of the treatment of obstructive pulmonary disease in patients with combined pathology．Klin Med（Mosk），2009，87（10）：41-46.

［14］FOLCH E，MEHTA A C．Airway interventions in the tracheobronchial tree．Semin Respir Crit Care Med，2008，29（4）：441-452.

［15］傅瑜．纤维支气管镜在治疗中心气道阻塞与狭窄中的应用．中华结核和呼吸杂志，2003，26（7）：385-386.

［16］李亚强，李强，白冲，等．良性中央气道狭窄386例病因分析及腔内介入治疗的疗效评价．中华结核和呼吸杂志，2008，31（5）：364-368.

［17］CHOI H S，KIM S Y，CHOI C W，et al．Use of bronchoscopic electrocautery in removing an endotracheal metastasis．Lung Cancer，2007，58（2）：286-290.

［18］BOLLIGER C T，SUTEDIA T G，STRAUSZ J，et al．Therapeutic bronchoscopy with immediate effect：laser，electrocautery，argon plasma coagulation and stents．Eur Respir J，2006，27（6）：1258-1271.

［19］CHAIED P N，BATY F，PLESS M，et al．Outcome of treated advanced non-small cell lung cancer with and without central airway obstruction．Chest，2006，130（6）：1803-1807.

［20］AHIN S，DALAR L，KARASULU L，et al．Resection of giant endobronchial hamartoma by electrocautery and cryotherapy via flexible bronchoscopy．Tuberk Toraks，2007，55（4）：390-394.

第六节　经呼吸内镜氩气刀技术

一、概述

氩气刀技术即氩等离子体凝固（argon plasma coagulation，APC）是一种已经广泛应用于临床的新型高频电刀技术。APC技术在1991年被引入并应用于消化内镜治疗，多年的临床应用积累了较多成熟的使用经验。1994年APC技术首先在德国被应用于气管镜下的内镜治疗，经过将近30年的使用以及设备的更新、迭代，APC技术以其安全、有效、稳定的特点，在临床上得到了广泛的应用。

二、APC技术的工作原理及特点

APC技术的工作原理同高频电技术的工作原理具有一定的相似性，都是利用的电在组织中传导的焦耳定律即电能在组织中传导时因电阻的存在而将电能转换为热能的原理。但相较于高频电直接利用电能转换为热能，APC技术的原理要更为复杂因而治疗的效果也更为安全、稳定、有效。

APC技术在工作时利用的工作媒介为氩气，但因氩气是惰性气体，不具备可燃性也不具备助燃性，因此是作为传递电流的媒介是最好的选择。APC在工作时首先利用高频电压将氩气电离为氩气等离子，这种氩气等离子具有良好的导电性并可以连续的传递电流。而后氩气等离子体作为媒介将高频电流传递到相应的组织上，再利用电的焦耳现象把电能转换为热能从而起到治疗作用。APC技术在工作时产生的热能会使局部组织形成三条作用带，即脱水干燥带、凝固带和失活带，三条作用带的综合效应为作用区域组织脱水、蛋白质变性和组织失活，从而起到相应的治疗作用，而在肉眼观察来看的表现就是局部组织碳化并焦痂形成，因此APC技术在气管镜下的治疗效果是很容易观察到的。

APC技术同高频电技术相比，尽管在原理上有一定的相似性但工作过程却大不相同，同时相较于高频电技术APC在局部组织的作用温度上也具有一定的优势。根据焦耳定律我们可以知道电流通过导体产生的热量跟电流的二次方程、导体的电阻及通电时间均成正比。

$$Q = I^2Rt$$

从以上公式可以看出我们在使用高频电治疗的时候，随着通电时间的延长，局部产生的热量也就越多，热量的累积对于我们烧灼、切割局部组织是有利的，但对于局部非病变组织的保护、局部瘢痕或肉芽组织的抑制生长及病变组织的深部组织的保护确实有害的。而APC技术却可以较好地解决此类问题，APC输出的氩等离子体电流从电极的尖端喷出，作为惰性气体的氩气可以在电极的

周围可以形成氩气的隔离层，将电极周围的氧气和电极隔离开来，从而减少了工作时氧气和组织的接触，降低了氧气主导的氧化反应程度，这些改变可使APC在局部作用的温度降低，同时氧化反应程度的减弱使得APC工作时产生的烟雾减少、组织坏死物变浅。因为无效电能转换成无效热能的量减少，而使得氩等离子体传递电能较为集中，因此切割速度和效率反而提高了。

在对组织的止血功能上，APC在工作时氩等离子体电流从电极根部的孔道中喷出，在高频高压电的作用下，氩等离子体充满了电极与作用组织之间，这些氩等离子体可以将电极输出的凝血电流持续的传递到创面上，因而可以达到很好的治疗效果。同时因APC电极在工作时是将可以持续传递电流的氩等离子体喷射到目标组织上的，因此APC在工作时不必像高频电刀那样接触组织，只需要距离目标组织5mm内即可达到消融或止血的效果。另外同常规使用的高频电刀头相比，APC引起的组织凝固坏死要相对较浅，仅为3～5mm，因此APC技术的安全性相较于常规的高频电刀要更高一些。

APC技术还具备传统的高频电刀没有的一项优势，那就是具有较好的导向性。根据焦耳定律，APC电极喷射出的氩等离子体束可以自动避开具有凝固带的组织，而倾向于出血或凝固带形成不彻底的组织。这种现象我们在镜下治疗的过程中也经常可以遇到，即我们正对APC电极的组织如果已经发生较为彻底的碳化，再使用APC时其电极喷射出的氩等离子体束将不再喷射到正对的组织上，而是发生偏移的"流向"周边较为新鲜的创面或正在出血的创面处。APC技术的这种特性可以防止局部组织过度碳化，使范围较大的病变消融得更均匀，也可使范围较大的出血尤其是气道黏膜的渗血得到快速、全面的止血（图2-2-6-1）。

根据以上APC技术的原理我们可以看到，APC技术同传统的高频电技术比较具有一定的相似同时又具有一定的优势，其具体的特点如下。

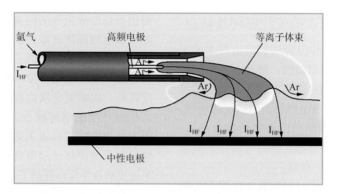

图 2-2-6-1　氩等离子体凝固原理（I_{HF}：高频电流）

（1）非接触式治疗方式。

（2）有限的组织凝固深度。

（3）治疗过程具有导向性。

（4）凝止血效果较好。

三、APC的设备构成

随着介入肺脏病学的发展，APC技术已经被越来越多的呼吸介入科医师所熟练应用，同时也有越来越多的医疗机构拥有了APC设备。目前常用的APC设备大多由APC治疗主机、APC电极（即氩气导管）（图2-2-6-2）、中性电极板和氩气气瓶组成。其中APC电极是进行气管镜下APC治疗的主要部分，按照电极喷射氩等离子体束的不同方式，可以分为直喷型（图2-2-6-3）、侧喷型（图2-2-6-4）和环喷型。电极的常用直径有1.5mm、

2.3mm等。不同品牌的APC设备控制使用功率的方式不同，但大多都是通过调节氩气流量及APC主机（图2-2-6-5）的输出功率来实现的。

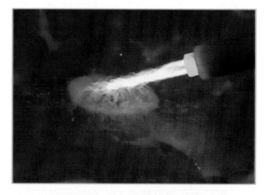

图 2-2-6-3　氩气电弧直喷型

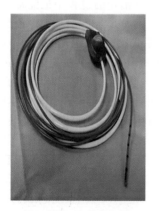

图 2-2-6-2　氩气电极

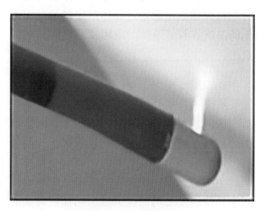

图 2-2-6-4　氩气电弧侧喷型

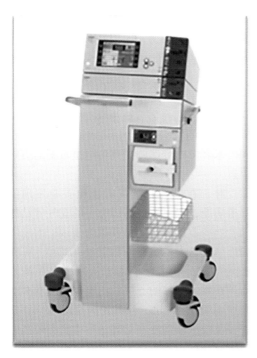

图2-2-6-5　**氩气设备**

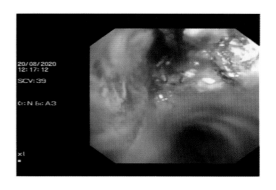

图2-2-6-6　**氩气治疗以溃疡坏死型为主的支气管结核**

APC技术同高频电技术一样，都可以应用于缓解良性气道狭窄，但因为APC作用深度较为表浅，因此对于气道黏膜瘢痕组织形成造成的狭窄若非必要情况一般不会采用APC技术治疗，但对于以肉芽组织形成为主的瘢痕狭窄如肉芽肿型支气管结核等是适合使用APC处理的。

APC技术在作用于病变组织时局部温度会升高，因此对于良性气道狭窄，不论是以瘢痕组织为主的还是以肉芽组织为主的都不建议单独使用以及长时间、频繁使用。在使用APC缓解局部气道狭窄后应及时使用二氧化碳冷冻冻融处理局部组织，同时为避免长时间、频繁使用APC技术，建议在处理良性气道狭窄时，应与球囊扩张技术或支架技术联合使用。

四、适应证与禁忌证

（一）适应证

APC技术同高频电技术在技术原理上具有一定的相似性，因此APC技术在最初应用到介入肺脏病学领域中的时候其适应证同高频电是具有高度相似性的，但随着该技术应用得越来越广泛及深入，两者的适应证已经逐渐呈现出了差异性。APC技术具有非接触式、组织凝固深度有限、治疗过程具有导向性等特点，因此可以应用于缓解良恶性气道狭窄，但该技术最适合的应用还是治疗面积不大且较为平浅的病变组织，如以溃疡坏死型为主的支气管结核（图2-2-6-6）或者体积不大的淋巴结瘘型支气管结核等。APC技术在介入肺脏病学中的另一个广泛应用便是止血，由于APC凝固局部组织的深度仅为3～5mm，因此APC在应用于气道内止血时较为适合难以找寻到明确出血点的黏膜渗血，对于具有明显射血的情况，其止血效果较差。

（二）禁忌证

同其他介入肺脏病学技术一样，APC技术的禁忌证除了难以耐受气管镜检查、合并严重心肺疾病外，还有一些符合APC技术原理的禁忌证，比如需要高流量吸氧者；气道内有硅酮支架、覆膜支架等易燃、可遇热融化的物品者；装有心脏起搏器者；气管镜视野下难以观察到的出血等。以上禁忌证均为相对禁忌证，实际操作时需要根据患者自身情况、手术获益大小及术者操作经验等由术者自行判断。

五、APC技术的操作与注意事项

（一）术前准备

APC的术前检查同气管镜诊疗的术前检查，如凝血功能、心电图、感染系列、肺功能、近期的胸部CT检查等。术前检查应重点排除APC技术的禁忌证，同时对于手术的安全性、风险评估等也应做到准备充分。术前即应制订出较为全面的手术方案，同时应尽可能全面的预估术中可能出现的风险并做好的相应的应急预案等，同时必要抢救药物的准备也应尽可能地完善。特别需要强调的是，预行APC治疗的患者术前应询问是否有心脏起搏器的置入，若患者已经置入了心脏起搏器应请心内科医师会诊并给予建议。

（二）设备准备

术前设备准备分为检查和连接两部分，这一项工作一般由内镜护士完成。检查设备是否良好是做好设备准备的第一步，对于APC技术我们在术前需检查设备后方的相关线路是否安装到位，同时最重要的是检查氩气气瓶的压力是否符合该设备厂家的使用要求，若氩气气瓶的压力过低或过高都无法顺利开启设备。目前国内在售的APC设备大多具有自检功能，其操作也比较简单。通过设备自检过程后，主机的显示屏即可显示设备的状态以及需要人工处理的项目。

设备检查完成后就是相关电极的连接工作。APC设备的电极板是形成完整电回路的重要组成部分，没有电极板，电回路就不完整，APC设备也就无法启动工作。电极板是APC设备同患者皮肤接触的部分，电极板一般置于患者一侧下肢皮肤上。笔者科室一般选择在下肢小腿背侧肌肉较为发达的部分，若患者营养情况差、皮下脂肪少、肌肉萎缩严重也可以选择在大腿外侧或臀大肌的位置粘贴电极板。另外秋冬季节北方地区气候干燥，若患者局部皮肤皮屑较多，可以使用0.9%氯化钠溶液湿润局部皮肤后再粘贴电极板。总之，我们最终需要达到的目的就是电极板粘贴紧密同时电极板同APC设备主机的连接处显示电极板连接完好。电极板连接完成后需要连接APC电极（即氩气导管），氩气导管的连接比较简单，但其型号及喷头类型需要根据具体病变、使用目的及气管镜工作通道内径做不同的选择。

（三）麻醉方式

APC技术对麻醉方式没有特别的要求。麻醉方式的选择需要根据病变的情况、APC手术的目的及操作者的熟练程度具体而论，同时术者及麻醉医师的评估也是重要的决定因素。

对于在局部麻醉气管镜检查中发现的气道病变，如以溃疡坏死为主的支气管结核等若病变范围较小、病变较为表浅，而患者局部麻醉检查的过程中耐受程度尚可，可以在局部麻醉状态下行APC治疗，但在治疗前可在需要治疗的支气管内追加盐酸利多卡因注射液3～5ml。若患者病变范围广、病变侵及较深或病变在处理过程中具有较高的出血、窒息等并发症发生率时可以选择静脉麻醉或全身麻醉。APC技术用于气管镜下止血时，只要患者没有相关的绝对禁忌证，局部麻醉、静脉麻醉、全身麻醉均可以使用。另外，手术操作者的个人经验以及操作熟练程度也是选择不同麻醉方式的重要参考依据。

（四）操作步骤

1.无论采取选择何种麻醉方式，均应首先利用常规气管镜检查明确病变的具体情况，如病变的病理性质、病变的范围、病变侵及的深度、周边血管及其他脏器的分布等。在明确手术风险、可能出现的并发症及做好相关应对措施的情况下才可以进行操作。

2.气管镜明确病变位置后，将气管镜放置在中央气道内，而后APC电极经气管镜工作通道进入，当APC电极远端与气管镜工作通道远端平齐后将气管镜置于病变部位。APC电极伸出气管镜工作通道，并可以在镜下看到第一个标记（图2-2-6-7）。

3.调整气管镜使APC电极远端距离病变5mm以内，以1～2mm为最佳，应避免电极直接接触病变部位，防止APC在工作时产生的炭化焦痂阻塞APC电极，影响使用

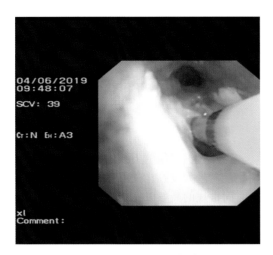

图 2-2-6-7　氩气治疗支气管结核

效果。

4. APC 电极同病变的距离调整满意后即可开始 APC 治疗。具体使用的功率因不同的设备、不同的治疗目的而不同，若消融肿瘤组织或溃疡坏死型支气管结核等可使用较高功率，若以局部止血为主要目的可使用较低功率，但无论何种方式其最大功率以小于50W 为佳。使用过程中踩脚踏板的时间（即单次 APC 治疗时间）应小于 5s（图 2-2-6-8）。

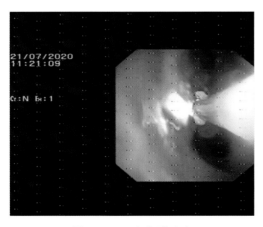

图 2-2-6-8　氩气治疗中

（五）操作注意事项

1. 患者在术前准备过程中应去除随身携带的金属，如首饰、钥匙等，同时避免患者皮肤直接同担架床、担架车、轮椅等的金属组件接触。如果难以避免，可以在皮肤与金属组件之间使用床单等阻隔。若患者体内有置入的钢板、钢钉等应避免电极板粘贴在该侧肢体皮肤上。

2. APC 在使用过程中应及时清理电极远端的碳化焦痂物。APC 虽然为非接触式治疗但在实际操作过程中很难避免 APC 电极碰触病变组织或气道黏膜，因此碳化焦痂一旦形成就应该及时清理并使用 APC 主机的"冲洗"功能，否则电极一旦堵塞将导致设备无法使用。

3. 术中要尽可能保证视野的清晰，使APC 电极保持在可视范围内，避免在未分辨明确具体结构时盲目使用 APC 烧灼。

4. 在手术过程中，尤其是在全身麻醉状态下，要严格控制 APC 操作时的氧流量，应使氧浓度控制在 40% 以下，同时要避免一次烧灼时间过长，以免引起气道内着火。

5. APC 治疗后局部组织因温度升高会发生肿胀、充血，甚至坏死，因此在术后第1～3 天应择期复查气管镜，发现问题及时处理。

六、并发症的预防与处理

经呼吸内镜 APC 技术安全性较高，技术本身的并发症通常小于 1%。在临床工作中，我们遇到的 APC 技术并发症可能是与技术原理及 APC 本身有关。实际操作过程中最常见的手术中并发症为气道着火、气道置入物熔化及气道穿孔等，手术后的并发症为气道肿胀或坏死物形成造成的气道狭窄。

APC 技术从技术原理来讲利用的仍然是电的焦耳定律，虽然它具有传统高频电技术所不具有的一系列特点和优势，但局部温度的升高仍然是该技术并发症出现的主要原因。我们在使用 APC 进行局部气道内病变消融时，如果氧浓度大于 40% 或同一部位烧灼时间超过 5s，就有发生气道内着火的可能，气管镜的外皮、气管插管、喉罩等均为气道着火时的可燃烧物。气道着火一旦发生不要惊慌，应立刻停止踩踏 APC 踏板，并将 APC 电极同气管镜做反向运动，以使 APC 电极同气管镜上的可燃烧物分离。同时若患者采取的是全身麻醉则应立刻切断氧气，若患者为静脉麻醉或局部麻醉状态应嘱患者保持平静并停止经鼻或经面罩吸氧，此番处理后气道内着火一般可以停止。对于气道内着火这样的手术中并发症，预防是关键，严格控制氧浓度及局部烧灼的时间，是防止该并发症发生的最重要手段。

气道内可燃性置入物熔化是APC技术的另一项手术中并发症，此并发症发生的基础仍然是APC的热效应。气道内的置入物种类较多，有麻醉通气的管道如气管插管、喉罩，有气道内的支架如覆膜金属支架、硅酮支架等，这些气道内置入物材质以硅酮、硅胶多见，均属于可燃烧物，因此在APC治疗过程中尤其需要特别注意含有这几类材质的置入物。例如，当我们在处理覆膜支架或硅酮支架端口处的肉芽组织时，应该尽量降低APC设备的输出功率，避免产生高氧浓度环境及单次操作中长时间烧灼同一位置，并尽量使APC电极与气道内可燃性置入物保持一定的距离。若患者全身麻醉没有采用硬质镜通气而是使用气管插管或者喉罩，在行APC治疗时也应使APC电极与这两种气道内可燃性置入物保持一定的距离。

APC治疗过程中引起局部组织的凝固性坏死深度一般为3～5mm，如此浅表的坏死层对于正常的气道而言，很难引起气道穿孔这样的严重并发症。但如果该患者的气道壁本身已经被肿瘤组织浸润或者发生了溃疡坏死型支气管结核、淋巴结瘘型支气管结核、亦或气道真菌感染、外伤等引起的气道壁损伤，我们在使用APC处理这一类患者的气道内病变时仍然有发生气道穿孔的风险。因此，术前全面评估患者的病情、详细阅读胸部CT及增强CT、仔细做好气管镜下观察仍然是十分必要和必需的。同时对于所有行APC治疗的患者都应尽量避免在视野不清或APC电极在气管镜下无法观察时而做盲目地烧灼。

APC术后并发症产生的原因仍然是APC技术的热效应。治疗过程中对局部气道黏膜的热损伤导致黏膜炎症反应，进而产生充血、肿胀甚至坏死物的形成。术后及时的复查气管镜是预防该并发症的关键，尽早发现问题，而后给予及时而必要的治疗措施如雾化吸入激素、气管镜下钳夹或二氧化碳冷冻冻取坏死物等。

七、总结

经呼吸内镜氩气刀技术（APC）是呼吸内镜发展较为成熟、应用范围较广的技术之一。同常规的高频电技术相比，APC技术具有非接触、组织凝固坏死深度有限、自动导向性、凝止血效果好等特点，尤其是其中的凝止血效果，已经被越来越多的介入肺脏病学医师认可并应用。而对于从事介入结核病学的医师而言，APC技术更是在抗结核药物治疗的同时不可缺少的治疗手段之一，特别是针对溃疡坏死型支气管结核、淋巴结瘘型支气结核。APC技术应由操作娴熟的介入肺脏病学医师实施，同时应根据患者的病情等选择合理的麻醉方式。该技术在实施过程中需要严格控制氧浓度及单次操作的时间，以避免气道内着火或气道穿孔等并发症的发生。另外，术前充分评估患者病情并做好充分的应急预案，是避免APC并发症发生的关键。

（王晓冬）

参 考 文 献

[1] 王洪武，金发光，柯明耀. 支气管镜介入治疗. 北京：人民卫生出版社，2012：85-107.

[2] 王洪武. 电子支气管镜的临床应用. 2版. 北京：中国医药科技出版社，2020：241-263.

[3] 罗林紫，肖阳宝，席钊，等. 溃疡穿孔型VI型支气管结核患者经支气管镜氩气刀联合冷冻甲异烟肼灌注治疗的疗效评价. 中国防痨杂志，2019，41（10）：1107-1112.

[4] 王晓洁，牛建明，李润浦. 经支气管镜冷冻联合氩气刀治疗支气管结核的临床分析. 临床和实验医学杂志，2015，14（2）：127-130.

第七节　经呼吸内镜激光治疗技术

激光Laser，即Light Amplication by Stimulated Emission of Radiation的缩写，意思是受辐射激发后的光扩大，于1958年美国物理学家Schawlow和Townes首先发现。由于激光具有亮度高、方向性好、单色性好、相干性好等特有的光学特性。1976年Laforet等首次报道经纤维支气管镜引导CO_2激光治疗气道肿瘤。至20世纪80年代，CO_2激光、全蒸汽激光、钛激光、铒激光、钬激光、准分子激光等新型激光器纷纷应用于临床。

目前，在气管内疾病治疗中应用最多的是YAG（钇铝石榴石）激光和Nd∶YAG（掺钕钇铝石榴石）激光。这些激光功率大，组织穿透性强，其能量高度集中，能准确地定位于病变部位，并能通过屈曲自如的导光纤维传送。目前临床上使用的激光医疗设备多达数十种品种，包含了自紫外－可见光－红外的各种波长，包含了连续、脉冲、巨脉冲、超脉冲等各种输出方式。

一、原理

激光即物质在受到与其分子固有振荡频率相同的能量激发时，所产生的一种不发散的强光。激光作用于组织，可被吸收、反射、传导和扩散，从而产生热效应、化学效应及电磁场及生物刺激效应，这些特性正是内镜下激光治疗技术的基础。基于激光的良好光学特性，可使用激光束对准组织病变部位进行精准照射，在激光束直接辐照下，几毫秒可使生物组织的局部温度高达200～1000℃，使受照射组织出现凝固坏死、汽化或碳化而达到清除病变的目的。另外，激光可产生电磁场效应，使组织离化和核分解。较低功率时可使毛细血管和小血管收缩，立即出现机械性血管闭塞，如温度升高到水的沸点，则可见照射的病变组织似水般沸腾冒烟，一面汽化，而病变组织则是黑色碳化。不同温度下造成的组织损伤变化不同。由此，实现了内镜下应用激光对组织进行切割、凝固、坏死、汽化清除病变组织和同时止血的治疗过程。激光治疗的效能除了与激光特性直接相关，还与受照射组织的多少、质地软硬及激光照射时间的长短和强度（即功率）的大小有关。

二、设备与器械

（一）设备

1.掺钕钇铝石榴石激光（Nd∶YAG激光）
1961年Johnson等发明了Nd∶YAG激光器。Nd∶YAG激光器为目前技术上最完善的高性能固体激光器，以氧化钇和氧化钕两种高纯稀土氧化物为原料，能发射出波长为1.06μm近似于红外光的激光，能借助光导纤维通过可弯曲支气管镜准确到达并定位于病变部位，最大输出功率为100W的连续波。Nd∶YAG激光光束能量高度集中，其水吸收系数很低，因而能量可穿过透明的液体，传导至较深的组织中，其造成的组织损伤深度可达3～5mm，止血效果佳，现已广泛应用于多种外科手术和气管内介入治疗。

2.钬激光（Ho∶YAG激光）　钬激光器是脉冲式固体激光发射器，其发射介质为掺钬元素的钇铝石榴石晶体，即Ho∶YAG激光，以脉冲式发射波长2.1μm的近红外不可见光，平均能量输出为3.0～100W。钬激光水吸收系数很高，穿透深度一般在0.2～0.4mm，相较Nd∶YAG，其热损伤相对较低，可最大限度减少健康组织损伤，可精确切割金属支架、异物、汽化组织和碎石。

3.其他　如半导体激光、KTP激光（钛氧磷酸钾激光）、铥激光等在临床亦有应用，此3种激光均为连续波，热损伤较强，但这3种激光对结石及坚硬组织效果差，影响了其临床应用。目前有不同激光结合的一体机，如双波长激光治疗仪如双子星Nd∶YAG/钬激光（图2-2-7-1）。

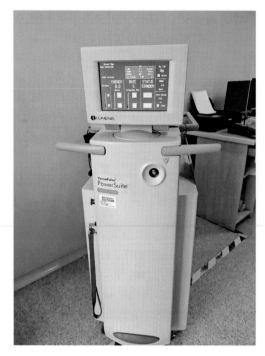

图 2-2-7-1　双波长激光治疗仪

（二）器械

器械主要包括激光主机、各种型号的光纤、光纤校准器、专用切割及剥削器、护目镜等。

三、适应证与禁忌证

（一）适应证

适用于各种气道内非单纯外压的阻塞性病变及各种原因引起的气道狭窄。

1. 良性肿瘤主要包括乳头状瘤、平滑肌瘤、错构瘤、血管瘤、神经纤维瘤、脂肪瘤等，这些肿瘤对化学治疗及放射治疗效果均不理想。另外，对于不适合手术切除的患者，比如年龄过大，合并有其他基础疾病或伴有严重呼吸困难时，可以用于保持气道通畅。

2. 各种支气管镜下可见的位于气管、支气管腔内的引起气道狭窄的原发性或转移性恶性肿瘤（图 2-2-7-2）。

3. 其他良性病变，如气管支气管结核、气管插管或切开、外伤、气道烧伤及气道支架等医源性损伤造成的腔内肉芽组织增生或瘢痕狭窄等，尤其是瘢痕性或形成环状、膜

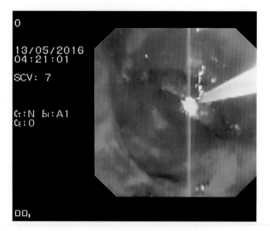

图 2-2-7-2　激光治疗恶性肿瘤

状的狭窄，激光治疗很有效，亦可用于气道近端局灶性出血，如气道黏膜或肿瘤活检后的止血治疗等（图 2-2-7-3）。

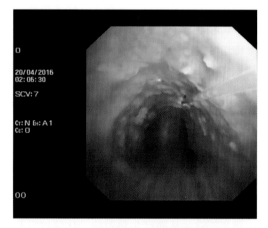

图 2-2-7-3　激光治疗气管骨化症

4. 异物主要包括各种吸入性异物和支气管结石嵌顿于气道难以取出，尤其是支气管结石，是激光治疗的良好适应证（图 2-2-7-4）。医源性异物如金属支架常规方法，出现困难时，可应用激光切断支架，然后逐一取出金属丝。

（二）禁忌证

1. 任何气道外病变均为激光治疗的禁忌证，超声引导下气道外病变激光治疗偶有探索。

2. 病变侵及大血管（如肺动脉）。

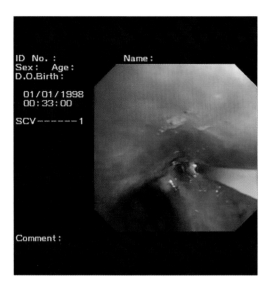

图 2-2-7-4　激光治疗支气管结石

3.病变远端肺功能完全丧失。

4.病变侵及食管且有瘘管形成可能。

5.病变侵及纵隔且有瘘管形成可能。

6.凝血机制障碍且未经纠正者。

7.心肺功能差、全身衰竭、预计生存期较短者等。

四、技术操作与注意事项

（一）术前准备

1.患者术前常规准备同常规支气管镜检查及治疗，确认患者有适应证并无明确禁忌证。

2.如拟行激光治疗，需术前与患者及其家属谈话，讲明治疗的理由、风险及大致操作过程，取得患者及其家属的知情同意。

3.拟行全身麻醉下治疗的患者，需术前请麻醉科评估麻醉及手术风险，并行相关知情同意。

4.器械准备。根据术前对患者病情综合评估状况，按拟定治疗方式进行相关麻醉准备及器械准备如局部麻醉或全身麻醉、软镜或硬镜等。激光设备根据不同仪器设备操作方法连接电源，打开仪器，进行预热，确认仪器工作状态良好，设置操作模式。

（二）技术操作

1.操作步骤　机器接通电源，打开开关，

自检完成后进入参数选择状态，根据手术及所用内镜选择所需要的各种型号光纤。连接光纤，根据参数调整功率及时间。常规支气管镜下观察病变，确认治疗方法。以 Nd：YAG 激光为例，支气管镜到达病变部位后，将光导探针经气管镜工作孔道插入，伸出镜端至少 1cm，对准病变部位距离 0.3～0.5cm 时进行照射。照射一般从病变顶部中心开始，向下向外扩展，距离管壁 1～2mm 时应停止照射，以防击穿管壁。以"科医人"双波长激光治疗仪为例，钬激光用于切断支架或硬物时，建议能量设置在 1.0～1.2J，频率设置在 8～10Hz，而用于软组织消融时，建议能量在 0.5～0.8J，频率设置为 10Hz。如使用的为 Nd：YAG 激光，用于软组织消融时，建议时间在 3～5s，功率设置在 40～45W。用于熔断支架时，建议时间设置在 2～3s，功率设置在 30W。以上设定视激光种类不同而不同，因此建议根据激光设备的种类及病情需要来调整功率及治疗时间及相应的能量设置，以确保操作的安全性，在治疗中，应及时观察治疗效果再次调整功率及时间。

2.操作技巧

（1）激光照射后即可见病变组织变白、汽化，后再黑色碳化，并逐渐缩小，管腔扩大。

（2）对于支气管结石的治疗，可间歇进行病变部位灭菌注射用水或生理盐水冲洗，增强治疗效果。

（3）治疗后残余的少量病变，由于照射过程中热传导作用，可于几天后自行脱落，在气道已经通畅的情况下，可不清除。

（4）若肿瘤表面出血、气管内分泌物多，病灶较大或因肿瘤坏死难以辨识正常组织范围时，应仔细操作，认真处理。

（5）对于狭窄严重、肿瘤侵犯深、病变体积大、狭窄长度大的病变，需与其他镜下治疗方法相结合以提高镜下治疗效果。

（6）对于肉芽肿型支气管结核者，避免在急性期行激光治疗。

（7）为保证手术过程安全，除较小病变外，以分次照射为宜，每次治疗间隔

1～2周。

3.注意事项

（1）治疗前需仔细检查光纤是否完好，尖端是否是圆形，有无缺损，如有缺损应立即用切割器切割完整。确保没有损伤、折断和漏光。

（2）光导纤维伸出内镜前端至少1cm，以免损伤内镜，输出光应与气管、支气管轴平行，以免引起管壁穿孔。

（3）Nd：YAG激光功率一般控制在30～45W。

（4）术中操作时严禁给氧，若全身麻醉患者接麻醉机辅助呼吸，应断氧后在气道内空吸5s，以免发生气道内燃烧。

（5）光导纤维末端应保持清洁，如有分泌物黏着可减低激光发出的功率。

（6）治疗同时应进行负压吸引，及时清除汽化产生的烟雾，以免刺激患者咳嗽及污染镜头影响视野。

（7）治疗中产生的焦痂，应及时清除，以保证继续治疗效果，同时防止气道阻塞。

（8）对于大气道，尤其是气管和隆突部位的狭窄治疗时应特别慎重，应快速集中于一点进行汽化，尽快打通和扩大狭窄，迅速改善呼吸困难，否则可能会因窒息死亡。对于隆突和双侧支气管均有病变者，应先治疗阻塞严重一侧，留另一侧以保障通气。另外，要尽可能更多的去除病灶，充分扩大狭窄部位，以免疏忽组织水肿引起更严重的呼吸困难。

（9）术前严禁患者佩戴金属饰品，如有身体装有钢板、钢钉及心脏起搏器、义齿患者严禁操作。

五、并发症的预防与处理

（一）激光暴露并发症

激光暴露会造成接触者的眼睛损害，医护人员需佩戴护目镜，患者可予保护眼贴贴附。此外激光操作不当可能引起触电、火灾。

（二）激光治疗的并发症

1.气管壁穿孔 可表现为气胸、纵隔气肿、气管食管瘘或大出血。严重者穿透肺动脉、无名动脉或主动脉，引起心脏压塞或出血性休克，直至死亡。一般在使用大功率（＞80W）时易发生，较低功率（＜40W）则很少发生。因此，在每次治疗前，都需要确认设置的激光输出功率，严禁垂直气管壁照射。此外，由于激光的精准性和穿透性，为避免气道穿孔，操作时需保持视野清晰，并使患者处于良好的麻醉安静状态，避免患者突然咳嗽影响操作。

2.缺氧 操作时病变出血、气道积血、分泌物及坏死物堵塞、激光治疗时产生的烟雾刺激气管痉挛均会引起通气障碍，导致缺氧，严重者引起意识丧失或引发心血管方面副作用，如心律失常、休克、心肌梗死甚至心搏骤停。因此，在操作过程中除进行全程心电监护生命体征变化之外，应及时清理吸引气道内烟雾、积血、分泌物和坏死物，解除气道阻塞，改善通气。

3.气管塌陷 当两个以上的软骨环被肿瘤或慢性炎症破坏时，治疗后可能引起气管塌陷，需在术前进行充分知情。

4.阻塞性炎症 术后局部组织水肿造成管腔阻塞而发生阻塞性继发感染，一般经抗生素治疗即可恢复。

5.气道内着火 临床上较常见，可造成气道烧伤及支气管镜损伤。在使用前仔细检查光纤有无损坏、折断和漏光，注意照射时断氧，一旦发生气道内起火，立即撤出支气管镜及光纤，防止气道烧伤。

六、总结

激光治疗因其高效的凝固、碳化、机械切割和汽化作用，可迅速清除气道腔内病变，解除气道阻塞，改善通气。其疗效立竿见影并具有良好的可重复性，因此在气道阻塞性病变的治疗中占有重要地位。对于恶性肿瘤激光治疗可迅速解除阻塞，改善通气，近期效果较好。但术后极易复发，故属于姑息性治疗。可通过先用激光去除气道内部分肿瘤，改善呼吸，再配合放射治疗、化学治疗或局部光动力治疗（DDT），或联合其他支气管镜下介入治疗方式，以达到较理想的远期治疗效果。此外，其增强细胞免疫的功能对抑制肿瘤的生长也起到了一定的作用，在某些呼吸系统疾病治疗中有突出的优势而成为现代呼吸病治疗学中不可缺少的方法和手段。但由于激光治疗费用较高，穿透力强，可能发生严重甚至致死的并发症，因而对操作者要求较高，在一定程度上限制了其应用。而对于良性肿瘤或良性病变，激光治疗可取得满意的近远期疗效，国内外学者均认为可以取代外科手术。目前激光治疗在支气管结核的应用主要见于中心气道结核性瘢痕组织的清除及切割治疗，其精准性及低损伤性在治疗中极具优势，但由于病变贴近管壁，因此对操作者技术要求较高。

（李王平）

参 考 文 献

［1］金发光，王洪武，李时悦. 实用介入呼吸病学. 西安：西安交通大学出版社，2018：217-222.

［2］王洪武，金发光，柯明耀. 支气管镜介入治疗. 北京：人民卫生出版社，2012：70-74.

［3］王洪武，杨仁杰. 肿瘤微创治疗技术. 北京：北京科学技术出版社，2007：313-327.

［4］金发光. 介入性肺脏病学技术的发展现状与展望. 解放军医学杂志，2008，33（7）：785-789.

［5］金发光，李王平. 中心气道狭窄的诊断及介入治疗. 医学与哲学，2008，29（11）：7-9.

［6］金发光，李王平，李春梅，等. 经支气管镜激光介入治疗. 国际呼吸杂志，2012，32（4）：293-295.

［7］金发光，刘同刚，傅恩清，等. 经纤支镜介入微创治疗在中心气道狭窄器质性狭窄中的作用. 中华肿瘤防治杂志，2006，13（18）：1421-1423.

［8］赵弘卿，王冬青，冯金萍，等. 纤维支气管镜替代硬镜激光治疗气管肿瘤可行性探讨. 中国内镜杂志，2010，16（9）：904-906，911.

［9］陈正贤. 激光和电热消融术在治疗气道狭窄中的应用. 中华结核和呼吸杂志，2003，26（7）：391-393.

［10］林明贵，王安生，王巍，等. 经纤维支气管镜激光治疗耐多药支气管内膜结核. 中国医学激光杂志，2007，16（1）：31-34.

［11］卫小红，刘喜群，王黎，等. 经支气管镜Nd：YAG激光介入治疗肺癌气道肿瘤阻塞的临床研究. 第四军医大学学报，2004，25（15）：1413-1415.

［12］VODICKA J，SPIDLEN V，KLECKA J，et al. Use of the KLS Martin Nd：YAG laser MY 40 13 in lung parenchyma surgery. Rozhl Chir，2009，88（5）：248-252.

［13］ROLLE A，PERESZLENYI A，KOCH R，et al. Is surgery for multiple lung metastases reasonable? A total of 328 consecutive patients with multiple-laser metastasectomies with a new 1318-nm Nd：YAG laser. J Thorac Cardiovasc Surg，2006，131（6）：1236-1242.

［14］DALAR L，KARASULU AL，ALTIN S，et al. Diode laser therapy for endobronchial malignant melanoma metastasis leading bilateral main bronchus obstruction. Tuberk Toraks，2010，58（4）：444-449.

［15］OHTANI K，USUDA J，SHIMADA Y，et al. Laser therapy for endobronchial malignancies. Kyobu Geka，2009，62（8 Suppl）：739-743.

［16］LOW S Y，HSU A，ENG P. Interventional bronchoscopy for tuberculous tracheobronchial stenosis. Eur Respir J，2004，24（3）：345-347.

第八节　气道内支架技术

一、概述

气道内支架技术是治疗气道狭窄及气道相关性瘘等疾病重要的手段，合理的应用气道内支架可以迅速缓解气道狭窄、封堵气道黏膜缺损造成的疾病（如气管支气管食管瘘、支气管胸膜瘘等），同时对于良性气道狭窄不仅可以迅速扩宽气道，还能维持气道稳定的通畅性（图2-2-8-1）。

气道内支架运用可以追溯到19世纪90年代，Bond医师在外科手术过程中放置T形管治疗气管狭窄。1980年Gianturco金属支架应用于患者体内并取得了较为明显的临床效果。此后，越来越多的金属材质的支架被应用于临床工作用，用以解决良恶性气道狭窄。1993年刘阳、孙玉鹤等使用镍钛合金记忆支架治疗气管恶性狭窄及气管切除术后的吻合口狭窄取得成功。自此，越来越多的中国医师开始接受使用气道支架治疗良恶性气道狭窄，同时随着不同材质、不同类型的支架在中国上市，介入肺脏病学医师也逐渐积累了越来越多的关于气道内支架技术的经验。

由于气道内支架技术的应用范围非常广泛，本节主要介绍介入结核病学技术，因此本节仅介绍介入结核病相关的气道内支架技术的内容。

二、气道内支架的分类与介绍

由于气道内支架种类繁多，其共同特点是均具有支撑性，这种支撑性是我们利用气道支架治疗疾病的基础，但同时也增加了气道支架置入的难度。气道支架一般由骨架结构和被膜组成，其中仅有前者的为裸支架（图2-2-8-2），两者均具备的为覆膜支架（图2-2-8-3）。但硅酮支架是比较特殊的一类，其膜结构就是支架的骨架结构，因此硅酮支架也被视为覆膜支架。按照支架骨架结构的材质不同，可分为金属支架和非金属支架。按照覆膜程度不同，支架可分为裸支架，部分覆膜支架和全覆膜支架。

支架的骨架结构构成了支架的主体，为支架提供支撑力，同时也维持了支架的形态和稳定。对于裸支架尤其是金属材质的裸支架，其骨架结构也是造成支架置入后肉芽组织增生、支架难以取出的主要原因。

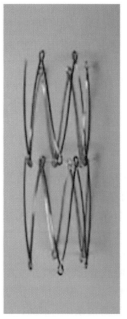
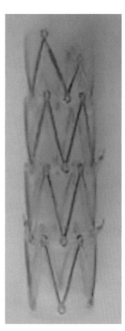

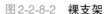
图2-2-8-2　裸支架　　图2-2-8-3　覆膜支架

表2-2-8-1中为目前主要气道支架的分类。

支架从体外放置进入患者体内，需要的不仅仅是支架自身，还需要输送装置。不同类型的支架因其力学特征不同，所需要的输

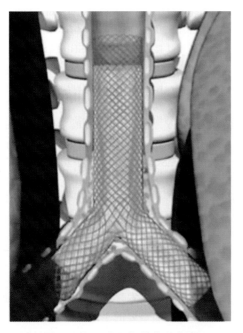
图2-2-8-1　支架气道内示意图

表2-2-8-1 气道支架的分类

金属支架		非金属支架	
镍钛记忆合金支架	Wallstent 支架	硅酮支架	I形、沙漏形支架
	Ultraflex 支架		Y形支架
不锈钢支架	Gianturco Z型支架		安全T管
	Palmaz 支架	Polyflex 塑料支架	覆膜支架
	Dynamic 支架		裸支架
	Aero 支架		

送装置也是不同的。

本节主要介绍表2-2-8-1中可以在中国合规使用的支架及输送装置。

（一）Wallstent 支架

气道Wallstent支架（图2-2-8-4，图2-2-8-5）一般由一根或多根镍钛记忆合金丝编制而成，为具有网状结构的圆筒形。直径一般为10～20mm，长度为10～70mm，形状可制作成直筒形、L形、Y形，除此之外还可以根据不同患者的需求制作成不同位置开口或开口封闭的特殊形态。Wallstent支架的优点是具有形态记忆功能及良好的顺应性，受到外力挤压时直径变小但支架总体长度会变长，外力因素解除后可以恢复原有的直径和长度。该支架的此种特征对于支架的置入是很有帮助的，在体外利用外力将支架压缩并放置于较细的输送装置中，支架到达人体内并在合适位置释放后，在体温的影响下又可以恢复至记忆的形状。同时Wallstent支架顺应性较好，在气道内对分泌物的排出影响较小。其缺点是该支架受力压缩后长度会增加，因此在放置时会对支架的准确定位造成一定的影响。

Wallstent支架分为裸支架和覆膜支架两种。其裸支架在气道内长久放置后会导致支架部分气道内肉芽组织增生，甚至瘢痕组织形成直至裸支架完全上皮化、瘢痕化。因此，对于支气管结核，尤其是瘢痕狭窄型支气管结核、管壁软化型支气管结核应避免Wallstent裸支架的置入，若确实需要则应临时使用并尽快取出更换覆膜支架或硅酮支架。对于良性气道狭窄，Wallstent覆膜支架也不应长时间、缺乏定期临床观察的放置，因为一旦发生支架相关的明显的肉芽组织增生甚

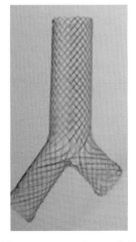

图2-2-8-4 Wallstent支架

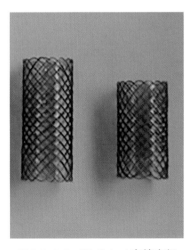

图2-2-8-5 Wallstent直筒支架

至瘢痕化，其取出的难度一样会很大，因此若需要长期放置Wallstent覆膜支架，建议定期复查气管镜，必要时应3～6个月取出并更换。

Wallstent支架的输送器为一体式输送装置（图2-2-8-6）。支架出厂时已经将其压缩并置于输送器内，输送器的远端为一具有引导作用的质软尖头，其作用主要为引导输送器通过狭窄段气道或较难到达的叶、段支气管（如右肺上叶支气管、左肺上叶支气管等），近端为输送杆，主要用来释放或推送支架进入目标位置。输送器的长度固定，直径因内部装置的支架形状不同而不同，直筒形、L形支架的输送器直径较小，Y形支架的输送器直径较大。直筒形及L形Wallstent支架依靠自身的良好顺应性被放置在输送器内，因此若支架放置失败，可以将支架从气道内取出后再次装入相应的输送器内。Y形Wallstent支架除了依靠自身的顺应性外，其分叉的两支还被尼龙线以特定的捆绑方式加以固定，因此该类型的支架在初次放置失败后很难按照原有的方式放置于输送器中。

Wallstent支架是由一根或多根镍钛记忆合金金属丝编制而成的，因此其长度、直径、甚至形状均具有一定程度的可选择性。按照支架放置的位置及放置的目的，可以制作为多种形状，同时对于一些特定的疾病，如胸外科手术后的手术残端瘘等甚至可以定制成末端封闭的特殊形状支架。

（二）Gianturco支架

Gianturco支架是由特定直径的不锈钢丝，以"Z"字形弯曲形成骨架，两节或两节以上骨架连接而成的支架，故Gianturco又称Z形支架。Z形支架同样也分为裸支架和覆膜支架两种，但因Z形裸支架几乎无法回收，同时因材质原因造成硬度较大，机械性刺激很强，患者置入后具有明显的不适感，因此已被淘汰。

Gianturco覆膜支架（图2-2-8-7，图2-2-8-8）在国内的应用时间较早，应用范围也较广，其国内生产厂家为江西西格玛公司。其骨架不锈钢丝的直径为0.5mm左右，支架直径为10～20mm，长度为12～100mm。同Wallstent支架类似，Gianturco覆膜支架也是可以根据需要订制的，目前国内可以应用的形状为直筒形、L形和Y形。Gianturco覆膜支架的优点是支撑性强，支架置入时长度不改变，同其他覆膜支架的共同特点一样，可以防止肿瘤组织、瘢痕组织等向支架内生长，并可以用于气道瘘的封堵治疗，同时可以回收。另外，Gianturco覆膜支架可以定制粒子袋，成为放射性粒子支架。Gianturco覆膜支架的顺应性较差，当支架的长度较长、直径较小或患者咳嗽无力时可能会增加痰液及气道分泌物在支架内潴留的可能性，进而增加支架相关性感染及气道阻力增加等并发症的发生率。同时Gianturco覆膜支架的释放同

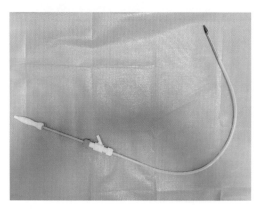

图2-2-8-6　Wallstent支架推送器

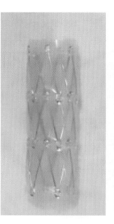
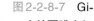

图2-2-8-7　Gianturco直筒覆膜支架

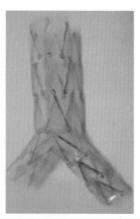

图2-2-8-8　Gianturco Y形覆膜支架

Wallstent支架相比难度也要更大一些。

　　Gianturco覆膜支架在介入结核病学及良性气道狭窄中的应用同Wallstent覆膜支架相似，支架置入后需要定期复查气管镜，同时支架发生破裂、严重肉芽组织增生或瘢痕组织形成时应及时更换。

　　Gianturco覆膜支架的输送器（图2-2-8-9）以国内常见的西格玛公司生产的西格玛支架为例说明。西格玛支架的输送器由输送鞘、输送鞘内芯（引导头）、支架内管、顶推管四部分组成，另外在西格玛支架放置过程中还需要定位尺的辅助，因此这五部分组件实际上组成了一套支架的输送系统。西格玛支架出厂时，支架同顶推管一起被装置在支架内管内，而输送鞘内芯（引导头）则被装置在输送鞘内。西格玛支架的输送系统较为复杂，但这一输送系统却几乎可以输送、放置国内常见的所有金属支架。与Wallstent支架的输送器相比，西格玛支架的输送器不仅可以重复放置直筒形、L形支架，还可以重复放置Y形支架，因此西格玛支架输送器几乎可以说是"万能"输送器，一旦熟练掌握了其使用方法，可以为临床工作提供诸多便利。

（三）Ultraflex支架

　　Ultraflex支架（图2-2-8-10）同样是以特定直径的镍钛记忆合金金属丝制成的支架，支架依然呈圆筒形。该支架由美国波士顿公司研发并生产，Ultraflex支架目前在国内主要有裸支架和覆膜支架两种，其中裸支架基本已经淘汰，目前应用较多的为覆膜支架。Ultraflex覆膜支架不同于Wallstent覆膜支架和Gianturco覆膜支架，其覆膜支架为部分覆膜，即支架的中间部分覆膜而支架两端各有7.5mm的裸支架。Ultraflex支架的优点是具有记忆性，质地柔软，纵向顺应性较好，并且支架置入人体后支撑力好。但是该支架的缺点也是比较明显的，Ultraflex覆膜支架因为只是部分覆膜，因此其裸支架部分可导致局部肉芽组织增生并持续向支架内部生长，并随着置入时间的延长局部黏膜逐渐形成瘢痕组织而导致支架难以取出。另外，Ultraflex的编织方式不同于Wallstent支架和Gianturco支架，该支架一旦释放后，调整支架的位置或取出支架难度都比较大。

　　Ultraflex支架的输送器同样为一体式输送器，不同于Wallstent支架是被压缩后装置于推送器内这种方式，Ultraflex支架是被压缩后捆绑到输送器外部的，因此Ultraflex支架的输送器直径要小于Wallstet支架及Gianturco

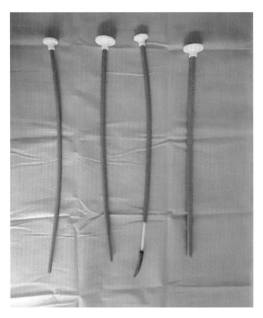

图2-2-8-9　**Gianturco支架输送器**

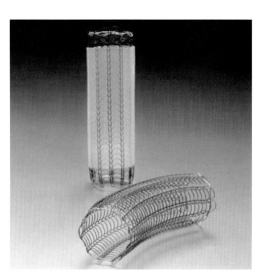

图2-2-8-10　**Ultraflex支架**

支架。Ultraflex支架输送器远端依然是质软的尖头，用于引导支架输送器进入狭窄的气道。Ultraflex支架在放置时并不是推送或释放，而是牵拉捆绑支架的尼龙线将支架直接"松绑"到目标位置，因此该支架放置的方式也就有两种，即从远端放置或者从近端放置。

值得注意的是，Ultraflex支架因其部分覆膜的特性及虽然易放置但并不容易回收的特点，目前大部分还是应用在恶性气道狭窄的治疗中，介入结核病学及良性气道狭窄很少会使用Ultraflex支架。

（四）硅酮支架

硅酮支架（图2-2-8-11）是气道支架中较为特殊的一类，它的覆膜结构同时也是支架的骨架结构，因此硅酮支架并不像前文所介绍的其他支架一样具有裸支架和覆膜支架之分，它可以被看作是全覆膜支架。

硅酮支架名字的来源是因为此类支架是由硅酮这种材质制作而成的，目前应用最广泛的硅酮支架是1987年由法国著名的介入肺脏病学专家Jean-Franois Dumon医师发明的，后于1989年获得专利，并交由法国NOVATECH公司生产，因此该支架又被称为Dumon支架。硅酮支架并不仅仅只有Dumon支架，我们现在广泛使用的Montgomery安全T形管（图2-2-8-12）也是硅酮支架的一种。

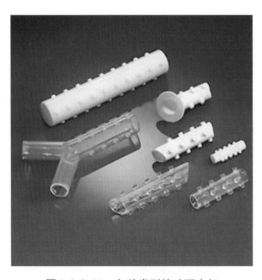

图2-2-8-11　**各种类型的硅酮支架**

硅酮支架相比于金属材质的支架，具有可长期放置、良好的生物相容性及耐受性等优点，因此它也成为治疗良恶性气道狭窄的"金标准"。硅酮支架自2014年引入中国后，已经被越来越多的介入肺脏病学医师接受并熟练使用。

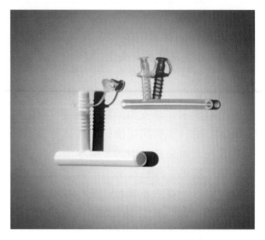

图2-2-8-12　**安全T形管**

1. Dumon支架　是目前应用最广泛的硅酮支架。它分为白色和透明支架两种形式，其中白色支架不透射线，透明支架可透射线。每一个Dumon支架的外部都有间隔相等的钉突设计，主要是为了降低支架移位的发生率，钉突可以根据需要进行剪切去除。支架的内部是硅酮层，具有降低气道分泌物黏附、潴留的功能。支架的各个端口均为斜面设计，可以减轻支架对气道黏膜组织的损伤并减少肉芽组织的增生。

Dumon支架按照其形状、规格的不同可分为以下八类，见表2-2-8-2。

其中TD、TF、BD、BB均为直筒支架，但其各自的壁厚和钉突数量不同。对于Dumon支架而言，支架壁越薄，其柔软程度就越高，而钉突数量越少其对气道组织的刺激性就越小，但移位的风险就越高；Y、OKI（图2-2-8-13）支架均为Y形支架，不同的是其分支的夹角不同，Y形硅酮支架常用来治疗隆突附近的病变，而OKI支架则主要用于右肺上叶、右肺中间段和右肺主支气管的病变；ST、CB（图

表2-2-8-2　Dumon支架的分类

名称	类型	壁厚（mm）	钉突数量（排）	用途
TD	直筒支架	1.5	4	气管支架
TF	直筒支架	1.0	0	气管支架
BD	直筒支架	1.0	4	支气管支架
Y	Y形支架	1.0	3	覆盖全隆突
OKI	Y形支架	1.0	3	覆盖右肺上叶嵴
ST	沙漏形支架	1.5	4	气管支架
BB	直筒支架	0.5	2	气管支架，儿科常用
CB	特殊直筒支架	1.0	4	覆盖部分隆突

注：以上八类Dumon支架是目前应用最多的八类支架，但其中的OKI支架并未在中国上市

2-2-8-14）支架也可以看作是直筒支架，但这两类支架的应用范围同传统的直筒形支架相比又是不同的。ST支架形状为沙漏状，即两端1.5cm长度的支架直径大，中间2.0cm长度的支架直径小，该支架主要用于狭窄段长度小于2.0cm，并且狭窄段同两端气道管径差异较大的病变，也可以用于放置普通直筒形支架容易移位的病变，如气管上段靠近声门的良性气道狭窄等。CB支架也可以被看作为直

筒支架，不同的是CB支架主要用于左右主支气管内的病变，其近端的底座设计可以将支架卡在隆突处，防止支架滑向双肺主支气管远端。

Dumon支架各个类型的支架长度及直径大小均可以做匹配选择，同时因为硅酮支架材质的特殊性，几乎所有的硅酮支架我们均可以按照患者病情的需求进行个性化的改造，比如长度的增减、支架直径的增减、支架角度的增减等（图2-2-8-15）。

Dumon支架具有很多金属支架所不具备的优点，比如可以现场个性化定制，具有较低的肉芽组织增生情况、较少的气道分泌物潴留、较好的生物组织相容性，可以放置较长时间，支架取出的难度较低，以及具有较低的支架损坏断裂发生率等。但硅酮支架的

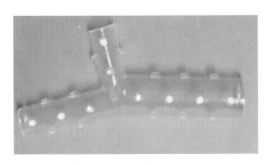

图2-2-8-13　硅酮OKI支架

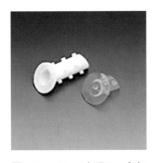

图2-2-8-14　硅酮CB支架

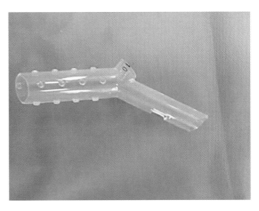

图2-2-8-15　经过裁剪的硅酮支架

缺点也是比较明显的，比如顺应性较差而无法适用于扭曲的气管，直筒形硅酮支架相较于直筒形金属支架移位的可能性较大，以及放置的难度较大等。

金属支架由于大多数都是可以被压缩的，因而其输送装置一般直径都较小也较柔软，即使如西格玛支架的输送器也是可以略微弯曲的。而Dumon支架因其材质的原因，几乎无法被压缩，因此它的输送装置是完全不同于金属支架的一套"折叠输送"系统。

Dumon支架的输送装置（图2-2-8-16A、B）是由加载杆、引导管、推送杆及折叠系统组成。Dumon支架在放置前首先要将支架折叠入折叠系统内，而后利用加载杆将支架推入引导管内，随后引导管借助硬质气管镜到达目前位置，最后利用推送杆将支架推送或释放至目标位置。由Dumon支架的放置过程我们看到，该支架的放置是不同于金属支架的，金属支架在放置时可以利用气管插管、喉罩、硬质气管镜甚至经鼻、经口均可，但Dumon支架的放置必须利用硬质气管镜才能完成，这也成为限制Dumon支架广泛应用的主要原因。另外，Dumon支架的放置过程同金属支架也是不同的，金属支架大多采用"释放"的方式进行放置，即将支架输送装置置于目前位置的远端然后由远及近的"释放"支架，而Dumon支架的放置过程往往采用"推送"的方式以及将支架输送装置放置于目标位置的近端然后利用推送杆将支架推送至目标位置。

2. Montgomery安全T形管（蒙哥马利安全T形管）　Montgomery安全T形管同样也是硅酮材质的气道支架，也是最早使用的硅酮材质的气道支架，但是它的形态同传统意义的气道支架却是不同的。安全T形管一般由气道内支和体外分支组织，气道内支位于气管内，体外分支自气管切开口探出体外。安全T形管的结构同Dumon支架具有一定的相似性，其各个端口同样是斜面设计的，主要目的是为了减轻支架对局部黏膜的刺激。其支架的内部是硅酮层，具有降低气道分泌物黏附、潴留的功能。与Dumon支架不同的是，

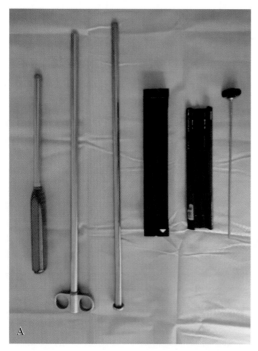
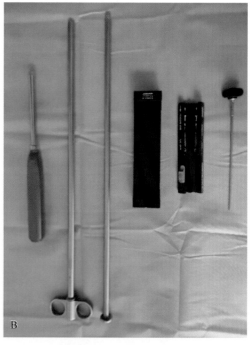

图2-2-8-16　硅酮支架推送器

A.红色硅胶支架推送器；B.绿色硅胶支架推送器

安全T形管的外部没有钉突结构。

安全T形管在临床中的应用没有Dumon支架那么广泛，但对于一些特定的疾病却具有无法替代的地位，如声门下或声门下高位气道狭窄，这一类狭窄可以是良性的气道狭窄，也可以是恶性的气道狭窄。安全T形管具有良好的组织相容性并富有弹性，对放置部位的气道黏膜刺激较小，且长时间的放置支架的支撑力、物理特性一般也不会发生改变，因此适合长时间的放置。而体外支的设计不仅可以帮助固定支架，防止支架移位，还可以用于清理患者支架及气道内分泌物。

安全T形管虽然具有很多的优点，但其并不适合于所有的气道狭窄患者。首先，我们在选择安全T形管的规格时，往往其直径要小于同位置放置的气道内支架，同时T形管的体外分支无法连接正压通气，因此需要长时间机械通气的患者并不适合置入安全T形管。其次，T形管置入术是在气管切开术基础上进行的，患者接受气管切开术后需要度过麻醉的苏醒期，若术后给予不当的护理同样会增加患者感染、窒息的可能。

安全T形管并不像其他的气道内支架，并没有特殊的输送装置。安全T形管的置入过程一般是在气管切开术后进行。手术者在放置安全T形管的过程中，患者的呼吸回路处于开放、不完整的状态，这对于麻醉医师来说维持患者的呼吸将带来一定的难度，因此放置安全T形管时应在硬质气管镜下完成，同时放置的过程应加快操作速度，并缩短操作时间。

三、放置气道内支架的适应证与禁忌证

（一）适应证

1.结构性气道狭窄　是指经内镜下处理后仍然狭窄70%以上，或因气道狭窄导致患者喘憋等主观症状严重者。结构性气道狭窄又分为恶性气道狭窄和良性气道狭窄。恶性气道狭窄包括原发于气道的肿瘤或继发于气道的肿瘤等导致的气道狭窄，良性气道狭窄包括创伤、炎症或手术后造成的瘢痕组织为

主的良性气道狭窄。另外，还包括其他部位的支架造成的外压性气道狭窄，如食管支架、主动脉支架造成的气道狭窄等。结构性气道狭窄按照造成狭窄的因素位置可分为管壁型、管内型和管外型。气道内支架的绝对适应证为结构性气道狭窄中的管外型。管壁型和管内型一般采用内镜下消融、冷冻、球囊扩张为主，只在必要时采用气道内支架治疗。

2.功能性气道狭窄　是指包括气道壁软化、复发性多软骨炎等在内的以气道壁塌陷为主的气道狭窄。这类气道狭窄往往表现为软化的气道壁在呼气相时动力性内陷，而导致气道内径缩小。患有该类疾病的患者并非全部需要放置气道内支架，只有重度狭窄或者患者活动受限、自觉症状明显的才考虑使用气道内支架。根据王洪武等报道的《气道内金属支架临床应用中国专家共识》一文中指出，功能性气道狭窄诊断分度标准见表2-2-8-3。

表2-2-8-3　功能性气道狭窄诊断分度标准

分级	标准
轻度	气道直径内陷≥1/3
中度	气道内径内陷≥1/2
重度	气道直径内陷≥4/5，接近闭合

注：功能性气道狭窄同样是气道内支架的绝对适应证

3.气道相关性瘘　是指一大类疾病，这一类疾病的主要表现为气道同本应分隔的器官、组织等相通，如气道-食管瘘、气道-胸膜瘘等。此类疾病的封堵往往不能仅仅依靠气道支架，还需要其他类型的器材联合才能达到良好的效果，如联合食管支架、放置房间隔/室间隔封堵器、应用血管介入弹簧圈等。但如果该类疾病同时伴有气道狭窄，那么放置气道内支架就应为首选。

对于介入结核病学的医师而言，我们面对的气道狭窄类型往往结构性狭窄、功能性狭窄均具有，如瘢痕狭窄型支气管结核属于结构性狭窄，管壁软化型支气管结核属于功能性气道狭窄，因此严格把握适应证才能为

患者的治疗争取更多的痊愈机会。

（二）禁忌证

1.通用禁忌证

（1）心肺功能的严重不全者。

（2）大气道狭窄合并多发小气道狭窄、阻塞。

（3）狭窄端远端肺不张。

（4）伴有严重的气胸、皮下气肿、纵隔气肿等。

（5）无法查明出血部位的咯血。

2.金属支架禁忌证

（1）良性气道狭窄，严禁放置不可回收的金属裸支架。

（2）结构性气道狭窄的管内型，严禁放置金属裸支架。

（3）良恶性气道狭窄累及声门及声门下高位气道狭窄。

（4）气道黏膜炎症状态如溃疡坏死型支气管结核、炎症浸润型支气管结核、肉芽肿型支气管结核等。

3.硅酮支架禁忌证　良性气道狭窄累及声门及声门下高位气道狭窄，支架选择类型、规则与病变不相符为相对禁忌证。

四、支架种类与规格的选择

支架种类及规格的选择应根据患者具体的致病病因，如气道狭窄的性质，狭窄的位置、长度、管径，瘘管的具体通向等具体选择，但无论基于何种方面的考量，术前仔细阅读患者的胸部CT检查及行术前电子气管镜检查都是非常有必要的。

（一）支架种类的选择

1.良性气道狭窄患者　应放置可回收支架，如金属覆膜支架、Dumon支架等。若使用金属覆膜支架需定期复查电子气管镜，一旦发现支架两端有严重的肉芽组织增生或瘢痕组织形成，应及时取出更换。Ultraflex覆膜支架因为部分覆膜，对于良性气道狭窄者应谨慎使用。Wallstent裸支架在良性气道狭窄中的使用应更加谨慎，建议仅作应急使用，应用后必须尽快取出，并更换为Dumon支架。

2.恶性气道狭窄患者　若预计患者生存期大于3个月应选择覆膜金属支架或Dumon支架等硅酮材质的支架；若预计生存期较短可使用Ultraflex支架或Wallstent裸支架。

3.功能性气道狭窄患者　若支架需要长久放置可选择Dumon支架、安全T形管或西格玛覆膜支架，但应注意定期复查气管镜以发现支架相关的并发症。同时因金属覆膜支架在气道内长时间放置后有发生损坏的可能，因此一旦发现应及时更换。若支架只需要临时放置，可选择Wallstent覆膜支架，在放置3～6个月后可取出。

4.气道相关性瘘患者　此类患者可以选择金属覆膜支架，如Wallstent覆膜支架、西格玛覆膜支架及Ultraflex支架，亦可选择Dumon支架。

（二）支架规格的选择

1.西格玛覆膜支架　对于直径小于正常气道内径5%～10%，或小于气道前后径的1～2mm时，长度应大于病变段的20～40mm或远近各保留1个"Z"字形结构。当治疗气管相关性瘘时，支架直径应等于正常段气管的矢状径，而长度可适量加长。

2.Ultraflex支架及Wallstent支架　对于直径大于正常气道内径10%～20%，或等于气管的前后径时，长度应大于病变段20mm左右。

3.Dumon支架　对于直径小于正常气道内径的10%左右时，长度应大于病变段10mm左右。

4.Montgomery安全T形管　对于直径小于正常气道内径的20%左右时，长度需要超出狭窄段两端至少各3mm，同时近端支应在声门下至少5mm。

五、支架放置方法

（一）术前准备

1.术前需详细阅读患者胸部CT或加强CT影片，除特殊情况外，术前均应行普通电子支气管镜检查，以明确气道狭窄情况，包括狭窄程度、狭窄段长度等。若患者为气道相关性瘘还需要利用气管镜、食管造影、引流管注射亚甲蓝等方法明确瘘口的类型及具体通向。

2.完善患者术前相关的检查，以排除手术禁忌证，如心肺功能不全等。

3.术前应同患者及其家属就相关事宜进行详尽地沟通，比如手术的必要性、手术方式、手术的风险、手术并发症等。气道支架技术中除了为解除危及生命的气道狭窄而行临时支架置入术外，其他均为国家卫生健康委员会明确规定的四级手术，其手术风险高、难度较大，因此术前必须同患者或其家属进行详尽地沟通，以取得其完全理解和配合后方可进行。

4.气道支架技术的手术麻醉方式可以选择静脉麻醉或全身麻醉；Wallstent覆膜支架、Ultraflex支架的置入可选择静脉麻醉，亦可选择全身麻醉下的气管插管、喉罩或硬质镜手术；西格玛支架的置入因其输送系统的质地较硬，静脉麻醉患者虽也可以耐受，但选择全身麻醉下的硬质镜手术却是更好的方式；Dumon支架或蒙哥马利安全T形管的置入应选择全身麻醉下硬质镜手术。

5.术前禁饮禁食的时间应根据不同的麻醉方式进行具体选择。

6.术前应准备急救设备及药品，同时准备气道支架置入常用的物品，如液状石蜡、导丝等、回收钩等。

7.患者的体位应根据不同的麻醉方式进行选择，但一般采取仰卧位，特殊情况时也可以采取侧卧位。值得注意的是，若患者为气道相关性瘘，术前应做好充分的引流，同时体位的选择也应具体而论，既需要达到效果，又要严防患者发生体液呛入气道而发生窒息。患者可活动的义齿、牙托等均需要在术前取下。

（二）不同类型支架的放置方法

1. Wallstent支架及Ultraflex支架　均为镍钛记忆合金支架，该两种支架虽然在编制方式、力学特性上具有一定的差别，但其输送装置类似，因此在放置时的方法基本相同。

支架放置的第一步为定位，这也是支架放置的最关键步骤。我们在放置这两种支架时首先应该明确支架的置入方式为"释放"，而非"推送"，这样做的原因是Wallstent支架及Ultraflex支架质地较软并具有一定的可压缩性，若自狭窄段近端"推送"可能会因为狭窄段管径过小或狭窄段质地较硬而发生支架的翻折进而导致患者窒息。同时，因为这两种支架的输送装置直径较小、质地较柔软，并需配合导丝使用，所以绝大多数情况下是都可以通过狭窄段或病变位置而到达其远端。定位的具体方法：利用电子气管镜到达病变的远端，并标注气管镜此时的位置，而后将气管镜同支架输送器比对，并在支架输送器上的相同位置做标记，此时支架输送器进入气道至标注位置后支架即可到达我们预定的位置。

当定位完成后，我们需要通过气管镜的工作通道置入导丝，而后利用导丝的引导作用将支架输送器送至气道并到达我们标定的位置。然后即可根据不同支架的出厂指导，进行支架的"释放"工作。需要提到的一点是，Ultraflex支架有两种释放的方式，两种方式支架的放置起点是不同的。其中一种是自远端到近端的释放，另一种是自近端到远端的释放，但无论是采用哪种方式，还是建议支架输送器应先到达病变的远端再完全释放支架。

Wallstent支架除了有直筒形外，还有L形及Y形支架，这两种支架的放置建议在全身麻醉硬质气管镜下进行。L形支架的放置方法同直筒形支架有一定的相似之处，都是在支架需要放置的最远端位置进行标注，而后再通过导丝置入输送器到达目标位置后进行支架的释放。Y形支架的放置略复杂，但原理基本相同，并且也需要导丝的引导。Y形支架一般来说其左侧分支长于右侧分支，特殊订制的支架也可以出现相反的情况，但无论哪种情形，我们在放置Y形支架时都应选择长度较大的分支或目标位置较难到达的分支置入引导导丝。有条件的单位可以使用外径较小的气管镜进行直视下的Y形支架放置，这样的情况往往只需要置入一根引导导丝即可。若没有符合要求的气管镜进行放置时的监视，则需要两个分支都放置引导导丝，并标记硬质镜近端至隆突或气道分叉的长度，待支架输送器到达标记位置后再松绑两侧分支并释放支架的主支气管部分。放置Y形支架并置入两根导丝时，要特别注意防止两根导丝在气道内纠缠。

Wallstent支架在放置完成后，若其位置不满意可以使用活检钳或支架回收钩牵拉支架两端的回收线，进行位置的调整。Ultraflex支架因其编制方式的原因，一旦在气道内释放完全后再调整支架的位置有一定的难度，但也可使用活检钳钳夹支架端口前后或左右两侧回收线进行调节，但调节的难度大、程度有限。

2.西格玛支架　即Gianturco Z形覆膜支架。西格玛支架的放置过程同以上两种支架相比具有较大的不同，同时难度也略大。我们在放置直筒形、L形西格玛支架时依然选择自病变的远端"释放"支架至病变的近端，不过因西格玛支架的质地较以上两种支架较硬，同时压缩程度有限，因此在特殊情况下也可以选择自病变的近端"推送"至病变的远端。

在放置西格玛支架时第一步也是最重要的一步仍是定位。我们使用电子气管镜对支架放置的远端或近端进行位置的标定，而后在西格玛支架输送装置中的输送鞘上相同位置进行标记。

第二步，同前两种支架一样，依然是通过气管镜的工作通道置入引导导丝，然后将西格玛支架输送器的输送鞘内芯（引导头）和输送鞘合在一起，并将引导导丝通过引导头远端的孔道穿入其内，再将引导头和输送鞘利用引导导丝一起进入气管并到达输送鞘标记的目标位置。这里需要注意的是，西格玛支架的输送装置均为质地较硬的塑料材质，其可弯曲性较差，因此在将其置入气道内时可以利用硬质气管镜，也可以经口直接进入，而气管插管及喉罩并不是首选的方式。

引导头及输送鞘到达标定的目标位置后，需要将其近端的白色固定栓打开并将引导头从输送鞘中抽出，这个过程中应由内镜护士将输送鞘位置充分固定，不可因为抽取引导头而导致输送鞘位置发生变化。引导头抽取成功后将支架内管、顶推管复合体一起插入输送鞘内并固定良好。若输送鞘标定位置在病变的近端，此时可以固定输送鞘并利用顶推管将支架"推送"入目标病变气道内，若输送鞘标定位置在病变的远端，此时除了需要固定好输送鞘外，还需要利用定位尺固定顶推管、输送鞘的相对位置，并在固定好顶推管的基础上，上拉输送鞘，将支架"释放"入目标病变气道内。

L形的西格玛支架，置入气道的方式同直筒形支架基本相同。

西格玛支架因为不能在气管镜或者硬质镜下直视放置，因此放置的难度，尤其是Y形支架的放置难度要大于Wallstent支架和Ultraflex支架。我们在放置Y形西格玛支架时，第一步同样也是定位，但此时的定位同直筒形支架的定位是不一样的。以覆盖隆突的Y形西格玛支架为例，我们需要定位的位置在支架较长的分支支气管处，定位的长度一般为隆突以远并略小于长支减短支的距离，例如左侧分支长4cm，右侧分支长2cm，那么我们需要定位在左主支气管内，距离在隆突以远略小于 $4-2cm$ 即2cm处。而后通过气管镜置入引导导丝并经引导头置入输送鞘至目标位置，固定好输送鞘的位置后置入支架内管、顶推管复合体，再用定位尺固定顶推管，并上拉输送鞘约5cm，然后将输送鞘、支架内管、顶推管三者整体向气道内轻轻推送并仔细体会手感，当三者有明显的阻挡感后，按照直筒形支架的放置方法将支架完全"释放"出来。

西格玛支架在放置完成后也需要进入气管镜观察其具体位置，若位置不尽满意可以利用活检钳钳夹远端回收线向远端拉动，也可以利用活检钳、回收钩或牵引线向近端拉动。待位置调整满意后将牵引线剪断并取出即可。

3. Dumon支架　Dumon支架的放置应在全身麻醉硬质镜下进行。

Dumon支架的顺应性较差同时支架的置

入较硬、难以被压缩，因此该支架的置入都是在将支架折叠后进行的。同时因支架材质、输送系统等原因，支架一般选择在病变近端"推送"入目标气道内。

对于所有直筒形的Dumon支架，在将支架折叠完成并推入引导管内后均需要放置在病变段气道的近端。具体方法为，利用电子气管镜观察病变段气道的位置，然后将硬质镜置于病变段支气管的上方，然后经硬质镜置入Dumon支架的引导管，然后利用推送杆将支架推入目标气道内。

对于Y形Dumon支架的置入方法，同西格玛支架有一定的相似性。需要将硬质镜置入分支较长的一侧气道内，然后经硬质镜送入支架引导管，再使用推送杆将支架推入目标支气管内略小于长支减短支的距离，如Y形Dumon支架左侧分支长4cm，右侧分支长2cm，在放置支架时应将硬质镜置入左主支气管开口，然后将Y形支架推入左侧小于4－2cm即2cm，然后固定支架推送杆，整体上拉硬质镜、Dumon支架引导管5cm左右，再将三者整体向远处推动直至有明显阻挡感，而后将支架完全"释放"出来即可。

Dumon支架放置完成后支架在气道内往往是折叠的状态，因此需要我们再利用球囊将支架完全扩张、释放才可以，另外如果Dumon支架在放置完成后位置不甚满意，只能利用硬质镜活检钳进行位置的调整，待调整至满意位置后方可利用球囊使支架"释放"完全。

需要我们注意的是，Dumon支架的放置过程中，支架在释放完全之前，患者的气道可能处于梗阻状态，因此需要我们加强同麻醉医师的配合并尽量缩短支架调整的时间。

4. Montgomery安全T形管　安全T形管的放置不需要特殊的工具，多数情况下需要的仅为一把合适尺寸的弯血管钳。我们在气管切开手术完成后，需要将安全T管裁剪到合适的长短尺寸，而后利用弯血管钳钳夹、折叠T管的远端支，并自气管切开口置入气管内，同时将体外支一起向下推送，以使T管的体外支和近端支全部进入气管内，然后

利用硬质气管镜活检钳从硬质镜内上拉近端支并配合将体外支上提即可完成T形管的放置。

六、气道内支架技术的并发症

气道内支架的并发症主要与支架的材质、顺应性等有关。按照发生时间来看主要有术中并发症和术后并发症。

（一）术中并发症

1. 窒息　可以发生在任何类型的气道内支架置入过程中，尤其是Dumon硅酮支架，但金属支架也可以因为支架置入不成功而反复调整支架位置等造成声门、气道黏膜水肿导致窒息。Dumon硅酮支架置入过程中除了声门、黏膜水肿造成窒息外还可能因为支架扩张释放不及时导致患者窒息。

总的来说，防止患者发生放置支架过程中的窒息最好的办法就是减少手术操作的时间，以及不必要的反复、多次的调整支架，尽可能使支架一次置入即成功。

2. 出血　也是支架放置过程中比较常见的术中并发症之一，尤其是对于恶性气道狭窄来说，而某些良性气道狭窄若处于炎症期、肉芽组织增生期同样会有出血的风险。防止支架置入过程中的出血，主要还是以术中用药、体位引流为主，另外对于恶性气道狭窄若术前评估时认为出血风险较大，可以在术前先期行病变部位的血管栓塞。

3. 气道壁的损伤、破裂　该术中并发症在支架置入过程中也有发生的可能，发生此并发症的原因可能与病变损伤深度较大、病变部位做过其他治疗（如其气管镜下消融、球囊扩张或放疗等）及支架直径过大等有关。笔者就曾经历过放射治疗后气管下段瘢痕组织形成放置Y形Dumon硅酮支架，导致气管-无名动脉瘘的病例。

（二）术后并发症

1. 支架移位　是气道内支架置入后最常见的术后并发症。支架移位发生的原因，可能与支架规格选择不准确，支架放置过程中位置有偏差有关。防止此并发症发生的方法主要为尽量准确的选择支架规格、放置过程

中尽量使支架两端受力均匀等。

2.分泌物潴留　气道内放置支架后基本都会引起不同程度的分泌物潴留，但不同支架的顺应性、力学特点不同，其所造成的气道分泌物潴留程度也是不同的。总的来说，放置1个月时Dumon支架与金属支架发生分泌物潴留的发生率基本相同，放置3个月时Dumon支架发生分泌物潴留的概率要小于金属支架。因此，对于放置了气道内支架的患者，规律、足量的气道湿化并促进咳嗽及定期复查电子气管镜是至关重要的。

3.气道黏膜炎性反应　气道黏膜炎性反应往往是因为气道内支架对局部黏膜刺激造成的，主要的表现为支架端口处的黏膜充血、水肿、黏膜糜烂甚至肉芽组织增生等。行气道金属支架置入的患者发生该并发症的可能性要大于Dumon硅酮支架。

4.支架疲劳　多见于长时间置入气道内的支架或恶性气道狭窄病情控制差时，主要的表现为支架结构的松散、破坏甚至支架解体等。此并发症一旦出现即说明支架使用寿命已到，需要及时取出并更换支架，若支架难以取出则需要套放新支架。

5.支架相关性感染　是气道内支架置入后的常见并发症，在一定程度上可能会影响治疗的结局，尤其是对良性气道狭窄的患者。目前国内对于支架相关性感染的研究并不多见，北京应急总医院王洪武团队，曾对其中心的103例置入气管支架的患者进行统计研究，发现支架相关性感染的发生率为27.2%，该病的发生率同置入支架的类型以及相关的疾病关系不大，主要的病原体为金黄色葡萄球菌、铜绿假单胞菌和白念珠菌。因此置入气道内支架后定期复查气管镜，在发现局部气道感染症状后及时的寻找病原体并应用有效的抗生素是应对的关键。

6.支架再狭窄　对于恶性气道狭窄而言，气道内支架技术大多是为了提高患者生活质量、为后续治疗赢得时间及解除危及生命的危象，若后续的治疗效果差，随着疾病的进展支架很有可能会出现再次狭窄。此并发症出现后需要取出现有支架并更换更大内径的同种支架或更换对抗压力更好的支架。

七、气道内支架的取出

气道内支架作为体内的置入物，虽然在拯救气道狭窄及气道相关性瘘患者生命方面起到了很重要的作用，但它仍然是体内的异物，因此当发生支架疲劳、支架相关的肉芽组织增生严重，甚至是阻塞气道、严重的支架相关性感染及气道狭窄解除后应当及时取出。

不同类型的支架取出的方法也不同，但总的来说，覆膜支架取出的难度要小于裸支架，尤其是对于放置时间长于1个月者。

Wallstent覆膜支架、西格玛覆膜支架在取出时只需要使用活检钳或者回收钩牵拉支架近端的回收线，将支架拉出气道即可。Dumon支架取出时需要利用硬质镜活检钳，首先使用活检钳钳夹支架近端，然后在旋转支架的同时将支架拉进硬质镜内，并将支架取出即可。对于安全T形管的取出方式也是比较简单的，只需牵拉T形管的体外支用力将支架拉出即可。

Wallstent裸支架、Ultraflex支架因其均具有裸支架部分，因此在放置于气道内超过1个月即可出现肉芽组织增生，甚至是出现瘢痕组织生长而导致常规方法难以取出的情况（图2-2-8-17）。因此，在取出这两类支架时往往需要呼吸介入的多种方法联合使用，如APC、激光、硬质镜铲切、二氧化碳冷冻切、球囊扩张等，所以裸支架的取出可以认为是呼吸内镜手术中难度最大的，而且手术难度也会随着置入支架的时间延长而增大。因此，建议没有熟练掌握呼吸内镜各类手术技术及缺乏丰富的手术应急能力的医师应谨慎开展此类手术。

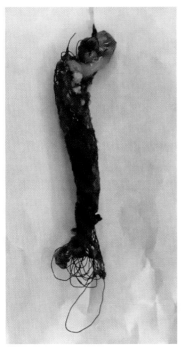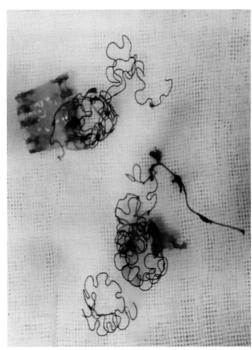

图 2-2-8-17　**取出的支架**

八、总结

气道内支架技术是介入肺脏病学中很重要的组成部分之一，它使得我们可以利用支架这一利器解决很多其他技术无法解决的问题，如气道狭窄、气道相关性瘘等，该技术也使得我们可以挽救大量因气道狭窄而危及生命的患者。但气道内支架对于人体而言始终都是异物，并没有人是最适合放支架的，也没有哪一种支架是最适合患者使用的，因此我们只能通过术前详细的评估选择相对合适的支架，同时支架置入后应规律、定期地复查胸部CT或电子支气管镜，以尽早发现手术并发症，并及时解决。当支架在患者体内完成工作使命或已经发生疲劳、严重的肉芽组织增生等情况时，应该及时的取出支架或更换新的支架。

对于介入结核病学而言，支架是应对瘢痕狭窄型支气管结核、软化塌陷型支气管结核的有效手段。我们在日常工作中应当尽力避免置入不合适、不恰当的支架，比如良性气道狭窄长时间的置入金属裸支架，气道黏膜处于炎性反应期而置入支架等，同时对于支架规格、尺寸的选择也应该因不同病情而异，努力做到为患者争取良好的治疗效果和预后。

（王晓冬）

参 考 文 献

[1] 王洪武，金发光，柯明耀. 支气管镜介入治疗. 北京：人民卫生出版社，2012：85-107.

[2] 王洪武. 电子支气管镜的临床应用. 2版. 北京：中国医药科技出版社，2020：241-263.

[3] 中国抗癌协会肿瘤光动力治疗专业委员会. 继发性消化道-呼吸道瘘介入诊治专家共识（第2版）. 临床内科杂志，2021，38（8）：573-576.

[4] 王辉，陈伟庄，葛挺，等. 硅酮支架在良性气道狭窄中的临床应用. 中国内镜杂志，2020，26（7）：63-67.

[5] 中华医学会呼吸病学分会. 良性中心气道狭窄经支气管镜介入诊治专家共识. 中华结核和呼吸杂志，2017，40（6）：408-418.

[6] 王洪武，金发光，张楠，等. 气道内金属

支架临床应用中国专家共识. 中华肺部疾病杂志，2021，14（1）：5-10.

[7] 王晓冬，彭镜园，王晓平，等. 气管镜介入并放置Dumon支架治疗肺癌袖状切除术后吻合口狭窄1例并文献复习. 山东医药，2014，55（12）：95-97.

第九节　气道瘘封堵术

一、概述

气道瘘是指由于各种原因引起气道壁完整性破坏，使气道瘘口形成，从而造成气道与邻近脏器形成异常交通的一类疾病的总称。常见的气道瘘主要包括气管-支气管食管瘘、气管-支气管胸腔胃瘘、气管-支气管纵隔瘘和支气管胸膜瘘。其产生的病因主要有食管癌、胸部放射性治疗、肺部感染、食管手术、气管支气管或肺部手术、气管切开、外伤等。本节主要讨论的是气道瘘封堵技术，该技术主要是指利用各种呼吸内镜技术促使气道瘘口封闭，阻断气道与其他脏器的异常交通。主要的技术有两大类：一类是使用各种技术促进瘘口愈合；另一类是使用各种器械阻塞瘘口。

二、适应证

无法或不耐受外科手术治疗，或非手术治疗失败的以下疾病。

1. 气管-支气管食管瘘。
2. 气管-支气管胸腔胃瘘。
3. 气管-支气管纵隔瘘。
4. 支气管胸膜瘘。

三、禁忌证

1. 全身情况差，不能耐受操作者。
2. 存在不能纠正的支气管镜检查禁忌者。

四、术前准备

（一）患者准备

1. 术前有近期的胸部CT检查，建议是行HRCT或三维重建，以便判断瘘口部位和大小、瘘管长度和直径及瘘管与相邻脏器的关系。

2. 若CT检查无法清楚判断病灶情况时，可于气道消化道瘘术前行消化道造影，以了解瘘口的部位和瘘管情况。支气管胸膜瘘患者可以在支气管镜下使用球囊封堵探查、支气管镜联合内科胸腔镜双镜探查，或使用亚甲蓝注射液以协助诊断，这也是气道消化道瘘常用的诊断工具。

3. 按照支气管镜操作进行常规术前检查，以便排除禁忌证。

4. 对于气道消化道瘘患者术前建议给予放置胃管或空肠管；而气道纵隔瘘患者术前根据情况决定是否给予经皮的纵隔引流管；支气管胸膜瘘患者术前可常规给予胸腔闭式引流。

（二）设备准备

1. 准备内镜系统　支气管镜是必备的设备，根据需要可以准备内科胸腔镜、胃镜等内镜系统。其中支气管镜除了工作钳道2.8mm以上的治疗镜外，还建议准备超细支气管镜。

2. 准备注射液　亚甲蓝注射液（2ml，20mg）1支加入生理盐水或灭菌注射用水50～100ml中，并连接造影管备用。

3. 准备球囊和导丝　建议使用三腔或双腔取石球囊，此类球囊尺寸短小且压力小，适用于各级支气管的封堵测试。

4. 封堵材料　根据不同疾病、不同瘘口类型准备不同的封堵材料。常见的封堵材料根据治疗原理不同可分为以下两类。

（1）促进瘘口愈合的方法：包括机械磨损、热烧灼、重组牛碱性成纤维细胞生长因子、自体血、化学试剂（硝酸银及石炭酸等）、干细胞等。主要的原理是刺激局部黏膜，使局部肉芽组织增生，达到封闭瘘口的目的。此类方法通常起效缓慢，一旦成功则可使气道瘘痊愈，且后续并发症少，但仅适用于较小的瘘口。

（2）阻塞瘘口的方法

1）封堵剂：常用的封堵剂主要是各种医用生物胶及化学胶，可以与医用明胶海绵等联合应用，具有快速封闭瘘口及促进瘘口闭合的优点，通常被用于一些瘘口较小的病例，但因生物胶吸引时间较短而化学胶与组织相容性较差等特点，其临床疗效有限。

2）弹簧圈：是一种血管介入栓塞时常用的材料，主要依靠弹簧圈在拟栓塞的腔隙里盘旋、填充，堵塞血管。因此弹簧圈适合瘘口较小且瘘口较长的气道瘘，并且在封堵时由于弹簧圈很难将瘘口完全填塞（图2-2-9-1），建议与各种医用胶联合使用。此法在部分病例中取得了良好效果，但长期疗效仍需要更多的研究来证实。

3）硅胶塞：是一种由硅胶制成的医用塞（图2-2-9-2），因其适形困难、放置难度较大、容易脱落、成功率低等缺点，目前在临床中已很少应用。

4）单向活瓣：通常用于内科肺减容的单向活瓣（图2-2-9-3），可用于治疗较小的周围型气道瘘。但此项技术目前费用较高，且有一定移位的风险。

5）封堵支架：是最常用的气道瘘封堵材

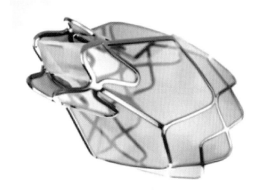

图2-2-9-3　EBV单向活瓣

料（图2-2-9-4），对于气道消化道瘘、气道纵隔瘘、中央型的支气管胸膜瘘均可适用，主要可以选择的是金属覆膜支架和硅酮支架。对于气道消化道瘘的封堵，不仅可以使用气道支架进行封堵，还可使用消化道支架或气道消化道双支架联合应用。中心性气道管壁侧面上的瘘口选择气道覆膜支架时建议膜覆盖部分分别要超过瘘口上下缘10～20mm，支架直径比此处气道内径大10%左右；气道远端的瘘口则建议采用特制的子弹头支架进行封堵。对于周围型的瘘口，支架封堵可能会损失较多的正常肺功能，一般不作为优选。

6）室间隔缺损（ventricular septal defect，VSD）封堵器：是一种用于心房室间隔缺损介入治疗的伞形封堵材料（图2-2-9-5），目前已有越来越多的研究证明它能安全有效地封堵气道瘘，特别是支气管胸膜瘘。除了中央

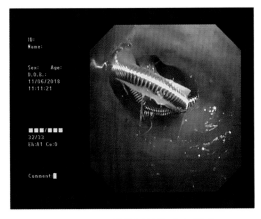

图2-2-9-1　弹簧圈封堵支气管瘘

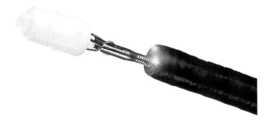

图2-2-9-2　医用硅胶塞

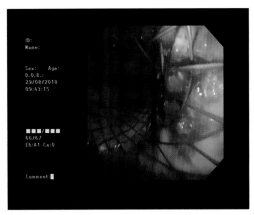

图2-2-9-4　支架封堵瘘

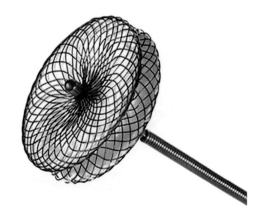

图2-2-9-5 HeartR™对称型膜部室间隔缺损（VSD）封堵器

型小瘘口以外，其他支气管胸膜瘘均可使用VSD封堵器进行治疗（图2-2-9-6）。对于中央型的支气管胸膜瘘，VSD封堵器的建议规格是封堵器腰部直径＝瘘口直径＋（2～4）mm；对于周围型的支气管胸膜瘘，VSD封堵器的建议规格是封堵器盘部直径＝拟封堵支气管直径＋（2～4）mm。

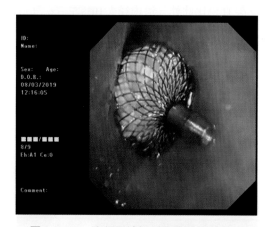

图2-2-9-6 室间隔缺损封堵器封堵气道瘘

五、标准操作流程

1.麻醉 该操作建议在镇静镇痛或全身麻醉下进行，部分患者也可在局部麻醉下完成。

2.确认气道瘘 结合患者术前CT、造影或支气管镜检查结果，再次行支气管镜检查确认气道瘘情况。

3.实施封堵 根据气道瘘情况选择合适的封堵材料，详细的封堵材料使用方法详见各章节及器械说明书。

4.观察封堵效果 术中实施封堵后即可初步观察封堵效果，气道消化道瘘病例可在消化道内注入亚甲蓝注射液，并于气道内观察是否有蓝染液体流入，最佳效果应是透过支架能观察到支架外瘘口处潴留有蓝染液体，而并不会流入支架未覆盖的气道区域；支气管胸膜瘘则是观察封堵后胸腔闭式引流所连接的引流瓶是否还有气泡溢出，理想的效果是立即或观察几分钟后，待完全没有气泡溢出并伴有引流管水柱波动即可。

5.观察疗效 除了观察术中及术后的封堵效果，还应更长时间地观察术后短期和长期的疗效，并结合国内相关专家共识，归纳气道瘘的疗效判定标准如下。①完全缓解：瘘口愈合，临床症状完全消失持续1个月；②临床完全缓解：瘘口未愈合，但被封堵，临床症状完全消失持续1个月；③部分缓解：瘘口未愈合，但被封堵，临床症状部分缓解；④无效：瘘口未愈合，未被封堵，临床症状无缓解。

6.拔除引流管 若观察到封堵效果良好，且气道消化道瘘在尝试进食后仍无明显症状时，可以考虑拔除胃空肠管；而支气管胸膜瘘患者则需要充分引流胸膜腔内分泌物，待控制感染后再拔除胸腔引流管。

六、并发症的观察与处理

1.瘘口扩大 机械损伤、热烧灼、化学试剂、硅胶塞、支架、VSD封堵器等均有可能使瘘口进一步扩大。其中机械损伤、热烧灼、化学试剂是使黏膜得到适度刺激，若治疗范围过广或过深则可能引起黏膜坏死、瘘口扩大，因此需注意治疗范围，并进行分多次治疗；而尺寸过大的硅胶塞、支架、VSD封堵器是有可能造成瘘口的撕裂，从而引起瘘口扩大，因此需结合CT及气管镜的检查情况再选择合适的封堵物。

2.封堵物移位 各种封堵胶因其组织相容性较差、弹簧圈、硅胶塞、单向活瓣、支架、VSD封堵器尺寸偏小均可能发生移位，移位除了会使封堵效果下降甚至失效，还可能造成其他部位的异位封堵，引起正常支气管的阻塞，甚至是窒息。因此，封堵物的大小、形状、固定方式的设计就显得尤为重要了。

3.肉芽增生　瘘口附近的肉芽增生是气道瘘治疗效果良好的表现，但若支架上下缘长期与气道壁摩擦引起的非治疗部位的肉芽增生造成气道狭窄则是比较棘手的并发症，而钳夹、冷冻治疗可以在一定时间内控制肉芽组织的增生，但后期可能需要更换不同长短的支架，以减少对同一部位的长时间刺激。

4.痰液潴留　封堵物的置入或多或少会影响气道分泌物的引流，特别是长尺寸的支架，因此在支架置入后建议加强气道湿化以帮助痰液的排出。

5.封堵物损坏　长期放置的封堵物容易出现破损，比如支架金属丝疲劳断裂、支架覆膜破损、单向活瓣破损等，需要定期观察，必要时进行更换。

七、典型病例分析

典型病例分析详见第三篇第六章及第四篇第三章第一节的相关内容。

（李一诗）

参　考　文　献

［1］中国抗癌协会肿瘤光动力治疗专业委员会.继发性消化道-呼吸道瘘介入诊治专家共识（第2版）.临床内科杂志，2021，38（8）：573-576.

［2］郭述良，江瑾玥，李一诗，等.采用支气管动脉栓塞弹簧圈封堵微小支气管胸膜瘘一例.中华结核和呼吸杂志，2019，42（2）：3.

［3］BOUDAYA M S，SMADHI H，ZRIBI H，et al. Conservative management of postoperative bronchopleural fistulas. J Thorac Cardiovasc Surg，2013，146（3）：575-579.

［4］GUO S，BAI Y，LI Y，et al. A Large Central Bronchopleural Fistula Closed by Bronchoscopic Administration of Recombinant Bovine Basic Fibroblast Growth Factor：A Case Report. Respiration，2021：1-5.

［5］PETRELLA F，SPAGGIARI L，ACOCELLA F，et al. Airway fistula closure after stem-cell infusion. N Engl J Med，2015，372（1）：96-97.

［6］BATTISTONI P，CATERINO U，BATZELLA S，et al. The Use of Polyvinyl Alcohol Sponge and Cyanoacrylate Glue in the Treatment of Large and Chronic Bronchopleural Fistulae following Lung Cancer Resection. Respiration，2017，94（1）：58-61.

［7］DUTAU H，BREEN D P，GOMEZ C，et al. The integrated place of tracheobronchial stents in the multidisciplinary management of large post-pneumonectomy fistulas：our experience using a novel customised conical self-expandable metallic stent. Eur J Cardiothorac Surg，2011，39（2）：185-189.

［8］TRAVALINE J M，MCKENNA R J J r，DE GIACOMO T，et al. Endobronchial Valve for Persistent Air Leak Group. Treatment of persistent pulmonary air leaks using endobronchial valves. Chest，2009，136（2）：355-360.

［9］BAI Y，LI Y，CHI J，et al. Endobronchial closure of the bronchopleural fistula with the ventricular septal defect occluder：a case series. BMC Pulm Med，2021，21（1）：313.

第十节　硬质支气管镜技术

一、概述

硬质支气管镜（rigid bronchoscopy，RB）技术源于100多年前的一位德国耳鼻喉科医师Gustov Killian，他首次应用硬质支气管喉镜取出下呼吸道异物发展而来。20世纪60年代，美国医师Chevalier Jackson对硬质支气管镜进行改进并制订出相对规范化的操作程序。特别是近几十年来，随着呼吸介入治疗技术的日益发展，越来越多的复杂气道的镜下治疗需要RB技术的支持，其优势逐渐显现。RB操作过程中的麻醉与通气方法的日益成熟，使得气管镜在介入诊疗过程中更加灵活和安全。

目前所使用的硬质支气管镜主要由三部分组成：镜鞘、配件和光导系统，其中有成人及儿童硬质支气管镜。成人硬质镜可分几个规格，直径8.5～12mm，长度33～43cm，管壁厚2～3mm。其插入端是一个斜面，便于通过声门和气道。对于需要插入左、右主支气管进行治疗的，我们可以选择较长的、远端带多个卵圆形侧孔的RB，其目的是使得对侧气道保持通气。硬质镜的操作端由操作孔道（软镜、活检钳等进入）和几个侧孔孔构成（其连接高频喷气机、吸引管道等）（图2-2-10-1）。

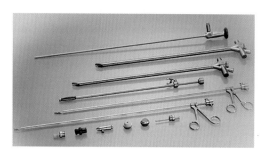

图2-2-10-1　硬质支气管镜及其组件

与硬质支气管镜配合使用的为观察目镜，接光源后可引导硬质支气管镜的插入和相关检查和操作。与RB相配套的还有硬质活检钳、光学活检钳、异物钳等。

现代硬质支气管镜的光导系统是通过管壁引导并反射的远端照明，为操作者提供了较清晰的观察视野，可以直接通过管腔观察咽喉乃至气道，以便于插管、吸引和处理异物。观察目镜使光源的利用和视野的清晰度大大提高，同时目镜也可连接到电视系统便于集体观察和录像。

二、适应证

（一）诊断方面

1.便于明确大气道管腔及深层组织的病变。

2.儿童支气管镜的检查。

（二）治疗方面

1.气道内较大异物的取出。

2.气道狭窄的扩大。

3.大咯血的治疗。

4.气道内恶性肿瘤的热消融治疗（如微波、激光等）

5.气道内良、恶性病变的冷冻治疗。

6.气道内支架置入术。

7.气管－食管瘘的封堵治疗。

三、禁忌证

1.血流动力学不稳定的患者。

2.严重的心律失常经积极治疗后无好转者。

3.顽固性的低氧血症。

4.颈椎关节活动过度或受限、脊椎关节强直造成脊椎活动受限者。

5.颌骨和面部创伤或口腔疾病造成张口困难者。

6.喉部疾病造成RB通过困难者，可先行气管切开术，再经气管套管进行RB检查。

四、术前准备

RB的操作需在全凭静脉麻醉下进行，并在麻醉科医师的配合下完成，术前需要麻醉科医师进行麻醉评估。操作前，患者需采取仰卧位，肩背部用硬枕垫高，使头颈部充分后仰，以利于硬质镜顺利地插入。

患者于麻醉前先给予面罩吸氧，预氧合5～10min。术前10min静脉滴注阿托品0.5mg或东莨菪碱0.3g，以抑制气道内过多的分泌物影响检查。术中需监测患者生命体征（如血氧饱和度、心电图、血压等）。在诱导前麻醉前5min应给予咪达唑仑2mg静脉注射，再给予芬太尼1～2μg/kg静脉注射，1%丙泊酚（1～2mg/kg）。然后给予肌松药阿曲库铵0.5mg/kg，待肌颤消失、下颌肌肉松弛后即可插入硬质镜。维持药物浓度为1%丙泊酚1～2mg/(kg·h)，瑞芬太尼0.1～0.2μg/(kg·min)。

五、标准操作流程

硬质镜的插入技术硬质镜的插入有3种不同方式，一般需医师通过视频监视器的观察来插入硬质镜。

（一）直接插入法

硬质镜鞘管先涂抹舒泰或液状石蜡润滑，将连接电视一端的观察目镜插入硬质镜鞘管内，前端位于硬质镜斜面后部，以不露出镜鞘末端为主。操作者右手持镜的近端，助手一旁使患者头部充分后仰，在上牙齿上垫一纱布以保护牙齿，有义齿的需要拿掉。镜鞘末端的斜面朝下垂直插入口腔，见到腭垂后右手下压硬质镜的近端，用镜鞘远端将舌根部缓慢抬高，显露会厌，即可见声门开口，将镜鞘缓慢旋转（以不损伤声带位置为最佳角度）通过声门。进入气管后，用右手指以旋转推进的方式将气管镜推进到更深的气道。进入到合适位置后，先接上麻醉机或高频通气机进行机械通气，以保持患者血氧饱和度在100%。然后进一步观察左、右总支气管，如需要进入右总支气管，则将患者的头部向左转，将硬质镜的镜鞘缓慢旋转推进通过隆突，一般情况下将镜远端推进到右中间段支气管即可；如进入左总支气管，则患者的头部向右转，多数情况下可观察到上下叶支气管。完成操作后，硬质镜的退出也可在直视下缓慢后退旋转中进行。多数患者在停止静脉应用麻醉药20min内苏醒。术后患者需在麻醉复苏室内进行观察，待患者完全苏醒后方可推回病房，并与病房值班医师进行交接。

（二）直接喉镜协助插入法

操作者左手持喉镜，显露会厌，然后用喉镜的压板抬高舌根并轻微带起会厌；同时右手操作硬质镜，使镜体末端斜面的尖部在会厌下部通过会厌。此时，操作者转动硬质镜观察并将镜体插入声门深处，同时移出喉镜，再将镜体旋转并缓慢推过声门；进入气管后的操作同直接插入法过程。

（三）软镜引导插入法

此法又称"王氏插入法"（由北京应急总医院王洪武教授首创），其优点是简便、快捷、易上手。将镜鞘直接套在软镜上，直接在软镜的直视下操作，不需用硬质镜的目镜。具体操作过程：右手握紧镜鞘操作部，用右手虎口托住软镜，软镜的插入部略短于硬质镜的插入部，以便于观察硬质镜进入气道的情况，其他顺序同直接插入法。硬质镜的末端可直接连接麻醉机，保证在硬质镜插入的过程中不中断供氧。此方法适用于软、硬质镜结合应用的患者，省去了使用硬镜目镜时来回转接视频监视器等诸多麻烦。待镜鞘插入到气管后，可直接用软镜进行镜下操作。

六、术中及术后注意事项

在临近手术结束时，要及时减少或停用麻醉用药。全身麻醉后的恢复是整个手术过程中至关重要的一个方面。在恢复期间最常出现的并发症包括缺氧、阵发性咳嗽、支气管痉挛和心律失常。为了更好地避免一些并发症的发生，我们通常在拔出硬质镜前，通过硬质镜局部给予1%的利多卡因，并于拔管后给予利多卡因雾化治疗，以减轻阵发性咳嗽，或使用激素雾化来减轻在插管过程中压迫引起的局部水肿。

七、并发症的观察与处理

1. 低氧血症。可发生于硬质镜插管前、内镜诊疗操作过程中及拔管后。插管前应做好充分准备（生命体征的监测），诱导麻醉后应及时插入硬质镜，方可防止低氧血症的发生。若在操作过程中出现低氧血症，应及时佩戴面罩，手捏球囊增压供氧，待SaO_2升至100%后再进行操作。

拔管后发生的低氧血症多与患者自主呼吸没有完全恢复有关。拔管前应根据患者的病情及操作时间，及时停用麻醉药及肌松药。必要时使用氟马西尼2～3mg解救全身麻醉药，新斯的明1mg加阿托品1mg抵抗肌松药。拔管指征为患者能被唤醒，停用机械通气后SaO_2维持在100%。如果拔管后患者仍有低氧血症，可放入鼻咽通气道以防止舌根后坠。若出现严重的低氧血症时，则可重新插入气管插管行机械通气，并送至ICU观察恢复。

2.心律失常。操作期间因低氧血症所致的心律失常和心肌缺血，是最危险的并发症。术中应保证氧供充分，尽量避免引起管腔阻塞的操作，以免引起严重缺氧，从而继发严重的心律失常。一般低氧血症纠正后，患者心律失常会很快好转，必要时可应用抗心律失常药，并请心内科会诊。

3.口腔黏膜的损伤及口唇的压伤、牙齿的脱落、喉及声带的擦伤也偶有发生，我们在操作时应以人为本，细心操作，避免一些不必要的损伤。

4.术中还可能发生喉痉挛、支气管痉挛，以及术后发生喉水肿等，这就要求我们在操作过程中尽量避免损伤气道。

5.气道损伤。在一些复杂气道病变插入过程中，如食管癌、食管-气管瘘、气道肿瘤等，若在操作过程中稍有不慎，就会损伤气道壁，引起出血。严重者还会造成支气管壁的破裂穿孔，从而引起气胸、气管瘘及纵隔气肿等并发症。

（叶　伟）

参　考　文　献

［1］王洪武，金发光，柯明耀.支气管镜介入治疗.北京：人民卫生出版社，2017：167-173.

［2］王洪武.硬质气管镜的临床应用.中国组织工程研究与临床康复，2008，12（35）：6801-6805.

［3］李运，王俊，赵辉，等.电视硬质气管镜治疗原发性气管支气管肿瘤.中国微创外科杂志，2010，10（4）：347-350.

［4］程庆好，李蕾，贾东林.气管镜治疗气道内肿物并发症的麻醉管理.中国微创外科杂志，2009，9（10）：954-955.

［5］SCHUMANM C，HETZEL M，BABIAK A J，et al. Endobronchial tumor debulking with a flexible cryoprobe for immediatetreatment of malignant stenosis. J Thorac Cardiovasc Surg，2010，139（4）：997-1000.

［6］ERNST A，MAJID A，FELLER-KOPMAN D，et al. Airway stabilization with silicone stents for treating adult tracheobronchomalacia: a prospective observational study. Chest，2007，132（2）：609-616.

［7］MORICE R C，ECE T，ECE F，et al. Endobronchial argon plasma coagulation for treatment of hemoptysis and neoplastic airway obstruction. Chest，2001，119：781-787.

第十一节　内科胸腔镜治疗术

内科胸腔镜可用于诊断不明原因的胸腔积液及胸膜疾病，也可对胸膜良恶性疾病进行治疗，以下将分述内镜胸腔镜下应用的治疗技术。

一、胸膜固定术

胸膜固定术是使脏层胸膜与壁层胸膜产生纤维素消除胸膜腔，主要通过注射硬化剂实现。临床可应用的硬化剂包括如下。

1.滑石粉　是目前最有效的硬化剂，滑石粉微粒与滑石粉匀浆疗效等同，使用剂量为2～6g。然而，我国目前尚无内用滑石粉，只有外用级别产品。

2.化学治疗药物　如铂类、博来霉素、氟尿嘧啶、多柔比星等。

3.生物免疫治疗药物　如干扰素、白细胞介素-2、肿瘤坏死因子、重组人血管内皮抑制素、淋巴因子激活的杀伤细胞、肿瘤浸润淋巴细胞、生物反应调节剂等。

4.中药　如复方苦参注射液、鸦胆子油乳注射剂。

5.碘伏　主要用于顽固性气胸、恶性胸腔积液等疾病。

二、粘连带松解术

粘连带松解术是将脏层胸膜与壁层胸膜产生纤维素消除，以减少纤维条索对胸腔体积及呼吸运动的影响，主要通过钳夹清理术（图2-2-11-1）、冻取术（图2-2-11-2）等方式达到治疗目的。该技术在结核包裹性胸腔积液患者中应用较为广泛，但对复杂性肺炎旁积液和脓液的治疗目前仍有争议。

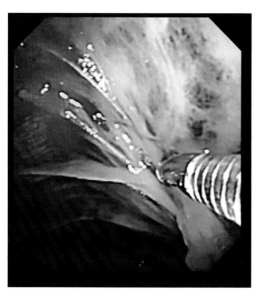

图 2-2-11-1　钳夹清理术

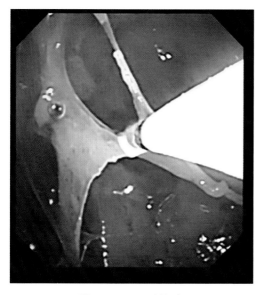

图 2-2-11-2　冻取术

三、激光消融术

激光对接触的组织产生温度、光动力及电磁效应，从而达到临床治疗效果。早在1995年，Wakabayashi回顾性分析了胸腔镜下激光成形术治疗弥漫性大疱性肺气肿的疗效，发现87%的患者具有主观改善效果。Sharpe发现对未形成支气管胸膜瘘的难治性气胸，使用激光消融大疱也能达到一定治疗效果。

有相关报道胸腔镜下应用激光切除肺结节，然而尚缺乏激光对胸膜肿瘤应用的报道。

四、冷冻治疗术

冷冻治疗术包括冻融术及冻取术。冻融术主要是使细胞形成冰晶而被破坏，而冻取术是通过冷冻将组织拖拽并达到分离的目的。我国学者已将相关技术应用于结核患者的治疗中。

五、光动力治疗术

光动力治疗是一种药械联合技术，它是通过病灶局部的选择性光敏化作用来破坏肿瘤和其他病理性增生组织。目前该技术已在胸膜间皮瘤及伴有胸膜扩散的肿瘤治疗中得到了应用。

六、放射性粒子植入术

我国曾有学者采用胸腔镜下肿瘤内粒子植入治疗晚期肺癌患者，并观察患者术后生存率及症状缓解情况。结果显示术后6个月、12个月、18个月的生存率分别为97.4%（38/39）、89.7%（35/39）和56.4%（22/39）。

七、异物清除术

目前已有2例患者使用内科胸腔镜清除胸膜腔内针头的报道。

八、交感神经切除术

目前内科胸腔镜已用于手汗症患者交感神经切除术的治疗中。

（叶涛生　曾　旋）

参 考 文 献

[1] WAN YY, ZHAI CC, LIN XS, et al. Safety and complications of medical thoracoscopy in the management of pleual diseases. BMC Pulm Med, 2019, 19(1):125

[2] DIPPER A, JONES HE, BHATNAGAR R, et al. Interventions for the manegement of malignant pleural effusions:a network ine-

ta-analysis . Cochrane Database Syst Rev, 2020, 4(4):CD010529

[3] RANGANATHA R, TOUSHEED SZ, MU-RALIMOHAN BV, et al. Role of medical thoracoscopy in the treatment of complicated parapheumonic effusions. Lung India, 202138(2):149-153

[4] ZHANG Q, WANG X, HU Y, et al. Cryotheropy in semirigid thoracoscopy for debridement of multilocuted empyema. Respiration, 2020, 99(9):784-788

第十二节　肺血管介入治疗术

一、支气管动脉栓塞术

（一）概述

肺部存在双重血供，分别来源于肺动脉及支气管动脉。前者系肺循环，血管床丰富，全身血管床丰富，血流量大，全身血液约97%流经肺动脉进行气体交换，但压力较低，仅为主动脉压力的1/6左右，因而肺动脉大出血的机会较少。支气管动脉则来自体循环，供应呼吸性小支气管以上呼吸道的组织进行新陈代谢，血流量较少，但压力较高，破裂后出血量大。有资料指出90%以上的咯血都来源于支气管动脉及其他源于肋间动脉、胸廓动脉等体循环分支出血。病理影像学对照及病理解剖表明，肺结核病变和支气管扩张时的大咯血主要来自于支气管动脉，虽然肺动脉和其他动脉供血也参与部分病灶的血供，但支气管动脉的供血比例最大。支气管动脉是肺部结构的营养血管，在分布、走行上是规则整齐的。但当肺结核病变和支气管扩张时，其病变部位的支气管动脉则表现为增粗、迂曲、异常吻合及大量毛细血管增生等。

血管栓塞技术最初用于颅内血管疾病的栓塞，是将某种固体或液体物质通过导管选择性地注入某一血管并使其栓塞，达到预定治疗目的的一种技术。自Seldinger技术的出现使经皮穿刺动脉插管成为简单易行的办法以来，20世纪50年代后期和60年代初，Willians

等报道了在对肺部疾病进行非选择性胸主动脉造影可显示支气管动脉。1963年Viamonte进行了第一例选择性支气管动脉造影，1973年法国的Remy首次进行了支气管动脉栓塞术（bronchial arterial embolism，BAE）治疗大咯血。国内1984年才见到关于这项技术的报道。目前，BAE通常是在数字减影血管造影（digital subtraction angiography，DSA）辅助下将导管通过人体的自然血管通路嵌入靶血管后，注入栓塞材料使责任血管闭塞，用于治疗支气管动脉或非支气管动脉体循环侧支供血动脉（nonbronchial systemic arteries，NBSA）病变引起大咯血的一项技术。BAE具有微创、安全性高、费用较低、疗效确切、对心肺功能要求低等优点。

因此，BAE是治疗肺结核病变和支气管扩张引起大咯血的一种安全快速有效的方法，也是肺部疾病介入治疗中的一种常用技术。

（二）适应证

在通常情况下，怀疑肺结核引起的咯血，经内科治疗无效或外科手术治疗复发，而无禁忌证者均可考虑行BAE治疗。具体包括如下。

1.反复大咯血，肺部病变广泛，肺功能差，无法做肺切除术。

2.需手术治疗，暂不具备手术条件，必须先控制出血。

3.咯血经外科手术治疗后复发。

4.拒绝外科手术治疗。

5.BAE术后咯血复发。

近些年，随着BAE技术水平的不断提升，其适应证的范围可扩大至以下情况。

1.非手术治疗不能控制的中至大量咯血。

2.病变适宜外科治疗，如纤维空洞性肺结核，可先行BAE止血，再择期手术，可明显降低死亡率。

3.紧急气道内介入止血的后续长效止血。

4.对怀疑为肺结核且合并血管畸形的部位进行活检前，或对血供丰富的病灶进行气道介入治疗前。

5.反复咯血，量虽不大但严重影响患者的正常生活。

6.虽然诊断为肺结核，但不能解释出血

原因和部位的隐源性咯血。

（三）禁忌证

当严重的大咯血危及生命时，BAE无绝对禁忌证。必要时，大咯血患者可在机械辅助通气下进行BAE治疗。相对禁忌证包括如下。

1.严重出血倾向、插管局部皮肤感染、碘过敏、严重甲状腺功能亢进、发热、重要脏器衰竭、休克状态、全身一般情况差等，以及不能平卧者。

2.肺淤血及肺动脉严重狭窄或先天性闭塞性心血管病患者。

3.支气管动脉或肋间动脉与脊髓动脉交通，在造影或栓塞时，将引起脊髓损伤而致截瘫者。

4.导管在靶血管固定困难，或尝试注射对比剂后明显反流者。

（四）术前准备

1.术前检查与沟通　术前完善心电图，血常规，凝血功能，血型检查，感染性疾病检查（乙肝、丙肝、梅毒、艾滋病），胸部增强CT＋支气管动脉CT造影（CT angiography，CTA），肺功能等检查。术前与患者及其家属充分沟通，讲解手术原理及过程，说明手术相关并发症、围术期的注意事项。

2.工作人员配置　BAE手术应配置至少1名具有主治医师（含）以上资质的放射科DSA技师和1名专职护士，同时配置有BAE经验的血管介入专科医师1名、助手1名、巡回护士1名。

3.仪器设备、物品及药品　包括血管造影机、高压注射器、穿刺鞘组、各型导管及导丝、栓塞材料、各种急救物品、急救药品和止血药品、心电监护仪等。

（1）穿刺鞘组：咯血的栓塞一般选用股动脉系统，大多选用4～6F穿刺鞘组，下肢或胸主动脉、腹主动脉极度扭曲者可按需选用55cm、70cm、90cm血管长鞘系统。涉及锁骨下动脉分支经股动脉入路无法超选择插管者可行患侧桡动脉、肱动脉通路进入，需准备4～6F桡动脉穿刺鞘组。

（2）导管、导丝：手术可能涉及锁骨下动脉、胸主动脉及上腹主动脉的诸多分支，故需选择多种导管。栓塞胸主动脉和上腹主动脉分支的造影导管建议选用Cobra2、Cobra3、Mikaesson、RLG、SIM1、RH、RDC等。栓塞锁骨下动脉分支的造影导管建议选用Cobra1、Headhunter1、VERT、JB2、PIG、Mikaesson等。导丝大多选用0.035in超滑导丝。

（3）各型栓塞材料

1）短期栓塞剂：是指栓塞后48h左右栓塞剂可被吸收，被栓血管可能再通。一般应用人体血清蛋白聚合物（50～200μm），18～24h溶解，目前已较少应用。

2）中期栓塞剂：是指栓塞后1个月左右血管再通。主要包括可吸收医用明胶海绵（gelatin sponge，GS），氧化纤维素或聚乙烯醇（polyvinyl alcohol，PVA）微粒，海藻酸钠微球（kelp micro gelation，KMG）等。GS是一种无毒、无抗原性的蛋白胶类物质，可以根据需要切割成任意大小的碎块，具有可压缩性和遇水再膨胀性。

3）长期栓塞剂：是指栓塞剂不能被机体吸收或组织遭栓塞剂破坏而不能恢复血液循环者，如异丁基-2-氰丙烯盐酸、聚氨基甲酸乙酯、无水乙醇、弹簧圈等。

目前已有一些新型的胶体栓塞材料运用于咯血的栓塞治疗并取得了较好的疗效。乙烯-乙烯醇共聚物（ethylene vinyl alcohol copolymer，EVAC）主要用于治疗神经系统动静脉畸形，其代表物Onyx胶是一种液体栓塞剂，费用略高，适合复杂困难的血管栓塞。2013年重庆医科大学附属第一医院呼吸与危重症医学科就开展了国内第一例Onyx胶用于支气管动脉栓塞治疗难治性大咯血，取得了良好效果。由于Onyx胶属于液体栓塞剂，其安全性问题也相对突出，表现为在栓塞过程中可能会发生反流，导致非靶血管和器官栓塞，且凝固后可能导致导管拔除困难等。Isabelle等报道了Plug-and-push技术（栓子形成-推注技术），使用带球囊的可脱卸导管通过推注移动，胶体根据压力梯度弥散，因其非黏附性特点，可避免微导管与血管壁粘连。

因此，肺结核咯血患者中使用Onyx胶栓塞支气管动脉在技术上是成功且安全的，并且具有良好的临床效果，栓塞更彻底，可减少复发次数。

4）栓塞剂使用原则：联合应用。根据患者术前的支气管动脉CTA及术中的支气管动脉造影结果，综合选择栓塞剂进行栓塞。

4. CT血管造影质量控制　近年来，随着多层螺旋CT技术的不断发展，CTA对支气管动脉等细小血管的显示能力明显提高。利用该技术结合原始轴位图像不仅可以明确咯血病因及出血部位，还可以对供血动脉如支气管动脉、肺动脉及异常的肺外体循环动脉进行综合评价，清晰显示供血动脉的来源、数目、形态、走行及其与病灶的关系。目前支气管动脉CTA已成为咯血患者经导管血管栓塞治疗的常规术前检查。值得注意的是，尽管CTA在显示支气管动脉异位起源及肺外体循环动脉供血方面有着较为突出的优势，但它对支气管动脉-肺动/静脉瘘的检出较为困难，且当支气管动脉显影浅淡时，CTA对其远端分支的显示能力亦较差。在此基础上，路径图技术是DSA减影方式中的一种特有形式。它是将含对比剂的充盈图像作为蒙片，与不含对比剂的透视图像相减而获得仅含对比剂的血管图像，以此作为血管内选择性插管的路径，引导导管、导丝沿着血管轨迹准确进入目标血管。在经导管血管栓塞治疗咯血时，应用路径图技术能够充分了解供血动脉的起源、走行、病灶范围，有效提高超选择性插管的准确性和成功率，缩短手术时间，减少患者及医务人员的X线辐射，提高临床疗效，降低手术风险。

5. 术前多学科讨论（multidisciplinary team，MDT）　对于疑难危重大咯血患者，术前建议由临床医师、放射科医师、麻醉医师、胸外科医师、血管外科医师等进行多学科讨论，共同制订手术方案和风险防控预案等。

（五）标准操作流程

1. 动脉穿刺及导管置入　通常采用Seldinger技术，一般从股动脉穿刺，在导引钢丝的引导下，将导管经髂外动脉、髂总动脉及腹主动脉一直进入到胸主动脉水平。导引钢丝或导管在上行过程中必须在电视监视下进行，如果遇到较大阻力，不可盲目加大力量，一方面防止医源性动脉夹层的发生，另一方面要注意因血管走行异常，误入其他血管分支。

2. 支气管动脉造影

（1）支气管动脉解剖结构：支气管动脉直接或间接从降主动脉发出，主干直径通常仅为1～2mm，一般有2～4支，右侧以1支较为多见，多从主动脉右侧壁发出。但多数人常与第3或第4右侧肋间动脉合成一干，形成肋间-支气管动脉干，从主动脉右侧壁或偏后部发出。左侧通常有两支，分部供应上下肺区域，也有1～3支者，一般都从主动脉前壁发出。支气管动脉在降主动脉上的开口位置大致都集中在左主支气管和隆凸水平附近，约相当于第5/6胸椎体处。对每一个患者而言，约80%的所有支气管动脉开口位置彼此接近。但少数人支气管动脉可从主动脉弓部下缘、同侧锁骨下动脉及其属支、腹主动脉等发出。因此，术前加做颈部及上腹部的CTA亦有一定帮助。

（2）常规支气管动脉造影技术

1）将导管送入胸主动脉水平，一般在T_5～T_6椎体水平、左主支气管气影内。

2）根据术前CTA情况，按照其开口部位，顺序寻找。在电视监视下操纵导管，调整其尖端，使之指向所要选择的血管开口方向，如右侧支气管动脉插管，将导管尖端指向右侧。上下推移导管，一般在2～3个椎体的范围内搜索，一旦导管落入血管内，术者有导管嵌顿的感觉。

3）试验性注射造影剂1～2ml（通常称之为"冒烟"），在电视屏幕上显示证实，如为管壁斑块或其他生理性原因造成的假性嵌顿，很容易分辨。如为肋间动脉或非责任血管可撤出导管，再次按同样的方法寻找责任血管，直至插入所选的动脉内。右侧支气管动脉插管可按右侧壁、右后侧壁、右前侧壁的顺序上、下寻找；左侧可按前壁、左前侧壁、左侧壁的顺序寻找。试验注射时若发现脊髓动脉显影，应注意用生理盐水冲洗，若无支气管动脉显示应立即撤出导管。

4）支气管动脉造影一般用30%～40%浓度的造影剂8～10ml，推荐使用非离子型造影剂。由于病变使支气管动脉增粗者可酌情增加造影剂用量，注射时间为3～5s。

（3）微导管造影技术

1）栓塞手术的成功除了与责任血管治疗性栓塞的程度有关外，还要最大限度地减少栓塞对正常组织的损害和其他并发症的发生。当发现责任血管与脊髓动脉共干的情况，为了避免栓塞损伤脊髓动脉，引起严重并发症，建议使用微导管做超选择性插管。

2）通常把小于3F（1F＝0.33mm）以下的导管称为微导管，微导管不能单独使用，需要与普通导管或导引导管同时使用，组成同轴导管系统。前端可采用金属针或高温塑形，造影剂的注射速率一般要小于2ml/s。首先将普通导管插入到靶血管开口处，"冒烟"观察血管走行。

3）发现目标分支血管后，送入微导丝顺着目标分支血管的走行超选择性插入，然后跟进微导管。要确保微导丝进入目标分支血管的长度足够长，否则会因为支撑力不够，而使微导管甚至普通导管因为过弯处的阻力而弹出。应注意微导丝保持拉直，保证一定张力。在跟进微导管时，不能强硬跟进，要顺着微导线的方向边旋转边跟进。

3.支气管动脉的栓塞

（1）造影明确责任动脉后，确认导管插入牢靠，必要时采用微导管深入靶血管进行栓塞。

（2）聚乙烯醇（PVA）颗粒在临床上最为常用，直径规格从200～1000μm均有，其中直径350～500μm使用最多。

（3）经导管向靶血管注入栓塞剂是栓塞成功的关键环节，需要术者始终注视电视影像中栓塞剂流动的情况，手眼协调，以控制栓塞剂缓慢释放，并尽量避免反流。减慢栓塞剂注入速度可以避免造成剧烈的疼痛，又可以给靶器官一个适应的过程。但过慢又可

能会形成层流现象，影响栓塞效果。应根据术者的经验灵活掌握，但大体应该是先快后慢的原则，也就是说当靶血管部分栓塞后，可以减慢注入速度，甚至间歇性注入。另外，注入颗粒或栓塞后生理盐水冲管时不可用力过大，临床中曾出现过因注入PVA颗粒用力过猛导致责任血管破裂的情况。此时不要惊慌，切记不能退出导管，选择直径大小合适的金属弹簧圈栓塞主干来补救。

（4）如果责任动脉特别粗大，远端存在明显的支气管肺血管瘘等，即使采用较大PVA颗粒仍无法栓塞成功，此时要考虑选择其他栓塞材料。金属弹簧圈主要应用于栓塞较大血管的主干，如动-静脉瘘、动脉瘤等，其直径通常为3mm、4mm、5mm、8mm、10mm等。为了防止局部血流过快，同时考虑到血管壁的可变性，建议选用较血管直径更大的弹簧圈。若单个弹簧圈未能栓塞成功，可考虑追加多个，直至达到满意的栓塞效果。使用弹簧圈需通过导引钢丝缓慢推出，弹簧圈准备离开导管尖端时，一定要在电视监视下进行，保证弹簧圈在靶血管内才可推出导管（此时可快速空推生理盐水确认导管嵌入牢靠）。另外，释放弹簧圈后一定要注意回撤导管时不要把弹簧圈带出靶血管，可以采用生理盐水快速推注的方式，使导管前端远离弹簧圈。

（5）每完成1支的支气管动脉栓塞后，都要进行术后责任动脉造影，以了解栓塞的程度、范围、分流等情况。

（6）完成以上操作后继续寻找并栓塞其他血管，直到所有可能参与病变供血的血管都被造影证实栓塞效果满意为止。但如果手术时间过长，患者无法耐受时，可考虑择期再次栓塞。

（7）完成上述血管栓塞后方可拔管，股动脉穿刺点压迫止血15～20min，局部加压包扎，并嘱患者平卧24h，防止穿刺点出血及血肿形成。

4.特殊情况下的BAE　非支气管动脉体循环侧支供血动脉（non-bronchial systemic arteries，NBSA）是指支气管动脉以外的体

循环的动脉所致的咯血动脉，可以是大咯血的重要供血动脉，有时可能是唯一来源，特别是有胸膜增厚的患者，也可以是隐匿性咯血及咯血栓塞漏栓致咯血复发的原因之一。NBSA的循环侧支包括：肋间后动脉，锁骨下动脉，腋动脉分支（如胸廓内动脉、胸外侧动脉、肩胛下动脉、肋颈干、甲状颈干），膈动脉，食管固有动脉，胃左动脉，肝动脉等。但临床上NBSA所致的咯血以肋间后动脉、胸廓内动脉、甲状颈干、膈动脉、食管固有动脉比较常见。NBSA的血管异常的表现为：主干增粗、扭曲、分支增多、增生并参与肺内病灶供血。栓塞的基本方法同上述的支气管动脉栓塞。

（1）肋间后动脉：肋间后动脉所致的咯血比较多见，DSA下肋间动脉的异常改变表现为肋间动脉迂曲，肋间动脉前支血管增生，部分呈瘤样扩张或与支气管动脉共干，或有造影剂外渗，或有脊髓供血分支，肋间动脉-肺动静脉分流或肋间动脉-肺静脉分流（图2-2-12-1）。

技术要点：选择性插管首先进入肋间动脉，常用Cobra导管。术中要正确评估脊髓侧支血液循环情况，如果发现有脊髓侧支，应使用微导管超选避开脊髓侧支。术中插管动作要轻柔避免损伤血管形成夹层致血流中断造成脊髓缺血性损伤。术中要严格掌握栓塞程度，分次少量注入栓塞剂并及时复查DSA。当造影剂呈蠕动样前进或停滞时即可。不能明确判断是否有脊髓动脉者，应做利多卡因脊髓功能诱发试验，阳性者表现为推注药液后出现下肢麻木、运动障碍等。

（2）胸廓内动脉（图2-2-12-2）：由于胸廓内动脉距锁骨下动脉较近，导管支撑较差，超选择性插管时容易反弹。进入椎动脉时应注意避免对椎动脉过度刺激。冒烟时一定不要有气泡，以防止气泡进入椎动脉造成脑血管空气栓塞。

技术要点：选择性插管首先应插至锁骨下动脉。为进一步超选择性插管，选择的导管应足够长，并且前端有一短而成角较大的弯曲，常用Cobra或headhunter导管。待导管进入锁骨下动脉后，前端朝下较易进入胸廓内动脉，但进一步超选择性插管常需借助导丝的引导，必要时使用微导管。一般用4F/5F Cobra导管配以超滑型导丝即可插入胸廓内动脉主干，对导丝试探不能进入胸廓内动脉主干者可用血管钳将导丝远端旋转，以增加其弯曲弧度，再试探一般方能进入胸廓内动脉主干，对少数开口存在变异者，可酌情对导

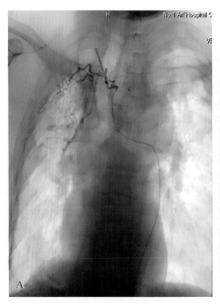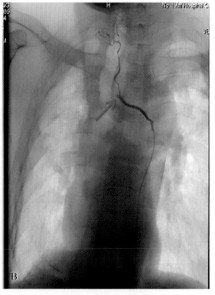

图2-2-12-1　超选栓塞肋间后动脉（A），超选栓塞支气管动脉保留肋间动脉（B）

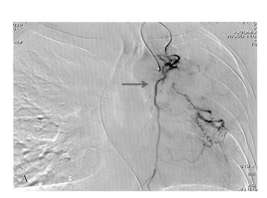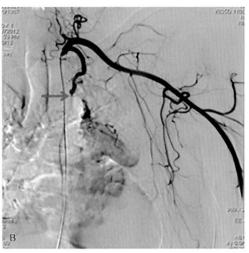

图 2-2-12-2　胸廓内动脉栓塞前（A）与栓塞后（B）

管进行特殊塑形。

（3）甲状颈干：当患者BAE后咯血未能控制、支气管动脉造影显示的病变范围与CT所见不一致、下肺病变累及胸膜等情况时，应补充包括甲状颈干在内的体循环侧支动脉造影，对参与供血的动脉进行栓塞可以明显提高止血成功率（图2-2-12-3）。

技术要点：甲状颈干多发自锁骨下动脉第一段，先采用4F或5F Cobra导管行锁骨下动脉造影找到甲状颈干。因甲状颈干的管腔开口向上，旋转导丝进入甲状颈干后，送入眼镜蛇4F Cobra普通导管即可。如插管困难

可采用微导管进行超选择性插管。

（4）膈动脉：对于下肺部病变，如支气管扩张、肿瘤、结核性胸膜炎等所导致的大咯血，应常规行选择性膈下动脉（inferior phrenic artery，IPA）造影检查，有助于发现病变血管（图2-2-12-4）。

技术要点：先将5F猪尾导管顶端置于T$_{12}$水平行腹主动脉造影以显示双侧膈动脉开口位置；然后根据膈动脉走行及内径选用肝动脉导管RH或Cobra导管，对病变侧膈动脉进行造影。术中应仔细辨别是否有病变侧膈动脉与正常腹部血管相交通，防止误栓腹腔

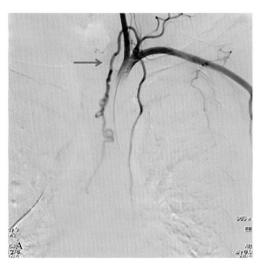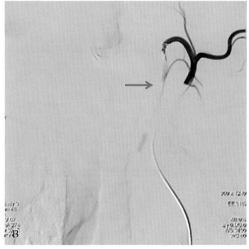

图 2-2-12-3　甲状颈干分支栓塞前（A）与栓塞后（B）

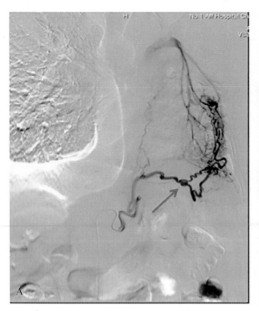
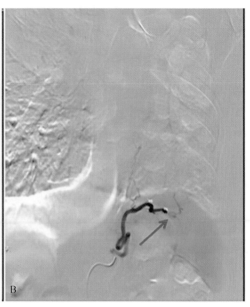

图2-2-12-4　隔动脉分支超选栓塞前（A）与栓塞后（B）

重要脏器。发现病变膈动脉后，尽可能采用微导管行超选择栓塞治疗以保留正常膈动脉主干。

（5）食管固有动脉（图2-2-12-5）：食管固有动脉大多开口于$T_7 \sim T_8$水平胸主动脉的前壁或侧前壁并向下走行，正常情况下不参与肺供血。但肺下叶基底段部位的长期慢性炎症刺激可致食管固有动脉主干增粗、迂曲，分支增多、紊乱，经纵隔胸膜向相邻肺部病变供血或与肺动脉分流，导致咯血。

技术要点：经股动脉入路，用4～5F眼镜蛇cobra管在$T_5 \sim T_{11}$水平的主动脉范围内反复寻找食管固有动脉并行造影，确定靶血管后给予栓塞。

（六）术中及术后注意事项

1.介入手术室必须配备各种监护仪器、急救药品和急救器械；术中患者必须进行心电监护、低流量吸氧和开放至少一路静脉通道。

2.导引钢丝或导管在上行过程中必须在电视监视下进行，正常情况下会有一种扶着丝绸上行的感觉。如果遇到较大阻力，似丝绸变成了面团，不可盲目加大力量，一方面防止医源性动脉夹层的发生，另一方面要注意因血管走行异常，误入其他血管分支。

3.责任动脉的血管造影是非常必要的，现有的其他影像学或病理学资料仅能对病变血管做初步判断，术中的血管造影可以更全面了解血管本身的解剖位置、变异情况，脊髓共干及可能存在的支气管动脉-肺循环瘘（bronchial artery to pulmonary circulation shunt，BPS）等。另外，我们还需要观察责任动脉的供血动脉来源、数量、走行、直径，分析动

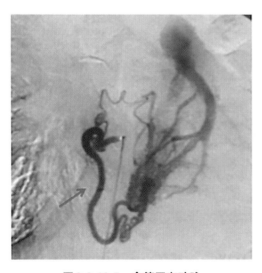

图2-2-12-5　食管固有动脉

静脉显影的时间和顺序、侧支循环造影剂排空时间等。如果遇到走行迂曲、复杂的靶血管，即使采用微导管超选择性技术也可能较难插入，这个时候就要考虑改变入路，如桡动脉、肱动脉入路。另外，可以根据情况选择不同的导管、超滑超硬导丝或微导管，应尽可能地避免非靶血管栓塞。

4. 整个栓塞过程中必须在透视直视下进行，严防栓塞剂外溢造成异位误栓。

5. 术后需密切监测生命体征，观察有无发热、胸痛、腹痛、感觉异常，必要时行进一步检查明确是否存在手术并发症。注意局部加压包扎的情况，观察有无局部出血、血肿等情况，必要时可增大包扎压力；观察下肢有无麻木、活动障碍等缺血症状，必要时可减少包扎压力。

（七）并发症的观察与处理

1. 发热与胸痛等　支气管动脉栓塞术后可出现发热、胸闷、胸骨后烧灼感、肋间痛、吞咽疼痛等非特异性症状，考虑与手术应激、纵隔和肋间组织轻微缺血引起，一般经扩血管和改善微循环药物后症状对症治疗，1周内基本缓解。若出现持续发热，需考虑血源性感染的可能，需进行血培养，并进行血常规、CRP、PCT等感染指标筛查。若感染指标明显升高，首选覆盖革兰阳性球菌的抗菌药物，待血培养和药敏结果回报后再决定是否调整抗菌药物。

2. 脊髓损伤　是选择性支气管造影和栓塞所致的严重并发症，发生率多在1%～3%。轻者表现为感觉异常，肢体远端活动不灵活，严重者可发生尿道、肛门括约肌失禁、截瘫等。造影剂的毒性、支气管动脉-肋间动脉干插管时间过长造成脊髓缺血、脊髓动脉被误栓等均可引起脊髓损伤。脊髓前动脉源自根髓动脉，约5%发自右侧支气管动脉肋间动脉干。因此，右侧支气管动脉造影和栓塞时脊髓损伤的概率高于左侧。数字减影是观察根髓动脉的最佳方式，当发现根髓动脉及发夹状走行的脊髓前动脉时，可使用同轴导管技术超选择插管避开根髓动脉。但血管造影的显示率是有限的，部分细小的脊髓支往往难以显示，因此临床上有支气管动脉栓塞术导致脊髓缺血的情况发生，但发生率一般较低。脊髓缺血并发症的发生与血管栓塞水平和栓塞物质相关。一般超选择支气管动脉栓塞和使用粗颗粒栓塞物质无此类并发症。有研究发现使用PVA和碘油较医用明胶海绵栓塞剂引起脊髓损伤的发生率更高。

此外，为减少造影剂对脊髓的毒性作用，提倡应用非离子型、低渗透压的造影剂，无条件者应尽量降低造影剂的浓度及用量。一旦发生脊髓损伤症状，应及时给予扩张血管药、神经营养药及糖皮质激素。一般经处理后2周至2个月病情可逐渐好转，个别可能发生永久性截瘫。

3. 非靶器官栓塞　是经导管血管栓塞治疗咯血的严重并发症。支气管动脉栓塞时，若存在体循环-肺循环的侧支吻合，液态栓塞剂可通过吻合支进入肺动脉，引起肺动脉栓塞；当支气管动脉-肺静脉存在吻合时，栓塞剂可通过吻合支到达肺静脉，从而进入体循环引起严重的异位栓塞，出现脾梗死、胰腺梗死、肾梗死、胆囊坏死、肠坏死、膀胱坏死等。因此，在栓塞时应在透视下密切观察栓塞物质的走行，确保被栓塞血管准确无误。支气管动脉栓塞时如导管不能深入支气管动脉，栓塞时可能发生栓塞剂反流入主动脉，引起异位栓塞。因此，推注造影剂出现反流时，立即停止栓塞。加强支气管动脉的超选择性，同时把握恰当的栓塞剂推注压力与速度，非靶器官栓塞是可以预防的。

4. 血管损伤　包括动脉夹层、局部血肿或血栓、假性动脉瘤、动静脉瘘、局部血肿。

（1）动脉夹层：在股动脉插管操作过程中，因髂股动脉硬化狭窄或走行迂曲致较粗硬的导丝或导管通过不畅，如仍强行插入，易使导丝或导管头端进入血管内膜下形成动脉夹层，如沿此夹层跟进血管鞘可导致动脉破裂。对年龄较大或估计有动脉硬化者，插管宜选用细而柔软的导丝或导管，应用"J"形导引钢丝者应常规将其弯头向前；在推送导丝的过程中如遇阻力，应即刻透视观察导管头端位置，并判断是否进入股动脉分支或者形成股动脉夹层，以便及时回抽并调整导丝的方向。

（2）穿刺后血栓形成：股动脉穿刺部位血栓形成是常见的股动脉穿刺点并发症之一。常因反复穿刺后股动脉内膜损伤引起。高凝及循环不良者也可在鞘管内外壁形成血栓，术中应定时向鞘管或导管内注射肝素等渗盐水进行局部肝素化。若股动脉穿刺部位有粥样硬化的基础病变，在股动脉穿刺部位也可形成血栓形成，典型表现为肢体疼痛、苍白、脉搏消失、感觉异常和瘫痪。术前和术后应常规检查下肢动脉搏动情况，如搏动微弱或消失，需迅速松开包扎带，严密观察，并嘱患者常做足部背屈活动，加强抗凝治疗，可用尿激酶、低分子右旋糖酐及复方丹参等。一旦神经功能丧失应立即给予抗凝、溶栓治疗或者行外科手术。

（3）假性动脉瘤：是指经皮穿刺后血液通过损伤的血管壁破裂口进入血管周围组织并形成一个或多个腔隙（瘤腔），收缩期动脉血液流入瘤腔内，舒张期血流回流至动脉内的一种病理现象。发生假性动脉瘤常因股动脉穿刺部位偏低而刺入股浅动脉引起。因股浅动脉口径细小致损伤相对较大，同时拔管后因血管周围均为软组织不易压迫止血。此外，使用的动脉导管或鞘管的型号过大、技术不熟练及压迫不当、反复穿刺均可能引起假性动脉瘤。假性动脉瘤大多不能自愈，血流的冲击使瘤体不断扩大，瘤壁容易破裂。此外，瘤体可压迫股动、静脉引起远端栓塞。因此，一旦确诊宜早期治疗。目前其治疗方法有加压包扎、超声引导下按压修复、超声引导下注射凝血酶及外科手术切除与修补术。预防假性动脉瘤的关键是准确的股动脉穿刺、拔除鞘管后的有效压迫止血和加压包扎。

（4）动静脉瘘：当穿刺针同时穿透股动脉和股静脉，在两者之间产生一个通道，股动脉流出的血液进入股静脉腔内即形成动静脉瘘。动静脉瘘多位于腹股沟韧带下3cm处，因该处的股静脉多在股动脉或其分支的下方。避免反复穿刺损伤股动脉和股静脉是预防静脉瘘产生的主要措施。动静脉瘘和假性动

脉瘤一样，多在数天内出现，并有不断增大和破裂的危险，需要积极处理。其治疗可先采用压迫法治疗，如直接手压迫或超声导引下按压修复等，多数动静脉瘘可闭合。对上述处理无效者应及时外科手术修补。

（5）穿刺点血肿：股动脉穿刺点血肿为最常见的并发症。常因反复多次穿刺损伤血管壁、压迫止血手法不当、压迫止血时间过短、加压包扎时固定不佳、下肢活动过早所致。穿刺点血肿多为自限性，大多可自行吸收。为避免股动脉穿刺点血肿应尽量减少对股动脉的穿刺次数。

此外，要避免穿刺点过高而穿入髂外动脉，继而引起盆腔血肿或腹膜后血肿。因髂外动脉无坚硬的耻骨梳为压迫支撑点，压迫止血效果差。腹膜后血肿往往失血量大，又不易被识别，若不能及时诊断和治疗，可因失血性休克而死亡。腹部B超可探及局部液性暗区或血肿存在，腹腔穿刺抽出不凝血即可确诊。一旦确诊应立即处理，包括输血和压迫止血，必要时行外科修补止血。

5.术中大咯血　因搬动或术中对局部血管的刺激等原因引起不稳定血栓的脱落，在术中患者可再次发生大咯血，甚至危及生命。有效识别大咯血患者窒息先兆并及时抢救至关重要。突发呼吸困难伴有痰鸣音，神情呆滞或烦躁，咯出血凝块者、血液咯血不畅或咯血突然停止、口唇甲床发绀为窒息先兆。应立即清除呼吸道内血凝块，用吸引器吸血，无条件时可用手抠出血凝块以保持呼吸道通畅。同时，保持头低足高患侧卧位，并轻拍健侧背部利于血液流出。紧急情况时考虑气管插管或气管切开，高流量吸氧，对呼吸心搏停止者应立即进行心肺复苏，给予呼吸兴奋剂，必要时进行机械通气。为提高术中大咯血抢救成功率，介入手术室需常备负压吸引器，患者留置静脉留置针，保持静脉通道畅通，确保抢救时能及时用药。

6.其他并发症

（1）导丝嵌顿：在股动脉穿刺过程中导丝导管反复刺激血管或误入股动脉分支而使之痉挛，可引起导丝嵌顿于股动脉分支，出现导

丝前进受阻而又不能回撤，如果强行拔出可导致导丝折断或撕裂股动脉壁。发生导丝嵌顿时切忌强行用力拔导丝，需暂停手术，休息数分钟后大多可自行缓解，亦可经股动脉内注入利多卡因20～50mg以解除血管痉挛。

（2）导丝滑入股动脉：是一种操作失误所致的并发症，为鞘管跟进过程中扩张器将短导丝带入股动脉所致。操作者只要在鞘管跟进的过程中对短导丝稍加注意即可避免。一旦发生，需要外科手术取出导丝。

（3）血管迷走反射：血管迷走反射常在拔鞘管时发生，故而又称之为"拔管综合征"。大多表现为拔除动脉鞘时突然发生血压下降、心率减慢、面色苍白、全身大汗淋漓、恶心、呕吐、呼吸减慢、神志淡漠。疼痛、紧张、动脉穿刺部位有血肿、局部按压力量过猛等也是主要诱发因素。为避免血管迷走反射，拔鞘前向患者做好解释工作，消除恐惧和紧张心理，必要时局部麻醉，避免疼痛。一旦发生应保持卧位，轻者给予快速补充等渗盐水500～1000ml，静脉注射阿托品0.5～1.0mg，患者多在15～30min缓解；重者应立即静脉注射多巴胺3～10mg，阿托品0.5～2.0mg，必要时给予多巴胺500～1000μg/min静脉滴注，多在30～40min恢复正常。

总的来说，经导管支气管动脉栓塞术治疗咯血引起并发症的种类繁多，但发生率均较低。一旦发生会给患者造成严重后果，给临床工作带来负面影响。但只要术者思想重视、操作轻柔、利用透视指导、术后仔细观察，随着血管介入经验的不断积累，定可将并发症降到最低水平。

二、肺动脉栓塞术

（一）概述

慢性肺结核合并空洞、曲菌球为主的肺部感染性疾病中，其肺动脉（pulmonary artery，PA）源性咯血的发生率较高，而一些少见的肺血管疾病（如肺动静脉畸形、白塞病和肺动脉栓塞综合征并肺动脉瘤）亦可导致肺动脉源性咯血。近年来，国内外学者对

PA源性大咯血的研究也有了一定的进展，该病的发生率约为10%。

肺结核的PA源性咯血主要有以下几种形式。

1.肺动脉假性动脉瘤（pulmonary artery pseudoaneurysm，PAPA），结核空洞内的PAPA特称为Rasmussen瘤，常发生于超过2年的慢性空洞。

2.空洞壁内PA，随着肺结核迁延不愈，可随时发展为PAPA。

3. PA末梢扭曲、扩张，部分可呈现为瘤样或肺动静脉形成交通。

PAPA为最主要的表现形式，其基本病因为PA受损，感染性、肿瘤性和外伤性等可致血管壁弹性纤维破坏，血管破裂后在破口周围形成血肿，破口与血肿相通形成搏动性血肿，此后血肿机化形成外壁，血肿腔内面为动脉内膜细胞延伸形成内膜，形成PAPA。部分PAPA可通过病理性体动脉经过体-肺分流显示，部分不能显示。常规主PA血管造影往往不能显示病理性PA，因为低灌注现象的存在（即病损区的远端肺动脉不显示），目前这种血流动力学改变尚未明确原因。目前多层螺旋CT血管造影（multidetector row CT angiography，MDCTA）对发现PAPA及其他病理性改变较常规血管造影有优势。

（二）适应证

1.咯血患者术前影像学检查发现PA异常者。

2.体动脉造影发现PA异常者。

3.完整的体动脉栓塞术后，咯血仍不止者或短期内复发，需要排查肺动脉源性可能。

（三）禁忌证

1.严重凝血功能不全、穿刺部位感染等。

2.严重心、肺、肝、肾功能不全，造影剂过敏等。

3.病理性PA超选择性插管失败，导管不能固定在靶血管上等。

（四）术前准备

术前MDCTA检查 MDCTA为显示目前肺动脉异常的相对"金标准"，其余基本同支气管动脉栓塞术前准备。

（五）标准操作流程

1.血管穿刺技术　穿刺相应静脉并置入合适的血管鞘（股静脉、肘静脉和颈静脉），建议从股静脉入路。

2.血管造影技术　对异常的肺动脉对其行选择性插管造影。如术前未行MDCTA检查者，应常规用猪尾导管行患侧肺动脉主干造影，如有异常提示则行选择性插管造影。另外，也可以根据体动脉造影的体-肺动脉分流显示的异常PA对发现的异常PA行选择性插管造影。病理性肺动脉造影主要表现为PAPA、远端肺动脉迂曲扩张、肺动静脉瘘和对比剂直接外溢。

3.血管栓塞术　栓塞材料主要选用弹簧圈和（或）NBSA进行栓塞。小的PAPA、PA迂曲扩张和肺动静脉者，可用弹簧圈行供血血管的选择性栓塞，弹簧圈释放位置应尽量接近异常血管，小的PAPA也可在弹簧圈栓塞供血动脉前用NBSA栓塞瘤体。大的PAPA（直径超过2cm）需用弹簧圈行瘤体和供血动脉的联合栓塞。栓塞后复造影证实成功栓塞。

4.术后处理　同支气管动脉栓塞术后处理。

（六）术中及术后注意事项

1.肾功能不全者（肌酐超过150μmol/L），避免术前MDCTA和术中大剂量大血管造影。

2.术中操作轻柔，避免导管、长鞘和导丝刺激右心室导致严重的心律失常。

3.呈低灌注现象的肺动脉超选择性插管造影，导管应尽量接近远端肺动脉。

4.避免应用颗粒型栓塞材料进行栓塞，误栓即可造成肺动脉栓塞。

5.插管、栓塞用导管不稳定者可用长鞘或导引导管进行支撑。

（七）并发症观察及处理

1.心律失常　导管、导丝和血管鞘进入或位于右心室后，可刺激心室壁导致各种心律失常。轻度的反应可以调整位于右心室器材的位置，使器材和心室壁的接触分离；严重者撤出心室内器材并行药物治疗，无效者行电复律，并结束手术。因此，术中操作要轻柔，位于右心室的导管、导丝和血管鞘不要紧贴心室壁。

2.弹簧圈脱落　是指弹簧圈的输送导管不稳定，或是选择的弹簧圈直径小于栓塞血管的管径，导致弹簧圈脱落误栓正常肺动脉。一般可用各种介入抓捕器材将脱落的弹簧圈移出体外，其中位于叶及以上肺动脉的脱落弹簧圈必须移除。位于肺段动脉的脱落弹簧圈因位置较深，如移除有困难则可不予处理，因肺段动脉栓塞一般不会引起严重并发症。因此，术中插管、栓塞用导管不稳定者需用长鞘或导引导管进行支撑，弹簧圈直径要大于栓塞的血管内径的1mm以上。

3.瘤体破裂　栓塞时导丝和导管可刺破瘤体发生术中大咯血，此时需迅速栓塞瘤体和供血血管。因此，术中操作时动作需轻柔，导丝、导管尽量不要贴住瘤壁，以预防发生瘤体破裂。

4.其他　支气管动脉栓塞术的并发症如发热、胸痛等非特异性反应，以及血管损伤等。

（杨毕君　刘煜亮）

参 考 文 献

［1］郭述良.呼吸系统疾病.北京：人民卫生出版社，2018.

［2］唐神节，高文，等.临床结核病学.2版.北京：人民卫生出版社，2019.

［3］范勇，程永德.呼吸系统介入放射学.北京：科学出版社，2016.

［4］ISABELLE A，RENE M W，WALTER A W，et al. Treatment of Acute Hemoptysis by Bronchial Artery Embolization with the Liquid Embolic Agent Ethylene Vinyl Alcohol Copolymer. J Vasc Interv Radiol，2017，28（6）：825-831.

［5］ANDERSEN P E. Imaging and interventional radiological treatment of hemoptysis. Acta Radiol，2006，47（8）：780-792.

［6］KALVA S P. Bronchial Artery Embolization. Tech Vasc Interv Radiol，2009，12（2）：

130-138.

［7］CODY O'DELL M，GILL A E，Hawkins C M. Bronchial Artery Embolization for the Treatment of Acute Hemoptysis. Tech Vasc Interv Radiol，2017，20（4）：263-265.

［8］WOO S，YOON C J，CHUNG J W，et al. Bronchial artery embolization to control hemoptysis：comparison of N-butyl-2-cyanoacrylate and polyvinyl alcohol particles. Radiology，2013，269（2）：594-602.

第十三节　介入术后患者的康复管理与随访

介入治疗（interventional treatment）是在内镜、超声、X线等技术直视或监视下，将专用导管、针、治疗器械等插入患病脏器局部，使用药品或物理等疗法进行治疗。近几年来，随着影像、材料和生物工程等学科的发展，介入治疗技术突飞猛进，其在结核病治疗领域的应用也越来越广泛，介入治疗技术为结核病的治疗开辟了新的途径。最常见的介入治疗方法是经支气管镜介入治疗，包括经支气管镜支气管灌洗、经支气管镜局部给药、经支气管镜冷冻治疗、经支气管镜热治疗、经支气管镜机械性扩张治疗等方式。此外，还有经数字减影血管造影引导下选择性支气管动脉栓塞术治疗结核顽固性大咯血、胸腔镜及闭式引流术、胸膜粘连术等其他介入手段。

在结核介入治疗的患者中，气管支气管结核占比最多，经支气管介入治疗是主要治疗手段。国内外研究报道，气管支气管结核在肺结核患者中的占比为11.1%～54.3%，且近年来其发病率呈上升趋势。气管支气管结核（tracheobronchial tuberculosis，TBTB）是肺结核的一种特殊类型，是指发生在气管支气管黏膜、黏膜下层、平滑肌、软骨及外膜的结核病。TBTB患者气道介入术后常出现以下问题：比如手术本身导致的术后由于气道局部充血水肿、坏死物堵塞气道导致气道再狭窄、原有呼吸困难症状加重、分泌物引流不畅、术后疼痛导致不能有效深呼吸及咳嗽咳痰、患者本身心理障碍导致的抑郁和焦虑状态等。因此，结核患者，特别是TBTB患者术后康复管理显得尤为重要。

一、介入患者术后常见问题的康复管理

（一）介入患者术后康复的适应证及禁忌证

1.介入患者术后康复的适应证　欧洲呼吸学会（European Respiratory Society，ERS）和美国胸科学会（American Thoracic Society，ATS）于2013年提出的呼吸康复的定义指出呼吸康复是旨在改善慢性呼吸系统疾病患者的心理和生理状况，并增加患者对改善健康行为的长期依从性。因此，存在身体或心理功能障碍和对健康促进行为依从性不佳的患者都是康复适应人群。所有患者在参与呼吸康复项目之前需要进行全面评估，包括但不仅限于：身体状况如活动耐力、骨骼肌功能、营养状态、症状；心理状态如抑郁、焦虑量表；健康促进行为如依从性、自我管理技巧等。

王洪武教授在2019年发表文章提出加速康复支气管（enhanced recovery after bronchoscopy，ERAB）的概念，并在气管恶性肿瘤介入治疗中的应用，在术前准备、麻醉、术中操作、术后观察等多个环节对支气管镜介入治疗的影响方面进行了综述，他提出ERAB术后处理强调"早发现、早处理"并发症。术后需密切观测生命体征的变化和每一种治疗的并发症。术后宜取半卧位，不要去枕平卧位。术后2～3h可下床活动和经口进食。未来ERAB需要我们内镜医师、麻醉医师、手术室护士和病房护士、患者及其家属共同努力，以提高患者生存质量、改善患者预后，减少并发症，缩短住院时间和降低住院费用。通过多学科资源整合，促进ERAB在呼吸内镜领域形成和发展。目前倡导多学科协同诊疗模式，以患者为中心，依托多学科团队，制订规范化、个体化、连续性的综合诊疗方案，麻醉科医师积极主动参与，

对现代医学ERAB的实施有着重要的意义。

2.介入患者术后康复的禁忌证　康复没有绝对禁忌证，只有当运动训练使患者发生不良事件的风险增加时，才考虑暂时不进行康复。即便如此，患者仍然可以从多学科计划的其他组成部分中获益，比如日常适应性训练或呼吸康复的自我管理等。介入属于微创手术，患者术后尽管有气道水肿、局部疼痛等常见并发症存在对气道的分泌物引流有一定影响，仍可进行康复治疗。只有在严重并发症例如大量纵隔气肿、大咯血等情况，部分康复治疗暂停进行，但与康复密切结合的心理指导、自我健康管理、营养支持等也需进行。

（二）介入患者术后康复评估内容

患者一般情况评估

（1）病史及体检：病史收集是进行患者康复的重要步骤，在信息收集的过程中获得完善的病历资料，同时通过病史采集过程建立良好的医患关系，提高患者的依从性。完善的病史资料，为康复团队了解患者的整体情况及进行康复治疗打下有效基础。问诊包括：患者的基本信息、主诉、现病史、既往史、个人史、婚育史、传染性疾病史等。

体格检查是在患者主诉的基础上进行的，根据患者的陈述有对性地深入检查和全面系统检查，以获得客观的临床资料作为诊断疾病的重要依据。包括一般体格检查、呼吸系统体格检查及与呼吸系统密切相关的循环、消化系统、精神心理健康状态等。

（2）呼吸系统常见症状评估：呼吸系统常见的症状主要有咳嗽、咳痰、咯血、胸痛和呼吸困难，可合并有发热、发绀、心悸等与呼吸系统密切相关的症状，还要注意呼吸系统长期疾病导致的其他系统病变，如消化系统功能异常导致的贫血，消瘦等营养状况。

（3）日常生活能力评估（assessment of daily living，ADL）：是指人们在每日生活中，为了照料自己的衣、食、住、行，保持个人卫生整洁和进行独立的社区活动所必需的一系列的基本活动。ADL提出至今已出现了大量的评定方法。评定基础性日常生活活动的

运用较多的是Barthel指数。Barthel指数评分结果：正常总分100分，60分以上者为良，生活基本自理；40～60分者为中度功能障碍，生活需要帮助；20～40分者为重度功能障碍，生活依赖明显；20分以下者为完全残疾。

（4）运动能力评估：影响运动能力的因素有很多，客观的表现在于呼吸困难、活动无耐力。我们可以通过一些客观指标反映患者的运动能力情况。例如临床最常用的6min步行试验、肺功能检查、心肺运动试验等。

6min步行试验（six minute walk test，6MWT）是测量6min所步行的距离。试验方法简单，价格相对低廉，可用于年老体弱步行困难者，能准确地反映患者日常活动状态的病理生理状况。测试结果意义为患者在参加呼吸康复计划前后检测的6min步行测试距离的改变可以用作评估运动训练计划的有效性或找出随时间改变而自然转变的运动耐力。

心肺运动测试可通过心肺运动测试仪同步记录个体在额定运动应激过程中心血管、呼吸等系统参数变化情况，进而评估其运动整体及相关各器官系统的功能水平。它的优势在于可提供大量的客观数据，供操作者对受试者整体运动功能及其受限水平进行全面评估，是目前无创性心肺功能评估的"金标准"。心肺运动测试主要风险是试验过程中存在一定的危险性。有报道统计测试期间的死亡率约3/10万，因此必须掌握相应的适应证和禁忌证，并在测试场地配备相应的抢救设备和相关的资质人员，才能确保患者安全。医务人员在对患者进行运动能力评估时可以根据设备特点及患者的情况进行选择。

（5）疼痛评估：介入患者术后常由于术后局部疼痛、术后并发症或疾病本身因素导致疼痛。因此，疼痛评估在初次评估和训练过程都非常有价值。疼痛可能直接影响患者不能完成运动项目，或者可能导致效果不佳。疼痛程度可以通过数值评分或者面部表情图来进行评估。评估介入患者术后疼痛需要特别注意疼痛部位、性质、强度、持续时间、加重和减轻因素等，以便及时发现是否有严重并发症发生。

（6）营养评估：结核病是典型的慢性消耗性疾病，有数据统计结核病患者的能量消耗远远高于正常人，是正常状态下的1.5倍。除外部分肝性脑病、蛋白质代谢障碍的结核患者外需要多途径补充高蛋白质、高维生素、高热量饮食补充蛋白消耗，特别是同时合并感染、大咯血、食管气管瘘等患者更需特殊关注。最简单的方法是用体重（单位是kg）除以身高的平方（单位是m^2），计算BMI指数。同时需要根据患者病情进行其他营养相关评估，包括实验室检查（血清蛋白、前白蛋白）、药物与营养间的关系等全面评估营养需求。

（7）心理社会评估：结核病病程及疗程较长，药物不良反应较多，特别是TBTB患者需要反复多次进行经支气管镜介入治疗，心理状况更需要关注。有研究表明，TBTB患者中存在焦虑或抑郁症状发生增加的可能性，呼吸困难评分高、临床症状4种及以上是TBTB患者出现焦虑或抑郁症状的危险因素，多数患者承受着巨大的心理压力和精神痛苦，其心理健康水平和社会支持均低于普通人群，存在比较明显的心理问题甚至患有精神障碍，其不良心理状况影响了结核病的康复。心理社会问题的评估应在呼吸康复开始时进行，并在康复期动态评估。简单筛查工具如健康问卷抑郁量表PHQ-9等可用于初步评估焦虑、抑郁、状态，对于可能存在认知障碍的患者，需要接受相关培训的专业人员使用专业量表进行筛查和干预，并作为整体治疗计划的一部分。

（三）介入患者术后气道康复管理的常用护理措施

1.与介入术后密切相关的呼吸训练技术

（1）腹式呼吸/膈式呼吸：腹式/膈式呼吸等同于呼吸控制，放松控制呼吸或腹式呼吸，主要通过患者呼吸控制，使膈肌位置变动通过纠正异常的呼吸模式来教会患者缓解和控制呼吸困难，从而降低呼吸代谢消耗，改善通气分布、改善气体交换、运动能力和症状。患者能够暂时改变呼吸形式，从而更慢、更深地吸气，腹部动度更大，胸廓动度

更小及尽量减少辅助呼吸肌的作用。

患者可取立位、平卧位或半卧位，两手分别放于前胸部和上腹部。用鼻缓慢吸气时，膈肌最大程度下降，腹肌松弛，腹部凸出，手感到腹部向上抬起。呼气时经口呼出，腹肌收缩，膈肌松弛，膈肌随腹腔内压增加而上抬，推动肺部气体排出，手感到腹部下降。可以在腹部放置小枕头、杂志或书本帮助训练腹式呼吸，如吸气时物体上升，可提示患者是腹式呼吸。

（2）缩唇式呼吸：缩唇呼吸是指患者闭嘴经鼻吸气，呼气时经部分关闭的嘴唇缓慢且避免用力呼气（呈吹口哨样）。呼吸的技巧是通过缩唇形成的微弱阻力，延长呼气时间，增加气道压力，延缓气道塌陷，同时收缩腹部。

缩唇呼吸可以使用各种指令来进一步阐明所需的技术，"通过噘起的嘴唇呼气以产生轻微的哨声"，"想象着使一个小蜡烛的火焰闪烁但不被吹灭"即缩唇后呼出的气流能使距口唇15～20cm处与口唇等高水平的蜡烛火焰随气流倾斜又不至于熄灭为宜。

缩唇呼吸常结合腹式呼吸/膈式呼吸进行训练。鼓励患者每天进行每次10min至1h，每日2～3次，目前最佳的频率和持续时间尚不明确，需要考虑患者耐受程度，同时监测指脉氧饱和度心率变化情况。

2.促进狭窄气道/介入术后分泌物引流的护理措施　结核患者，特别是TBTB患者的气道黏膜和软骨结构破坏，气道瘢痕形成、气道塌陷、气道介入术后短期局部组织充血水肿、坏死物阻塞管腔或支架术后等多种因素导致气道分泌物聚集和潴留为细菌定植感染提供了机会，激发炎性反应，需要采取相应护理措施促进分泌物排出体外。常用的气道廓清技术有：

（1）主动循环呼吸技术（active cycle of breathing techniques，ACBT）：该技术可有效地清除支气管分泌物，并能改善肺功能而不加重低氧血症和气流阻塞。ACBT一周期分为三个部分：呼吸控制、胸廓扩张运动和用力呼吸技术。

1）呼吸控制（breathing control，BC）：在主动循环呼吸中，介于两个主动部分之间的休息间歇为呼吸控制。患者按照自身的速度和深度进行潮式呼吸，并鼓励其放松胸部和肩部，尽可能地利用下胸部及膈肌呼吸模式来完成呼吸，这种呼吸模式使肺部和胸壁回复至静息位置。以此呼吸方式持续维持，直到患者开始进行胸廓扩张运动或用力呼气技术中的呵气动作。

2）胸廓扩张运动（thoracic expansion exercise，TEE）：是指着重于吸气的深呼吸运动。吸气是主动运动，在吸气末通常需屏气3s，这一策略可以减少肺组织的塌陷。将患者或物理治疗师的手置于被鼓励进行胸部运动的那部分胸壁上，可以通过本体感受刺激进一步促进胸部扩张运动。

3）用力呼吸技术（forced expiration technique，FET）：用力呼气技术由1～2次用力呼气（呵气）（huff）组成，随后进行呼吸控制。呵气可以使更多的外周分泌物移出，当分泌物到达更大的、更近端的上气道时，呵气或咳嗽可以将这些分泌物清排出体外。在临床工作中，单一的持续呵气直至降低到相同的肺容积时，同样可以进行有效的咳嗽咳痰，而且较少引起患者疲劳。

呼吸控制、胸廓扩张运动和用力呵气技术可根据每个患者和每个治疗周期进行灵活调整，如果患者出现疲劳，即可终止气道主动呼吸循环技术。

（2）胸部叩击：是一种借助叩击所产生的振动和重力作用，使滞留在气道内的分泌物松动，并移行到中心气道，最后通过咳嗽排出体外的方法。胸部叩击方法：患者卧位或坐位，叩击者两手手指弯曲并拢，使掌侧呈杯状，以手腕力量，从肺底自下而上、由外向内、迅速而有节律地叩击胸壁，每一肺叶叩击1～3min，叩击时发出一种空而深的拍击音则表明叩击手法正确。胸部叩击的注意事项：①评估：叩击前肺部听诊明确痰液潴留部位。②叩击要点：叩击时避开乳房、心脏、骨突部位（如脊椎、肩胛骨、胸骨）及衣服拉链、纽扣等。③叩击力量应适

中，以患者不感到疼痛为宜；每次叩击时间以3～5min为宜，应安排在餐后2h至餐前30min完成，以避免治疗中引发呕吐。④叩击时应密切注意患者的反应。大咯血、严重骨质疏松患者不能进行胸部叩击。

（3）胸部振动、摇动和压迫：利用治疗师的手或辅助使用手持体外振动排痰仪置于胸壁上，在呼吸过程中借助机体的重量，沿肋骨正常运动方向进行振动或摇动，并传至胸部。呼气时，治疗者可对胸部进行压迫，有助于分泌物的移除。

（4）高频胸壁振荡：通过将气体脉冲发生器与背心连接，以提供间歇正压气流，使空气传送至背心内并产生一定的压力，致使背心迅速扩张，压迫胸壁，引起气道内气流的瞬间增加产生气流"振荡"效应，促进达到分泌物松动排出的效果。根据个体不同情况调整频率和治疗时间，一般不超过30min。

（5）振荡呼吸正压：利用一种小型的便携式装置，通过此装置在呼气过程中产生一种呼气正压，引起气道内气体的振荡。调整振荡的流量、压力和频率以满足不同个体的需求，达到清除气道分泌物的目的。常用的呼吸末正压阀有T型管状呼吸康复阀、振动正压通气系统Acapella系列。

（6）体位引流：体位引流是利用重力作用使肺、支气管内分泌物排出体外的胸部物理疗法之一，又称重力引流。体位引流摆放原则：病变部位在上，引流支气管开口在下。体位引流适合并发支气管扩张、肺脓肿等痰液较多患者，大咯血、严重心血管疾病、肺水肿患者禁用。

（7）其他促进分泌物引流的措施

1）深呼吸和有效咳嗽：深呼吸是指胸腹式呼吸联合进行，增加有效通气的一种呼吸方式。有效咳嗽是在咳嗽时通过加大呼气压力，增强呼气流速以提高咳嗽的效率。适用于神志清醒，一般状况良好、能够配合的患者。实施的注意事项：①指导患者掌握深呼吸和有效咳嗽的正确方法：患者尽可能采用坐位，先进行深而慢的腹式呼吸5～6次，然后深吸气至膈肌完全下降，屏气3～5s，继

而缩唇，缓慢地经口将肺内气体呼出，再深吸一口气屏气3～5s，身体前倾，从胸腔进行2～3次短促有力的咳嗽，咳嗽时同时收缩腹肌，或用手按压上腹部，帮助痰液咳出。②经常变换体位有利于痰液咳出。③减轻咳嗽时的疼痛：对胸痛不敢咳嗽的患者，应采取相应措施防止因咳嗽加重疼痛，如胸腔镜、胸腔闭式引流等术后胸部有伤口可用双手伤口两侧，使伤口两侧的皮肤及软组织向伤口处皱起，可避免咳嗽时胸廓扩展牵拉伤口而引起疼痛。疼痛剧烈时可遵医嘱给予镇痛药，30min后进行有效咳嗽训练。

2）气道湿化：适用于痰液黏稠不易咳出者。介入术后通常不仅仅因痰液黏稠进行气道湿化，有文献报道部分TBTB患者在抗结核的基础上吸入糖皮质激素减轻气道局部水肿、减轻局部瘢痕形成有一定效果。在良性中心气道狭窄经支气管镜介入诊疗专家共识中也提出，针对瘢痕肉芽组织增生导致介入治疗后的气道再狭窄，可采用气道狭窄部位局部应用药物的方法抑制瘢痕肉芽组织增生，目前可选用的药物包括糖皮质激素、丝裂霉素C、曲尼司特及紫杉醇等。这些药物具有抑制气道瘢痕组织增生的作用，但是文献报道的疗效不一，尚无哪种药物被认为有确切疗效。此外，各种药物的应用方法与剂量也需要进一步的研究。

气道湿化包括湿化治疗和雾化治疗两种方法。雾化吸入同时也具有一定的湿化稀释气道分泌物的作用。临床上常用的围术期雾化吸入方法多使用氧气装置雾化吸入，既辅助供氧，同时联合其他药物治疗达到治疗疾病、改善症状的目的，是围术期患者气道管理的首选给药方式。药物主要包括糖皮质激素、支气管舒张剂和祛痰药。推荐在术前3～7d和术后3～7d进行雾化糖皮质激素联合支气管舒张剂治疗，2～3次/天；临床常用糖皮质激素有布地奈德混悬液，祛痰药常用N-乙酰半胱氨酸。

气道湿化实施过程中的注意事项：①防止窒息。干结的分泌物湿化后膨胀易阻塞支气管，治疗后要帮助患者翻身、拍背，以

及时排出痰液，尤其是体弱、无力咳嗽者。②避免湿化过度。过度湿化可使黏膜水肿和气道狭窄进一步加重，气道阻力增加，甚至诱发支气管痉挛，窒息。湿化时间不宜过长，一般以10～20min为宜。③控制湿化温度。气管切开或气管插管患者使用加温湿化，一般将湿化温度控制在35～37℃。在加热湿化过程中既要避免温度过高灼伤呼吸道和损害气道黏膜纤毛运动，也要避免温度过低诱发哮喘及寒战反应。④防止感染。严格无菌操作，使用一次性雾化装置，加强口腔护理，雾化吸入结束后及时漱口，防止药物在咽部聚积，重视诱发口腔真菌等感染问题。⑤部分严重气道狭窄，二氧化碳潴留患者需引起警惕因缺氧的改善而使低氧刺激减弱，加重二氧化碳潴留。

3）机械吸引：适用于痰液黏稠无力咳出、意识不清或建立人工气道者。气道介入术后患者特别需要警惕术后黏膜充血水肿导致再狭窄引起窒息，床旁常规准备机械吸引装置，可经患者的口、鼻腔、气管插管或气管切开处进行负压吸痰。注意事项：每次吸引时间少于15s，两次抽吸间隔时间应大于3min；吸痰动作要迅速、轻柔，将不适感降至最低；在吸痰前、后适当提高吸入氧浓度，避免吸痰引起低氧血症；严格执行无菌操作，避免呼吸道交叉感染。

3.介入术后患者的运动指导 结核介入术后患者的运动康复遵循呼吸康复运动训练原则：体现个体化、整体化原则，循序渐进、持之以恒。结核介入患者只要无近期急性冠脉事件，如心肌缺血、心肌梗死，严重的心律失常、急性肺栓塞等绝对禁忌证可在医务人员密切病情观察下，进行康复团队制订的个体化运动康复处方，并要考虑患者的实际情况选择患者最易于接受和完成的运动方式，综合评定运动强度、运动时间、频率等。常见的运动方式有以下类型。

（1）耐力训练：主要包括上肢、下肢、呼吸肌等耐力训练。耐力运动训练中，训练的运动形式以蹬车运动和行走运动最为常见。

（2）力量训练：力量训练是一种针对特定肌肉群设计的重复抬举相对负重的训练。力量训练相比于耐力训练有着更大的增肌和肌力潜能，且运动期间的较少引起呼吸困难，也比耐力训练更容易耐受。一般根据患者耐受程度由轻到重，由小到大逐渐增加重量。

（3）呼吸肌训练：目前，几乎没有研究将不同的训练设备或训练方案进行比较。因此，没有确实的证据对不同目的的首选设备和训练方案给予推荐。常用的3种不同类型的负荷被用于大多数呼吸肌训练。这些方法主要是为了提高肌肉力量（中等流量/高压方式：目标流阻负荷及阈值负荷），或是提高呼吸肌耐力（高流量/低压方式：正常二氧化碳型呼吸过度）。所有这些训练方式都可以用商品化设备实现，并且可以提供可控的基于家庭的训练干预，但价格相对昂贵。临床部分患者也可使用单球或三球呼吸训练仪进行呼吸肌训练。

二、介入患者术后随访管理

（一）临床活动期气管支气管结核患者的术后随访管理

TBTB患者常合并多种病变类型，治疗过程中要根据患者具体情况选用不同的治疗方式。全身抗结核治疗是关键也是所有治疗的基础，且常需要结合多种介入方式联合应用以获得更好的治疗效果。Ⅰ、Ⅱ、Ⅲ及Ⅵ型属于临床活动期，故以根除结核杆菌和预防气道狭窄为治疗目标。Ⅰ型的治疗以局部给药为主；Ⅱ、Ⅲ及Ⅵ型TBTB以冷冻治疗联合热消融及局部给药为主，再视具体情况辅以球囊扩张。

1.结核治疗的随访管理　采用统一的标准化治疗方案之后，实施有效的治疗管理是结核化疗成败的关键。要结合定点医院、疾病预防控制中心、社区服务中心、社区卫生服务站及其他企事业单位医务工作者层层联动机制，各司其职，积极有效地落实患者的治疗管理工作，确保患者能规律治疗。

（1）督导患者服用抗结核药物，确保患者做到全疗程规律服药。

（2）观察患者用药后有无不良反应，对有不良反应者应及时采取措施，最大限度地保证患者完成规定的疗程。

（3）督促患者定期复查，掌握其痰菌变化情况，并做好记录。

（4）采取多种形式对患者及其家属进行结核病防治知识的健康教育，提高患者的治疗依从性及家属督促服药的责任心。结核患者服药期间随访时间一般为：1周、2周、1个月、3个月、6个月、1年。密切关注药物不良反应、肝肾功能、痰液培养、胸部影像学等，发现异常及时就诊。

2.特殊患者痰液管理

（1）内镜室手术安排应和其他患者分时间段就诊或专用手术室进行，做好医务人员标准防护及环境消毒，最好使用负压手术室，使用后的内镜按内镜清洗消毒规范处理，必要时灭菌。

（2）对于痰结核菌阳性患者加强痰液管理，阻断传染源、传播途径。患者就诊期间佩戴外科口罩、注意咳嗽礼仪，痰液集中盛装在密闭带盖容器内，遵循院感防控要求及时处理；患者出院后及时密切与当地疾病预防控制中心或社区卫生中心保持联系，按照国家相关政策享有免费复诊、复查、药物治疗等；遵医嘱做好个人、家人防护工作；痰液及时焚烧或煮沸消毒、加强房间通风、避免到人群聚集处逗留，为消灭结核病做好公民应尽的责任与义务。

3.经支气管镜介入治疗的随访管理
TBTB临床活动期患者以冷冻治疗为主，部分患者联合使用热消融、局部给药、球囊扩张术等。通常在第一次冷冻治疗后8～10d，需要再次进行经支气管镜介入治疗：清理坏死组织、再次冷冻，直至病灶稳定逐渐延长随访时间。局部介入治疗存在个体性差异，部分患者在冷冻治疗后24～48h发生局部坏死，甚至阻塞狭窄管腔的病例，首次治疗建议住院或密切留观，避免不良事件发生。球囊扩张术治疗效果分为即刻疗效和远期疗效，国内外报道即刻疗效有效率为68%～100%，远期疗效个体差异较大，总有效率50%～80%，第二次重复扩张应在1周后进行，李强教授等报道良性气道狭窄球囊扩张患者经过4～28个月随访疗效满意。部分患者需联合APC、高频电等治疗方式切断部分瘢痕环，通常介入术随访时间和冷冻治疗一致。介入患者院外随访期间做好与疾病预防中心的转诊交接工作及患者健康教育，使患者随访管理符合结核传染病管理相关规定；同时介入手术中心建立患者随访档案，定期以复诊、电话、短信、微信或患者管理APP等多种随访方式，逐步建立结核介入数据库，将结核介入患者统一管理，使更多患者获益。

（二）介入术后稳定期患者的康复与随访

1.术后疾病相关随访　经支气管镜介入治疗的目的是使患者气道维持在相对稳定状态，经过内镜下直视观察、胸部影像学稳定、分泌物排除不受明显影响、呼吸困难程度缓解时，即可停止经支气管镜下介入治疗，但患者仍需门诊随访、定期复查支气管镜。一般随访时间可为1个月、3个月、6个月、1年的频次进行。对于经数字减影血管造影引导下选择性支气管动脉栓塞术治疗结核顽固性大咯血患者术后仍需抗结核治疗至治愈，部分患者有咯血复发的可能，一旦再次出现咯血症状应及时就诊。

对于Ⅳ、Ⅴ型TBTB来说，解除气道狭窄、缓解呼吸困难症状为其主要治疗目标，可选择内科介入或外科手术治疗。由于目前无循证医学证据表明内科介入治疗的性价比高于外科手术，故建议行多学科讨论后制订具体治疗方案，部分患者需外科随访治疗。

2.术后康复随访及自我管理　自我管理干预计划被认为是帮助患者获得必要技能，控制疾病症状和实施健康行为的最好方法。而呼吸康复是启动、支持和增强自我管理能力的最佳项目，能够帮助患者最有效地管理和应对疾病，改善许多与疾病相关的不良结果。虽然最有效的自我管理干预的形式和内容尚未标准化，但通过帮助患者掌握专业知识、建立自信心、提高能力进行自我疾病管理，从而实现行为改变的效果是显而易见的。例如，协助患者制订个体化自我管理计划，包括积极主动的学习相关患者讨论，采取反馈演示的方法（音频、视频、图片等方式）让患者主动参与，根据患者及其家属的理解掌握操作的能力重复和强化操作，鼓励患者参加集体康复或个体康复门诊，主动记录自我健康状态，知晓疾病复诊，急诊绿色通道等方式实现术后自我管理及随访。

（丁　敏）

参 考 文 献

[1] 马玙，端木宏谨，朱莉贞，等. 结核病治疗学. 北京：人民卫生出版社，2013.

[2] 恩里科克利尼. 王辰主译. 呼吸康复基础教程. 北京：人民卫生出版社，2019.

[3] 约翰 E. 袁月华，解立新，葛慧青，等译. 肺康复成功指南. 北京：人民卫生出版社，2019.

[4] 美国心血管-肺康复协会. 席家宁，姜红英主译. 呼吸康复指南：评估、策略和管理. 北京：科学技术出版社，2019.

[5] 张鸣生. 呼吸康复. 北京：人民卫生出版社，2019.

[6] 王洪武，程庆好，孔令煜，等. 大力倡导加速康复外科在气管恶性肿瘤介入治疗中的应用. 中国肺癌杂志，2019，22（1）：1-5.

[7] 陈玥龙，戴栃湾，李一诗，等. 气管支气管结核治疗进展. 重庆医科大学学报，2020，45（6）：714-716.

[8] 中华医学会呼吸病分会. 雾化吸入疗法在呼吸疾病中的专家共识. 中华医学杂志，2016，96（34）：2696-2708.

[9] 姜爱英，赵丽丽，吕玉凤. 普米克令舒联合异烟肼雾化治疗支气管结核疗效观察. 中华全科医学，2013，11（9）：1414-1415.

[10] 付颖辉，张庆，杨雪，等. 气管支气管结核患者焦虑和抑郁的现状及影响因素. 中国医科大学学报，2019，48（7）：633-637.

[11] 王洪武,金发光,柯明耀,等. 支气管镜介入治疗. 北京:人民卫生出版社,2018.

第十四节　肺介入手术的麻醉

　　介入诊疗技术在肺部疾病的应用已有近百年的历史,从传统的硬质支气管镜到纤维支气管软镜,再到现代的电子支气管镜、电视硬支气管镜,以及从简单的活检到复杂的狭窄球囊扩张、支架置入、肿瘤切除术,都是目前呼吸系统疾病诊断与治疗的重要手段,并已广泛地应用于临床中。

　　当前,结核病仍然是严重危害人类健康的主要传染病,是21世纪全球关注的重要公共卫生问题和社会问题。部分结核患者因支气管狭窄、支气管胸膜瘘需要采用介入技术进行诊治。此类患者均有不同程度的呼吸困难或气道梗阻的表现,且手术与麻醉共用气道,诊疗操作中势必会造成患者的呛咳、憋气和不适,甚至是操作失败。(支)气管镜麻醉不但要保证操作及诊疗的顺利进行,更重要的是要保证患者的氧合和安全。因此,麻醉医师必须对疾病相关的病理生理学变化、手术方式等有深入地了解,做好充分的术前评估和准备,熟练运用相关的麻醉理论与技术,并与手术医师、ICU医师通力协作,努力争取手术取得最佳疗效,防止术中及术后并发症。

一、适应证与禁忌证

（一）适应证

　　1.所有因诊疗需要并愿意接受（支）气管镜诊疗镇静/麻醉的患者。

　　2.对支气管镜检查有顾虑或恐惧心理,高度敏感而且不能耐受局部麻醉下操作的患者。

　　3.操作时间较长、操作复杂的（支）气管镜诊疗技术,比如经支气管镜热消融技术（包括电烧灼、激光等离子体凝固、微波等）,硬质（支）气管镜诊疗技术,支气管镜电磁导航活检术,支架置入术等。

（二）禁忌证

　　1.有常规（支）气管镜操作禁忌证者,如气胸、严重的上腔静脉阻塞综合征等。

　　2.存在威胁患者生命的循环、呼吸和神经系统疾病,如未控制的严重高血压、严重心律失常、不稳定型心绞痛、新近发生的急性心肌梗死、哮喘急性发作和美国麻醉医师协会（American Society of Anesthesiologists,ASA）分级 V 级的患者。

　　3.有严重的凝血功能障碍,或血小板低于 $5×10^9$/L,并有明显出血倾向的患者。

　　4.饱胃或胃肠道梗阻伴有胃内容物潴留者。

　　5.对镇静/麻醉药物过敏者。

　　6.有张口障碍、颈颌部活动受限、颞颌关节强直等明确困难气道的患者。

　　7.对气道严重狭窄、活动性出血、异物梗阻等紧急气道患者,因缺氧及通气困难者应按紧急手术麻醉原则处理,在严格履行知情同意的前提下,实施急救。

二、麻醉前评估和准备

（一）麻醉前评估

　　在进行（支）气管镜诊疗镇静/麻醉前,麻醉医师需做好充分的麻醉前评估。麻醉前评估主要包括病史、体格检查、实验室检查和辅助检查。对患者的全身情况进行全面的评估,是否合并急性呼吸系统感染、哮喘、吸烟、肥胖等可能导致围术期严重呼吸系统事件的情况;有无未控制的高血压、心律失常和心力衰竭等可能导致围术期严重心血管事件的情况存在;是否存在饱胃、胃肠道梗阻、呕吐等导致反流误吸的高危因素。

　　重点判断患者肺部和气道的情况,是否有呼吸困难,是否有严重气道狭窄。如果有需详细了解狭窄的位置、程度、原因,尤其是自主呼吸状态下呼吸困难程度、体位改变对气道狭窄的影响及气管狭窄的性质（内生型或外压型）等。

　　患者应进行常规的术前检查,包括三大

常规、肝肾功能、电解质、心电图（ECG）等，若合并有高血压、糖尿病、冠状动脉疾病应加做动态心电图和心脏超声检查。

此类患者辅助检查的重点是呼吸系统，对有气道狭窄及呼吸困难的患者，应包括肺功能、血气分析、胸部正侧位X线片及胸部CT检查，必要时行气道三维成像，以确定病变部位、范围、性质和严重程度等，帮助评估气道和肺部情况。

支气管镜检查至关重要，支气管镜能够很好地弥补CT对微小气道狭窄的诊断和评价的不足，其特异性及敏感性决定了在诊疗过程中更加直观的明确病变的位置、形态及狭窄段的直径和长度，还可以评价狭窄病变周围的情况，尤其是狭窄远端气道的情况。同时对术中气道建立、选择合适型号的气管导管插管提供有效帮助。

（二）麻醉前准备

1.改善患者的全身情况，积极治疗并发症。停止吸烟，解痉平喘抗感染，呼吸功能锻炼，低浓度吸氧，改善重要脏器功能。

2.禁食6h，禁饮2h。

3.特殊患者的术前准备。对怀疑慢性阻塞性肺疾病的患者应检测肺功能。若肺功能重度下降，如FEM＜40%预计值或SpO_2＜93%应测定动脉血气。哮喘患者应在（支）气管镜检查前预防性使用支气管舒张剂，慢性阻塞性肺疾病患者应视情况决定是否预防性使用支气管舒张剂。有出血风险的患者，即使只进行普通（支）气管镜检查，也应在术前常规检测血小板计数和（或）凝血酶原时间。阿司匹林的使用不会增加活检期间的出血风险，目前建议可以进行无痛纤维支气管镜检查。然而，氯吡格雷确实会显著增加出血的风险，并且与阿司匹林联合使用时具有叠加效应。目前的建议是在支气管镜活检前7d停用氯吡格雷。低分子量肝素应在手术前12～24h停用（取决于治疗剂量），而静脉注射肝素应在手术前4～6h停用。口服抗凝剂高度依赖于患者的肾功能，阿哌沙班和利伐沙班应在手术至少24～48h停用，而达比加群应提前至36～72h停用。对于肾功能受损（即肌酐清除率为30～50ml/min）的患者，阿哌沙班和利伐沙班应在手术前36～72h停用。因为达比加群具有显著更高的肾清除率，所以对于肾损害患者，应在手术前48～96h停用。尽管也有其他建议，但应考虑每位患者的病情，需仔细评估风险－效益关系，管理实施好抗血小板/抗凝方案。

4.麻醉设备的准备与检查，包括气源、麻醉机、监测仪器、输注泵等常规设备的准备，纤维支气管镜（必备）、各种规格的气管导管、可通气的管芯、喉罩、气管内插管用具，以及各种麻醉及急救药品的准备。

5.对于结核活动期，在诊疗过程中医务人员需按传染病进行自我防护。

三、麻醉方法的选择与麻醉管理

（一）麻醉方法的选择

根据患者综合情况和手术方式选择合适的麻醉方法。（支）气管镜诊疗中，因操作医师与麻醉医师共用气道，镇静药和（或）麻醉性镇痛药可能抑制呼吸，增加呼吸管理的难度，双方应密切配合，采取合适、恰当的通气策略。因此，维持有效的通气和呼吸功能至关重要，所有接受（支）气管镜诊疗镇静/麻醉的患者在镇静/麻醉前应自主呼吸下充分去氮给氧（8～10L/min，3～5min）。

根据患者意识水平受抑制的程度，镇静深度/麻醉可分为四级：轻度镇静、中度镇静、深度镇静和全身麻醉，见表2-2-14-1。

1.表面麻醉或轻中度镇静麻醉　适用于大多数耐受能力较好的成人且操作简单的纤维支气管镜检查。麻醉时最常用的给氧方式是经鼻导管给氧，患者乐于接受。

2.深度镇静　是指表面麻醉基础下的深度镇静，主要用于不能耐受和配合的无痛纤维支气管镜检查患者。麻醉时需有效的面罩通气给氧（尤其是内镜面罩），采用面罩上的Y形接口通气，可在维持有效呼吸功能的同时，进行时间较短的（支）气管内简单的诊疗操作。

3.全身麻醉　当患者需要硬质气管镜、经喉罩或气管内插管联合可弯曲的纤维支气

表2-2-14-1 （支）气管镜诊疗的镇静深度/麻醉及其评估要点

	轻度镇静	中度镇静	深度镇静	全身麻醉
Ramsay镇静评分	2～3分	4分	5～6分	
意识反应	对语言刺激反应正常	对语言或触觉刺激有反应	对非伤害性刺激无反应，对伤害性刺激有反应	对伤害性刺激无反应
通气功能	无影响	足够，无须干预	可能不足，可能需干预	常不足，常需干预
心血管功能	无影响	通常能保持	通常能保持	可能受损

管镜进行复杂或时间较长的诊疗操作时需要在全身麻醉下完成，如（支）气管内异物取出、支架放置或取出及肿块切除等。

此外，有以下情况时，推荐采取全身麻醉，以及建立人工气道并进行机械通气。

（1）气管、隆突、左右主支气管严重狭窄、一侧支气管狭窄而对侧肺脏切除或肺功能明显障碍或肺不张等严重呼吸困难的患者。

（2）患者全身一般情况差，心肺功能不全，手术风险大。

（3）气道内出血或病变血供丰富，治疗中可能出现大出血的患者。

（4）病变广、手术时间长、表面麻醉和镇静麻醉下患者难以耐受或不能完成手术者。

（二）麻醉实施和管理

此类患者麻醉管理的要点是保持呼吸道通畅和保证肺通气和气体交换，以保证充分的氧合。

1.表面麻醉或轻中度镇静麻醉　目前表面麻醉常采用1%～2%利多卡因，且总量不应超过8.2mg/kg。局部麻醉药的使用主要有喷雾法或雾化吸入法、气管内滴注法、环甲膜穿刺法等。

表面麻醉时仍有部分患者因紧张、恐惧而难以配合，因此宜给予镇静及适量的镇痛药物，以使患者处于轻至中度镇静水平，保留自主呼吸，防止呼吸抑制和缺氧。临床最常选择咪达唑仑、非阿片类药物和右美托咪定。

咪达唑仑可以采用滴定法给予，60岁以下成年患者的初始剂量为0.01～0.05mg/kg。操作开始前5～10min给药，注射后

2min起效，逐渐达到中度镇静的程度。操作30～40min一般无须再次追加，若操作时间延长，必要时可追加1mg，但使用总量不宜超过5mg。年龄超过60岁的患者，咪达唑仑用量应酌减。

非阿片类药物可以采用静脉给予盐酸曲马多50～100mg，或地佐辛10～20mg。

右美托咪定是高选择性α₂肾上腺素受体激动药，在临床麻醉中作为静脉麻醉药物发挥其镇静、催眠、镇痛和抗交感等作用，其在产生镇静作用的同时对呼吸没有抑制。可先给予1μg/kg的负荷剂量，然后再给予0.1～0.5μg/（kg·h）泵注维持。

2.深度镇静　建议单独使用丙泊酚和（或）配伍应用少量的阿片类镇痛药和（或）依托咪酯。给予丙泊酚1～2mg/kg静脉推注，然后根据所需的麻醉深度，维持输注剂量为1.5～4.5mg/（kg·h）。芬太尼静脉注射常用剂量为0.5～1μg/kg，其起效速度迅速，可维持30～60min。舒芬太尼静脉注射常用剂量为0.1μg/kg，其起效较快，作用时间较长。

待患者入睡、睫毛反射消失、呼吸平稳后可开始（支）气管镜检查，并根据患者反应适当调整镇静或麻醉深度，若患者出现体动或呛咳，可追加丙泊酚0.3～0.5mg/kg。

3.全身麻醉　全身麻醉的实施与通气的维持应根据（支）气管镜诊疗操作性质与要求、气管镜室内麻醉设备配置及麻醉医师的经验与水平，选择合适的麻醉药物、气道管理工具及通气方式。

麻醉诱导方法取决于气道梗阻的程度。对无明显气道梗阻患者可进行常规的静脉注

射丙泊酚2mg/kg、舒芬太尼0.5～1μg/kg和维库溴铵0.08～1μg/kg或罗库溴铵0.6mg/kg行快速诱导；对有明显气道梗阻者可采用面罩吸入高浓度氧气和8%的七氟醚吸入进行慢诱导；也可用右美托咪定配合完善的气道表面麻醉进行气管内插管。

人工气道建立和管理的工具有以下3种方式：①插入7.5号或8号的气管导管，可以是普通气管导管和钢丝导管，最好选用抗激光导管，可以防止气道灼伤。②插入喉罩，如I-gel喉罩，其优点在于使用方便迅速，气道较易维持；喉罩放置难度较小，成功率高，可用于自主通气和控制通气，并避免气管内黏膜损伤；患者在较浅麻醉状态下也可耐受，麻醉恢复期咳嗽发生率低。③硬质支气管镜，需要保持足够程度的肌肉松弛和适当的通气和氧合。

麻醉维持推荐采用全凭静脉麻醉，常用丙泊酚4～12mg/(kg·h)和瑞芬太尼0.2～2μg/(kg·h)泵注或应用靶控输注技术（丙泊酚效应室浓度为3～5μg/ml，瑞芬太尼效应室浓度为1.5～3ng/ml），并根据手术刺激和麻醉深度进行调节。

实施全身麻醉时，可考虑使用适量肌松药，以协助硬质气管镜、声门上气道管理工具（喉罩）或气管导管置入，尤其是进行损伤风险较大的操作（如激光治疗、经支气管镜超声定位针吸活检术等）时，要求保持患者无体动，以避免气道穿孔或损伤血管及周围器官等并发症的发生。

全身麻醉中因为气道常常是开放的，因此需要使用高频喷射通气和高频振荡通气。高频通气可与支气管镜连接，通过后者提供氧气，以降低低氧血症的发生率。应选择合适的通气参数，包括通气频率、通气压力及吸呼比例等，防止可能的并发症（如气压伤、二氧化碳蓄积等）。

（三）术中监测

无论是镇静麻醉还是全身麻醉，患者生命体征监测是（支）气管镜诊疗镇静/麻醉中的重要环节。常规监测应包括心电图、呼吸、血压和脉搏血氧饱和度。对手术时间长和全身麻醉患者宜进行麻醉深度监测，连续桡动脉压监测，连续呼气末二氧化碳分压或经皮二氧化碳分压监测和及时的动脉血气监测等。

处理（支）气管肉芽如需应用电灼器时，麻醉医师应严密监测吸入和呼出氧浓度，在保证患者不缺氧的情况下应全程将氧浓度控制在40%以下或暂停通气；如果患者术中氧饱和度下降需要提高吸入氧浓度，应与内镜操作医师保持沟通和配合。

四、风险与并发症

（一）呼吸抑制

呼吸抑制是镇静/麻醉及内镜检查时最常见并发症，当呼吸暂停或呼吸频率及幅度减少或患者屏气时，可出现氧饱和度明显下降（＜90%）。此时应暂停操作，提高吸入氧浓度并采用面罩辅助呼吸或控制呼吸，待患者呼吸恢复正常，氧饱和度回升至90%再继续操作。

（二）缺氧和二氧化碳蓄积

在无痛纤维支气管镜检查以及气管镜介入治疗中，常有缺氧和二氧化碳蓄积的发生。当$SpO_2＜90\%$或者$PaO_2＜60mmHg$，$PaCO_2＞45mmHg$即可诊断。其发生的常见原因有呼吸抑制、通气不足、呼吸道梗阻或者肺部感染影响氧的交换。应根据原因调整呼吸参数或者暂停手术，待通气改善后再行操作。

（三）出血

出血大多由诊疗操作造成气道黏膜或周边血管损伤所致，轻者可不予处理；出血较多时，需及时吸引，以防止血液堵塞气道，可采用局部使用缩血管药物或冷冻治疗。

（四）气道痉挛

口腔内分泌物直接刺激咽喉部，（支）气管镜反复进出声门也直接刺激咽喉，诱发喉部肌群反射性收缩，发生喉痉挛。麻醉不充分，患者高度紧张或操作技术不规范和强行刺激声带、气管壁，均可造成气管或支气管痉挛。因此，必须保证良好的表面麻醉效果与适度的镇静/麻醉深度，并严密观察患者的生命体征。发生严重喉、支气管痉挛时，应立即停止所有诊疗，并充分清除气道分泌物。轻度支气管痉挛时，可面罩加压给氧，给予支气管舒张剂和（或）静脉注射糖皮质激素；严重支气管痉挛时，如患者氧饱和度难以维持，可给予肌松药、加深麻醉并行面罩正压通气，必要时气管内插管并控制通气，同时给予支气管舒张剂和（或）静脉注射糖皮质激素。

（五）反流误吸

镇静状态下，患者咽喉反射被抑制，口腔内分泌物可能误吸入气管。胃液及胃内容物可能反流到呼吸道，造成吸入性肺炎。因此，必须严格禁食禁饮，防止反流误吸。一旦发生呕吐，立即使患者采取侧卧位，叩拍背部，及时清理口咽部的呕吐物，观察生命体征，特别是氧合状态，必要时插入气管内导管并在纤支镜下行气管内吸引及冲洗。

（六）心血管并发症

镇静/麻醉的药物的影响及（支）气管镜诊疗操作以及麻醉中的低氧血症和二氧化碳蓄积可引起心率、心律与血压剧烈波动，甚至出现心律失常。因此，应加强监测，并及时发现和处理相关并发症。

（七）气道灼伤

气道灼伤多由气道内着火所致。多在高浓度氧气下应用手术电刀或激光引燃气管内导管所致。发生气道内着火时，应立即停止所有气体，移走（支）气管镜设备，注入生理盐水。确认火焰熄灭后可使用面罩重新建立通气。此时应检查气管导管，评估是否有碎片残留于气道内，可考虑用支气管镜检查气道，清除异物，评估伤情，以确定后续处理。

五、支气管胸膜瘘和气道消化道瘘的麻醉处理

支气管胸膜瘘和气道消化道瘘是肺部介入治疗中处理比较棘手的状况。瘘口常引起难以控制的肺部感染、极差的营养状况、严重受损的肺功能及麻醉中可能出现的严重漏气，都会使患者的通气功能难以维持，出现严重的低氧血症和二氧化碳蓄积。

麻醉前应尽量控制感染，改善患者全身状况，行纤维支气管镜或胃镜检查，明确瘘口的位置、大小和周围的关系，了解介入手术的方式和所需时间，并安置好胃管，确保胸引管的通畅。

麻醉诱导和插管的处理策略取决于瘘口的严重程度，是否有感染物反流至对侧肺的风险及介入方式。保留自主呼吸下插入气管导管，经气管导管行介入治疗可以减少正压通气所致的漏气，但隔离保护的作用较差。如果必须在支气管硬镜下置入覆膜支架或封堵器，只有采用快速诱导方式，用最短的时间置入支气管硬镜，并注意双肺的隔离保护，采用高频通气完成介入治疗。

（高　进　陈　萍）

参 考 文 献

［1］刘进，邓小明，王天龙，等. 2014年版中国麻醉学指南与专家共识. 北京：人民卫生出版社，2014.

［2］黄宇光，邓小明，姚尚龙，等. 现代麻醉学. 第5版. 北京：人民卫生出版社，2020.

［3］MICHAEL A GROPPER，NEAL H COHEN，LARS I ERIKSSON，et al. Miller's Anesthesia. 9th ed. Philadelphia：Elsevier Saunders，2018.

［4］王洪武，李金妹. 中国支气管镜介入治疗现状与进展. 中国研究型医院，2020，7（4）：1-11.

［5］中华医学会呼吸病学分会. 良性中心气道狭窄经支气管镜诊治专家共识. 中华结核和呼吸杂志，2017，6（40）：408-418.

［6］金发光，李时悦，王洪武. 恶性中心气道狭窄经支气管镜介入诊治专家共识. 中华肺部疾病杂志，2017，6（10）：647-654.

［7］ANDRES DE LIMA，FAYEZ KHEIR，MSCR ADNAN MAJID，et al. Anesthesia for interventional pulmonology procedures：a review of advanced diagnostic and therapeutic bronchoscopy. Can J Anesth，2018，7（65）：

822-836.

[8] MONA SARKISS. Anesthesia for bronchoscopy and interventional pulmonology: from moderate sedation to jet ventilation. Current Opinion in Pulmonary Medicine, 2011, (17) 4: 274-278.

[9] JOSE R J, SHAEFI S, NAVANI N. Anesthesia for bronchoscopy. Curr Opin Anaesthesiol, 2014, 4 (27): 453-457.

第十五节　结核介入诊疗的护理配合

近年来，随着气管支气管结核的发病率呈现出明显的上升趋势，气管镜检查技术也逐渐应用于气管支气管结核的误诊及漏诊的治疗中，并给气管支气管结核的治疗带来了显著的临床效果。在全身抗结核药物化学治疗的基础上，针对气管支气管结核的不同类型采用相应介入治疗措施是非常有必要的，可以有效减少手术切除和支气管重建术等有创治疗。当然，护理人员还应做好术前及术后的护理，以及术中的配合工作，以减少并发症的发生。

一、术前准备

由结核引起的气道狭窄，经内镜介入治疗时，需进行充分的术前准备，包括患者的准备、物品和药品的准备。

（一）患者的准备

术前护理评估

（1）生命体征监测：术前应全面了解患者生命体征，特别是血氧饱和度，了解患者是否存在缺氧及缺氧程度等。

（2）既往史：术前应了解患者既往有无心脏病、糖尿病、高血压、血液系统疾病、脑血管疾病等，如心脏病患者，应请心内科医师评估是否可行气道介入治疗；如高血压患者，血压应控制在正常范围内再行手术治疗；如血液系统疾病患者，应严格掌握适应证及禁忌证，全面评估手术风险。

（3）过敏史：术前了解患者有无药物过敏史及哮喘史等。

（4）用药史：术前应根据患者的现状，了解目前患者目前使用的药物，评估有无手术禁忌的药物，若近期服用华法林、阿司匹林、肝素等药物时，应停用药物3～5d后再行手术治疗。

（5）实验室检查结果：尤其是血常规、凝血功能、传染性疾病等。如若患者的白细胞计数较低，建议择期手术；若患者出凝血功能异常，在手术过程中，应严密观察出血情况，或术前予以干预措施；若患者有乙肝、梅毒、艾滋病病毒（HIV）等传染性疾病时，医务人员应做好相应的防护措施，术后内镜应按传染病进行消毒。

（6）肺功能检查：了解患者肺组织的储备功能，再选择合适的麻醉方式。

（7）血气分析：了解患者是否存在呼吸衰竭及呼吸衰竭的程度。

（8）评估患者是否需行胸部增强CT、CTA等检查，必要时可做肺功能检查和血气分析检查。及时了解患者是否存在呼吸困难、出血等风险。

（9）心理状态：充分与患者及其家属沟通，了解患者是否知晓自己的病情，以及将要做的治疗的相关知识及风险，是否能正确认识和处理手术风险。讲解手术原理、方法及注意事项，说明手术可能出现的相关并发症，让患者及家属充分了解手术的必要性及风险，从而积极配合检查。

（10）家庭支持系统：了解患者的家庭状况，家庭成员是否支持该治疗，对该治疗的了解及配合程度，以及家庭的经济情况等。

（11）告知患者常规术前禁食、禁饮4～6h；检查患者口腔（有义齿者需取下义齿）；术前更换手术服。

（12）建立静脉通道，准备好急救药物。

（13）雾化吸入局麻药品，如2%利多卡因。

（14）协助转运患者至手术床，及时予以吸氧6～8L/min，必要时紧急建立人工气道，机械辅助通气；给予心电监护；需要使用热治疗的患者，将中性电极贴于肌肉丰富的地方，一般选择下肢。

（二）物品准备

1.常规用物　清洁治疗车、无菌治疗巾、治疗碗、无菌生理盐水、20ml注射器、无菌纱布、酒精纱布、抽吸管、毛刷、活检钳、灌洗瓶、液状石蜡、尺子等。

2.特殊物品的准备　介入治疗时，所需的物品根据所选择的治疗方式而准备相应的物品。

（1）气管镜的准备：气道介入治疗时，需要准备钳道＞2.8mm的气管镜，因需要从钳道内将所需器械送入气道；有的患者经结核感染后引起气道的软化、瘢痕狭窄甚至闭塞，需准备不同大小的内镜，临床上使用的气管镜有外径4.9mm、4.1mm、3.1mm或2.8mm等。

（2）热治疗：高频电刀、氩气刀、激光、微波治疗操作的物品准备。

1)电工作站：临床上使用的有德国爱尔博VIO200S型等。

2)高频电刀：临床上使用的有针型、柱形电刀或者电圈套器等。

3)氩气刀：粗、细氩气刀。

4)激光：激光工作站，光纤，防护眼镜等。

（3）冷冻治疗操作的物品准备

1)冷冻治疗仪，如德国爱尔博公司产品ERBOKRYO CA和ERBECRYO2及国产北京库兰公司的产品Kooland300和Kooland320。

2)冷冻探头：根据病变的位置、大小、性质，准备不同大小的冷冻探头。如上叶位置较高，大探头不易到达病变部位，可选择小探头。临床上可选择的冷冻探头有1.9mm、2.4mm、1.1mm等。

（4）球囊扩张操作的物品准备：根据患者狭窄的部位、程度、长度准备合适的球囊，充盈压力泵等。

（5）气道内支架置入操作的物品准备

1)支架的准备：根据患者气道狭窄的情况，选择不同型号、不同材质、不同类型的支架。根据材质分为金属和硅酮支架；根据类型分为L形、Y形等支架；根据是否覆膜分

为裸支架和覆膜支架等。

2)其他物品：如导丝、尺子等。

（6）气道内瘘封堵术操作的物品准备：根据瘘口形成的原因、位置、大小等选择不同的封堵材质。临床上使用的有心脏封堵器、覆膜支架或硬化剂等。

（7）硬质气管镜操作的物品准备：包括硬镜图像采集系统、光学镜、硬质气管支气管镜、硬质钳子、高频呼吸机等。

（8）内科胸腔镜治疗的物品准备

1)环境准备：内科胸腔镜检查是一项严格的无菌操作技术。因此，环境准备非常严格，有条件的应选择在手术室完成；无条件者，应确保手术间空气消毒4h以上。

2)胸腔镜的准备：内科胸腔镜应经环氧乙烷低温消毒后使用；穿刺鞘管、活检钳、单极电凝钳、切开缝合器械、胸管和引流系统。

3)操作者准备：操作者的服装应符合手术要求。

（三）药品准备

1.麻醉药物　局部麻醉药物有5%利多卡因；轻度镇静镇痛药物有盐酸哌替啶注射液（度冷丁）、咪达唑仑、芬太尼等；深度麻醉药物有丙泊酚、瑞芬太尼、舒芬太尼、右美托咪定等。根据患者的病情，介入治疗的方法及患者的耐受情况选择合适的麻醉方式。

2.止血药物　如冰盐水、1：10 000肾上腺素、凝血酶、凝血酶冻干粉、垂体后叶素等止血药物。

3.抢救药物　如肾上腺素、阿托品、氨茶碱注射液、纳洛酮等抢救药物。

4.抢救物品　如简易呼吸器、经口或经鼻气管插管、呼吸机、除颤仪等。

二、术中配合

护理人员应熟悉所有介入治疗的原理、器械使用的方法、术中观察的重点等，以便更好地配合医师完成介入手术，减少术中并发症的发生。

（一）热治疗

高频电刀、氩离子束凝固（argon plasma

coagulation，APC）操作的护理配合。

1.建立人工气道，并协助医师经口、鼻腔、气管插管或喉罩建立人工气道，以保证患者通气，置入气管镜。

2.将中性电极贴于患者肌肉丰富的四肢。

3.患者的吸氧浓度或者是呼吸机的给氧浓度应调至＜35%，避免灼伤气道。

4.置入用物：选择钳道＞2.8mm的内镜，经钳道将高频电刀、电圈套器、APC等送入气道内。

5.高频电刀的使用：若为瘢痕性狭窄所致的气道阻塞情况，可先用穿刺针试穿瘢痕处是否有血管附着，再用针形电刀在瘢痕处呈放射状切割，然后根据瘢痕狭窄的长度选择针的长度。电刀的出口应离气管镜前端＞1cm，方可进行操作。

6.电圈套器的使用：气道内新生物的形成导致气道狭窄，新生物与气道之间留有一定空隙、新生物基底部较小或以蒂相连者，可使用电圈套套住新生物基底部，通电并缓慢收紧电圈套器直至新生物切除。具体操作：将圈扎器导管前端伸出支气管镜前端约1cm。缓慢推出圈套钢丝，将环形圈套钢丝的一侧伸入病灶的基底部，通过调整支气管镜前端的位置，逐步将环形圈套钢丝完全置入病灶的基底部。嘱助手轻轻收紧钢丝圈，当遇到阻力时助手即时告知操作者，此时操作者开启脚踏开关，启动点切割（治疗功率一般选择20～40W），助手通过逐渐收紧圈套钢丝，直至将病灶摘除。松开脚踏开关，将切割下来的病变组织用活检钳或异物钳取出，如果病灶较大，应使用异物篮或冷冻等方法将切除下来的病变组织取出。若新生物较大，与气道之间空隙小且基底部较大，可使用电探针或电刀直接自新生物表面或侧面由浅入深进行电烧或电切，每次深入1mm左右，持续约10s，可反复多次进行，直至达到理想效果或择期再次电烧。

7.APC的使用：APC具有高频电切割和止血的功能，一般用于气道内肿瘤组织的消融。经气管镜钳道插入APC电极直至第一个环形标志露出钳道口。APC电极末端距离病变组织5mm以内时，脚踏电凝开关进行治疗，每次1～3s。氩气流量设定在0.5～2L/min，功率一般选用50W以内。功率设置根据病变组织的特点进行，一般对于出血、瘢痕等设定小功率，而对于较大肿瘤的切除选择较大功率，松软组织选用较小功率，致密组织选用较大功率，建议功率从小到大选择，避免一次选择大功率导致出血或管壁穿孔等危险。

8.术中观察切除部位有无明显的出血，如果有较多出血，局部应做相应的处理，一般局部可注入冰生理盐水或稀释后的肾上腺素，严重者可使用氩气刀止血。

9.术中观察患者呼吸困难的情况，若新生物较大，切除后形成活瓣阻塞管腔，应及时将其取出。

10.术后用物处理：在临床治疗中，高频电刀、电圈套器、APC在使用过程中有一次性耗材和可重复使用的耗材。一次性耗材使用后按医疗垃圾处理；可重复使用的耗材使用后，经初步清洗后，送入供应室进行低温灭菌消毒。

（二）激光治疗操作的护理配合

1.建立人工气道：协助医生经口、鼻腔、气管插管或喉罩建立人工气道，保证患者通气，置入气管镜。

2.选择合适的光纤：如450μm、600μm。

3.检查光纤的完整性：将指示光打开，将光纤对准屏幕，观察光纤头端是否圆润，如有散光，表示光纤不完整易灼伤气管镜，应及时予以切割。

4.操作者佩戴专用的防护眼镜。

5.操作过程中将氧浓度调整35%以下，防止气道燃烧。

6.将石英光纤经气管镜活检孔道插入，伸出镜端0.5～1.0cm，对准病变0.5cm时激光照射。照射一般从病变顶部中心开始，向下向外扩展，接近管壁1～2mm时，应停止照射，防止击穿管壁。照射后即可见病变组织变白、汽化、后再黑色碳化，并逐渐缩小，使管腔扩大。剩余少量病变由于照射过程中热传导作用，可于几天后自行脱落。若出现肿瘤表面出血、气管内大量分泌物、病灶较大及因肿瘤坏死使得难以辨识正常组织范围时，应仔细操作，并认真处理。如果气道瘢痕狭窄过长也不易成功。此外，肺结核肉芽肿者若在急性期时行激光治疗，有可能诱发肉芽肿加重。为保证手术过程安全，除较小病变外，以分次照射为宜。一般治疗 2～3 次，个别可达10次以上。激光照射功率为 20～30W，个别可用40W，照射时间通常为累计 5～10min，每次治疗间隔 1～2 周。一般术后 3～5d 坏死组织脱落咳出。

7.激光治疗结束后，可准备5ml的生理盐水进行局部喷洒，降低局部温度。

8.用物的处理：激光使用结束后，应立即检查激光光纤的完整性，并用95%乙醇纱布进行擦拭后保存。

（三）球囊扩张的操作护理配合

1.建立人工气道　协助医生经口、鼻腔、气管插管或喉罩建立人工气道，保证患者通气，置入气管镜。

2.选择合适的球囊　根据患者气道狭窄的部位和程度选择合适的球囊。如气管狭窄时，可选择 10～12mm、12～15mm、15～18mm 的球囊；左主支气管可选择 6～8mm、8～10mm 的球囊，右主支气管可选择 8～10mm、10～12mm 的球囊等，选择球囊还应该根据患者的身高进行选择。

3.球囊的准备　将加压水枪注入灭菌注射用水，并排气；球囊拿出后，将末端与加压水枪相连，在体外给球囊加压，压力不用过大，只需将球囊充盈即可，此时观察球体是否完整，有无液体溢出，检查完毕后将球体内的注射用水排空待用。

4.置入球囊　经内镜钳道＞2.8mm 置入球囊至相应的狭窄位置，待球体全部露出内镜前端＞1cm 时方可给球囊加压，加压时缓慢加压，待球体逐渐充盈后再逐渐加压，压力由小到大；在球囊扩张的过程中，操作者应将内镜前端靠近球体底部，观察扩张局部有无出血和撕裂；配合护士应观察患者的反应，如果患者出现咳嗽剧烈，此时不能加压，避免气道撕裂和出血；如果患者出现口唇发绀、憋气、血氧饱和度下降等情况，护

士应立即回收球囊，保持气道通畅；在配合过程中，还应严格观察扩张时间，在临床上气管扩张时间＜30s，左右主支气管可扩张至 1～2min，具体时间根据患者的反应、生命体征而决定；在扩张过程中，应做好"慢打快收"，及时调整，及时收压，保证患者气道通气。

5.球囊扩张结束后，用物的处理　球囊为一次性耗材，使用结束后应按垃圾分类进行处理；加压水枪可用95%乙醇纱布进行擦拭消毒。

（四）冷冻治疗的操作护理配合

1.建立人工气道：协助医生经口、鼻腔、气管插管或喉罩建立人工气道，保证患者通气，置入气管镜。

2.选择合适大小的冷冻探头和气管镜：临床上使用最多的有1.9mm和2.8mm的探头。如果患者狭窄部位太高或者太窄，可选择1.9mm的探头，此时应选择钳道＞2.0mm的气管镜；选择2.8mm的探头时，应选择钳道＞2.8mm的气管镜。

3.冷冻冻融治疗：根据患者气道狭窄程度及病变部位，选择合适大小的探头。将冷冻探头经气管镜钳道送入气道病变部位，将探头金属端贴近需要冻融的部位，由助手踩下冷冻踏板，每个冻融部位冷冻3次，每次踩30s后放气5s再进行第二次循环。也可选用每个冻融部位冷冻一次60s。冻融结束后待冷冻探头冰块完全消失后再下选择下一个部位进行冻融。

4.冷冻冻取治疗：一般用于肿瘤消融或者冷冻肺活检。将冷冻探头经气管镜钳道送入气道病变部位，将探头金属端贴近需要冻融的部位，由助手踩冷冻踏板，操作者根据组织的疏松程度选择冷冻时间，组织疏松时冻取时间可延长，反之相反。或者由助手踩踏板时同时报时间，时间至操作者固定探头与助手一起将探头和组织取出，再进行下一次冻取。

5.在冷冻冻融过程中，注意观察患者的生命体征，尤其在患者原有气道狭窄的情况下，冻融时探头阻塞管腔，导致管腔更狭窄，

导致患者呼吸困难。

6.在进行冷冻冻取治疗时，应观察患者气道内出血情况，根据情况给予相应的处理。

7.用物的处理：当冷冻治疗结束后，冷冻探头使用95%乙醇纱布擦拭后保存。如果用于经支气管冷冻肺活检术检查时，冷冻探头应送入供应室经环氧乙烷低温消毒后方可使用。

（五）气道内支架置入的操作护理配合

1.金属支架置入术

（1）协助患者平躺于检查床上，于麻醉前将牙垫置入患者口腔内并固定。

（2）在麻醉过程中，配合医师监测患者的生命体征变化，并提醒医师及时调整通气方法。待麻醉诱导后，协助医师经口插入喉罩或气管导管并连接麻醉机，以维持足够的氧饱和度。

（3）按常规配合术者经口或喉罩、气管导管进镜检查，必要时选用治疗气管镜（钳道2.8mm）先协助术者对病灶进行冷、热消融治疗，或对病灶上坏死物进行清理。若气道狭窄明显可先行球囊扩张，充分扩大狭窄气道。检查过程中协助术者明确病变部位及长度，以便选择相应规格型号的气管支架备用。

（4）协助术者经气管镜操作孔道置入导丝，导丝前端通过狭窄段后撤回气管镜，固定导丝，将支架推送器在导丝的引导下送入气道，远端通过狭窄段，固定鞘管，释放出金属支架在病变部位。

（5）操作中换用常规内镜或超细支气管镜观察支架释放情况，若支架自膨不充分，换用治疗内镜协助协助术者用球囊扩张导管插入支架内进行扩张，以帮助支架膨开。

（6）运用黏膜活检钳调节支架至合适位置。

2.硅酮支架置入术

（1）协助麻醉及硬质气管镜的插入。协助患者平躺于检查床上，并在患者肩部垫一软垫，使其头部充分后仰，以利于硬质气管镜插入。眼内涂抹眼膏使双眼闭合，避免眼受伤。插入硬质气管镜时，将小纱布垫于硬质镜与牙齿之间，防止患者牙齿及口唇受伤。

（2）麻醉过程中监测患者血压、心率、心电图和血氧饱和度，提醒医师及时调整通气方法。待麻醉诱导后，协助术者经口插入硬质气管镜，插入成功后，将硬质气管镜鞘管侧孔与麻醉机与高频喷射通气机连接，维持患者足够的氧饱和度。

（3）对管腔内病灶行冷、热消融治疗或对狭窄段行球囊导管扩张治疗，待管腔较前扩大，确认病灶或狭窄段部位及长度。

（4）选择相应型号的硅酮支架，协助医师利用支架推送器将支架推入气道狭窄处。

（5）若支架张开不全，选用球囊扩张导管充分扩张支架。

（6）运用支架调节钳将支架调整至合适位置。

（六）内科胸腔镜治疗的操作护理配合

1.内科医师和助理医师或护士按照标准手术清洁技术清洁双手后，穿着无菌手术服和佩戴无菌手套，患者从胸骨到锁骨，经腋窝到肩胛骨，在经棘突向下到胸廓底部的皮肤都需要备皮和消毒处理。

2.患者健侧卧位，常规皮肤消毒后，铺无菌单，内镜医师面对患者，助手在操作台对面。2%利多卡因穿刺点局部浸润麻醉，沿肋间走向切开皮肤1～2cm，血管钳逐层钝性分离皮下、肌肉至胸腔，再用手掌紧握穿刺鞘管柄，以螺旋运动的方式插入，直到有落空感为止。操作者可用伸出的拇指来限制到达胸膜腔插入的深度，以防肺损伤。

3.穿刺鞘管进入胸膜腔后即可拔除，套管应在继续深入胸腔1～3cm后由助手用手固定。随后在直视下沿着套管进入胸腔镜。按需要和病情可经吸引管或工作通道吸出大部分胸腔积液，但不应过快，防止复张后肺水肿。空气可进入胸膜腔并代替原有空间，从而维持正常的胸腔内压。

4.胸腔镜操作在直视下或电视辅助下开展。胸腔镜进入后可观察背侧胸腔，直视膈肌和肋膈角，胸腔积液在抽完后，可操纵胸腔镜系统对胸膜腔进行探查。若有粘连带及包裹积液直接用活检钳分离，亦可用电刀或氩气刀进行切割分离。

5.操作过程中要分清胸腔内解剖结构。右方可以通过找到三片肺叶汇聚之处——斜裂和水平裂的连接部位，左方则可通过斜裂来定位。膈肌由呼吸运动进行识别。肺脏顶部较窄，像一个圆锥体，可以观察到脏层和壁层胸膜之间的各种粘连带。

6.镜下可见正常肺脏表面呈粉红色、质软，可见网状分布的肺小叶，黑色的炭黑样色素沉着散布在肺表面；脏层胸膜表面透明肺不张区域呈紫红色，边界清楚；结核性胸膜炎可见充血、水肿，弥漫性粟粒样分布的小结节；恶性结节及其他典型病理改变非常容易识别，肺气肿或肺大疱会突出肺表面，易于发现。

7.可疑病灶可通过胸腔镜工作孔道进行活检、刷检。通常必须做多部位的活检。为防止肺撕裂伤发生出血、漏气等并发症，活检部位以壁层胸膜为主，通常避开血管，如有出血，可局部灌注凝血酶原2～4U。活检组织以3～6块为好，如有特殊需要，可增加至10～12块，如基因检测。对于不明原因的胸腔积液，应对前胸壁、后胸腔和膈肌等不同区域的微小病变进行活检；如果考虑为感染，还应留取组织和分泌物进行常规细菌培养；如考虑为结核感染，应进行分枝杆菌的培养。如果肺脏表面有明显的病变，亦可进行活检，但一定要防止过度牵拉和撕裂肺脏。

8.自荧光和窄谱成像支气管镜技术亦可通过套管进入胸腔，有助于识别良、恶性病变。

9.胸腔镜下除了诊断外，还可进行多种疾病的镜下治疗，如对结核性胸膜炎和脓胸患者粘连带剥离术；胸膜良、恶性疾病的电切、氩气刀、冷冻、激光、光动力治疗术；胸膜恶性疾病的放射性离子植入术；胸腔镜下肺大疱穿刺引流术；顽固性气胸治疗术及胸膜固定术等。

10.手术完成后，退出胸腔镜及其他附属设备，缝合胸腔穿刺点切口，无菌纱布覆盖，在穿刺点切口留置引流管接水封瓶引流残余空气和液体，从而使肺复张。

（七）硬质气管镜治疗的操作护理配合

1.根据患者的身高、体重、手术内容选择合适的硬质气管、支气管镜。

2.协助患者平卧于手术床上，必要时采取头低足高位，固定头部，协助患者抬高下颌部，使头部后仰。

3.待麻醉医师麻醉患者后，协助医师将硬质气管、支气管镜插入气道内，并及时连接高频呼吸机，保证患者通气。

4.保护患者的牙齿，将纱布垫于硬质镜与牙齿之间；保护患者的眼，可在眼上涂抹软膏等。

5.术中协助医师进行操作治疗，协助固定硬质镜等。

6.术后检查硬质镜外表面是否有咬伤等。

7.硬质气管镜治疗结束后，经清洗、消毒、干燥后保存。

三、术后护理

介入治疗后，术后护理很关键，护理人员应严密观察患者，及时发现处理并发症，并做好健康宣教工作。

（一）严密观察患者的病情

内镜介入治疗后，仍需严密观察患者生命体征变化，及早发现并处理术后并发症。术中发生低氧血症及心律失常的患者，术后应继续予以吸氧，密切监测血氧饱和度和心律，及时监测血气分析，必要时继续予以呼吸机辅助呼吸。术中有气道损伤出血的患者，应严密观察患者咯血情况，必要时按大咯血护理进行处理。术中应用镇静药或静脉麻醉的患者，应密切监测患者的意识、呼吸、血氧饱和度等情况。气道狭窄患者治疗后，仍需注意观察患者呼吸、生命体征等。

（二）避免误吸

支气管镜介入治疗结束后2h方可进食，进食前可先饮水评估麻醉作用是否消失，吞咽功能是否恢复，再予以饮水、进食。使用

APC治疗后2～3d后应再次行支气管镜检查，清除局部坏死物以免导致气道阻塞。介入治疗后，为了防止患者喉头水肿，可给予局部普米克令舒（吸入用布地奈德混悬液）雾化吸入治疗。

（三）发热

气道内介入治疗为侵入性的清洁操作，待治疗结束后，患者可能出现反应性发热或吸收热，一般24～48h可自行恢复正常，可使用解热药对症处理。严重者可给予抗感染对症治疗。

（四）胸腔闭式引流的护理

内科胸腔镜检查结束后，在胸腔镜检查处予以留置胸腔闭式引流瓶，便于观察患者胸腔积液、出血、肺复张等情况。此时，护理人员应按照"胸腔闭式引流的护理"进行观察。

1.严密观察引流管的置管刻度，保持引流管畅通并与水封瓶连接完好，使用3M加压固定胶带双高举平台法固定，变换体位及下床活动时妥善固定引流管，防止引流管扭曲、受压、折叠。

2.为防止逆流而引起的感染，水封瓶于任何情况下都应低于患者胸腔，患者卧床时水封瓶应置于地面或挂于床底，患者下床活动时水封瓶应低于引流口40～60cm。

3.观察引流管水柱波动情况，并准确记录引流液的颜色、性状、量。应根据患者引流液情况及时更换水封瓶，每日至少一次。

4.切口应保持干燥，每3天更换敷料一次，或根据具体情况随时更换。以导管为中心由内向外，用复合碘皮肤消毒液消毒。

5.若发生引流管滑脱，应立即用手捏紧切口处皮肤，消毒处理后用凡士林纱布加压覆盖，报告医师并协助其进一步处理。若发生引流管连接处脱落或破损，立即使用双钳夹闭胸腔导管，并更换整个无菌装置。

（五）术后并发症的观察与护理

术后如患者出现呼吸困难加重，应考虑是否为治疗后狭窄程度加重或治疗结束后经冷冻治疗后，局部气道坏死物阻塞管腔，应立即再次行支气管镜检查，清理局部坏死物。

1.窒息　内镜介入治疗后，应严密观察患者呼吸困难缓解情况，窒息是术后最严重的并发症。引起窒息的原因有：患者原有严重的气道狭窄，经治疗后局部组织充血水肿导致狭窄程度再加重。热治疗结束后经冷冻治疗后，局部气道坏死物阻塞管腔。气道内因支架覆盖黏膜，大量分泌物堵塞支架，痰液排出不畅；或因气道支架移位阻塞管腔所致，尤其是硅酮支架。因此，术后常规给予雾化吸入普米可令舒等，以防止发生气道水肿；应鼓励患者咳嗽、咳痰，放置支架的患者建议其每日行雾化治疗，促进痰液湿化，使痰液易于咳出。严重时告知患者入院行支气管镜灌洗吸痰；行冷热治疗的患者，应及时清理局部坏死物。

2.咯血　是介入术后最常见，也是严重的并发症之一。原因有很多，比如在使用高频电刀时，误切入血管引起大出血；或因冷冻冷取术后引起，由于气道内肿瘤组织疏松，血管丰富所致。术后需严密观察患者是否有咯血，以及咯血的量、颜色、性状等，并及时汇报医师，遵医嘱予以相应的止血药物，严重者可遵医嘱给予垂体后叶素治疗。护士需及时安慰患者，协助患者采取头低足高或患侧卧位，鼓励患者自行咳出血凝块，及时清除患者口鼻腔里的分泌物，必要时行气管插管，以保持呼吸道通畅。

3.胸痛　患者原有气道的闭塞，经气道介入治疗后，原有的闭塞气道恢复通畅，气流可自由进出气道，患者有肺快速复张引起的胸痛；经球囊扩张及局部气道经扩张治疗后，刺激壁层胸膜引起胸痛；患者原有严重的气道阻塞，经球囊扩张、冷冻治疗后，局部组织充血水肿甚至引起局部气道的闭塞，导致患侧胸痛明显；气道支架置入后，患者咳嗽剧烈可引起胸痛；经内镜胸腔镜治疗，行胸腔闭式引流的患者，术后会出现不同程度的胸痛，因胸壁伤口所致。术后需严密观察患者是否有疼痛，以及疼痛程度、部位，并及时告知医师。若为坏死物阻塞，需及时行气管镜检查，并清理坏死物；对于咳嗽剧烈的患者，根据病情可遵医嘱给予相应的止咳药物。行胸腔闭式引流引起胸痛的患者，可遵医嘱给予相应的镇痛药物。

4.黏膜炎症、口臭、刺激性咳嗽或痰血　黏膜炎症是支架所带来的最常见的并发症，约有1/3的患者均有不同程度的炎症反应，可表现为咽喉部的不适，或胸骨后烧灼感等。刺激性咳嗽或痰中带血也是常见的并发症。必要时给予吸入性糖皮质激素（如布地奈德雾化液），以缓解局部水肿和抑制局部肉芽的形成。

5.肉芽组织形成或瘢痕形成引起气道再狭窄　气道支架置入后，随着患者的呼吸运动，支架反复与局部黏膜摩擦刺激，大多数患者在支架上缘或下缘有肉芽组织形成，轻者不影响患者的呼吸，严重者可导致患者呼吸困难。有的支架直径过大，患者易形成瘢痕组织，支架的反复摩擦，导致在支架的上缘有大量的瘢痕形成，导致气道狭窄，患者呼吸困难。支架置入后的，应告知患者严格术后随访，防止气道再狭窄。

6.气管-食管瘘　大多由于气道内肿瘤组织侵犯食管所致，或者因支架置入后，气道压力过大，支架反复摩擦刺激气管食管所致。术后应倾听患者的主诉，观察患者是否有进食或饮水后呛咳，当出现反复肺部感染的情况时，可进行"洼田饮水"试验，以及胃镜检查或者行气管镜检查等。

（丁　敏）

参 考 文 献

［1］张莹. 气管支气管结核介入治疗概述. 中华医学会结核病学分会2019年全国结核病学术分会，2019.

［2］王昌惠，王广发，李时跃. 呼吸介入诊疗新进展. 上海：上海科学技术出版社，2015.

［3］张令晖. 经支气管镜介入治疗的新技术. 临床肺科杂志，2010，8（15）：1144-1146.

［4］柯明耀. 经可弯曲支气管镜实用介入治疗技术. 厦门：厦门大学出版社，2011.

［5］王洪武. 支气管镜引导下的腔内CO_2冷冻治疗. 中国组织工程研究与临床康复，2008，12（26）：5001-5006.

［6］程波，叶明福. 肺邻近器官及支气管残端的冷冻效应与并发症. 重庆医学，2003，32（2）：157-158.

［7］郭述良，李强，罗凤鸣，等. 经支气管冷冻肺活检操作技术规范. 中国呼吸与危重监护杂志，2019，18（2）：109-114.

［8］李阳. 气管支架在良性气道狭窄中的应用. 河北医科大学，2017.

［9］王洪武. 严格掌握气管支架适应证及时处理并发症. 中华结核和呼吸杂志，2014，37（3）：221-222.

［10］程秋泓，田松焕. 全身麻醉下经硬质气管镜硅酮支架置入治疗大气道狭窄的护理. 护士进修杂志，2017，32（15）：1426-1429.

［11］李为民，刘伦旭. 呼吸系统疾病基础与临床. 北京：人民卫生出版社，2017.

［12］王昌惠，王广发，李时悦，等. 呼吸介入新进展. 上海：上海科学技术出版社，2015.

第三篇

结核病的介入诊断与治疗

第一章 气管支气管结核

第一节 总 论

一、定义

气管支气管结核（tracheobronchial tuberculosis，TBTB）是指气管、支气管的黏膜、黏膜下层和外层（软骨和纤维组织）的结核病变，又称支气管内膜结核（endobronchial tuberculosis，EBTB），属于下呼吸道结核。

二、流行病学

气管支气管结核常与肺结核或支气管旁淋巴结结核并发，多发生于中青年人，但老年人发病也有增加的趋势，其中女性发病是男性的2～3倍。左右主支气管、两肺上叶、中叶、舌叶支气管为好发部位，常可导致远端肺段或叶不张，严重者可导致全肺不张。据国外文献报道有10%～40%的活动性肺结核患者合并有气管支气管结核。在我国，尚无气管支气管结核的流行病学数据。临床上，受检查手段的限制，并非所有气管支气管结核都能得到诊断。有些病变轻微的气管支气管结核患者，虽未被诊断气管支气管结核，但随着全身抗结核药物治疗的应用而获痊愈，

而有些患者在患病早期如处理不当，遗留下严重的气道狭窄，易引起通气障碍，反复出现感染，甚至是肺不张、窒息等，可严重影响患者的生存质量，甚至威胁生命，因此，气管支气管结核的早期诊断是十分重要的。

三、病因与发病机制

气管支气管结核多数继发于肺结核，少数继发于支气管淋巴结结核，经淋巴和血行播散引起支气管结核者极少见。

（一）直接接触感染

此为气管支气管结核最常见的感染途径。当肺结核患者含有大量结核分枝杆菌的痰液通过支气管、气管时，或吸入含有结核分枝杆菌的空气时，结核分枝杆菌直接侵及气管、支气管黏膜，或经黏液腺管口侵及气管、支气管壁，形成结核病变。

（二）邻近脏器结核病蔓延

肺实质结核病变蔓延至支气管、气管，或肺门及纵隔淋巴结结核发生干酪坏死时，可侵及或穿破邻近气管、支气管壁，形成气管、支气管结核或淋巴结瘘，极少数胸椎结核患者的椎旁脓肿可波及气管、支气管，形成脓肿支气管瘘。

（三）淋巴系统、血液循环系统感染

结核分枝杆菌沿气管、支气管周围的淋巴管、血管侵及气管、支气管，病变首先发生在黏膜下层，然后累及黏膜层，但这种淋巴管、血行感染的发生机会较少。

四、病理

气管支气管结核早期组织学改变为黏膜表面充血、水肿、分泌物增加，黏膜下形成结核结节和淋巴细胞浸润。此种改变与一般非特异性炎症不易区别。当病变继续发展，可形成深浅不一，大小不等的结核性溃疡，底部充满肉芽组织，表面覆以黄白色膜样干酪样物质，肉芽组织向管腔内生长，可造成管腔狭窄或阻塞。

经过有效抗结核治疗后，黏膜表面充血、水肿消退，气道狭窄或阻塞的状况可获得缓解，溃疡可愈合，但如果病变已经累及气道壁弹性组织，或出现纤维组织增生，则气管、支气管狭窄或阻塞情况反而加重，常引起远端肺不张、局限性肺气肿、支气管扩张等并发症。

当气管、支气管旁淋巴结发生干酪坏死时，可破溃穿透气道壁，形成气道淋巴结瘘，瘘孔多为单发，亦可数个同时或相继发生，干酪坏死物经瘘口进入气管、支气管，可造成结核病灶肺内播散，亦可造成肺不张。

五、临床表现

（一）症状

气管支气管结核的全身症状同继发性肺结核，根据结核中毒症状轻重不等，可有发热、乏力、消瘦、盗汗等表现，而非活动性支气管结核患者，可无明显的全身症状，但气管支气管结核的呼吸道症状较继发性肺结核为重，其典型临床表现如下。

1. 刺激性咳嗽 由气管、支气管黏膜炎症或干酪坏死物刺激所致，咳嗽多为刺激性干咳，部分患者痰呈白色黏液泡沫状，痰量不多，当合并感染时痰量增多，可有黄痰。气管等中心气道狭窄时，咳嗽声如"犬吠"。

2. 咯血 由于气管支气管黏膜血供丰富，支气管结核病变可导致黏膜血管充血、扩张、血管通透性增高及血管壁破坏，因而导致咯血发生并造成咯血量不同。部分患者可有咯血，多为痰中带血，偶见小到中量咯血，极少见大咯血。

3. 喘鸣及呼吸困难 气道黏膜充血、水肿、肥厚、肉芽增殖及瘢痕狭窄，炎症气道分泌物增多均可造成呼吸时气流受阻，因而发生喘鸣、呼吸困难。气道轻度狭窄可引起喘鸣、中心气道严重狭窄、末梢肺组织不张或损毁等多表现为呼吸困难。

气管狭窄后可引起喘鸣，多在胸骨旁，且位置固定，应用支气管扩张药无效；狭窄部位位于气管或左、右主支气管时可出现呼吸困难，早期可为阵发性呼吸困难。气道炎症性狭窄导致排痰不畅，痰液阻塞气道时引起呼吸困难，排痰后可缓解。支气管-淋巴瘘形成时，当大量淋巴结干酪坏死物突然破溃进入支气管内，可造成肺不张，甚至可致窒息。

（二）体征

早期单纯型气管支气管结核可无异常体征。合并有肺结核者具有肺结核的体征。气管支气管结核合并所属气道狭窄、软化时，可闻及肺部哮鸣音、干湿啰音及呼吸音减弱，出现胸廓不对称、气管偏移等。

六、实验室检验与诊断仪器检查

（一）结核分枝杆菌相关检查

结核分枝杆菌相关检查包括涂片抗酸染色、离心或漂浮集菌抗酸染色、结核分枝杆菌培养、鉴定培养及药物敏感试验、PPD试验、TBAB、IGRAs检测、PCR-TB-DNA、Hain及X-pert等DNA序列测定等抗原、抗体检测及分子生物学检测。

痰结核分枝杆菌的阳性率远远高于继发性肺结核，痰菌检查是气管支气管结核诊断最为简便、快捷、无创的必需首选措施之一。

（二）影像学检查

影像学检查包括普通胸部X线片，胸部CR或DR平片，胸部CT（平扫、增强扫描、高分辨扫描、多维重建技术）等。

轻型或单纯型气管支气管结核，影像学检查一般无明显异常发现。气管支气管结核合并气道狭窄时，胸部平片（包括普通胸部X线片、CR、DR等）可表现为阻塞性肺炎、肺充气不良、肺不张或局限性肺气肿、支气管扩张等；胸部CT高分辨扫描、气管支气管多维重建，可发现气管、支气管壁的局部增厚、气道腔不光整、气道扭曲变形、气道狭窄，甚至管腔闭塞。

影像学检查是支气管结核诊断最为常用、简便、快捷的措施，具有大致判定是否存在气管支气管结核及指导正确选择治疗措施的价值。

（三）支气管镜检查

支气管镜检查包括纤维支气管镜、电子支气管镜等可弯曲性支气管镜检查。可直视气管、支气管内情况，必要时可经支气管镜留取相关刷片、灌洗液等标本进行结核分枝杆菌、活检组织病理学及分子生物学等方面检查以确诊。支气管镜检查可以明确支气管结核的有无、类型、部位、范围、严重程度、大致形成原因、是否合并所属气道狭窄或软化及程度等情况，是气管支气管结核确诊、介入治疗正确选择及实施的最重要或必不可少的手段，但具有一定创伤性。

七、诊断与鉴别诊断

（一）诊断

同肺结核及其他疾病诊断一样，依据结核病等疾病病史、临床表现、痰菌及影像学等检查，多数患者可大致判断气管支气管结核是否存在。由于气管支气管结核临床表现缺乏特异性，影像学等检查对于支气管结核诊断又具有一定局限性，尽管支气管镜检查具有一定创伤性，但目前气管支气管结核的确诊及完整诊断仍需依赖于支气管镜检查，还应包括微生物学、病理学证据。

气管支气管结核的诊断标准如下：①结核病临床表现及临床治疗反应；②痰抗酸杆菌阳性、培养结核分枝杆菌阳性，或PCR-TB-DNA、Hain、X-pert等DNA序列测定呈阳性；③影像学改变；④PPD试验、TBAB、T-spot等免疫指标阳性；⑤镜下直视的气管支气管病变；⑥支气管刷片或支气管灌洗液抗酸杆菌阳性、培养结核分枝杆菌阳性，或PCR-TB-DNA、Hain、X-pert等DNA序列测定呈阳性；⑦经支气管镜活检组织提示结核性肉芽肿。

具备上述⑤＋⑥、⑤＋⑦、⑤＋②为确诊标准，①＋②＋③、①＋③＋④、②＋③、③＋④、⑤、⑥、⑦为高度疑诊标准。

（二）分型诊断

由于结核病病理特点可同时表现为渗出、增生、变性坏死等不同改变，镜下有时可以表现为多种不同病理类型特征，随着疾病转归其镜下改变也可大不相同。依据支气管镜下观察到的主要大体改变、组织病理学特征及治疗转归，分为以下类型。

1. Ⅰ型（炎症浸润型）　病变以充血及水肿为主。表现为气管、支气管黏膜充血、水肿，病变局部黏膜表面见灰白色粟粒状结节，气道黏膜下组织肿胀而有不同程度的狭窄。此型在支气管黏膜处刷检涂片有较高的抗酸杆菌检出率，活检可见支气管组织中以炎性细胞浸润为主，属结核病变早期组织学改变。

2. Ⅱ型（溃疡坏死型）　病变以局部溃疡及坏死为主。表现为病变区域在充血、水肿的基础上，局部出现边缘不整、深浅不一的溃疡，溃疡表面常有灰白色干酪样坏死物覆盖，溃疡深度随病变轻重各异，轻者仅局限于黏膜层，重者可深达黏膜下层，并可导致气管、支气管软骨的破坏，病变区域触之易出血。此型抗酸杆菌检出率亦较高，属于结核病变损伤的明显期。

3. Ⅲ型（肉芽增殖型）　病变以局部肉芽组织增生为主。气管、支气管黏膜的充血、水肿减轻，黏膜的溃疡面开始修复，病变明显处可见肉芽组织增生，表面可见坏死物，增生肉芽组织将管腔分隔堵塞。此时组织学改变处于结核病变损伤向修复期的过渡阶段，活检常可见到较典型的多核巨细胞及朗汉斯巨细胞。

4. Ⅳ型（淋巴结瘘型）　纵隔或肺门淋巴结结核破溃入气道形成支气管淋巴结瘘。淋巴结结核破溃前期表现为局部支气管因淋巴结结核外压、侵袭导致的黏膜充血、水肿、粗糙及管腔狭窄；破溃期表现为淋巴结破溃入支气管，局部溃疡形成，白色干酪样坏死物溢入支气管管腔，瘘口周围组织充血水肿；破溃后期表现为炎症消失，组织修复，瘘口肉芽肿形成，瘘口愈合闭塞，局部遗留有炭末沉着。

5. Ⅴ型（瘢痕狭窄型）　病变以瘢痕形成、管腔狭窄为主。气管、支气管黏膜组织被增生的纤维组织所取代，形成纤维瘢痕，纤维组织增生及瘢痕挛缩导致所累及的支气管管腔狭窄。此型病变结核趋于稳定或痊愈，刷片检查找到的抗酸杆菌多为阴性，组织活检也多无异常发现。

6. Ⅵ型（管腔闭塞型）　瘢痕狭窄型病变继续进展，形成管腔闭塞。为支气管黏膜组织被增生的纤维组织所取代，形成纤维瘢痕，纤维组织增生及瘢痕挛缩导致所累及的支气管开口闭锁或开口狭窄但远端管腔闭锁。

（三）分期诊断

依据患者临床表现、支气管镜下表现结合痰菌及治疗情况，气管支气管结核可分为临床活动期、好转期及稳定期。

1. 临床活动期　具有气管支气管结核临床表现，支气管镜下为上述Ⅰ～Ⅳ型改变，结核分枝杆菌或结核性肉芽肿存在，未经抗结核药物化学治疗及介入治疗或治疗未满疗程。

2. 临床好转期　具上述活动期特点，经正规药物或介入治疗后上述表现有改善但治疗尚未结束。

3. 临床稳定期　上述病变经正规抗结核药物化学治疗满疗程，镜下可见Ⅰ～Ⅳ型改变改善、消失或形成Ⅴ～Ⅵ型改变。

（四）鉴别诊断

气管支气管结核继发于肺结核者，在尽可能避免漏诊的情况下，气管支气管结核诊断大多无困难，肺内无活动性结核者需与下列疾病相鉴别。

1. 支气管哮喘　气管支气管结核临床上常被误诊为支气管哮喘，尤其是青中年女性患者，两种疾病需鉴别诊断。支气管哮喘是气道炎症导致的气道高反应性及可逆性气流受限。支气管哮喘表现为反复发作性喘息、胸闷及咳嗽症状，发病时哮鸣音具有弥漫性及可逆性、呼气相为主，肺功能检查（呼气流速、支气管激发试验或运动试验、支气管舒张试验等），外周血及痰液嗜酸性粒细胞计数等结果有助于支气管哮喘诊断。气管支气管结核喘鸣可表现在呼气相也可表现在吸气相，多合并肺部结核病变，支气管镜检查刷检、冲洗标本发现结核分枝杆菌或活检组织病理学显示结核病病理改变。

2. 支气管扩张　气管支气管结核及肺结核可继发支气管扩张，有时与非结核原因引起的支气管扩张鉴别较困难。支气管扩张是支气管及其周围肺组织慢性炎症导致的支气管壁肌肉和弹性组织破坏，管腔不可逆地出现扩张、变形。支气管扩张典型临床表现为慢性咳嗽、咳大量脓痰和反复咯血，影像学检查对诊断具有决定性价值，胸部高分辨率CT可表现为柱状、囊状或混合型支气管扩张。非结核性支气管扩张多具有年幼时曾患麻疹、百日咳及肺炎等病史，以双下肺多发，结核病相关检查如痰菌检查等阴性。结核性支气管扩张多有明显肺结核病病史，双上肺尖后段及下叶背段多发，支气管镜检查对气管支气管结核引起的支气管扩张诊断有一定价值。

3. 慢性阻塞性肺疾病　多发生于老年患者中，咳嗽、咳痰、喘息等症状大多以每年冬春季为主，一般不伴有咯血，多有肺气肿体征。查体两肺可闻及散在干、湿啰音，痰液多为白色黏痰，感染时可呈脓性，结核病相关检查如痰菌检查等多为阴性。

4. 气管及支气管真菌感染　气管及支气管真菌感染多发生于体弱多病者，多有长期使用抗菌药物、免疫抑制剂史，经支气管镜获取的活体组织、保护性刷检及冲洗液标本真菌、结核分枝杆菌检查有助于鉴别诊断。

5. 气管及支气管肿瘤　气管及支气管良性肿瘤主要有非结核性肉芽肿、平滑肌瘤、息肉、软骨瘤、脂肪瘤、错构瘤、神经纤维鞘瘤、鳞状上皮乳头状瘤、多形性腺瘤等；恶性肿瘤主要有原发性支气管肺癌、腺样囊性癌、淋巴瘤、类癌、黏液表皮样癌、恶性黑色素瘤等，食管癌、胃癌、甲状腺癌等转移癌。支气管镜活检组织病理学等检查可作为鉴别诊断。

6.气管及支气管其他病变　非结核性病因引起的气管及支气管疾病主要有结节病、淀粉样变、复发性多软骨炎、骨化性气管支气管病、先天性气管支气管软化症等疾病。依据病史、临床表现及必要的相关化验检查（如血管紧张素转化酶测定等），主要结合支气管镜检查（取得活检标本进行组织病理学、刚果红染色等，灌洗液、冲洗液标本进行T细胞亚群测定等）与气管支气管结核相鉴别。

八、治疗

抗结核药物全身化学治疗是治疗结核病包括气管支气管结核的根本原则，气管支气管结核的分型、分期不同所采取的治疗原则侧重也不同。

（一）全身抗结核药物化学治疗

根据气管支气管结核为初治、复治病例、耐药及介入治疗情况，选择有效的抗结核化疗方案进行全身抗结核化学治疗。

初治病例抗结核化学治疗方案总疗程要求不少于12个月，如方案2HRZE（S）/10HRE等。复治及耐药病例应适当延长，耐多药结核病（MDR-TB）、广泛耐药结核病（XDR-TB）要求至少24个月，甚至更长。对于气管支气管结核淋巴结瘘型者，疗程不少于18个月。接受球囊扩张术、支架置入术等介入治疗者，术后要求疗程至少9～12个月。

（二）抗结核药物局部应用

针对活动期、部分好转期气管支气管结核，在全身抗结核药物化学治疗基础上，选用抗结核药物进行雾化吸入或借助于支气管镜经气道局部给药，可提高局部药物浓度加快气管支气管结核炎症控制、利于气道引流。但是局部药物应用必须是在全身抗结核药物化学治疗的基础上才能实施，所用药物应与全身抗结核药物化学治疗方案所用药物相一致。

1.雾化吸入　选用局部刺激较小的药物进行超声雾化吸入，如初治病例可选择异烟肼（isoniazid，INH）0.2g、链霉素（streptomycin，SM）0.5g溶于10～20ml生理盐水中，采用超声或压缩雾化器雾化吸入，每日1～2次，疗程为1～2个月。

2.经支气管镜气道给药　经支气管镜气道内给予抗结核药物分为病灶表面局部药物喷洒、病灶内抗结核药物加压注射。目前常用于局部给予的抗结核药物包括：INH、利福平（rifampicin，RFP）、Ak、Levo等。如初治病例可选择INH 0.1g、RFP 0.15g溃疡坏死病灶表面喷洒或气道内肉芽肿、淋巴结瘘内注入，一般每周进行一次，可选择单一药物、多药联合。

（三）肾上腺糖皮质激素

有以下情况时，可采用肾上腺糖皮质激素治疗：①患者对结核分枝杆菌感染呈超敏状态；②炎症浸润型、溃疡坏死型气管支气管结核者；③防止气道狭窄球囊扩张或支架置入术等介入治疗后的气道局部急性水肿、肉芽肿增殖者；④在强有力抗结核药物全身化学治疗实施情况下等，可考虑使用肾上腺糖皮质激素，且多为局部、短期使用。如地塞米松磷酸钠5mg，雾化吸入，每日1次，疗程不大于7d。

（四）经支气管镜介入治疗

目前经支气管镜针对气管支气管结核介入的治疗方法主要包括：气道内给药术（详见抗结核药物局部应用部分），冷冻术，球囊扩张术，热消融术（激光、高频电刀、氩气刀及微波等）及支架置入术等措施。针对气管支气管结核不同类型所需介入治疗技术选择侧重也不尽相同，临床上有时采用多种方法相结合的综合介入治疗。

1.炎症浸润型　经支气管镜吸引清除气道分泌物，可局部给予抗结核药物。

2.溃疡坏死型　经支气管镜吸引、钳夹等清除气道分泌物，可局部给予抗结核药物，以及冷冻术去除坏死物及促溃疡修复。

3.肉芽增殖型　经支气管镜局部给予抗结核药物，可冷冻消融或冷冻切除消除增殖肉芽组织，其中热消融术可用于消除较大的增殖肉芽组织。

4.淋巴结瘘型　淋巴结瘘破溃前期及破溃期可经支气管镜局部给予抗结核药物、冷冻术、热消融术；破溃后期若存在瘘口肉芽肿形成，则可给予冷冻术、热消融术；若瘘口愈合闭塞仅局部遗留有炭末沉着，则无须特殊处理。

5.瘢痕狭窄型　球囊扩张术为首选的主要手段。中心气道等较大气道狭窄处瘢痕严重者，可依据胸部CT多维重建及增强扫描情况，慎重选用热消融疗法（如针形激光刀、针形高频电刀），予以切割消除狭窄或为球囊扩张创造条件。

6.管腔闭塞型　中心气道等较大气道完全闭塞，所属肺不张形成时间较短且末梢侧肺呈致密改变无毁损，可尝试冷冻或（和）在审慎评价后慎选热消融疗法打通闭锁，联合应用球囊扩张术、暂时性支架置入术。

（五）手术治疗

气管支气管结核手术适应证如下。

1.气管支气管结核合并所属气道狭窄、闭塞，造成末梢肺叶和肺段不张、阻塞性感染、肺通气功能不良，给予全身抗结核化学治疗；有介入治疗指征患者加强气道内局部介入治疗，仍不能取得满意疗效者。

2.气道狭窄、闭塞，造成末梢肺毁损，反复阻塞性感染，合并支气管扩张伴有反复咯血者。手术方法应根据病变的具体情况选择，主张术前有充分的抗结核治疗，术后应继续抗结核治疗9～12个月，防止发生残端瘘、再狭窄和复发。

九、预后

气管支气管结核的预后与病变侵犯气道深度及病程时间密切相关。若能早期发现、及时诊断，规范地进行全身化学治疗并适当采用局部治疗，一般预后良好。但气道结核与继发性肺结核病变预后最大的不同之处在于，随着结核病变的好转，气道狭窄程度逐渐加重，临床症状可能继续加重，可出现阻塞性炎症、肺不张等，严重危害患者的生存质量。

（郭　洋　秦　林　丁卫民）

参 考 文 献

[1] 中华医学会结核病学分会，《中华结核和呼吸杂志》编辑委员会. 气管支气管结核诊断和治疗指南（试行）. 中华结核和呼吸杂志，2012，35：581-587.

[2] 唐神结，肖和平，胡海俐，等. 支气管结核278例临床分析并临床诊断标准和分型的探讨. 中华临床医师杂志（电子版），2009，3（1）：32-40.

[3] 丁卫民，傅瑜. 关于气管支气管结核诊断和治疗指南（试行）几点补充说明. 中华结核和呼吸杂志，2013，36：159-160.

[4] 丁卫民，傅瑜. 支气管结核的诊断治疗评价. 中国防痨杂志，2011，33：697-702.

[5] 马屿，朱莉贞，潘毓萱，等. 结核病. 北京：人民卫生出版社，2006：247-253.

[6] 朱元珏，陈文彬. 呼吸病学. 北京：人民卫生出版社，2003：462-469.

[7] 中华医学会. 临床诊疗指南结核病分册. 北京：人民卫生出版社，2005：13-15.

[8] 王洪武. 电子支气管镜的临床应用. 北京：中国医药科技出版社，2009：100-106.

[9] RIKIMARU T. Endobronchial tuberculosis. Expert Rev Anti Infect Ther，2004，2（2）：245-251.

[10] RIKIMARU T，KOGA T，SUEYASU Y，et al. Treatment of ulcerative endobronchial tuberculosis and bronchial stenosis with aerosolized streptomycin and steroids. Int J Tuberc Lung Dis，2001，5：769-774.

[11] CHUNG H S，LEE J H. Bronchoscopic assessment of the evolution of endobronchial tuberculosis. Chest，2000，117：385-392.

[12] KASHYAP S，MOHAPATRA P R，Saini V. Endobrochial tuberculosis. Indin J Chest Dis Allied sci，2003，45：247-256.

[13] RIKIMARU T. Endobronchial tuberculosis. Expert Rev Anti Infect Ther，2004，2（2）：245-251.

第二节　支气管结核（瘢痕狭窄型）

支气管结核是肺结核的严重并发症及特殊类型，也是肺结核致死的一个主要原因，因其常出现瘢痕性愈合可导致支气管狭窄、肺不张和继发性肺炎。支气管结核被认为是结核分枝杆菌在支气管内的直接种植、邻近纵隔淋巴结的浸润、淋巴结侵蚀血行播散和肺结核淋巴引流延伸至支气管周围区域所致。瘢痕狭窄型按照目前支气管结核分类，属于第Ⅳ型，常由溃疡坏死型转归所致，少数由医源性因素甚至软骨环的破坏，导致修复时出现瘢痕狭窄伴有或不伴有气管壁软化，部分甚至出现闭塞，导致病变部位反复感染、继发性支气管扩张、肺不张、肺毁损的发生，严重影响肺功能。瘢痕狭窄可发生在中心气道，也可发生于外周气道，当发生于中心气道的瘢痕狭窄时治疗难度相对较大，尤其是发生于左、右主支气管或中间段支气管出现管腔完全闭塞时，内镜下治疗风险极大，但手术因肺叶功能丢失导致生活质量明显下降。

一、病理生理学改变

支气管结核最常见的起始病变是支气管黏膜的淋巴细胞浸润，之后由于黏膜的充血、水肿导致管腔部分狭窄，再进展为黏膜表面的干酪样坏死并结核肉芽肿形成。黏膜固有层的纤维化，伴有或不伴有鳞状上皮化生的黏膜溃疡或侵蚀的愈合，最终导致瘢痕狭窄型支气管结核的出现。

二、症状与体征

瘢痕狭窄型支气管结核的症状及体征与狭窄发生的狭窄部位及狭窄严重程度密切相关，因此症状及体征因人而异。通常患者临床表现无特异性，如咳嗽、咳痰、痰不易咳出、胸闷、气短、胸痛等，合并感染时可伴有发热、咳黄痰等。部分患者因呼吸时偶尔可闻及哮鸣音而就诊。体格检查时如狭窄范围局限，且狭窄程度不严重，查体可无异常；如狭窄明显，可闻及固定干鸣音；如出现局限性肺不张甚至全肺不张，则可出现视触叩听的肺部异常查体改变；如局部胸廓塌陷、呼吸动度减弱、叩诊实音、听诊呼吸音减弱或消失；发生全肺不张时，还可出现气管向患侧移位；如继发支气管扩张，可闻及呼吸粗糙，病变部位出现固定湿啰音或干、湿啰音等。

三、实验室检查与辅助检查

（一）实验室检查

1.如病变处于稳定期或为单纯性瘢痕狭窄，且无继发感染，实验室检查可无特殊。

2.合并感染时可出现白细胞计数或中性粒细胞升高等。

3.临床中发现少数抗结核治疗疗程已完成或既往有结核病病史的患者，在体检或以其他症状就诊行胸部CT检查后发现肺部异常或支气管狭窄。在进行球囊扩张或其他治疗管腔扩大后，狭窄远端的引流分泌物抗酸染色阳性或结核DNA检查阳性，在此种情况下，是否进行抗结核治疗需综合患者病情决定。这一现象需引起临床重视，有条件时需进行结核菌培养以确定结核是否仍处于活动，需要全身药物治疗。

（二）辅助检查

1.影像学检查　由于支气管结核瘢痕狭窄的特殊性，如胸部X线片发现异常，建议行胸部CT的进一步检查。因胸部CT检查可以发现气管、支气管的狭窄，以及局部肺叶或肺段不张、继发性支气管扩张、肺毁损改变等情况。部分患者由于病变范围局限，未引起相应气管或支气管明显狭窄，胸部CT检查也可能表现为正常。如病变位于中心气道，建议行气道三维重建，可以较为准确地判断狭窄的范围、长度、程度、位置，以及管壁有无增厚等，以便对后期治疗方法的选择提供有效的影像学证据。

2.肺功能检查　肺功能检查结果与狭窄位置、程度、范围密切相关，如果狭窄发生于中心气道，肺功能可提示大气道阻塞的肺功能变化特点，如容量曲线改变及FEV₁下降；如果狭窄发生于外周气道，且部位局限、程度轻，肺功能可表现为正常；如果出现多处狭窄，则可发生气道阻塞的肺功能改变，如FEV₁下降或小气道气流受阻等。

四、诊断

瘢痕狭窄型支气管结核是支气管结核的常见类型，常发生于活动性结核有效治疗后，影像学可表现支气管狭窄，相应肺叶、段肺不张，肺膨胀不全、继发性支气管扩张，甚至全肺叶不张，部分影像无特殊表现，因支气管镜检查才能发现。亦可因反复发生的肺部感染就诊，或行支气管镜检查发现支气管狭窄，或追问病史确诊。目前尚无临床诊断的"金标准"。符合条件越多，则临床诊断的准确性越高。具体的临床诊断条件描述如下。

必备条件：支气管镜下可见气管、支气管瘢痕形成，伴有或不伴管腔狭窄、闭塞，可发生于单部位，也可发生于多部位，伴有或不伴有支气管狭窄。支气管镜下不同瘢痕狭窄类型的改变见图3-1-2-1～图3-1-2-7。

附加条件中1～3条的任一条加上第4、5条，可以建立临床诊断，符合条件越多，则诊断越可靠。

1.既往有或仍处于活动期的明确的结核病病史。

2.既往无明确结核病病史，但影像学检查发现肺部陈旧性病灶，符合陈旧性结核的

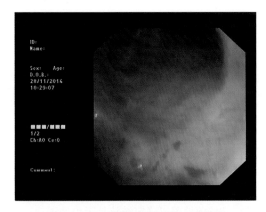

图3-1-2-1　黏膜瘢痕形成，无狭窄

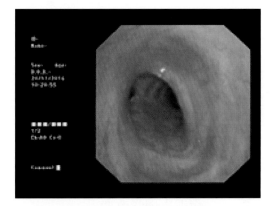

图3-1-2-3　气管瘢痕形成，略狭窄，左主管口明显狭窄

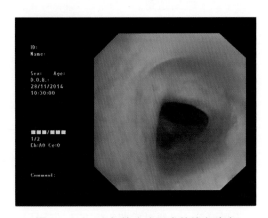

图3-1-2-2　支气管瘢痕形成并伴有狭窄

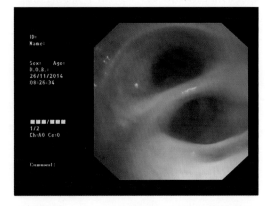

图3-1-2-4　段支气管开口局部瘢痕形成，狭窄不明显

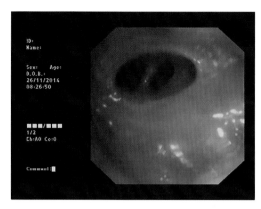

图 3-1-2-5　亚段支气管管口瘢痕形成，远端继发支扩改变

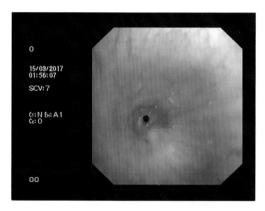

图 3-1-2-6　支气管结核左主末端高度狭窄

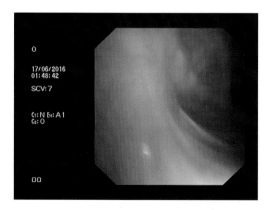

图 3-1-2-7　左主支气管完全闭塞

表现。

3.既往有其他支气管结核类型病史，随访复查中发现新发的瘢痕狭窄。

4.胸部CT检查有可辨认的气管、支气管狭窄，以及局部肺叶或肺段不张、继发性支

气管扩张等或无明显的异常发现。

5.排除其他疾病引起的瘢痕狭窄。

基于支气管结核的隐匿性，因此推荐对所有患肺结核的患者，在肺结核诊断初期常规进行支气管镜筛查，以期发现早期的支气管结核并给予早期干预治疗，以免导致肺不张肺毁损等严重并发症的发生。

五、治疗

支气管结核的全身治疗同肺结核，其总疗程一般长于肺结核。由于瘢痕型支气管结核本身属于修复性病变，如仅残留支气管内瘢痕改变，而肺结核病变已稳定，且疗程完成，痰检阴性，符合停药条件，可停药。

支气管结核（瘢痕狭窄型）的支气管镜下治疗包括以下几个方面。

（1）雾化吸入：可以提高药物在气道内的浓度，尤其适用于活动性支气管结核伴肺结核的治疗，对于充血水肿型、溃疡坏死型及肉芽肿型都可起到较好效果，尤以前两者为最佳。对于瘢痕狭窄形成的初期，联合激素雾化，可减轻瘢痕的生成，但对于已形成的稳定的瘢痕狭窄病变且肺结核亦处于稳定状态，不推荐雾化吸入治疗。据研究报道支气管结核及肺结核雾化吸入的药物主要包括异烟肼、阿米卡星和利福平，但由于这三种药物均为注射剂型，非专用雾化吸入剂型，所以在临床使用中必须履行患者知情同意。

（2）抗结核药物局部注入：经支气管镜气道内局部给予抗结核药物使药物直接到达病灶区域。包括病灶表面药物喷洒和病灶内抗结核药物加压注射，该方法最佳适应证为分别适用于炎症浸润型、溃疡坏死型和肉芽增殖型支气管结核的治疗，但部分混合型支气管结核如溃疡坏死型因病变范围大，在修复期部分病变仍处于活动期，且部分病变已形成瘢痕，如活动性病变处于瘢痕形成部位的下游支气管，则可进行该方法的治疗。

（3）糖皮质激素瘢痕组织内注射：适用于球囊扩张治疗效果不佳，瘢痕再生速度快的患者，通过支气管镜下疤痕组织内黏膜注射针注射糖皮质激素，减轻冷、热消融及球

囊扩张等治疗后因局部黏膜损伤引起的瘢痕修复刺激，进而减轻或延缓瘢痕组织再生，从而达到治疗效果。据研究报道使用较多的药物为曲安奈德注射液，其使用剂量及次数因患者病情而异。

（4）支气管镜下冷冻治疗：制冷物质和冷冻器械产生的超低温，导致局部结核肉芽组织及结核分枝杆菌因组织细胞内的水分子迅速结晶成冰、细胞停止分裂并溶解坏死。冷冻主要适于肉芽增殖和溃疡坏死型支气管结核的治疗及气管、支气管瘢痕狭窄型支气管结核进行高压球囊扩张术做准备或清除扩张后产生的肉芽肿，并对撕裂的管壁进行冷冻治疗，防止肉芽肿再生及狭窄。冷冻包括冻切、冻融两种模式，对于邻近管壁的病变适于采取冻融的方式，以防周围结构损伤及出血。明显突出管壁的病变适于采取冻切的

模式，以快速解除气道阻塞。有报道部分瘢痕闭塞的形成初期，进行冻融治疗后出现闭塞再通，但该方法对已形成闭塞时间较长的病变无效。但在瘢痕闭塞再通中采用热消融方法处理后（如激光、针形电刀、氩气刀、低温等离子等），使用冻切去除热消融后的焦痂或采取冻融的方式促进热消融创伤部位的修复，均是可行的治疗方法（图3-1-2-8～图3-1-2-10）。

（5）支气管镜下热消融治疗：包括高频电刀、氩气刀、激光等。依赖热效应毁损病变组织达到治疗目的。热消融可造成黏膜损伤，以及刺激黏膜增生而形成气道瘢痕狭窄。主要适用于肉芽增殖型、溃疡坏死型病变的治疗及瘢痕组织的切除或松解等辅助治疗，也可用于完全闭塞支气管的探查。不同热消融治疗见图3-1-2-11～图3-1-2-14。

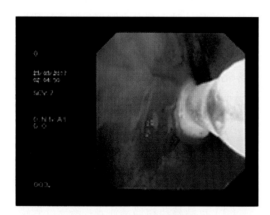

图3-1-2-8　冻融瘢痕部位

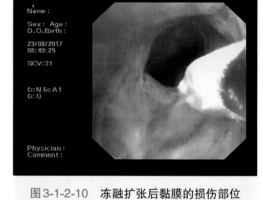

图3-1-2-10　冻融扩张后黏膜的损伤部位

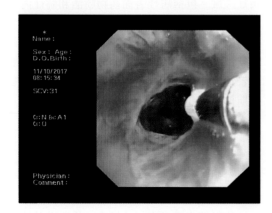

图3-1-2-9　冻融瘢痕边缘

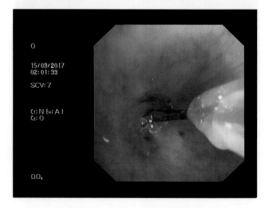

图3-1-2-11　电圈切割瘢痕

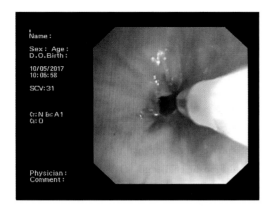

图 3-1-2-12　针形电刀切割瘢痕

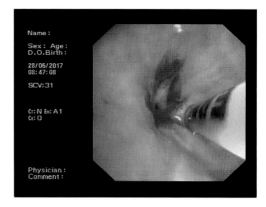

图 3-1-2-14　海博刀注水后切割瘢痕

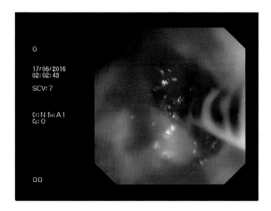

图 3-1-2-13　氩气刀烧灼瘢痕引起的管腔闭塞

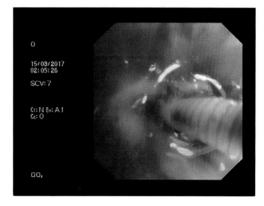

图 3-1-2-15　导丝进入狭窄部位

（6）支气管镜下高压球囊扩张治疗：球囊充盈膨胀，产生机械作用，导致狭窄部位撕裂伤从而使气道得以扩张，为瘢痕狭窄型支气管结核的最佳适应证，部分出现气道软化者也可以试扩。对于坏死、肉芽及瘢痕形成的混合型狭窄，可联合冷冻、氩气刀、电刀、激光先清除坏死，保持通畅，待病变稳定后再行扩张。因气道狭窄严重无法进行相应治疗者，亦可先行扩张扩大气道后再行冷冻、氩气刀、电刀、激光治疗，该类混合型狭窄病变管壁破坏程度往往较重，预后较差。对于狭窄程度重，且管口已封闭的患者，可先用氩气刀或针形电刀烧灼寻找气道口，再用探针或导丝探查，选择合适球囊进行扩张（图 3-1-2-15 ～图 3-1-2-17）。

（7）支架治疗：利用支架的支撑作用重建气道壁的支撑结构，保持呼吸道通畅。目

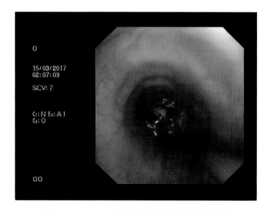

图 3-1-2-16　球囊进入狭窄部位扩张

前对于良性病变尤其是支气管结核的支架置入治疗争议较大。对于经以上多种方法单独或联合应用，反复治疗仍不能取得有效治疗者，可短时间置入支架，支架类型选择及置

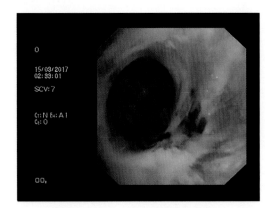

图 3-1-2-17　扩张后管腔明显扩大

入时间应根据患者具体情况确定。

以上治疗方法具体的治疗方式，以及各方法是单独或联合、治疗次数、治疗频率均需结合患者具体病情，如瘢痕狭窄或闭塞所在的位置，对肺功能及生活质量的影响，患者的治疗需求等多方面进行考虑，从而制订个体化的治疗方案。

（李王平）

参 考 文 献

［1］金发光，王洪武，李时悦. 实用介入呼吸病学. 西安：西安交通大学出版社，2018：143-149，462-475.

［2］王洪武，金发光，柯明耀. 支气管镜介入治疗. 北京：人民卫生出版社，2012：276-286.

［3］RIKIMARU T. Endobronchial tuberculosis. Expert Rev Auti Infect Ther，2004，2（2）：245-251.

［4］PYNG LEE. Endobronchial tuberculosis. Indian J Tuberc，2015，62（1）：7-12.

［5］KASHYAP S，SOLANKI A. Challenges in endobronchial tuberculosis：from diagnosis to management. Pulm Med，2014：594806.

［6］PATEL SM，IYER A，JAYALAKSHMI TK，et al. Endobronchial tuberculosis mimicking malignancy. Lung India，2015，32（5）：508-510.

［7］李王平，潘蕾，傅恩清，等. 315 例瘢痕狭窄型支气管结核的临床分析. 中华肺部疾病杂志（电子版），2015，9（1）：5-9.

［8］潘蕾，李王平，刘伟，等. 125 例支气管结核临床及支气管镜下特征分析. 中华肺部疾病杂志（电子版），2015，9（1）：66-68.

［9］WONG C F，LAU K K，FUNG S L. Response：endobronchial tuberculosis：always a diagnostic challenge. QJM，2015，108（3）：265-266.

［10］李王平，金发光，傅恩清，等. 改良高压球囊扩张法在支气管结核性瘢痕样狭窄治疗中的对照研究. 中华肺部疾病杂志：电子版，2015，8（3）：288-292.

［11］金发光，刘同刚，谢永宏，等. 纤维支气管镜介入在各型气管、支气管结合治疗中的作用探讨. 中国内镜杂志，2005，11（9）：904-906.

［12］金发光，李王平，南岩东，等. 高压球囊扩张治疗结核性狭窄91例. 中华结核呼吸杂志，2010，33（7）：551-552.

［13］李强，姚小鹏，白冲，等. 高压球囊扩张气道成形术在良性气道狭窄治疗中的应用. 第二军医大学学报，2004，25（7）：701-704.

［14］MCARDL E，JOHN R，GILDEA，et al. Balloon bronchoplasty：Its indications，benefits，and complications. J Bronchology，2005，12（2）：123-127.

［15］袁玉如，梁斌苗，朱辉，等. 支气管结核患者的气道高反应性. 中华结核和呼吸杂志，2006，29（9）：600-602.

［16］朱晓华，邵江，尤正午，等. 多层螺旋CT诊断支气管结核的价值. 中华放射学杂志，2004，38（1）：26-29.

［17］范琳，肖和平. 影像学诊断支气管结核的临床价值. 中国防痨杂志，2006，28（4）：255-256.

［18］YASUO IWAMOTO，TERUOMI MIYAZAWA，NORIAKI KURIMOTO，et al. Interventional bronchoscopy in the management of airway stenosis due to tracheobronchial tuberculosis. Chest，2004，126（4）：

1344-1352.

[19] ANEJA A，KRISHNASWAMY UM，THYAGARAJ V，et al. Endobronchial tuberculosis：two case reports and review of the literature. Case Rep Pulmonol，2014：283972.

[20] LEE K H，KO G Y，SONG H Y，et al. Benign tracheobronchial stenoses：long-term clinical experience with balloon dilation. J Vasc Interv Radiol，2002，13（9）：909-914.

第三节　气管支气管结核（软化塌陷型）

一、概述与发病机制

现有指南共识依据支气管镜下观察到的气道局部主要大体形态改变及组织病理学特征，将气管支气管结核分为6种类型，其中Ⅴ型是指软化塌陷型。

其发病机制为受累的气管、支气管软骨环因破坏而缺失或断裂，因失去支撑结构导致气管、支气管管腔塌陷，并形成不同程度

的阻塞，尤以呼气相及胸腔内压力增高时明显，病变远端支气管可出现不同程度的支气管扩张。本型患者确诊时，结核病变多已稳定或痊愈，可表现为反复非特异性感染。

二、临床表现

Ⅴ型气管支气管结核多因病情延误，或诊治不及时导致，常因患肺结核等进行辅助检查而发现。临床表现可有咳嗽、咳痰及呼吸困难等呼吸道症状。当中央气道（气管、主支气管和中间段支气管等）狭窄时，咳嗽声如"犬吠"。临床可闻及肺部哮鸣音、干湿啰音及呼吸音减弱，出现胸廓不对称、气管偏移等。临床上，气管支气管结核可分为临床活动期、好转期及稳定期。Ⅴ型气管支气管结核患者在支气管镜下表现为稳定期，但患者通常由活动期Ⅰ～Ⅲ型转归或与Ⅳ、Ⅵ型并存（图3-1-3-1，图3-1-3-2）。同时根据管壁软骨破坏程度不同，可将Ⅴ型气管支气管结核再细分为两种类型（图3-1-3-3）：①Ⅴa型，管壁软化，支气管镜下表现为软骨环完全破坏，支气管没有支撑；②Ⅴb型，软骨断裂，支气管镜下表现为软骨环部分被破坏，支气管管腔伴有部分狭窄情况。

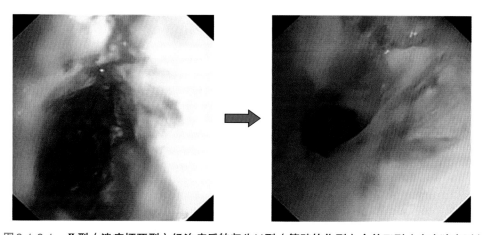

图3-1-3-1　Ⅱ型（溃疡坏死型）经治疗后转归为Ⅴ型（管壁软化型）合并Ⅳ型（瘢痕狭窄型）

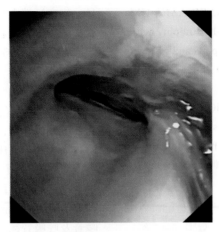

图3-1-3-2　Ⅴ型（管壁软化型）合并Ⅵ型（淋巴结瘘型）

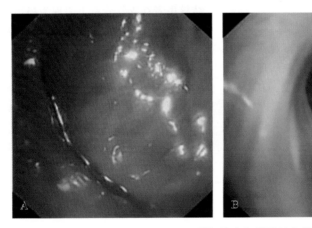

图3-1-3-3　Ⅴ型气管支气管结核分类
A.Ⅴa型管壁软化；B.Ⅴb型软骨断裂

三、诊断与鉴别诊断

1.影像学检查　普通的胸部X线片检查一般表现为肺结核改变，也可无明显异常。Ⅴ型气管支气管结核合并气道狭窄时可表现为阻塞性肺炎、肺充气不良、肺不张或局限性肺气肿等。胸部CT、多维重建等影像学技术可以判断Ⅴ型气管支气管结核的病变部位、狭窄程度，为确诊后制订气道内介入治疗方案提供了重要的参考（图3-1-3-4）。

2.支气管镜检查　是诊断气管支气管结核必不可少的确诊手段。通过支气管镜检查可直视气管、支气管内病灶情况，判断其狭窄部位、范围、严重程度。同时联合涂片、培养等技术了解患者是否处在疾病活动的稳定期。

由于Ⅴ型气管支气管结核存在软骨断裂的情况，通过支气管镜仅能判断狭窄部位及狭窄程度。如果需要精确判断支气管软骨环破坏程度如图3-1-3-4所示，可以借助带有水囊的超声小探头探查，可以清晰地看到支气管软骨环是否完整及破坏程度。因受制于设备的昂贵性，此检查方法在临床上较少使用。

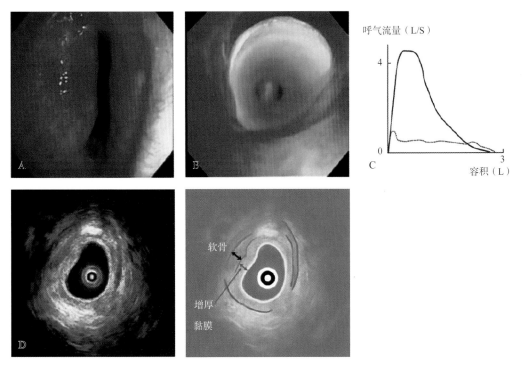

图 3-1-3-4　如何判断 V 型气管支气管结核破坏程度

A.结核导致气管软化；B.置入硅酮支架治疗；C.呼气流量-容积曲线（PEFV）（实线代表支架置入后，虚线代表支架置入前）；D.超声支气管镜显示气管软骨中断和气管壁增厚

四、治疗

该疾病的治疗目的是治愈、预防 V 型气管支气管结核合并气道狭窄、闭塞、软化及引起的肺不张等，尤其是严重中央气道，最大限度的恢复病变段气道的通畅和引流，改善肺的通气，尽可能地保全肺功能。

治疗原则是支撑软化塌陷气道，促使气道重构并塑形，旨在保持气道开放、通畅及引流。治疗方法主要包括硅酮支架、覆膜支架等支架置入，目前外科手术国内较少使用。

V 型气管支气管结核虽然伴有气道狭窄，但并不是都需要治疗，临床中建议中心型气道狭窄，且狭窄程度≥75%，可考虑置入支架。如图 3-1-3-5 所示，左主支气管结核导致左主支气管开口轻度软化及瘢痕形成，并不影响远端肺功能，无分泌物潴留等情况，无须治疗，动态随访观察即可。

在既往的研究中，关于硅酮支架治疗气

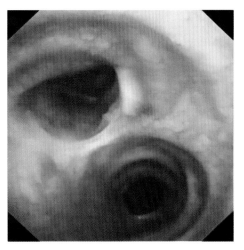

图 3-1-3-5　支气管结核导致左主支气管轻度软化

管支气管结核的疗效中可以看出，共80例支气管结核患者，随访时间为41个月。首先予以球囊扩张、激光治疗后，75例患者行硅酮支架治疗，其中88%得到改善。49例患者支

架置入14个月后取出，3例患者外科手术。在并发症方面，出现肉芽增生49%，移位51%，再狭窄40%，但并发症都是在可控范围内。

目前适合于治疗气管支气管结核气道狭窄的支架为硅酮支架、全覆膜金属支架及金属裸支架。由于裸支架容易出现肉芽组织增生，取出困难等并发症，不建议放置裸支架。图3-1-3-6的研究虽然整体上可以看出硅酮支架治疗气管支气管结核是有效的，其中88%的患者得到改善，但纳入的是Ⅳ型和Ⅴ型合并的患者。如果单纯是Ⅴ型患者，则会降低该治疗效果。硅酮支架与金属覆膜支架相比，各有优势，硅酮支架管壁较厚，塑形更好，但由于其不易变形，对于左右主支气管、右肺中间段支气管，由于其本身存在一定的角度，硅酮支架置入容易出现嵌顿，导致不得不取出支架，使得治疗失败。而金属覆膜支架由于其和气道贴合性更好，且容易跟随气道走行，但长时间放置也会在支架两端肉

芽增生等并发症。所以临床中支架置入并不是一定能治好Ⅴ型气管支气管结核，也应该有外科手术的参与，发挥多学科的诊治优势。硅酮支架治疗支气管结核的部分病例见图3-1-3-7～图3-1-3-9。

五、疾病管理

健康教育对于Ⅴ型气管支气管结核尤为重要，如果无须治疗需要动态观察，但要告知患者及时就诊，避免一旦出现病情进展延误治疗。对于需要支架等治疗方法的患者，更应该加强健康教育，比如每天进行雾化吸入湿化气道。在支架置入过程中，至少需要患者每月进行一次支气管镜检查。如果患者出现突然呼吸困难，则提示可能出现肉芽组织增生及支架移位的并发症，需及时到医院就诊。

随访观察也是支气管结核中一项重要的治疗措施，Ⅴ型气管支气管结核由于处在稳

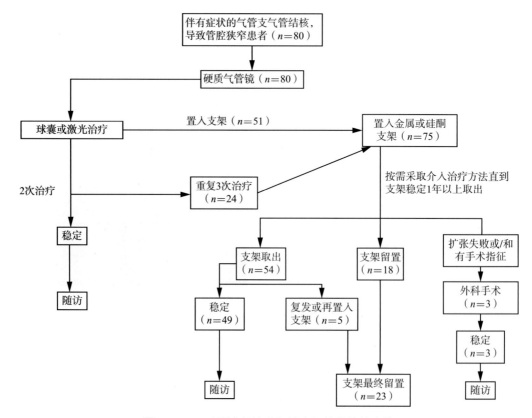

图 3-1-3-6　硅酮支架治疗气管支气管结核的疗效

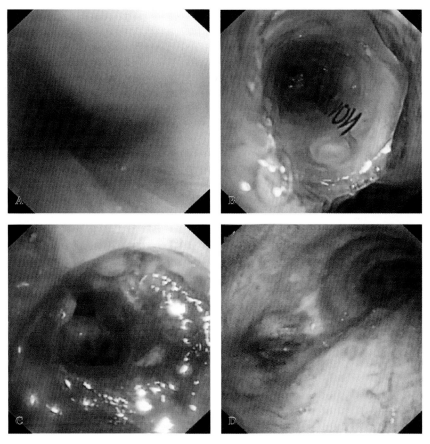

图 3-1-3-7　硅酮支架治疗支气管结核失败病例

A.左主支气管软化塌陷，管腔狭窄度约85%，同时伴有左肺下叶的瘢痕封闭；B.自左主支气管置入直筒形硅酮支架；C.支架后，两端反复出现肉芽组织增生及嵌顿，遂取出支架；D.治疗失败，左主支气管难以有效扩张。失败原因分析：①患者病情较重，下叶封闭后造成左主支气管牵拉扭曲；②硅酮支架壁较厚，易与气道壁嵌顿，且管壁软化更加刺激肉芽组织增生

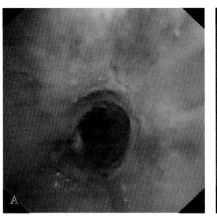
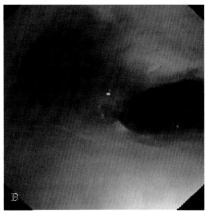

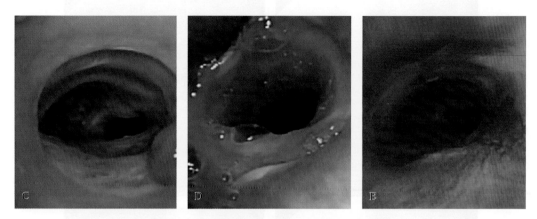

图 3-1-3-8　硅酮支架治疗 Ⅴ 型气管支气管结核

A、B.气管下段及右主支气管出现瘢痕及软化塌陷，其中气管下段狭窄严重，狭窄度约80%；C、D.自气管中下段置入沙漏形硅酮支架；E.支架于6个月后取出，管壁塑形良好，随访再未复发。当 Ⅴ 型气管支气管结核需要置入支架时，如果支架置入时间≥6个月以上，且较少并发症出现，则好转的可能性较大

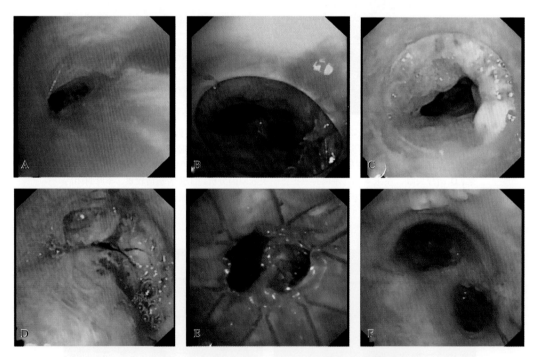

图 3-1-3-9　多次置入不同支架治疗 Ⅴ 型气管支气管结核

A.气管下段及右主支气管出现瘢痕软化狭窄，气管下段狭窄严重，狭窄度约90%；B.自气管下段置入沙漏形硅酮支架；C.气管支架置入1年后支架下缘少量肉芽组织增生；D.气管支架取出后，支架下缘出现管壁软化塌陷；E.自气管及左右主支气管置入 Y 形金属覆膜支架；F.再次置入支架1年后取出，可见软化消失，管壁塑形良好。该患者可能由于长时间支架管壁刺激导致支架下缘出现软化，经金属覆膜支架再次塑形，达到了良好的治疗效果

定期，如果无须治疗。一般建议在1个月、3个月、6个月、12个月时进行随访，如果在随访节点出现中央气道严重狭窄，可予以相关治疗。

（王晓平　徐　栗）

参 考 文 献

[1] IWAMOTO Y. Interventional bronchoscopy in the management of airway stenosis due to tracheobronchial tuberculosis. Chest, 2004, 126 (4): 1344-1352.

[2] 许绍发，端木宏谨，傅瑜，等. 气管支气管结核诊断和治疗指南（试行）. 中华结核和呼吸杂志，2013，36（2）：24.

[3] RYU Y J. Use of silicone stents for the management of post-tuberculosis tracheobronchial Stenosis. Eur Respir J，2006，28：1029-1035.

第四节　支气管结核（淋巴结瘘型）

淋巴结瘘型（Ⅵ型）支气管结核是指由于肺门或纵隔淋巴结结核破溃进入气道形成气管支气管淋巴结瘘。该型结核缺少典型临床表现，胸部增强CT可发现肺门或纵隔周围淋巴结增生肿大。以往由于发现及治疗困难，很容易导致病变气管、支气管狭窄或完全闭塞，极易形成阻塞性肺炎、肺不张和肺部感染，严重者可形成毁损肺，如侵及周围的大血管，还会出现致死性大咯血，严重危害患者的健康。近年来，随着内镜介入技术的快速发展和应用，其诊治取得了一些新进展。

一、发病机制与病理生理表现

气管支气管淋巴结瘘型结核是一种特殊类型的气管支气管结核，是气管、支气管壁外感染了结核分枝杆菌的淋巴结增生肿大，压迫局部的气管及支气管黏膜、黏膜下层，导致局部缺血坏死，从而进一步破坏肌层及软骨，最终穿透气管及支气管壁形成溃疡，并不断地通过溃疡瘘口排出肿大淋巴结内的干酪坏死物，同时排出大量结核分枝杆菌。其病理常分为三型：干酪型、增殖型、混合型。根据演变过程，可分为四个病理阶段：第一阶段为单核细胞和淋巴细胞增生，形成结核性肉芽肿，病灶主要由上皮细胞和淋巴细胞增生；第二阶段为淋巴结干酪样坏死物质形成期，其中心为无结构的干酪样坏死，边缘由淋巴细胞、上皮样细胞、朗格汉斯细胞及纤维组织构成；第三阶段为淋巴结胞膜破坏，互相融合，主要为淋巴结结核性肉芽肿及慢性非特异性炎症反应；第四阶段为淋巴结干酪样坏死、组织液化，形成结核脓肿，可致气管及支气管破溃而产生瘘口。

二、临床表现

气管支气管淋巴结瘘型病变局部黏膜的表现与局部淋巴结发病的时间长短、红肿增生的大小、压迫的程度关系密切，局部表现多种多样。从其发展过程来看，临床指南将淋巴结瘘型支气管结核分为三期，分别为破溃前期、破溃期、破溃后期。①破溃前期的局部气管及支气管黏膜仅仅表现为红肿，肥厚增生明显，外压型凸起，未形成破溃，CT检查显示局部淋巴结增生，这种类型一般不予以干预，局部喷注异烟肼0.2 g，每周复查，观察病变局部有无黏膜红肿，肉芽样增生，干酪样坏死物溢出，部分患者可伴有色素沉着，溃疡基底较深，溃疡大小、深浅、数量存在不一致。②破溃期：局部溃疡形成，白色干酪样坏死物溢入腔内，瘘口周围充血水肿。③破溃后期部分患者发病时间较长的，进入破溃后期，溃疡周围黏膜无红肿，边界清晰，满布干酪坏死物伴纤维瘢痕增生、色素沉着，溃疡基底较深、较宽。

三、诊断

（一）典型症状

临床上的典型表现为阵发性咳嗽，或咳嗽时如犬吠，反复的咯血，喘鸣，胸骨后闷痛，呼吸困难等。

（二）胸部影像学检查

普通CT检查一般表现为肺结核改变和（或）纵隔肺门淋巴结肿大，也可无明显异常。合并气道狭窄可表现为阻塞性肺炎、肺充气不良、肺不张或局限性肺气肿。气道高分辨CT、气道重建、增强CT等影像学技术均对诊断有所帮助。

（三）支气管镜检查

支气管镜检查是诊断支气管结核的重要方法，它可以直接观察到气管、支气管内情况，明确气管支气管淋巴结瘘型结核的分期，从而进一步指导临床治疗。同时对破溃期病变部位进行活检病理检查，对气管支气管内坏死物进行涂片及结核分枝杆菌培养、Xpert MTB、TB-PCR、TB-RNA等检查。对于破溃前期采用EBUS-TBNA技术，针吸组织送病理组织学检查。针吸液涂片抗酸杆菌阳性。针吸液送结核菌培养、分子生物学检查。

（四）支气管淋巴结瘘分类

根据镜下表现支气管淋巴结瘘分类见图3-1-4-1，各种不同表现形式的支气管淋巴结瘘镜下表现见图3-1-4-2～图3-1-4-5。

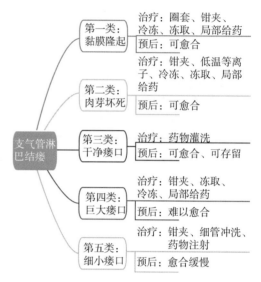

图3-1-4-1 **支气管淋巴结瘘分类**

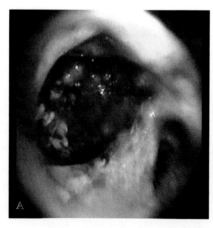
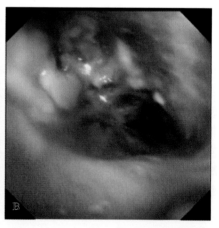

图3-1-4-2 A.右中间段巨大淋巴结瘘，边界较清；B.右中间段狭窄，表面大量坏死及色素斑，表面松软，基底质韧

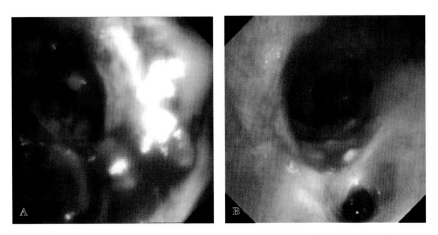

图3-1-4-3 右主前壁（A）和左主内侧壁（B）的细小淋巴结瘘，病灶深度为3～4cm，非医源性淋巴结瘘

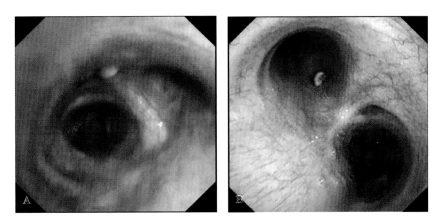

图3-1-4-4 A.瘘口坏死物多，对瘘口坏死物不断清理，此类瘘口愈合相对缓慢，可以看到内部坏死物及底部组织的增长；B.瘘口内部相对干净，周边光整

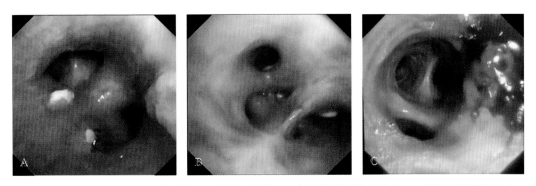

图3-1-4-5 A.向间嵴两边破溃的贯通型淋巴结瘘；B.多处贯通型淋巴结瘘；C.易出血的淋巴结瘘

四、治疗

（一）治疗原则

破溃前期可以在EBUS引导下采用针吸活检针局部注入异烟肼0.2g或硫酸阿米卡星0.2g（图3-1-4-6A）。破溃期可予以活检钳及冷冻冻取清理坏死物，针对干酪坏死物较多或者组织较韧瘘，进行反复冻切治疗（图3-1-4-6B）。注意观察冻切点出血情况，出血不多可以反复多次，能够迅速彻底的清除局部坏死组织，使阻塞狭窄的气道恢复通畅。对于表面色素沉着类型的瘘，需根据临床经验做出判断，使用活检钳清理容易出血，使用低温等离子技术热消融灼烧突出于管腔内病灶，使其汽化，人为制造出缺口，后使用冷冻探头深入病灶内进行冻切治疗，可防止出血过多影响术中视野，治疗彻底，进而缩短病程。对于右中间段、右中叶、左舌叶的病变，每次清理注意不宜过深，以冷冻冻融为主。支气管淋巴结瘘的给药通常采用黏膜注射针进行多点注射给药。治疗疗程为每周1次，随着瘘口坏死物排出的减少，可逐渐延长治疗时间至每2周1次，直至瘘口无坏死物排出，使纤维瘢痕及部分色素斑形成。

（二）治疗方式

1.局部喷洒药物或黏膜注射针多点注射给药　根据患者全身用药情况，可给予异烟肼0.2g和（或）硫酸阿米卡星0.2g、或注射用卷曲霉素0.3g。

2.活检钳清理　对于初始治疗的淋巴结瘘型结核活检钳探查深度、组织的质地，确定下一步治疗手段，并且清理肉芽坏死组织。

3.冷冻治疗　以冻取坏死组织为主，有效去除增生坏死，冷冻治疗必不可少；单纯冷冻治疗周期长，效果不佳，需要与局部给药、热消融联合用药。

4.热消融治疗　分为APC消融、圈套切除和低温等离子体热消融。对于突出管腔明显的组织采取APC消融和圈切增生组织，可迅速消除坏死物；对于突出管腔表面少、基底较深或者突起部位血管增生明显的可采用低温等离子体深入淋巴结中心区域进行消融，治疗效率提高且不易出血。适当的热刺激有助于瘘口的修复；热治疗容易损伤正常黏膜损伤，治疗后过度增生及瘢痕形成，需谨慎使用，松软稀薄组织可应用低温等离子治疗。

5.EBUS联合低温等离子热消融　对于中心气道瘘口较小、基底较深的淋巴结，可采用超声支气管镜引导下联合低温等离子柱状刀头进行热消融，实时可视下进行消融，联合冷冻冻取清理，给要管引导抗结核药物冲洗、黏膜注射针多点注射，安全、快速、有效促进淋巴结瘘口的愈合。具体治疗见表3-1-4-1。

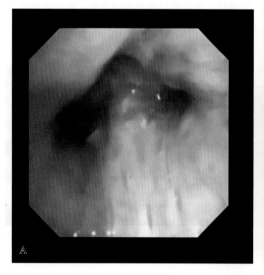 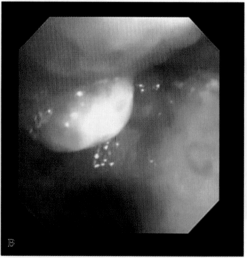

图3-1-4-6　A.破溃前期；B.破溃期

表3-1-4-1 支气管结核（淋巴结瘘型）治疗方式

治疗方式	结核药局部应用	活检钳清理	冷冻疗法	热消融疗法（分为直接热消融和EBUS引导下热消融）
优点	减少局部细菌载量，多点注射	直接清理肉芽坏死组织，相对冷冻清理较安全	冻切，直接撕扯坏死组织立即消减病灶；冻融，瘘口冻融使坏死物排出通畅	肉芽增殖病灶，组织凝固，消融及汽化脱落，效率高
缺点	药物存留时间问题	与冷冻相比效率低，对于松软坏死组织不易清理	出血，时间长会有气道冻伤可能	并发症多：正常黏膜损伤、出血、穿孔、低氧血症、气胸、纵隔皮下气肿、气化烟雾引起咳嗽、治疗后过度增生及瘢痕形成

（三）病例诊治体会

1.诊治经过 患者为青年男性，24岁，以"间断发热6个月"为主诉入院。行胸部CT检查发现左侧胸腔积液，左肺下叶斑片状密度增高影，心包积液。诊断为"肺部阴影，左侧胸腔积液，心包积液"。在当地医院给予抗感染对症治疗后无效，为求进一步诊断遂转入我院。入院查体：生命体征平稳，左侧呼吸音低，语音震颤减轻，未闻及干湿啰音，心音遥远，心率76次/分。辅助检查：胸部CT检查显示左侧胸腔积液，左肺下叶斑片状密度增高影，心包积液。心电图检查显示ST-T段压低。结核相关检查显示PPD 12mm，结核抗体及T-SPOT阳性，抗酸染色及分子生物学相关检查均为阴性。行支气管镜检查，于左下叶基底段管口、背段管腔内可见肉芽样增生突起形成，伴有色素沉着。活检送病理组织学检查结果：肉芽肿及多核巨细胞形成，怀疑为结核。入院诊断：继发性肺结核左侧涂（-）初治，胸腔积液，心包积液，支气管淋巴结瘘型支气管结核。

第一次支气管镜下治疗：EBUS引导下进行热消融治疗（图3-1-4-7A、B），灼烧后成残腔改变。第二次镜下治疗：1周后，使用活检钳清理坏死物、局部冻融治疗。第三次治疗：1周后仍有少量坏死物长出，继续冻取、钳取及冻融治疗。经过7次、治疗周期分别是1、1、1、1、2、2、4周，治疗总时长2个月余，患者黏膜基本恢复光滑，局部少许色素沉着。随后进行3个月、6个月、1年的动态随访，病情稳定，未见复发（图3-1-4-7C）。

2.成功经验及失败教训 支气管镜对淋巴结瘘型支气管结核的治疗，不同类型的瘘选择不同的治疗方式。色素沉着型增生突起选择热疗，消融同时止血，有利于镜下视野清晰，便于操作。最终的治疗都需要冷冻冻融，防止增生，使黏膜光滑。一定程度的热治疗可以刺激黏膜增生，促进瘘口愈合。对

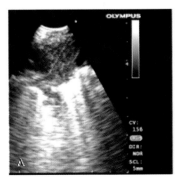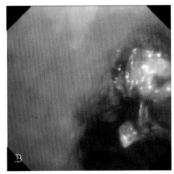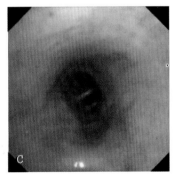

图3-1-4-7 EBUS引导下进行热消融治疗

于大量坏死物的瘘，冻取可以提高治疗效率。镜下治疗防止远端支气管感染，及时开放气道，防止肺炎、肺实变等并发症有重要意义。

对于隆突、右主、右中间等中心气道的巨大溃疡型瘘，目前没有合适的治疗方案，其周围血供丰富，毗邻大血管，盲目或过度清理易引发大出血。

五、总结

支气管淋巴结瘘型结核一经确诊，先保证全身化学治疗及每天抗结核药物雾化吸入治疗。全身化学治疗能够有效杀火结核分枝杆菌，减轻临床症状，减少传播及避免耐药菌的产生，降低病变气管支气管结核气道狭窄、闭塞或软化等并发症的发生。局部雾化吸入可以减轻黏膜炎症及充血、水肿症状，杀灭病灶内的结核分枝杆菌。支气管淋巴瘘的支气管镜下介入治疗需建立在全身抗结核治疗的基础上，针对不同类型、不同时期的瘘口可采取单种或多种治疗方式联合治疗，如活检钳＋冷冻、活检钳＋低温等离子＋冻融、冻取＋冻融等，需根据情况选择。

（周　永　郭朝蕾）

参 考 文 献

［1］任会丽. MSCT对成人纵隔淋巴结结核与纵隔淋巴瘤的鉴别诊断价值. 实用癌症杂志，2014，29（05）：558-560

［2］罗明月. 成人胸内淋巴结结核的多层CT表现及与病例临床的关系. 临床放射学杂志，2009，28（03）：338-342

［3］丁卫民. 气管支气管结核诊断和治疗指南（试行）. 中华结核和呼吸杂志，2012，35（08）：581-587

［4］肖阳宝，罗林紫，卢志斌，等. 超声引导下淋巴结穿刺注射给药联合冷冻治疗破溃期淋巴结瘘型气管支气管结核的价值. 结核与肺部疾病杂志，2020，1（03）：149-153

［5］阮超，周永，段艳，等. 镜下不同类型的淋巴结瘘型支气管结核冷冻治疗的疗效分析. 当代医学，2020，26（25）：150-152

［6］陈俊，袁保东，杜鹃，等. 淋巴结瘘型气管支气管结核的临床分析. 临床肺科杂志，2016，21（07）：1292-1294

［7］王晓平，郭新美，徐栗，等. 经支气管镜治疗淋巴结瘘型支气管结核. 中国内镜杂志，2015，21（06）：561-566

第二章　肺　结　核

一、概述

（一）肺结核相关概念

1.结核病（tuberculosis，TB）　结核分枝杆菌（*Mycobacterium tuberculosis*，MTB）导致的疾病状态，常指的是活动性结核病（"active" TB）或结核病疾病（TB "disease"），以便与潜伏结核感染（latent tuberculosis infection，LTBI）相区别。

2.肺结核（pulmonary tuberculosis，PTB）　是指发生在肺组织、气管、支气管和胸膜的结核病变，MTB是人类TB的病原菌，MTB入侵和致病全过程分为LTBI、活动性肺结核和非活动性肺结核。人体感染MTB后不一定发病，当抵抗力降低或细胞介导的变态反应加重时，才可能引起临床发病。

（二）肺结核分类

结核病新分类包括结核分枝杆菌潜伏感染、活动性结核病和非活动性结核病（详见《中华人民共和国卫生行业标准-结核病分类》WS 196—2017）。

1.结核分枝杆菌潜伏感染　2018年WHO发布了关于LTBI最新指南中结核分枝杆菌潜伏感染的定义是指机体内感染了MTB，但没有发生临床结核病，没有临床细菌学或者影像学方面活动结核的证据。

2.活动性肺结核　活动性肺结核分为以下5种类型：①原发性肺结核，包括原发综合征和胸内淋巴结结核（儿童尚包括干酪性肺炎和气管支气管结核）；②血行播散性肺结核，包括急性、亚急性和慢性血行播散性肺结核；③继发性肺结核，包括浸润性肺结核、结核球、干酪性肺炎、慢性纤维空洞性肺结核和毁损肺等；④气管支气管结核

（tracheobronchial tuberculosis，TBTB），旧称支气管内膜结核（endobronchial tuberculosis，EBTB），又称结核性支气管炎（tuberculous bronchitis），主要发生在支气管黏膜和黏膜下层，也可发生于支气管平滑肌、软骨和外膜，因此目前称为TBTB，是具有细菌学和组织病理证据的气管支气管树的TB，伴有或不伴有肺实质病变；⑤结核性胸膜炎，包括干性、渗出性胸膜炎和结核性脓胸（详见《中华人民共和国卫生行业标准-肺结核诊断》WS 288—2017）。

二、发病机制与病理生理改变

MTB经人体气道进入肺脏后经历了感染被清除、潜伏感染、亚临床肺结核和活动性肺结核四个阶段，构成结核病的完整疾病谱，其致病和病理生理变化取决于细菌学、病原体与人体相互作用和毒力三要素。细菌学方面：MTB潜伏感染的持续传播和LTBI的再激活可导致结核病，最常见病原体为MTB，其次为非洲分枝杆菌，少数患者由动物源性MTB复合群所致，如牛分枝杆菌和山羊分枝杆菌。MTB目前未发现环境储存宿主，人体是已知仅有的储存宿主，因此MTB既是一种病原体又是一种共生体。MTB与人体相互作用非常复杂，致病性与不同菌株系有关，东亚株系对亚洲人群具有高度传染性和致病性，但是如果该株系输入到加拿大或瑞士，可表现为正常临床和流行病学表现。而且致病性与毒力有关，如MTB引起LTBI进展为活动性TB的风险高于牛结核分枝杆菌减毒活疫苗卡介苗（*M.bovis Bacillus Calmette-Guérin*，BCG）的许多个数量级。

三、临床表现

（一）肺结核的症状

肺结核通常发展缓慢，常无明确的发作日期，具有从X线阴性表现但具有阳性皮肤症状到进展期的广泛临床表现谱，症状常较轻微，常被误认为其他原因如过度吸烟、过劳、妊娠或其他疾病，直到中期和晚期方可表现为影像学变化。症状分为全身的和肺部的，症状的发生频率可因患者是否为原发性肺结核或者结核病再发而不同，原发性肺结核更可能表现为无症状或症状非常轻微，发热、咳嗽较少。虽然活动性肺结核具有多种因病情严重程度不同而不同的临床表现，但仍无特异性。

1.全身症状　全身性症状最常见表现为发热，病初可低热，随着疾病进展发热更显著。典型的发热为午后发热，可不伴有明显症状。随着热退，常在睡眠中出现出汗，即典型的"夜间盗汗"，也可出现如全身不适、易怒、虚弱、异常疲倦、头痛、食欲和体质量下降、月经不调或闭经、消瘦、结核超敏综合征和血液系统变化等症状。随着干酪坏死的进展和干酪样物质的液化，症状加重。

2.肺部症状　活动性肺结核的肺部症状可表现为咳嗽、咳痰、咯血、胸痛、呼吸困难等，如出现呼吸困难常提示肺病灶广泛或气管支气管堵塞，常发生于疾病晚期。

（二）肺结核的体征

在肺结核早期进行胸部体格检查通常获益最少，此阶段，于炎症渗出的肺病灶区域的主要发现是深吸气时可闻及细湿啰音和剧烈咳嗽末的咳嗽后啰音，此啰音主要出现在肺尖，因为绝大多数患者的病灶好发于此处。随着疾病进展，可出现大量与病理类型和侵犯区域相关的体征。通常在感染初期可出现过敏表现，包括结节性红斑和纤维性结膜炎。小腿和足部的硬红斑、肿胀和坏死可能提示同时存在过敏反应的局部皮下细菌感染，不可与结节性红斑混淆，后者考虑循环免疫复合物导致的局部血管性损伤。在疾病初期时，结节性红斑可发生于躯体的附属部位，如果

反应严重，可能会发生更为广泛的播散过程。

四、诊断与鉴别诊断（介入与非介入）

肺结核诊断的首选方法依赖于检测目的（LTBI、活动性PTB和耐药）。

（一）LTBI的诊断

目前尚无诊断的"金标准"，世界卫生组织（WHO）推荐采用TST和IGRAs进行诊断。荟萃分析发现，TST与IGRAs敏感度相似，分别为88.2%和88.5%～89.6%。特异度方面IGRAs（95.4%～96.8%）高于TST（86.3%）。

（二）活动性PTB的非介入诊断

1.活动性PTB确诊病例　活动性PTB的诊断方法包括临床症状学、影像学、细菌学、免疫学、分子生物学、病理学和其他诊断（如生化学、超声和纳米技术等）。主要依靠4种技术：影像学技术［胸部X线透视、胸部X线片简称胸片、数字摄影（digital radiography，DR），电子计算机体层摄影（computed tomography，CT），磁共振成像（magnetic resonance imaging，MRI）和正电子发射计算机断层显像（positron emission computed tomography，PET-CT）］，以及显微镜检查（痰涂片），培养为基础的方法和分子检测技术，后两者可进行耐药检测。而WHO批准用于活动性结核诊断的技术还包括抗原检测技术。基于自动化的GeneXpert分子检测技术（Cepheid Inc）——Xpert MTB/RIF（Cepheid Inc，Sunnyvale，California，USA）技术自2010年应用于临床以来，由于比痰涂片显微镜检测具有较高准确度，WHO推荐Xpert MTB/RIF作为所有疑似活动性成人或儿童结核病患者的一线诊断技术。

2.活动性菌阴PTB（临床诊断病例）　我国每年报告的活动性PTB患者中，菌阴PTB（临床诊断PTB）约占全部活动性PTB患者的40%以上，在MTB细菌学、分子生物学、病理学检查均阴性的情况下，经鉴别排除其他肺部疾病，胸部影像学检查符合活动性PTB表现，同时TST检查中度阳性或强阳性、

IGRAs阳性或抗结核抗体阳性，可定义为临床诊断结核。

（三）活动性PTB的介入诊断

1.支气管镜下灌洗术　是一种常规的镜下操作，通过支气管镜的钳子管道将生理盐水注入目标支气管并吸引收集灌洗液体送检病理脱落细胞检测、细菌学检测、细胞分类等。支气管灌洗可以收集支气管深部的分泌物及冲洗后的脱落细胞和细菌进行病原学检测，对于下呼吸道感染性疾病可有效提高诊断率。近年来二代测序（next-generation sequencing，NGS）技术的开展更依赖于灌洗的方法获取标本进行病原学鉴定。涂阴PTB患者往往咳痰少，排菌少，诊断困难，支气管镜灌洗可以取得深部的分泌物并结合分子生物学手段可以提高诊断率。

2.经支气管肺活检术　应用于肺部疾病诊断的传统经支气管镜组织学取材方法有4种：分别是支气管灌洗、针吸活检、活检钳活检和毛刷刷检。随着医疗器械、临床技术的不断发展，冷冻技术因其特有的优势在临床应用中占据着重要地位。经支气管镜冷冻治疗已用于支气管内活检。自20世纪90年代以来，介入肺脏病学快速发展，Hetzel等提出了"冷冻活检"的概念。冷冻活检是在冻切的基础上发展起来的，两者实际上是同一技术应用在疾病诊断及治疗方面的两种不同表现形式。支气管镜冷冻活检已被引入临床实践作为一种新的诊断技术。在一项双盲、多中心随机临床试验中，也进行了冷冻活检和钳夹活检的比较，并证明了类似的结果。在本试验中，593例支气管内病变患者被随机分配到冷冻活检组或钳夹活检组，最终得出的结论是冷冻活检诊断阳性率（95.0%，268/282）高于钳夹活检的诊断阳性率（85.1%，239/281）（$P<0.001$）。

3.经支气管针吸活检术（transbronchial needle aspiration，TBNA）　是通过针吸活检的方法获取气道外淋巴结或病灶组织，进行诊断的传统手段。超声支气管镜下经支气管针吸活检术（endobronchial ultrasound-guided transbronchial needle aspiration，EBUS-TBNA）发明于2002年，于2008年在国内开展，作为中晚期肺癌诊断与纵隔肺门淋巴结分期的手段已经纳入国际指南，替代纵隔镜成为首选的微创诊断方法。超声探头与支气管镜相结合，可以探查中央气道管壁外的解剖结构和病理结构，并进行实时穿刺活检是该项技术的特点。一项研究使用EBUS-TBNA技术对疑似结核的增大纵隔淋巴结进行穿刺活检，在131例患者中，诊断为肺结核者112例，诊断率达到85.5%。淋巴结结核的患者穿刺病理提示肉芽肿、坏死，可进行抗酸染色，结核基因检测，联合诊断性抗结核治疗可进行明确诊断。特别是对于涂阴肺结核的患者是一种有效的诊断方法。

4.超声探头引导鞘导引下的经支气管肺活检术（endobronchial ultrasonography with a guide sheath guiding transbronchial lung biopsy，EBUS-GS-TBLB）　是环形气道内超声（Radio-EBUS）与引导鞘（GS）相结合的肺外周病变诊断技术。肺外周超声于20世纪90年代发明于日本，最早用于观察气管壁的结构。进入21世纪后，随着引导鞘的发明，研究者们开始探索外周超声在肺外周病变中的应用并一举成功。环型超声探是一根直径在1.4～1.7mm的探头，它的前端设置有超声振子，当连接主机后振子旋转可显示出支气管周围的超声影像。由于其直径小，最多可进入8～9级支气管、达到肺外带范围，因此又称肺外周超声。通过超声寻找病灶，引导鞘定位可准确进行组织标本获取，从而进行诊断。对于难以诊断的肺结核患者，EBUS-GS也提供了一种微创简便的病理获取方式，值得开展与推广。

5.导航支气管镜技术　由于肺外周超声无法直视远端支气管及缺少自由弯曲的功能，因此无法定位一些远端或支气管角度大的病灶。自2005年电磁导航支气管镜技术在美国首次应用于临床后，肺外周小结节的定位诊断出现了新的突破。虚拟导航、电磁导航、支气管旁路导航是常用几种导航技术，它们均是通过人工智能分析患者胸部影像，重建支气管树，达到定位病灶，建立通道，获取病理的目的。

目前，肺外周导航技术的临床研究侧重于恶性疾病，也已证实在诊断恶性结节的过程中外周超声及电磁导航有着较明显的优势。在一项报道中发现电磁导航技术对菌阴PTB的诊断也有一定的临床价值，32例患者均是通过症状、实验室检查、胸部影像学检查高度怀疑PTB，其中18例已进行6d至18个月的诊断性抗结核治疗，反复多次痰抗酸杆菌涂片和培养均为阴性；常规气管镜、肺穿刺的结果均未明确病因；且71.9%的病例病灶位于双上肺尖后段、背段，常规气管镜无法抵达，再次行经皮肺穿刺获得组织学的风险或难度较大，阳性率低。最后经外周超声联合电磁导航引导的刷检、活检、灌洗，71.9%病例获得了病理学或细菌学的依据而确诊，且未出现气胸等不良反应。从结果分析中可知，通过这两种腔内技术联合，可有效达到病灶，并通过多样化的检测手段进行取样诊断，也是其优势所在。在所有最终诊断为PTB患者中，60%可以通过外周超声联合电磁导航技术确诊，相对恶性疾病来说其诊断率略低，但对于良性疾病而言仍有突破，说明该技术在针对疑难PTB的鉴别诊断中可能具有较好的应用前景。

6.CT或超声引导下经皮PTB的介入诊断　CT引导下经皮肺穿刺活检具有较高的准确率，患者的并发症相对较少，在肺部占位疾病的临床诊断中表现出了很高的应用价值。对于菌阴不典型的PTB患者，应用CT引导下经皮肺穿刺术诊断具有较高的临床价值，但需注意穿刺并发症的发生。蔡和伦等选取2017年4月—2019年11月湖北省襄阳市第一人民医院及昆明医科大学第二附属医院呼吸与危重症医学科入住的临床高度疑似PTB患者150例，所有患者均进行痰荧光涂片显微镜检查及痰MTB培养，根据CT提示病灶在肺内的分布分为外周组和中央组，外周组采用经皮肺穿刺活检获取肺组织，中央组采用经支气管镜获取BALF，两种方法获取的样本均进行Xpert MTB/RIF检测，以痰培养结果为诊断标准时，肺组织Xpert MTB的敏感

度、特异度和准确度分别为87.04%、61.11%和80.56%；BALF Xpert MTB/RIF的敏感度、特异度和准确度分别为85.96%、47.59%和77.03%。肺组织Xpert MTB/RIF与痰培养相比，BALF Xpert MTB/RIF与痰培养相比，阳性率差异无统计学意义（$P > 0.05$）。故Xpert MTB/RIF检测肺组织及BALF的敏感度及准确度均较高，对于肺外周病灶采用经皮肺穿刺活检获取肺组织具有优势，对于肺中央病灶进行支气管镜检查获取BALF具有优势。

五、治疗（介入与非介入）

目前PTB的治疗策略仍以抗结核药品的化学治疗为核心，辅以介入治疗、免疫治疗、糖皮质激素治疗、营养支持治疗、外科治疗、中医中药、纳米靶向治疗、宿主导向治疗等综合治疗措施，化学治疗的目的在于杀灭肺内MTB，促使肺部病灶愈合、消除患者症状和防止PTB复发。以下将重点阐述非介入治疗中的化学治疗和介入治疗。

（一）非介入治疗（化学治疗）

1.活动性药物敏感PTB的化学治疗　据WHO估计，全球每年约80%的患者诊断为对所有抗结核药物敏感的活动性TB，约20%为耐药TB（13.3%为异烟肼耐药TB和5.3%为MDR-TB）。活动性药物敏感肺结核（active DS-PTB）的疗效较高，据报道1995—2015年85%（660万）的病例治疗成功。

（1）初治PTB化学治疗方案：WHO推荐用于初治PTB的标准治疗方案为6个月方案（2HREZ/4HR）。其他推荐的短程化疗方案：2HRZE/4HRE及3HRZE/3HRE。

（2）复治PTB化学治疗：WHO推荐的用于复治PTB的标准治疗方案为8个月方案（2SHREZ/1HREZ/5HRE）。

其他推荐的化学治疗方案：①2HRZES/6HRE，3HREZS/6HRE，总疗程为9个月，此方案用于2个月末痰菌仍呈阳性者。需要注意的是，糖尿病者继续期延长至9个月，总疗程为12个月。②3HREZ/7HRE，此方案用于不能使用链霉素者。③3HREZS/3HREZ/6HRE，糖尿病者第二继续期延长至6个月，总疗程

12个月。

2.活动性DR-PTB的化学治疗　DR-PTB的治疗方案分为标准方案（常规方案和短程方案）和个体化方案。

（1）活动性单耐或多耐药PTB的化学治疗方案：见表3-2-0-1。

（2）RR-TB、MDR-TB和XDR-TB治疗方案：从2014年WHO针对RR-TB、MDR-TB和XDR-TB治疗药物的五种分类法和五步选药法，发展为2016年WHO更新的抗结核治疗药物的四种分类法和四步选药法，再发展为2018年、2019年和2020年的三种分类和三步选药法（表3-2-0-2）。

3.活动性MDR-PTB的手术治疗《WHO2020年版指南》建议与既往雷同，即对于MDR/RR-TB患者在使用推荐MDR-TB治疗方案的同时进行选择性肺部分切除术（肺叶切除术或楔形切除术）（有条件推荐，证据等级非常低）。2008年WHO紧急更新版

中提到，外科手术在Ⅳ类耐药结核病患者的治疗最常采用部分或单侧肺切除，双侧广泛病变是手术的禁忌证。如果在疾病的早期进行手术，患者死亡风险更低，一般来说，切除前应至少抗结核治疗2个月，手术后继续给予抗结核治疗12～24个月。来自单个病例资料、系统综述和研究水平的荟萃分析评估了不同外科手术方式辅助治疗MDR-TB的疗效。

4.涂阴培阴的成人PTB的治疗　具有疑似PTB的临床和影像学表现，但不能从痰标本中分离出MTB，不能排除活动性PTB诊断。不能分离出MTB的原因包括结核菌量低、痰标本不够、排除结核菌的临时变化、其他细菌的过度生长、标本处理错误。处理方法包括高渗盐水两次痰检、MTB快速分子检测、支气管镜检查进行BALF检查和活组织检查。涂阴、培阴PTB的治疗方案和持续时间上尚无明确，建议4个月总疗程即可，2HREZ/2HR。4个月方案对于HIV阴性成人

表3-2-0-1　单耐或多耐药PTB的化学治疗方案

耐药模式	推荐的方案	最短的持续时间（个月）	评论
H（±S）	RZE（±FQ）	6～9	在治疗开始、第2和第3个月使用Xpert MTB/RIF，如果发现利福平耐药，转为 MDR-TB治疗 某些专家建议加FQ
HE（±S）	RZFQ	9～12	在治疗开始、第2和第3个月使用Xpert MTB/RIF，如果发现利福平耐药，转为 MDR-TB治疗，对一线和二线抗结核药物进行DST 某些专家推荐治疗前3个月加二线注射剂
HEZ（±S）	RFQEto＋一种二线注射剂使用3个月（±Z）	18	长程（6个月）应用二线注射剂可增强耐药较多的患者 如果耐药不明确，可加Z 在治疗开始、第2和第3个月使用Xpert MTB/RIF，如果发现利福平耐药，转为 MDR-TB治疗，对一线和二线抗结核药物进行DST。治疗2个月末培养仍阳性，需反复对一线和二线抗结核药物进行DST
R单耐或包含耐R的多耐TB	MDR-TB方案＋H	20	治疗开始即按MDR-TB方案治疗。如H耐药性不详，且耐R，按MDR-TB方案治疗，并进行监测

表3-2-0-2 2020年WHO用于长程MDR-TB方案的药物推荐分组

组别	药物	缩写
A组： 包含所有3种药物（除非不能使用）	左氧氟沙星或	Lfx
	莫西沙星	Mfx
	贝达喹啉	Bdq
	利奈唑胺	Lzd
B组： 都要添加的两种药物（除非不能使用）	氯法齐明	Cfz
	环丝氨酸	Cs
	特立齐酮	Trd
C组： 当A组和B组药物不能使用时用于构成治疗方案的药物	乙胺丁醇	E
	德拉马尼	Dlm
	吡嗪酰胺	Z
	亚胺培南－西司他丁	Ipm-Cln
	美罗培南	Mpm
	阿米卡星	Am
	（或链霉素）	（S）
	乙硫异烟胺或	Eto
	丙硫异烟胺	Pto
	对氨基水杨酸	PAS

抗酸杆菌涂阴、培阴PTB足矣（条件性推荐：证据级别非常低）。Mfx或Lfx可替代H或E；单个RCT研究发现，2Mfx/R/Z/E，随后Rft 1200 mg，1次/周；Mfx 400mg 1次/日4个月持续期的方案（2MfxREZ/4Rft＋Mfx）的复发率与标准6个月方案（2HREZ/4HR）类似，但值得注意的是目前没有证据证实该方案与标准6个月方案的治疗结果是否一致。

（二）介入治疗

肺结核的介入治疗在近年来有所发展。介入治疗在耐药空洞结核病、肺结核合并大咯血等难治性结核病及其并发症的治疗中发挥越来越重要的作用。在全身抗结核药物化学治疗、联合免疫治疗、中医中药等综合治疗基础上，可采用不同介入治疗措施，包括经支气管镜气道内局部给药、支气管单向活瓣置入等内镜介入治疗手段正发挥着越来越重要的作用。特别是随着新技术、新药、新介入仪器设备等的不断涌现，肺结核的介入治疗技术显现出广阔的应用前景。

1.局部给药 支气管镜介入治疗可以全面有效地清除支气管中的分泌物及坏死组织，解除支气管阻塞，复通管腔，促使病变部位的通气、引流，并适当配合局部注药可提高化学治疗药物的浓度，减轻组织水肿，以便更好地作用于病变组织，快速有效地缓解患者的症状。活检钳可以将患者病灶上干酪坏死组织全面清除，全面减少结核菌扩散。高频电刀在烧灼后进行切割，可以以最快的速度将增殖的病灶全面清除。CT引导下经皮肺穿刺抗结核药物介入治疗是近年来的一种新尝试，它能将药物准确注入病灶空洞内，不良反应小，不失为一种可选用的治疗方法。但目前多为个案报道，有待于大样本进一步证实其确切疗效。

2.支气管内活瓣置入肺萎陷疗法 MDR-PTB、XDR-PTB及肺结核合并HIV的治疗面临诸多挑战，包括患者的依从性及治疗的疗效等。Krasnov DV等发现在全身抗结核治疗的基础上，通过支气管镜下病灶部位支气管内放置单向活瓣联合局部微创骨成形胸廓成形术能够明显提高结核治疗疗效，使原发肺结核特别是耐药肺结核、肺结核合并HIV等病灶肺组织萎陷，导致结核菌转阴、空洞闭合，最终达到成功治愈。

六、疾病管理与预防

（一）PTB管理

1. DS-PTB治疗管理　加强DS-PTB的质控及掌握质控要点：为提高DS-PTB诊治水平，加强质量控制非常必要，也是目前容易被忽略的问题。质控的要点主要包括：①活动性PTB的确诊；②体外细菌学鉴定为结核分枝杆菌；③药物敏感试验进一步明确为敏感菌株；④适用于大多数患者的首选方案的选择；⑤特殊人群、疾病严重程度、不同并发症或并发症时的方案选择；⑥疗程的判断分析，标准为6个月方案，延长疗程的疾病范畴及其他条件；⑦用药频率的选择；⑧保证疗程完成和提高治愈率的措施，观察直视下治疗（directly observed therapy，DOT）与自我管理治疗（self-administered therapy，SAT）的联合选择；⑨根据病情和实情，倡导住院与家居结合的治疗模式；⑩明确抗结核治疗过程中监测内容，包括药物不良反应的监测、细菌学监测、影像学监测、临床评估和疗效评估；⑪方案的更改与合理的处置措施，包括出现抗结核药物性肝损伤、抗结核药物过敏反应等严重不良反应的处理，疗效不佳时的分析与治疗性药物监测（therapeutic drug monitoring，TDM）的时机与条件。

2. MDR-PTB患者的管理　MDR-PTB或RR-PTB的治疗药物多、疗程长、易出现不良反应，导致其治疗管理难度较大。为患者提供全程规范的治疗管理是保证治疗成功的关键环节。总原则为：所有患者均纳入管理；采取住院与门诊治疗相结合的管理方式；对MDR-PTB或RR-PTB患者采取医务人员或经培训的督导员直接面视下服药（DOT）、手机App或电子药盒等多种形式的全程督导服药；要保证高质量二线抗结核药物的不间断供应；加强健康促进和与患者沟通，保障患者治疗的依从性；在患者治疗管理过程中，需要所有参与治疗管理的机构密切配合，各负其责。

（二）预防

针对活动性PTB患者采取早诊早治以外，针对PTB患者的密切接触者、HIV感染者等高危人群开展MTB潜伏感染检测和预防性治疗，关口前移是落实预防为主控制结核病流行策略的重要举措，也是实现WHO"终止结核病策略"的重要手段。

1. BCG接种　100年来仅批准用于预防活动性TB的疫苗为卡介苗（*Bacille Calmette-Guérin vaccine*，BCG），每年全球＞90%新生儿接种过BCG。1921年开始在人类中使用，经过大量国际试验和观察性研究，使用BCG后较少出现活动性TB的临床表现。临床试验表明，BCG预防成人PTB发生的有效率为0～80%，其BCG疫苗有效性的变异性目前未知。大多数国家仅在出生时接种一次BCG，其保护作用不可能一直延续到青少年，基于BCG保护作用的多变性，目前的BCG接种方案不可能有力地控制全球TB流行。

2. 新疫苗　理想上一种新疫苗应具有完全避免MTB感染（比如通过预防的IGRAs检测）的功能，为了最大化地提高疫苗接种对TB的发病率和死亡率的有效性，必须预防具有传播性活动性TB的高危人群，因为大多数活动性青少年和成人PTB患者会发生MTB感染的播散，开发新疫苗必须针对青少年和成人者两个年龄组。建模已表明，具有60%有效性的疫苗应用于青少年和成人可在第一个20年内避免发生3000万活动性TB患者（如果用于90%新生儿则可避免发生3500万活动性TB患者）；另一个模型研究也表明，针对青少年和成人的疫苗可发挥更大降低全球TB负担的作用，优于针对新生儿，且具有较好的成本效益。

3. 预防性抗结核治疗　WHO根据数学模型估计，目前全世界约1/4人口为LTBI，其中5%～10%感染者在其一生中可能发病，但大多数在首次感染第1个5年内发病。75%的LTBI者会在密切接触TB患者1年内发病，97%在密切接触TB患者2年内发病。采用分子分型研究发现，在低结核病负担地区，LTBI之后的1年、2年和5年内进展为TB的可能性分别为45%、62%和83%。针对LTBI人群开展预防性抗结核治疗（TB preventive treatment，TPT）可使发病风险降低60%～90%，在短期内新疫苗研发难以实现突破的情况下，TPT无疑是实现TB消除的重要措施。

（杨　松　顾　晔）

参 考 文 献

［1］唐神结，高文. 结核病治疗学. 2版. 北京：人民卫生出版社，2019.

［2］中华人民共和国国家卫生和计划生育委员会. WS 288—2017 肺结核诊断，2017-11-09.

［3］中华人民共和国国家卫生和计划生育委员会. WS 196—2017 肺结核分类，2017-11-09.

［4］Pai M，Behr MA，Dowdy D，et al. Tuberculosis. Nat Rev Dis Primers，2016，2：16076.

［5］LYON S M，ROSSMAN M D. PulmonaryTuberculosis. Microbiol Spectr，2017，5（1）：1-13.

［6］RAVIMOHAN S，KORNFELD H，WEISSMAN D，et al. Tuberculosisand lung damage：from epidemiology topathophysiology. Eur Respir Rev，2018，27（147）：170077.

［7］何翼君，张浩然，辛赫男，等. 结核菌素皮肤试验的应用及其优化. 中国防痨杂志，2021，43（3）：204-210.

［8］YE G U，CHUNYAN W U，FANGYOU YU，et al. Application of endobronchial ultrasonography using a guide sheath and electromagnetic navigation bronchoscopy in the diagnosis of atypical bacteriologically-negative pulmonary tuberculosis. Ann Transl Med，2019，7（20）：567.

［9］蔡和伦，李平，董燕，等. 经皮肺穿刺活检组织Xpert MTB/RIF对肺结核的诊断价值. 昆明医科大学学报，2020，41（8）：94-99.

［10］唐神结，李亮，高文，等. 中国结核病年鉴（2019）. 北京：人民卫生出版社，2020.

［11］KRASNOV D V，SKLUEV S V，PETROVA Y K，ct al. ModcrnCollapscThcrapyfor Pulmonary Tuberculosis. Thorac Surg Clin，2019，29（1）：47-58.

［12］WHO consolidated guidelines on tuberculosis. Module 1：prevention-tuberculosis 4reventive treatment. Geneva：World Health Organization，2020. Licence：CC BY-NC-SA 3.0 IGO.

［13］WHO operational handbook on tuberculosis. Module 1：prevention - tuberculosis preventive treatment. Geneva：World Health Organization，2020. Licence：CC BY-NC-SA 3.0 IGO

［14］高磊，金奇. 关口前移：再谈结核分枝杆菌潜伏感染管理和暴露后干预. 中国防痨杂志，2021，43（3）：201-203.

［15］LI J，ZHAO A，TANG J，et al. Tuberculosisvaccinedevelopment：from classic to clinicalcandidates. Eur J Clin Microbiol Infect Dis，2020，39（8）：1405-1425.

［16］MASCOLA J R，FAUCI A S. Novelvaccinetechnologies for the 21st century. Nat Rev Immunol，2020，20（2）：87-88.

第三章　纵隔淋巴结结核

一、概述

纵隔淋巴结结核为结核分枝杆菌侵入纵隔淋巴结引起的慢性疾病，多好发于儿童。纵隔淋巴结结核好发于右侧第2、4组淋巴结，主要原因为该处淋巴结引流区域为右肺及部分左下肺组织，同时左侧纵隔受到主动脉弓的阻挡。由于纵隔淋巴结结核位置特殊，不易获得患者细菌学及病理学依据，使纵隔及肺门淋巴结结核如果随着病变进展破溃入气道而形成支气管瘘。在进行气管镜检查时可以直接对病变进行刷检和活检，但是如果病变仅局限于纵隔或肺门，由于发生在纵隔内淋巴系统的肿物情况尤为复杂，有良性病变（如淋巴结结核、结节病、淋巴结增生等）和恶性病变（如恶性淋巴瘤和多种淋巴结转移癌等），则临床较易误诊。

二、病理学

结核性淋巴结炎是淋巴结最常见的特殊感染。淋巴结结核可单独存在，也可与肺结核同时存在或作为全身播散性肺结核的一部分。临床上常表现为一组淋巴结肿大，颈部淋巴结多见。受累的淋巴结可相互粘连呈串状分布，颈部者常与皮肤发生粘连。其典型的病理变化是结核性肉芽肿形成，结核结节中央可见干酪样坏死灶。抗酸染色显示病灶内可见结核分枝杆菌。

三、临床表现

该疾病的临床表现无特异性，可表现为低热、盗汗、消瘦、咳嗽等慢性结核毒血症状，如肿大的纵隔淋巴结压迫食管，部分患者有进食哽噎感。

四、诊断

（一）CT

纵隔淋巴结结核的影像学表现有：患者肿大淋巴结影像表现密度不均匀，予以增强扫描时，纵隔淋巴结呈环形强化和（或）分隔样强化。当淋巴结坏死破溃时可表现为薄壁环形强化壁结构不完整，纵隔脂肪间隙结缔组织条索状增强。

（二）超声引导下经支气管针吸活检术（endobronchial ultrasound-guided trans-bronchial needle aspiration，EBUS-TBNA）

超声支气管镜检查（endobronchial ultrasound，EBUS）是一种在支气管镜前端安装超声探头的设备，结合专用的吸引活检针，在实时超声引导下经支气管针吸活检术（EBUS-TBNA），该技术将超声和支气管镜结合，插入气道腔内进行操作，通过其顶端配置的一个可注入生理盐水溶液的气囊获得超声图像，经由专门的超声扫描仪器进行处理，可同时显示普通支气管镜和超声的影像，在超声引导下进行穿刺。病灶处活检，发现肉芽肿、干酪坏死或抗酸杆菌时，可以确诊。

（三）纵隔镜

纵隔镜检查目前仍是不明原因纵隔、肺门淋巴结肿大的诊断及肺癌分期中的"金标准"，通过纵隔镜于病灶处取活检，发现肉芽肿、干酪样坏死或抗酸杆菌时，可以确诊。系纵隔淋巴结结核取材诊断的"金标准"。

（四）电刀辅助经气管纵隔活检钳取活检术（cautery-assisted transbronchial forceps biopsies，Ca-TBFB）

凸面探头的超声引导下经支气管针吸活

检术（EBUS-TBNA），以其安全微创，高诊断效率，大大改善了纵隔及肺门淋巴结肿大疾病的诊断。在EBUS的引导下，进行实时可视下的经气管壁的针吸（TBNA）被广泛应用。ACCP指南推荐TBNA作为非小细胞肺癌（NSCLC）的进展分期技术，对于NSCLC、SCLC来说，TBNA分别可达于89%、96%的诊断率。最新一项Meta分析提示TBNA对于结节病的诊断效率明显低于62%，提出其他侵袭性操作获取更大标本在临床抉择中具有重要作用。使用活检钳进行组织活检可能会更有价值。前期有研究使用0.8～1.2mm的微小活检钳经过气道壁进入毗邻淋巴结进行活检取材，通过活检钳取得的标本改善了结节病及淋巴瘤的诊断效率。然而，部分患者由于活检钳不能突破气管壁和淋巴结包膜，最高到达28%的病例不能取到标本。我们介绍新技术Ca-TBFB进行纵隔和肺门淋巴结取活检。

1.适应证　不明原因纵隔、肺门淋巴结肿大的诊断及肺癌分期。

2.禁忌证　基本同超声引导下经支气管针吸活检术（EBUS-TBNA）的禁忌证。如严重心肺功能不全不能耐受手术，出凝血倾向

不能纠正；心脏起搏器置入患者；严重肺部及起到感染没有控制者。

3.术前准备　基本同超声引导下经支气管针吸活检术（EBUS-TBNA）的术前准备。

4.麻醉方式　如硬镜、气管插管、喉罩、静脉复合麻醉均可以，但是建议在硬镜或者气管插管下进行。

5.标准操作流程　首先，经过EBUS超声探查淋巴结或包块。根据超声测量淋巴结短轴直径。针形电刀（Olympus KD-31C-1；Eber VIO 40W）经过超声支气管镜工作通道，伸出镜外，抵达气管壁。通过EBUS识别目标，彩色多普勒开启，监视下，起动电刀在软骨环间黏膜切口，推进电刀进入淋巴结或毗邻包块。完成气管壁及淋巴结切口后，退出电刀。换以1.8mm鳄口活检钳（Olympus FB-241K），经过电刀造隧道进入目标淋巴结。活检钳退至近端淋巴结包膜下，打开活检钳并推进至淋巴结远端，关闭活检钳进行钳取。每站淋巴结钳取3块组织，标本进行福尔马林固定，见图3-3-0-1。

6.术后注意事项　Ca-TBFB一般比较安全，术后无特殊处理，术后24h内胸部X线片了解有无并发气胸、纵隔气肿。

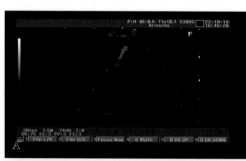
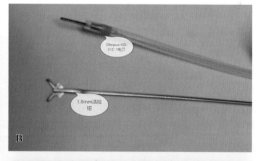
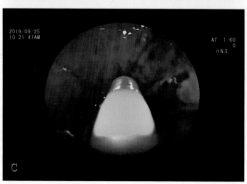
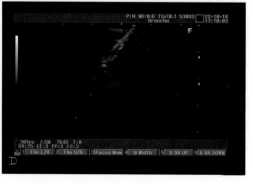

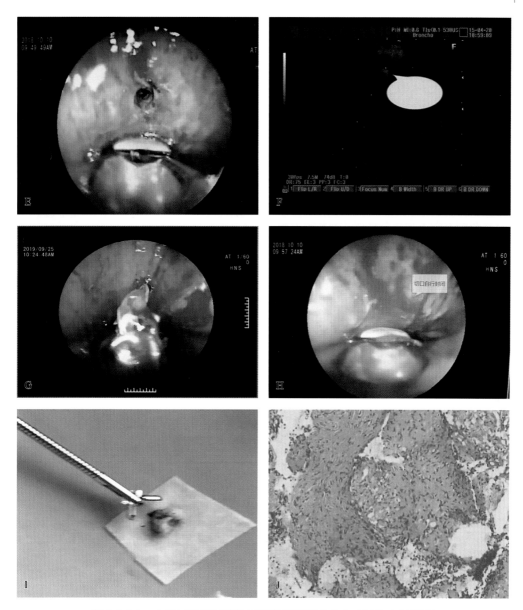

图3-3-0-1 电刀辅助经气管纵隔活检钳取活检（Ca-TBFB）过程图

A.目标淋巴结进行EBUS探查；B.Olympus KD电刀；1.8mm活检钳；C.电刀切口展示（气管内镜下）；D.针形电刀切割进入淋巴结（EBUS下）；E.软骨环间黏膜切口（气管内镜下）；F.活检钳经切口淋巴结内钳夹（EBUS下）；G.钳取淋巴结组织出切口（气管内镜下）；H.切口被血凝块及血浆迅速自行封闭；I.钳取的淋巴组织标本展示；J.病理报告结核

五、鉴别诊断

（一）淋巴瘤

多以侵犯纵隔淋巴结为主，并经常侵及前纵隔淋巴结，很快产生一系列压迫症状，如呼吸困难及声音嘶哑等，纵隔阴影增宽常为对称性，肿大的淋巴结密度较高，且均匀，边缘清楚，无钙化，在复查片中病变发展迅速。

（二）转移癌

有原发肿瘤病灶，一般无结核毒血症表现，病理活检可见明确恶性肿瘤细胞。

（三）结节病

以侵犯肺门淋巴结为主，常为双侧性，多伴有右气管旁淋巴结肿大，边缘清楚，大小不等，密切均匀，无分叶现象。

六、治疗

（一）结核病的化学治疗

抗结核方案：6HRZE/9HRE。

（二）胸腺五肽

有文献表现，纵隔淋巴结核在标准化抗结核化疗基础上加用免疫调节剂胸腺素治疗可调节机体的免疫功能，在病灶吸收速度、病灶大小吸收程度及是否易复发方面均优于单纯予以标准化抗结核化学治疗方案的患者。

（三）介入治疗

对于透壁型淋巴结结核患者，可使用冷冻治疗联合药物灌注联合治疗方法，不仅能够有效改善病灶周围黏膜充血水肿、控制局部炎症，还能较快解除支气管阻塞，改善气道引流，促进局部病变部位的愈合。

（李长毅）

第四章　胸膜结核

胸膜结核（pleural tuberculosis）是结核最常见的肺外表现形式，在国内占肺外结核的 2/3，而在印度仅次于淋巴结结核居第二位。通常以胸腔积液为特征性表现，在极少数情况下，胸膜结核可表现为胸膜结节、胸膜结核球和胸膜增厚。胸膜结核可发生于任何年龄阶段，相较于儿童和老年人，青少年及青年好发。在西方国家，胸膜结核所致的渗出性胸腔积液占比不到 1%，并且胸膜结核仅发生在 3%～5% 的结核患者中。然而，在我国和印度等结核高负担国家，胸膜结核占所有胸腔积液的 30%～80%。

一、发病机制

原发性结核性胸腔积液的发病机制是由于靠近胸膜下的肺部干酪样病灶破溃进入胸膜腔，进入胸膜腔的结核分枝杆菌抗原与致敏的 T 细胞相互作用导致迟发性超敏反应，或者直接通过淋巴道或血行播散侵及胸膜。这种变态反应或炎症反应增加了胸膜毛细血管对血清蛋白的通透性，导致胸腔积液，同时也使胸腔积液胶体渗透压升高，促进胸腔积液的形成。壁层胸膜的淋巴系统负责清除胸腔积液中的蛋白及液体，由于胸膜结核弥漫性感染壁层胸膜导致胸膜气孔堵塞或破坏，从而影响淋巴系统对胸腔积液的回吸收能力。由于上述原因引起胸腔积液产生与回吸收的不平衡，导致胸膜结核通常表现为胸腔积液。

二、细胞免疫学机制

结核性胸腔积液是以淋巴细胞为主的渗出性积液，所涉及的细胞包括中性粒细胞、单核细胞、巨噬细胞和产生 γ- 干扰素（IFN-γ）的 Th1 淋巴细胞，其中白细胞介素 -8（IL-8）、中性粒细胞活化肽 -2（NAP2）、巨噬细胞炎症蛋白 -1（MIP-1）、单核细胞趋化蛋白 -1（MCP-1）、肿瘤坏死因子 -α（TNF-α）等趋化因子和白细胞介素（IL-1、IL-6、IL-12）也参与了免疫过程。

三、症状与体征

（一）症状

临床症状为干咳、胸膜炎性疼痛，中至大量胸腔积液可出现呼吸困难，常见的全身症状有发热、体重下降、厌食、全身乏力、疲劳感、夜间盗汗，其中发热、胸痛、干咳是最主要的临床症状。有极少数患者可无临床症状，而是体检发现胸腔积液。对于正常免疫力人群其临床症状为急性起病，持续时间短，而免疫缺陷个体的症状则持续时间较长。

（二）体征

少量渗出性胸膜炎时，可于腋侧下胸部闻及呼吸双相胸膜摩擦音；胸腔积液量多时，可见患侧呼吸动度减弱，触觉语颤减弱，肺下界上移，叩诊呈浊音；广泛胸膜增厚时，可呈实音，听诊呼吸音减弱或消失。

四、诊断

胸膜结核的诊断需要多方法结合，即危险因素、临床表现、皮肤结核菌素试验（tuberculin skin test，TST）、影像学检查、胸腔积液分析、胸膜组织活检、微生物学检查、免疫学和分子生物学检测。最终明确诊断是需在痰液、胸膜液或胸膜活检标本中找到结核分枝杆菌。若证实胸膜组织中存在典型肉芽肿或胸腔积液中腺苷脱氨酶（adenosine deaminase，ADA）或 γ- 干扰素水平升高可支持胸膜结核的诊断。

（一）皮肤结核菌素皮肤试验

TST诊断胸膜结核的效应力不如肺结核，其阳性结果有助于在低流行率或没有接种疫苗的地区对结核病进行辅助诊断。TST阴性结果不能完全排除胸膜结核，尤其是免疫功能抑制者。

（二）痰液检查

传统观念认为，不合并肺实质病变的胸膜结核的痰液微生物学检查是阴性，不具传染性，但有研究显示诱导痰涂片和痰培养在胸膜结核病例中的阳性结果分别为12%和52%。因此对于资源匮乏地区可诱导痰进行结核菌涂片培养或分子生物学检测。

（三）影像学检查

胸部X线检查可以发现200ml以上的胸腔积液，而结核性胸腔积液通常为单侧中等量，因此采用胸部X线检查可以发现结核性胸腔积液。胸部电脑断层扫描（CT），则可帮助发现肺实质病变和淋巴结病变，也可以帮助排除其他疾病和发现与胸膜结核相关的并发症。胸部超声检查用于显示纤维蛋白带、分隔、胸膜增厚和胸腔积液的定量评估，也可用于引导胸腔积液穿刺引流及胸膜穿刺活检。

（四）介入诊断方法

1.胸腔穿刺术　应用胸腔穿刺术抽取胸腔积液进行常规、生化、微生物、免疫等相关检查是我国目前诊断胸膜结核的主要手段与技术。中等量及以上胸腔积液是胸腔穿刺术的适应证，同时要注意是否存在禁忌证。

（1）禁忌证

1）凝血功能障碍：既往进行胸腔穿刺时可接受的国际标准化值（INR）的临界值为小于1.5，或者血小板＞50 000/µl。但也有研究认为，对于INR在1.5～3或血小板在20 000～50 000/µl的患者进行胸腔穿刺并未发现出血事件的增加。值得注意的是，这些研究对于出血事件的定义标准是不同的，而对于在使用抗凝药治疗的患者应观察是否存在出血倾向后，再谨慎行胸腔穿刺。

2）有创机械通气患者：对于正在进行有创机械通气的危重症患者临床医师对其进行胸腔穿刺术需慎重，因为正压通气时有更大的气胸风险。但也有研究表明，在机械通气患者中进行胸腔穿刺术并非禁忌，于严密监测下进行仍是安全的。

3）局部皮肤感染：若穿刺部位的皮肤有感染时，应待感染控制好转后再行穿刺。

（2）术前准备

1）向患者及家属沟通病情、交代穿刺的必要性及可能的并发症，取得同意后签署有创操作知情同意书。

2）物品准备：准备一次性胸腔穿刺包、局部麻醉用药（一般选择1%利多卡因）、消毒用品（碘伏及棉签）、容纳胸腔积液的生化管。

3）患者体位：通常于椅子上选取反坐位，在椅背上放置一枕头或垫子，患者双上肢环抱置于枕头或垫子上使肋间隙增宽，头枕于双上肢上。对于重症不能耐受坐立位的患者，可选取半卧位或侧卧位。

（3）穿刺的定位：对于穿刺部位的选择有3种方式：①采用传统的体格检查，即叩诊及听诊方式确定穿刺点，但该方法并发症发生率高，气胸达39%，出血达2%，局部结构损伤达15%。②超声标记定位。超声技师采用胸部超声探测胸腔积液的量、明确胸膜厚度及有无分隔、测量进针深度，同时于体表标记最佳穿刺位点。患者返回病房后再进行胸腔穿刺术。有研究显示该方法并发症的发生率与传统定位法相同，但目前临床多采用该方法定位。③实时超声引导定位。使用超声实时定位穿刺点并在手术过程中引导针头。文献报道此方法并发症的发生率最低，气胸约为0.61%，出血约为0.18%，局部结构损伤约为0.01%，当前的临床指南推荐使用此方法进行定位。

（4）穿刺要点：消毒穿刺部位后，术者佩戴无菌手套，铺无菌洞巾，用胶布固定无菌洞巾。沿穿刺点用利多卡因皮下注射一小皮丘后逐层麻醉皮肤至胸膜，退针。换用穿刺针沿麻醉点突破胸壁进入胸膜腔，回抽见胸腔积液后停止进针并固定穿刺针，打开预先封闭的塑胶导管并外接50ml注射器抽取适量液体进行胸腔积液检查。穿刺完毕后拔除穿刺针，用无菌敷料覆盖比你高固定穿刺部位。穿刺中、穿刺结束后需密切观察有无胸膜反应、复张性肺水肿等并发症发生。一旦发生需要紧急处理。

（5）胸腔积液检查

1）胸腔积液常规和生化检测：结核性胸腔积液外观通常呈清亮或微浊的草黄色。根据Light标准结核性胸腔积液为渗出液，初始2周渗出液以中性粒细胞为主，随后以淋巴细胞为主，淋巴细胞占比在50%，甚至有报道高达90%，间皮细胞比例＜5%。pH在正常范围，葡萄糖低于血清葡萄糖，蛋白质高达50g/L。

2）胸腔积液微生物学检查：胸膜结核中显微镜下胸腔积液抗酸染色涂片阳性率低于10%，胸腔积液结核分枝杆菌培养的阳性率约为30%（范围在12%～70%）。采用基因X-pert/MTB RIF技术检测胸腔积液中结核菌核酸的阳性率在30%～60%，但特异度可达100%。

3）胸腔积液腺苷脱氨酶（ADA）：是一种参与嘌呤代谢的酶，催化腺苷和脱氧腺苷转化为肌苷和脱氧肌苷，并产生氨。它存在于多种细胞，特别是活化的T细胞。有研究发现胸腔积液ADA的临界值为40U/L时，诊断结核性胸腔积液的敏感度和特异度分别为92%和90%。但ADA同时受到种族、年龄等因素影响。

4）胸腔积液IFN-γ：是一种由活化的CD4T淋巴细胞释放的细胞因子，可增加巨噬细胞对结核分枝杆菌的杀菌活性。胸腔积液IFN-γ诊断结核性胸腔积液的敏感度和特异度分别为87%～89%和97%。有研究显示胸腔积液IFN-γ诊断的准确性稍高于ADA，但ADA的临床使用更为常用。

5）胸腔积液IFN-γ释放试验（IGRAs）：是在体外以结核特异性抗原刺激胸腔积液中的致敏T细胞，然后检测IFN-γ的浓度或分泌IFN-γ的特异性T细胞的数目。在诊断胸膜结核时IGRAs远不如未受刺激的IFN-γ水平有用。基于目前的证据，不推荐使用胸腔积液的IGRAs来诊断胸膜结核，但外周血的IGRAs有助于临床诊断胸膜结核。

6）胸腔积液分子生物学检测：WHO推荐使用基因X-pert/MTB RIF技术、线性探针等技术检测结核菌，分子生物学技术可提高结核性胸腔积液诊断的敏感度及特异度。据文献报道分子生物学方法检测结核性胸腔积液的总体敏感度仍不理想，在30%～60%，但在培养阳性者中敏感度可达100%。

7）其他生物标志物：近年来一些潜在价值的生物标志物，如新蝶呤、瘦素、溶菌酶、纤维连接蛋白、IL-2、TNF-α、IL-1β、IL-27等也相继用于辅助结核性胸膜炎的诊断，但是大多数的诊断价值有限，且临床实用性还有待论证。

2.闭式胸膜穿刺活检术　是指采用专用的胸膜活检针经皮盲穿，或在影像学设备引导下勾取或切割胸膜组织进行的病理活检。

（1）禁忌证：与胸腔穿刺术相似，主要包括：有严重的凝血功能障碍，使用抗凝药及血小板小于50 000/μl者；严重肺功能不全、肺动脉高压、肺大疱及肺包虫囊肿者；皮肤感染及脓胸者；极度衰竭及不配合者。

（2）术前准备

1）同胸腔穿刺术，交代病情、手术详细情况及签署手术知情同意书。

2）物品准备：消毒用品及局部麻醉用药、一次性胸穿包、专用胸膜活检针。胸膜活检针主要有：Abrams活检针、Cope活检针及Tru-cut活检针。由于Abrams活检针与Cope活检针比Tru-cut切割针更大，其并发症的发生率也很高，其中胸痛占15%，医源性气胸占15%，出血＜2%。但也有研究指出，超声引导下使用Abrams活检针进行胸膜活检时比Tru-cut活检针可能取到更多的胸膜组织，且对胸膜结核诊断的敏感度更高。

（3）穿刺定位：由于胸膜结核病变位置弥漫，在进行胸膜活检时可采用盲法而不借助影像学引导。盲法下闭式胸膜穿刺活检对胸膜结核的诊断率各有差异，一般认为在80%左右。采用影像学引导穿刺（如CT或超声）可提高Abrams针活检的成功率同时降低并发症的发生率。CT和超声引导下穿刺的成功率几乎没有差异，由于超声具有便携、可实时显示针头移动、无辐射、便宜等优势，临床上更为常用。

（4）穿刺要点：以Tru-cut活检针为例：采用超声测量皮下组织厚度、胸膜厚度、胸水量并确定最佳穿刺位点及进针深度。常规消毒铺巾及局部麻醉，当麻醉至壁层胸膜时应充分。预定穿刺点皮肤切开一长约5mm的切口，活检针与皮肤成45°缓慢穿入，然后对邻近胸膜组织进行取样。当有明确落空感时表明穿刺针已进入胸膜腔，同时内针可向前推动。然后穿刺针沿着皮肤由A点移动到B点（图3-4-0-1），使内针远离肺而沿着胸壁内侧前进。外切鞘管随后被推进至内针上，即可获得一条长约2cm的含壁层胸膜及肋间肌的活检标本。取得的组织标本可放入含有10%甲醛（福尔马林）固定液的标本管中送病理检查或直接进行结核分枝杆菌培养。

3.内科胸腔镜胸膜活检术　主要用于无创方法不能明确病因的胸腔积液及胸膜疾病的诊断，是病因未明胸腔积液诊断的"金标准"，并且有研究报道对胸膜结核诊断的敏感度高达99.1%。早年国内多用纤维支气管镜代替胸腔镜进行胸膜活检，随着近年来内镜技

术的革新，有硬质胸腔镜及半硬质胸腔镜之分，而内科多使用半硬质胸腔镜，且在局部麻醉下采用单孔操作方式实施胸膜活检，具有诊断率高、并发症少、创伤小、费用低等优势。

4.胸膜冷冻活检术　是指在半硬质胸腔镜引导下，采用冷冻探头冻取胸膜组织的一项安全、可行的新技术，其对于胸膜疾病的诊断率与使用传统活检钳相当，并且胸膜冷冻活检可获得更大的组织样本及更完整地保存组织结构。手术过程中患者耐受性较好，没有明显的并发症，只有少数患者活检部位出现轻微的局限性出血。但是在进行手术时需要深度镇静或全身麻醉，因此在部分患者中使用受限。

五、鉴别诊断

由于胸膜结核以单侧胸腔积液为主要表现形式，需要与各种原因引起的单侧胸腔积液进行鉴别，常见的有癌性胸腔积液、肺炎旁胸腔积液、左心衰竭、肝硬化。

（一）癌性胸腔积液

当恶性肿瘤侵犯胸膜时，可引起胸腔积液。最常见的病因有肺癌、乳腺癌。恶性胸腔积液增长速度快、量大，为血性，并且

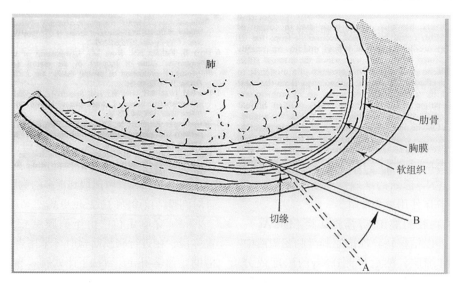

图3-4-0-1　Tru-cut针活检示意图

（DT Mcleod，I Ternouth，N Nkanza. Comparison of the Tru-cut biopsy needle with the abrams punch for pleural biopsy. Thorax，1989，44（10）：794-796）

有肿瘤标志物（如间皮素等）升高，可在胸腔积液中找到肿瘤细胞，也可通过胸膜活检发现肿瘤细胞。胸腔积液中LDH＞500U/L，ADA＜40U/L。由于结核性胸腔积液与癌性胸腔积液是造成我国渗出性胸腔积液中最常见的两个病因，因此临床上需通过病史、影像学检查、胸腔穿刺或胸膜组织活检等详细检查予以鉴别。

（二）类肺炎旁胸腔积液

类肺炎旁胸腔积液是指与细菌性肺炎、肺脓肿、支气管扩张等感染相关的胸腔积液，大多伴有肺部基础疾病与典型的临床症状。胸腔积液是以中性粒细胞为主的渗出液，若为复杂性类肺炎旁胸腔积液，或当脓胸时pH＜7.2，葡糖糖＜3.4mmol/L，乳酸脱氢酶＞1000U，可经过抗生素及引流胸腔积液等治疗而好转。一般情况下与结核性胸腔积液不难鉴别。

（三）左心衰竭

左心衰竭导致的胸腔积液通常位于双侧，但是也可见单侧性胸腔积液，是漏出性胸腔积液中最常见的病因。临床上大多数患者有心功能不全的表现，并伴有胸腔积液及血液中的心力衰竭标志物的升高，临床上容易与结核性胸腔积液相鉴别。

（四）肝硬化

肝硬化导致的胸腔积液大多在右侧胸腔，形成的主要原因是由于低蛋白血症及腹水经膈肌上的小孔或淋巴道进入胸腔所致，胸腔积液为漏出液，临床上也不难与结核性胸腔积液相鉴别。

六、治疗

多数情况下，胸膜结核具有自限性，但也有43%～65%未经治疗的患者在后续5年时间发展为活动性结核。胸膜结核治疗的目标是防止随后发展为活动性结核、缓解患者的症状及防止胸膜纤维化的发生。

（一）化学治疗

我国指南推荐胸膜结核的标准治疗是3HRZE/6HRE的9个月化学治疗方案，即先用利福平、异烟肼、吡嗪酰胺和乙胺丁醇强化治疗3个月，再用利福平、异烟肼和乙胺丁醇巩固治疗6个月。国外主张总疗程为1年。若药敏试验提示为耐药结核，则需按照耐药结核治疗原则选用4～5种药物组成化学治疗方案。治疗期间注意观察药物的毒副反应，如过敏反应、药物性肝损伤等。

（二）糖皮质激素

糖皮质激素的作用原理是通过其抗炎作用加速液体吸收和防止胸膜增厚，但是糖皮质激素用于胸膜结核存在争议。目前研究表明在特定人群，即采用治疗性胸腔穿刺及化学治疗2周后仍有严重的全身症状（如高热）或者胸腔积液吸收不佳者，短期使用糖皮质激素可能有益，通常使用泼尼松30mg/d，疗程为2～4周。

（三）介入治疗

1.治疗性胸腔穿刺术或引流术 当胸膜结核有大量胸腔积液时，采用治疗性胸腔穿刺可迅速缓解呼吸困难症状及轻微改善肺功能，此外，可能会减少广泛胸膜增厚粘连的发生。因此，目前推荐在抗结核治疗的基础上，对于有症状的中等或大量胸腔积液进行胸腔穿刺术或引流术，以便尽早将胸腔积液抽引出来。

2.胸膜腔内注射纤维蛋白溶解剂 胸腔内注射纤维蛋白溶解剂可以加速胸腔积液的吸收、减轻残余胸膜增厚的程度及发生率，并且这是一种安全且具有成本效益的治疗选择。目前建议对于存在分隔的胸腔积液可经胸腔引流管注射纤维蛋白溶解剂，常用的纤维蛋白溶解剂有链激酶和尿激酶。

3.手术治疗 胸膜结核极少需要手术治疗，只有在有分隔的胸腔积液经过充分的抗结核治疗未得到改善或形成胸膜纤维化并且影响肺通气功能时，可进行胸膜粘连松解术，解除分隔、完全引流胸腔积液、促进肺复张。

七、预后与疾病管理

虽然大多数胸膜结核可在几周至几个月自愈，但胸膜纤维化和永久性胸膜增厚仍是胸膜结核最重要的后遗症，其发生率数据不一。当把胸膜增厚至少5mm，并且占据半个胸廓的大部分定义为胸膜纤维化时，普遍接受的发生率为5%。在抗结核治疗结束时，约25%的胸膜结核患者残余胸膜增厚（1cm），这种增厚会随着时间的推移而减少，对肺功能没有影响。对于胸膜结核的管理提倡督导药物治疗服务（directly observed therapy, DOT），当然策略、监督与患者的依从性依旧是督导治疗的基础，以此达到规范治疗结核病的目标。

（唐德祝　彭　丽）

参 考 文 献

[1] WANGX, YANG Z, FU Y, et al. Insight to the Epidemiology and Risk Factors of Extrapulmonary Tuberculosis in Tianjin, China during 2006-2011. PLoS One, 2014, 9（12）: e112213.

[2] HWAMG S M, RHO J Y, YOO S M, et al. Atypical pleural tuberculosis presenting as an isolated pleural tuberculoma. Acta Radiol, 2012, 53（1）: 49-52.

[3] SHARMA S K, MOHAN A. Extrapulmonary tuberculosis. Indian J Med Res, 2004, 120（4）: 316-353.

[4] CHAKRABARTI B, DAVIES P D. Pleural tuberculosis. Monaldi Arch Chest Dis, 2006, 65（1）: 26-33.

[5] UDWADIA Z F, SEN T. Pleural tuberculosis: an update. Curr Opin Pulm Med, 2010, 16（4）: 399-406.

[6] LAZARUS A A, MCKAY S, GILLBERT R. Pleural tuberculosis. Dis Mon, 2007, 53（1）: 16-21.

[7] JEON D. Tuberculous pleurisy: an update. Tuberc Respir Dis（Seoul）, 2014, 76（4）: 153-159.

[8] CONDE M B, LOIVOS A C, REZENDE V M, et al. Yield of sputum induction in the diagnosis of pleural tuberculosis. Am J Respir Crit Care Med, 2003, 167: 723-725.

[9] SCHILDHOUSE R, LAI A, BARSUK JH, et al. Safe and Effective Bedside Thoracentesis: A Review of the Evidence for Practicing Clinicians. J Hosp Med, 2017, 12（4）: 266-276.

[10] 崔有斌，雷跃昌. 胸膜疾病外科诊断治疗学. 天津: 天津科技翻译出版公司, 2008: 84-89.

[11] KRACKOV R, RIZZOLO D. Real-time ultrasound-guided thoracentesis. JAAPA, 2017, 30（4）: 32-37.

[12] GOPI A, MADHAVAN S M, SHARMA S K, et al. Diagnosis and treatment of tuberculous pleural effusion in 2006. Chest, 2007, 131（3）: 880-889.

[13] SUNDARALINGAM A, BEDAWI EO, RAHMAN NM. Diagnostics in Pleural Disease. Diagnostics（Basel）, 2020, 10（12）: 1046.

[14] KOEGELENBEIG C F, BOLLIGER C T, THERON J, et al. Direct comparison of the diagnostic yield of ultrasound-assisted Abrams and Tru-Cut needle biopsies for pleural tuberculosis. Thorax, 2010, 65（10）: 857-862.

[15] KOEGELENBEIG C F, DIACON A H. Pleural controversy: close needle pleural biopsy or thoracoscopy-which first?. Respirology, 2011, 16（5）: 738-746.

[16] BIBBY A C, MASKELL N A. Pleural biopsies in undiagnosed pleural effusions: Abrams vs image-guided vs thoracoscopic biopsies. Curr Opin Pulm Med, 2016, 22（4）: 392-398.

[17] 金发光，时悦，李王平，等. 内科胸腔镜诊疗规范. 中华肺部疾病杂志（电子版）, 2018, 11（1）: 6-13.

[18] CHEN C H, CHENG W C, WU B R, et al. Feasibility and Safety of Pleuroscopic Cryobiopsy of the Pleura: A Prospective Study. Can Respir J, 2018, 20（18）: 6746470.

［19］HOOPER C，LEE Y C，MASKELL N. BTS Pleural Guideline Group. Investigation of a unilateral pleural effusion in adults：British Thoracic Society Pleural Disease Guideline 2010. Thorax，2010，65（Suppl 2）：ii4-17.

［20］ANTONANGELO L，FARIA C S，SALES R K. Tuberculous pleural effusion：diagnosis & management. Expert Rev Respir Med，2019，13（8）：747-759.

第五章　肺结核咯血

一、概述

咯血是指喉及喉部以下的呼吸道任何部位的出血，并经口腔咯出。24h内咯血量小于100ml称为小量咯血；24h内咯血100～500ml为中量咯血；24h内咯血大于500ml或一次咯血量大于100ml称为大咯血。1/3～1/2的结核患者会出现咯血，青少年咯血最常见的病因是肺结核。咯血为肺结核患者死因的第二位，在结核病变的恶化、好转或钙化时均可发生。近年来，由于肺结核发病率有所上升，肺结核咯血患者也有增多，咯血使得患者及家属担忧、紧张、恐惧，而这种不良情绪又加重咯血的发生。活动期肺结核患者咯血量与肺部病变严重程度可不平行。由于咯血可使结核病灶播散、肺内继发感染、失血性休克、窒息，可能危及患者的生命，因此临床工作者对于肺结核咯血患者的诊治应予以高度重视。

二、发病机制与病理生理改变

（一）发病机制

由于结核感染导致炎症细胞浸润，病灶周围的毛细血管通透性增加，大量红细胞外渗至肺泡内，可见痰中带血或血痰。合并支气管结核时，也可因气道黏膜破坏，痰内带血或少量咯血。肺结核病灶对周围血管的直接侵蚀，或因病变周围组织的牵拉使血管破裂导致出血。结核性感染引起管腔的充血、水肿，使管腔狭小，分泌物易阻塞管腔，导致引流不畅而加重感染，支气管阻塞引流不畅会诱发肺部感染，故两者互相影响，促使支气管扩张的发生和发展，引起反复中等或大量咯血。肺部钙化灶脱落，或干酪样坏死物脱落，咳出时损伤小血管而引起咯血。空洞内或空洞壁已形成的动脉瘤破裂或空洞内肉芽组织增生，常致大量咯血。支气管或空洞内游离钙石呈菱角形，刺破支气管壁或空洞壁血管出血，亦可因空洞内游离钙石、淋巴结内钙石脱入引流支气管，刺破支气管管壁出血。

（二）病理生理改变

肺部存在双重血供，分别来源于肺动脉及支气管动脉。前者系肺循环，血管床丰富，血流量大，全身血液约97%流经肺动脉进行气体交换，但压力较低，仅为主动脉压力的1/6左右，因而肺动脉大出血的机会较少。支气管动脉则来自体循环，供应呼吸性小支气管以上呼吸道的组织进行新陈代谢，血流量较少，但压力较高，破裂后出血多。有资料指出90%以上的咯血都来源于支气管动脉及其他源于肋间动脉、胸廓动脉等体循环分支出血。其咯血的主要病理变化如下。

1.血管壁通透性增加　肺结核及其继发感染的细菌毒素累及肺组织，致使肺上皮细胞、肥大细胞、嗜碱性粒细胞被破坏释放出组胺、5-羟色胺等，这些血管活性物质的释放，使毛细血管充血、水肿和通透性显著增加，成为肺结核咯血的病理基础。此时出血来自低压力的肺循环，出血量少或仅有血痰。咯血可随炎症的吸收好转，毒素及血管活性物质减少而逐渐缓解停止。

2.支气管动脉或肺动脉血管侵蚀　随着结核病变进展，发生干酪样坏死，可直接侵犯、腐蚀支气管动脉及肺动脉，累及小血管破溃而引起中等量的咯血。部分动脉壁弹性结构破坏而形成假性动脉瘤，动脉瘤的破溃是致死性大咯血的重要发病机制，如肺结核空洞内动脉瘤破裂或继发的结核性支气管扩张形成的动静脉破裂。

3.支气管管壁侵蚀　支气管结核或结核性支气管扩张时，管壁黏膜破坏、糜烂形成溃疡内出血，或因肉芽样毛细血管增生而出血。

4.出凝血功能障碍　患者自身凝血机制缺陷或因治疗药物如氨硫脲引起的血小板减少及对氨基水杨酸钠抑制肝脏生成凝血酶原，也可致咯血，但多为血痰。

三、临床表现

（一）症状及体征

在结核不同时期均可出现咯血症状，咯血量多少不一。1/3～1/2的结核患者会出现咯血，已稳定、痊愈者可因继发性支扩或钙化等也可导致咯血。咯血易引起结核播散，特别是中大量咯血时，咯血后的持续高热常是结核播散的有力提示。

凡是高龄、合并慢性气道疾病、心肺功能障碍、咳嗽反射抑制、全身衰竭等状态的患者，气道清除能力较弱，容易发生窒息，尤其是大咯血时，还可以并发失血性休克。此时患者烦躁、神色紧张、挣扎坐起、胸闷气急、发绀，应立即进行抢救。

咯血窒息的发生率约为1.8%，病死率高达15%～75%，慢性纤维空洞型肺结核死亡者中55%～64.5%死于咯血窒息。窒息的主要原因有：①老年肺结核或慢性肺结核者多数混合感染和慢性阻塞性肺疾病存在，造成呼吸功能障碍；②因咯血量大，咳嗽无力，血液淹溺全肺；③有部分患者咯血时体位不当，如仰卧位，坐位或半坐卧位，特别是在坐位时，因软弱无力而头部过度前倾；④少数患者因咳嗽剧烈，不适当应用可待因或因对咯血存有恐惧心理而憋气，致使血液不能咯出。

休克的发生率为0.1%～3.5%，其原因多是由空洞内的动脉瘤破裂或病灶侵及动脉破裂导致的大咯血引起。对咯血量的估计并非易事，不少患者存在呼吸道积血（尤其是大咯血时），或咯血后又咽下，咯出的血量并非实际出血量，又由于每个人基础肺功能不同，咯血量尽管一样，对患者危害程度却不同。反复中到大量咯血，尤其一次性大失血，可引起失血性休克。严重时窒息与休克同时发生，死亡率极高。

此外，结核患者可能存在反复咯血，呼吸困难、贫血等并发症常有发生。

（二）影像学表现

1.胸部X线片及CT表现（图3-5-0-1）新鲜血液进入肺泡在X线胸片上表现为病灶周围新增的模糊影和（或）网格影，胸部X线片对咯血的诊断无特异性，结合病史有助于准确地判断出血。当出血位于病灶周围时，胸部CT除了可以显示结核灶外，还可以显示病灶周围或附近的磨玻璃影。最为熟悉的就是所谓的晕轮征（halo sign），表现为磨玻璃

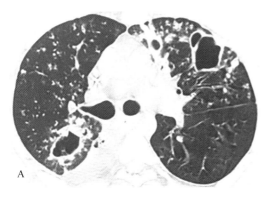
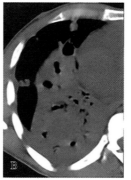
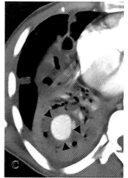

图3-5-0-1　A.肺窗可见双肺多形性病变，并伴有病灶周围磨玻璃影；B.纵隔窗；C.增强CT可见病灶处血供丰富

Rafael D，Glaucia Z，Edson M．Hemoptysis in tuberculosisi:the importance of contrast-enhanced computed tomography．Arch Bronconeumol，2016，52（3）：169-175

密度影围绕结节或肿块。这个征象并不为结核独有，其他出血性肺结节，如侵袭性肺曲菌病、ANCA相关性血管炎性肉芽肿及某些肺腺癌、多发性转移瘤也可以表现为此征象。当出血量较大时，肺泡间隙不足以容纳，血液进入支气管，一部分被患者咳出体外，另一部分可以经健侧支气管在播散至健康的肺叶，甚至对侧肺内。此时表现为未受结核累及的肺内出现各种形态多发或单发的磨玻璃影，沿支气管血管束走行分布。咯血另一个特点是易变。经历数天或者数小时，磨玻璃影可以随着咳嗽体位等不同而增加、减少或变换位置。通常情况下，出血停止后数天，肺内磨玻璃密度影可以完全消失。某些条件下，肺内出血可以延迟吸收，亦可刺激小叶间隔增厚形成所谓"碎石路"征。

2.支气管动脉造影表现（图3-5-0-2） 支气管动脉栓塞术（bronchial artery embolism，BAE）作为肺结核咯血的治疗手段之一，因其微创、安全、有效的特点而得以推广。支气管动脉造影术可定位责任血管，进一步评估患者的咯血情况。其特征包括以下直接表

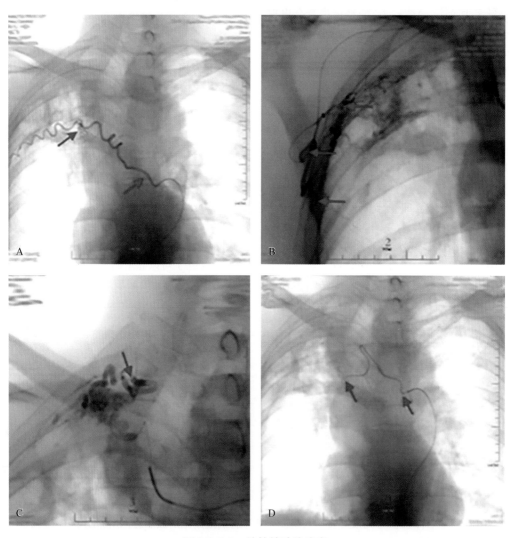

图3-5-0-2 **结核性动脉病变**
A.病理性后肋间动脉；B.病理性胸外侧动脉；C.病理性锁骨下动脉；D.病理性支气管动脉

现和间接表现。

（1）直接表现：对比剂呈斑片状高密度影从血管破裂处直接外渗至肺实质。

（2）间接表现：病变血管在数量、形态及走行上的异常及侧支血管的建立。包括：①供血动脉扩张、迂曲、紊乱；②动脉呈小囊样及小动脉瘤样扩张；③病变区域小血管增多并有增生的血管丛形成广泛血管网；④供血动脉与肺动脉分流征；⑤供血动脉与肺静脉分流征。常见的结核性动脉病变包括：病理性后肋间动脉、病理性胸外侧动脉、病理性锁骨下动脉、病理性支气管动脉。

四、诊断与鉴别诊断

（一）诊断

结合患者肺结核病史，通过详细询问有无其他呼吸道病史、溃疡病及肝硬化史，一般诊断不难，但仍需与消化道出血相鉴别。胸部X线片及CT扫描可协助诊断，对未确诊结核或影像学无法解释咯血原因的患者可行支气管镜检查，因咯血患者支气管镜检查具有一定风险，应注意掌握指征。

（二）鉴别诊断

1.咯血首先需要与呕血鉴别　具体鉴别见表3-5-0-1。

如经上述症状体征及基本无创检查仍不能鉴别咯血与呕血，必要时可行电子支气管镜检查及其他气道介入检查（详见第二篇第一章相关章节内容）、电子胃镜检查等手段进一步明确出血来源。

2.肺结核咯血与其他疾病引起咯血的鉴别

（1）气道疾病：常见于支气管扩张症、支气管肺癌、气道异物或创伤等；较少见的有良性支气管瘤、支气管黏膜非特异性溃疡等。其咯血主要是由于炎症、肿瘤或结石损伤支气管黏膜，或病灶处毛细血管通透性增高或黏膜下血管破裂所致。

（2）肺部疾病：如肺炎、肺脓肿、肺淤血、肺栓塞、肺真菌病、肺吸虫病、肺阿米巴病、肺囊肿、肺泡炎、肺含铁血黄素沉着症、恶性肿瘤肺转移等。肺部病变使毛细血管通透性增高，血液渗出，或病变侵蚀小血管使其破裂出血。

（3）心血管疾病：如急性左心衰竭，原发性肺动脉高压，某些先天性心脏病（如房

表3-5-0-1　咯血与呕血的鉴别要点

项目	咯血	呕血
病因	肺结核、支气管扩张、肺癌、肺炎、肺脓肿、心脏病等	消化性溃疡、肝硬化、急性胃黏膜病变、胆道出血、胃癌等
前驱症状	喉痒、胸闷、咳嗽等	上腹部不适、恶心、呕吐等
出血方式	咯出，大量时鼻腔可流出	呕出，可为喷射状
血的颜色	鲜红	多为暗红色、棕色、有时为鲜红色
血中混有物	痰、泡沫	食物残渣或胃液
血的性状	可呈泡沫状	黏稠状
酸碱度	碱性	酸性
黑粪	无，若咽下血液较多时可有	有，可为柏油样便，呕血停止后仍可持续数日
出血后痰的性状	常有血痰	多无痰，或无痰中带血
肺部体征	常有湿啰音	无阳性体征
肺部影像学	有肺部病变	常无肺部病变

间隔缺损、动脉导管未闭等引起肺动脉高压时），肺血管炎，肺动静脉瘘等。其机制为肺淤血导致肺泡壁或支气管内膜毛细血管破裂，或支气管黏膜下层支气管静脉曲张破裂引起。

（4）其他：血液病，如特发性血小板减少性紫癜、白血病、血友病、再生障碍性贫血等；急性传染病，如流行性出血热、肺出血型钩端螺旋体病等；风湿性疾病，如Wegener肉芽肿、白塞病、系统性红斑狼疮（systemic lupus erythematosus，SLE）等；支气管子宫内膜异位症等。其机制为凝血功能障碍，气管、支气管子宫内膜异位症的内膜周期性剥落等而导致出血。

五、治疗

（一）治疗原则

治疗方法主要分为介入治疗和非介入治疗。介入治疗包括气道介入治疗和血管介入治疗；非介入治疗包括抗结核治疗、一般支持治疗、药物止血治疗、外科手术治疗、并发症的治疗。

（二）介入治疗

1.气道介入止血　咯血是支气管镜检查的相对禁忌证，对于下列情况之一者可考虑应用支气管镜进行止血治疗。

（1）经积极药物治疗咯出血量仍达到大咯血标准者。

（2）伴发高血压、冠心病及肺心病的大咯血，积极药物治疗仍出血不止者。

（3）不能耐受垂体后叶素，对普鲁卡因过敏、血压偏低，对一般止血药疗效不明显者。

（4）非全身性疾病所致、病变部位较明确、反复大咯血者。

（5）就诊时有窒息先兆、窒息、低血压、休克等并发症的大咯血者。

气道介入止血治疗包括支气管镜局部给药术、气道内球囊/封堵器封堵术、硬质下支气管镜止血技术等（具体操作流程详见第二篇第二章相关章节内容）。

2.血管介入止血　内科等其他治疗无效，且支气管动脉CTA/肺动脉CTA可见相应血管病变时，可考虑行肺血管介入治疗（具体适应证、禁忌证及操作流程详见第二篇第二章第十二节）。

（三）非介入治疗

1.抗结核治疗　如咯血患者为肺结核活动，应选用合理有效的化学治疗方案进行治疗，合并继发感染时应加强抗感染治疗（具体详见本篇第二章）。

2.一般支持治疗

（1）卧床休息：大咯血患者应绝对卧床休息，避免活动及情绪波动。

（2）镇静：若无呼吸功能不全或全身衰弱，选用地西泮（安定）2.5mg，每日3次，口服或肌内注射5～10mg。

（3）镇咳：大咯血伴有频繁咳嗽，给予喷托维林25mg，每日3次，或可待因15～30mg，每日3次。禁用吗啡类强烈麻醉镇咳药，以避免发生窒息。

（4）咯血部位明确者一般采取患侧卧位，以防病灶向健侧播散，不明确者可平卧位，头偏向一侧，便于将血咯出。

（5）吸氧，对有呼吸困难者，可应用鼻导管吸氧。

（6）咯血部位可予冰袋冷敷。

（7）加强护理，注意卧床休息。

（8）咯血期间应进食易消化的温凉饮食，少食多餐，保持大便通畅，避免过度用力排便而诱发咯血。

3.药物止血治疗

（1）常规止血药物

1）肾上腺素：每次2.5～5mg，每日3次。对水杨酸盐过敏者禁用。

2）卡络磺钠：每次20mg，每日2次，肌内注射；或加入氯化钠注射液中静脉滴注，每次60～80mg，每日1次。

3）酚磺乙胺：常用剂量0.25～0.5g肌内注射或静脉注射，每日2～3次，也可0.25～0.75g加入5%葡萄糖液或生理盐水中静脉滴注，每日2～3次。

4）氨甲苯酸和氨甲环酸：常用剂量为氨甲苯酸0.1～0.3g加入生理盐水或5%葡萄糖液250ml中静脉滴注，每日总量不超过0.6g；氨甲环酸0.25～0.5g加入生理盐水或5%葡萄糖液250ml中静脉滴注，每日总量不超过2.0g。

5）垂体后叶素：常用剂量为5～10U肌内注射或稀释于20ml液中缓慢静脉注射，也可将5～20U加入5%葡萄糖液或氯化钠溶液250～500ml中静脉滴注。注意因本药可使动脉平滑肌及子宫平滑肌收缩，所以妊娠及高血压、冠心病患者慎用。

6）矛头蝮蛇凝血酶：可局部应用、肌内注射及静脉注射，每次1000～2000U，每日2次。

7）中药：云南白药、三七片、白及粉等均有止血作用，适用于痰中带血及咯血辅助治疗。

（2）非常规止血药物

1）酚妥拉明：为α_1和α_2受体阻断剂，具有扩张血管的作用。10～20mg溶入0.9%的盐水中缓慢静脉滴注，每日1～2次。不良反应为可引起直立位低血压、鼻塞、恶心和呕吐，有低血压、严重动脉硬化、心脏器质性损害和肾功能减退者忌用。盐酸普鲁卡因：常用300～500mg加入5%葡萄糖500ml液体中静脉滴注，滴速为16滴/分，每日2次；也可将25%葡萄糖40ml加入普鲁卡因50mg静脉注射，每4～6小时重复一次。

2）镇静类药物：a.氯丙嗪，本品系吩噻嗪类药物，为中枢多巴胺受体的阻滞剂，具有多种药理活性，应用止血治疗主要利用其可阻断外周α肾上腺素受体，直接扩张血管，引起血压下降，大剂量时可引起直立性低血压。10mg肌内注射，每4～6小时1次。b.冬眠Ⅱ号，由哌替啶50mg，异丙嗪25mg和双氢麦角碱0.3mg组成，加入9ml注射用水，每次肌内注射2ml，每2～4小时1次，咯血停止后继续用3d，如果5d无效则停用；亦可加入5%的葡萄糖500ml中静脉滴注，滴速为20滴/分钟，用药过程中密切监测血压、脉搏和呼吸。一般疗程为5～7d，无效则停用。

4.外科手术治疗

（1）反复大咯血采用以上方法无效时，对侧肺无活动性病变，肺功能储备尚可，又无明显禁忌证者，可以在明确出血部位情况下，考虑行肺叶、段切除术。

（2）手术时机选择：术前尽可能进行胸部X线片和CT检查，了解肺内病变情况。手术最好选择在咯血间歇期，对于大咯血者可在胸部X线片检查后行急诊手术治疗。

（3）手术适应证

1）24h咯血量超过1500ml，或一次咯血量超过500ml，经内科非手术治疗无效者。

2）反复大咯血，有窒息先兆者。

3）一叶肺或一侧肺有明确的不可逆病变，对侧肺组织正常或病变稳定者。

（4）手术禁忌证

1）两肺广泛弥漫性病变者。

2）全身状况差，心肺功能不全者。

3）合并凝血功能障碍者。

4）非原发于肺部病变所致的咯血者。

5.并发症的治疗　窒息和失血性休克是肺结核咯血的严重并发症，可危及患者生命，应予以积极处理。

（1）窒息：咯血最为严重的并发症，凡在咯血过程中出现以下临床表现者应考虑为咯血窒息。

1）突然躁动不安，急坐欲咳，又咳不出，迅速出现发绀者。

2）突然呼吸困难，精神紧张，出现"三凹征"者。

3）突然咯血中止，出现张口瞪目，面色青色，四肢乱动者。

窒息的抢救关键在于清除呼吸道阻塞，可迅速将患者全身倒悬或俯卧位上身倒悬，撬开口腔，抠出口内血块，拍击背部，使血块排出，或紧急行气管插管，用电动吸引器或气管镜吸出阻塞物，必要时机械通气。窒息解除后应加大给氧，适当给予呼吸兴奋剂，并注意纠正酸中毒，补充血容量，防止缺氧导致的脑水肿及呼吸循环衰竭的发生。

（2）失血性休克：咯血后是否发生休克不仅取决于失血的量，还取决于失血的速度，休克往往是在快速、大量（超过总血量的30%～35%）失血而又得不到及时补充的情况下发生的。治疗上首先要保证气道通畅和充分止血，同时建立多个输液通道，立即给予大量快速补液。对严重休克，应该迅速输入 1 ～ 2L 的等渗平衡盐溶液，随后最好补充经交叉配合的血液。为了救命，可以输同型的或"O"型的浓缩红细胞。特别是在应用平衡盐溶液后，在恢复血容量中，尚不能满足复苏的要求时，可输浓缩红细胞。

六、疾病管理与预防

大咯血即使及时行内科治疗，其病死率仍可高达22% ～ 50%。出血速度是影响预后的主要原因，所以应紧急处理，立即进行止血治疗。结核毁损肺、结核并发严重肺心病大咯血，又不能手术急救治疗者，其病死率可高达78% ～ 80%。介入治疗或急诊外科治疗，生存率可达90%以上。对于肺结核咯血患者，止血救治就是与时间赛跑，及时、规范地救治是降低死亡、减少伤残的关键。因此，成立类似胸痛中心、卒中心的咯血中心，对于肺结核咯血患者，从现场救治、急救转运、院内救治、院外随访标准一体化疾病管理，是改善预后的最佳方式。同时，加强肺结核患者的规范化诊治、定期随访、筛查高危咯血肺结核患者并进行相应的预防措施，也是对降低肺结核咯血患者死亡率、伤残率的有力手段。

（杨毕君　刘煜亮）

参 考 文 献

[1] 郭述良. 呼吸系统疾病. 北京：人民卫生出版社，2018.

[2] 唐神节，高文，等临床结核病学. 2版. 北京：人民卫生出版社，2019.

[3] 王昌惠，王广发，李时悦，等. 介入呼吸病学. 上海：上海科学技术出版社，2015.

[4] 吴颖，崔朝勃. 咯血的治疗进展. 临床肺科杂志，2009，4（6）：789-790.

[5] HISADA T，KAYAKABE K，ISHIZUKA T，et al. Hemoptysis in tuberculosis：The importance of contrast-enhanced computed tomography. Arch Bronconeumol，2016，52（3）：173-174.

[6] GANG C，FANG-MING Z，XU-DONG X，et al. Efficacy of regional arterial embolization before pleuropulmonary resection in 32 patients with tuberculosis-destroyed lung. BMC Pulm Med，2018，18（1）：156.

[7] ZHANG Y，CHEN C，JIANG GN. Surgery of massive hemoptysis in pulmonary tuberculosis：immediate and long-term outcomes. J Thorac Cardiovasc Surg，2014，148（2）：651-656.

[8] LU G D，ZHANG JX，ZHUO CG，et al. Arterial embolization for hemoptysis in patients with chronic pulmonary tuberculosis and in patients with bronchiectasis. Acta Radiol，2019，60（7）：866-872.

第六章　结核所致支气管胸膜瘘

一、概述

我国是结核病高负担国家之一，世界卫生组织（WHO）在《2020年全球结核病报告》指出，中国2019年结核病新发病例约83.3万，占全球总数的8.4%，位居全球第三位。使用HRZE标准抗结核治疗，预期治愈率接近96%。尽管绝大多数患者表现良好，但也有少数患者在结核病的不同阶段出现并发症。支气管胸膜瘘（bronchopleural fistula，BPF）是气道和胸膜腔之间的异常通路，通常在胸部手术后出现，也是结核病罕见的并发症之一，可以发生在结核感染的活动期或多年后的静止期。随着更好的结核病控制，结核相关性BPF病例不常见，这也反映了在目前很少有关于结核性BPF临床研究，但仍有结核性BPF的病例报道。临床表现可以从偶然发现到呼吸困难、危及生命的张力性气胸，而长期消耗性疾病是最常见的形式。在治疗中一般采用抗结核治疗和胸腔闭式引流，必要时和可能时采用进一步的外科引流，对于无法耐受外科手术患者，长期闭式引流是一个有用的选择。

二、发病机制与病理生理改变

结核所致BPF发病机制可分为非手术和手术两种，前者主要是肺结核、结核性脓胸等组织坏死；而后者最主要是肺切除术。肺结核、结核性脓胸等导致BPF的主要病理生理学是分泌物阻塞及组织坏死导致组织损伤，同时肺实质或胸膜病变致胸膜表面愈合欠佳，最终导致瘘口形成。肺结核外科手术治疗中肺切除术可以减少患者体内结核分枝杆菌负荷、切除传染源、减少结核中毒症状，肺切除术后BPF的发生率主要由手术技术、手术复杂性、手术者的经验决定。

三、临床表现

肺结核或结核性脓胸所致BPF除了结核的相关临床表现，患者主诉午后低热、盗汗、消瘦或咳嗽、咳痰，多数患者还会出现发热、持续性咳嗽和（或）大量咳痰，或形成气液平的胸腔积液。而肺结核外科手术后BPF可以在术后几小时或几天后出现呼吸困难、皮下气肿以及危及生命的张力性气胸，而胸腔闭式引流瓶中有持续性漏气或排出气体增多需警惕BPF的发生。

四、诊断与鉴别诊断（介入与非介入）

根据BPF相关症状和体征，结合胸部影像学检查可做出初步诊断，胸部CT较胸部X线片可以发现除了BPF伴发气胸、皮下气肿、纵隔气肿、术后气-液平，还可以辨认中央型BPF的瘘口位置。所有疑诊的BPF患者应行气管镜检查，可直接诊断中央型BPF，对外周型BPF可以通过气管镜工作孔道将球囊置入疑有瘘管的叶段，观察胸腔闭式引流瓶内水柱波动减少或消失，如果该叶段支气管远端无瘘口，球囊扩张时水柱波动无变化。在无胸腔闭式引流或球囊检测时变化细微时，气道压力检测和二氧化碳图有助于BPF的确诊。气道压力检测系统Chartis可以通过测量气道远端气流压力来确诊外周型BPF，若呼气和吸气时Chartis系统导管尖端压力传感器均为负压，即可确诊存在外周型BPF。二氧化碳图通过测量呼气时二氧化碳含量来确诊外周型BPF，若呼气末二氧化碳没有变化，则该叶段有二氧化碳漏入胸腔，即可确诊外周型BPF。其他碘水造影、放射性指示剂通气显像技术、先进影像学重建技术也被用于 BPF 的诊断。

五、治疗（介入与非介入）

1.结核性 BPF 的非介入治疗　治疗第一步是处理危及生命的情况，如胸腔感染、肺部感染、败血症、张力性气胸、呼吸衰竭。胸腔闭式引流治疗张力性气胸，同时减少肺部感染、呼吸衰竭风险。使用广谱抗生素治疗覆盖革兰氏阳性菌、革兰氏阴性菌、厌氧菌，并根据培养结果调整抗生素。治疗第二步是针对结核的治疗，包括耐药肺结核。治疗的其他关键是营养支持治疗。手术修补瘘和再次手术能够治疗大部分早期结核性 BPF，手术方法包括脓胸引流和用不同皮瓣或组织加强支气管残端，包括带蒂肋间肌瓣或纵隔、心包胸膜、大网膜、背阔肌、大胸肌等；晚期结核性 BPF 患者、一般健康状况差不宜手术、手术修补或再次手术仍失败的可以采用气道介入治疗封堵结核性 BPF。

2.结核性 BPF 的介入治疗　目前尚无大型对照试验记录任何外科或介入治疗的效果或优势，但小型观察性研究、病例报道及专家共识均认为气道介入修补结核性 BPF 更安全、患者耐受性更好、操作更简单。其中病例数最大的一个包含 150 例 BPF 患者的报道中，气道介入能够使 85% 的 BPF 患者改善症状或成功封堵。结核性 BPF 气道介入治疗是将不同材料和小装置送到 BPF 部位进行封堵和修补，包括纤维胶和黏附剂、硬化剂、间充质干细胞、重组牛碱性成纤维细胞生长因子、血管栓塞弹簧圈、硅胶塞、支气管内单向活瓣、Amplatzer 封堵器、气道支架和其他装置等。

（1）氰基丙烯酸酯类医用胶：是临床应用最主要的黏合剂，其组分单一、无溶剂、具有一定流动性、室温下无须固化剂可迅速固化，而且化学性质稳定、不降解有害物质，同时具有良好生物相容性。氰基丙烯酸酯类医用胶主要用于黏合各种创伤伤口、外科手术切口，同时具有止血作用。Healey 等在 1964 年就报道了一类软组织黏合剂在动物中用于封堵肺切除术后 BPF。Hartmann 等首次报道了使用甲基氰基丙烯酯胶封堵肺切除术后外周型 BPF。氰基丙烯酸酯类医用胶可以直接通过抽吸管经支气管镜工作孔道注射到瘘口中，与组织接触后立即形成多聚体并凝固，封堵 BPF，并诱导局部炎症和随后的纤维化，最后导致瘘口封堵。在一项注射甲基 -2- 氰基丙烯酸酯胶用于气管镜下 BPF 治疗的研究共纳入 12 例患者，BPF 封堵成功率为 83.3%，其中 2 例失败患者中 BPF 直径 >0.5cm。而另一项注射正丁基丙烯酸酯胶用于气管镜下 BPF 治疗的研究共纳入 9 例患者，BPF 封堵成功率为 88.9%，且并未观察到并发症。同时甲基 -2- 氰基丙烯酸酯胶也可以通过黏膜下注射来封堵 BPF。氰基丙烯酸酯类医用胶是一种具有成本低、操作简单和安全的选择用于支气管镜下治疗直径较小的 BPF。

（2）纤维蛋白胶：是一种从血浆中提取的生物制品，主要成分包括纤维蛋白原和凝血酶，这两种成分接触混合后凝血酶使纤维蛋白原变为纤维蛋白原单体，进一步形成凝块，可用于黏合、止血和促进伤口愈合，广泛用于心胸外科、泌尿外科、耳鼻喉科、妇产科等切口的止血和黏合。纤维蛋白胶的组织相容性、无毒性和临床有效性等方面优于其他生物或人工合成试剂。纤维蛋白胶已经被成功用于支气管镜下封堵小的肺切除术后 BPF。临床中最常用的纤维蛋白胶为 Coseal（Baxter Healthcare，Deerfield，IL），纤维蛋白原和凝血酶通过两个分隔的通道先后注射到瘘口中，立即形成纤维蛋白凝块封堵 BPF。但必须避免多余的凝块液体接触到气管镜，同时使用气管镜清除多余的固体凝块，避免凝块阻塞气道。纤维蛋白凝块可降解，若 BPF 没有自行愈合，瘘口可再次出现。

（3）生物胶：是一种白蛋白衍生物，主要成分包括牛血清白蛋白和戊二醛。这种生物胶也由一个双重注射器组成，血清蛋白和戊二醛分别通过分隔的通道先后注射到瘘口中，该生物胶可在 20～30s 开始聚合，2min 则达到一定的黏着强度封堵 BPF。同样需避免多余混合后生物胶接触到气管镜。一项注射生物胶用于肺切除术后肺实质漏气和 BPF 的观察研究共纳入 38 例患者，均取得较好疗效，平均漏气时间为 0.6d（范围在 0～2d），平均闭式引流时间为 3.4d（范围在 1～12d），平均住院时间为 6d（范围在 4～16d）。其他研究中生物胶也成功封堵了肺切除术后 BPF。生物胶联合 Amplatzer 封堵器可成功封堵直径较大的 BPF。

（4）可吸收医用明胶海绵：是由纯化明胶制成的无菌止血剂，能够吸收相当于其重量 4～5 倍的血液，与出血部位表面接触而产生支持性和机械性的止血作用，其可在 4～6 周完全吸收，广泛用于心胸外科、泌尿外科、耳鼻喉科、妇产科等切口的止血。Jones 等在 1986 年就报道了可吸收医用明胶海绵在支气管镜下成功封堵外周型 BPF。其他研究中可吸收医用明胶海绵也成功封堵了肺切除术后 BPF。根据瘘口大小裁剪合适大小可吸收医用明胶海绵，在气管镜下将可吸收医用明胶海绵置于瘘口前先用 0.9% 氯化钠溶液浸湿。注意只需置入最低量的医用明胶海绵，BPF 封堵后应清除多余的医用明胶海绵。

（5）硬化剂和其他：硬化剂、氩离子凝固术、Nd：YAG 激光可导致局部炎症，最终形成瘢痕组织封堵 BPF，但也可能引起组织坏死、扩大瘘管。目前已经报道的硬化剂包括多西环素、无水乙醇、硝酸银等。多西环素被报道可作为一种胸膜硬化剂能够成功治疗持续性胸膜漏气。局部支气管黏膜下注射多西环素成功封堵 1 例外周型 BPF。局部支气管黏膜下注射无水乙醇也可以成功封堵中央型和外周型 BPF，治疗后患者无并发症，且能够减少患者住院费用和住院时间，并改善患者生活质量。同样局部支气管黏膜下注射硝酸银也被报道可以成功封堵外周型 BPF。同样文献报道了氩离子凝固术、Nd：YAG 激光治疗肺切除术后发生的 BPF。硬化剂和热治疗并不适合瘘口较大的 BPF，因其存在组织坏死过多和瘘管扩大的风险。

（6）间充质干细胞：是指存在于骨髓、脂肪组织及其他组织的一种多能干细胞，能够自我更新和多向分化。研究发现间充质干细胞在损伤刺激调节下能参与多种创伤组织的修复。局部支气管黏膜下注射间充质干细胞可以成功封堵 BPF。但间充质干细胞制备过程中存在的问题，如供体异质性、体外扩增、免疫原性和深低温保存等，限制了其临床应用。

（7）重组牛碱性成纤维细胞生长因子：是一种多潜能的糖蛋白，可以刺激血管生成和成纤维细胞增殖，被广泛用于治疗各种伤口和溃疡。重组牛碱性成纤维细胞生长因子联合开胸手术成功封堵直径 4～25mm 的 BPFs。重组牛碱性成纤维细胞生长因子是一种有效的、耐受性良好的、低成本的封堵 BPF 方法。支气管镜下局部使用 OK-432、重组牛碱性成纤维细胞生长因子和纤维蛋白胶成功治疗外周型 BPF。我们也在支气管镜下通过局部滴注重组牛碱性成纤维细胞生长因子成功封堵 1 例肺切除术后中央型 BPF（直径约为 14mm）。

（8）血管栓塞弹簧圈：已有很多关于血管栓塞弹簧圈用于治疗 BPF 的个案报道。在外科手术及支气管镜下局部依次使用凝血酶和冷沉淀、纤维蛋白胶、医用明胶海绵封堵 BPF 失败后，Salmon 等使用血管栓塞弹簧圈成功封堵 1 例右上肺切除术后 BPF，而之前支气管镜下局部治疗失败归因于 BPF 位置较高。Ponn 等报道了血管栓塞弹簧圈用于 5 例 BPF 患者支气管镜下封堵，除了 1 例瘘口较大患者在治疗后漏气量明显减少，其余 BPF 均成功封堵。血管栓塞弹簧圈还可以联合纤维蛋白胶或氰基丙烯酸酯胶用于封堵肺切除术后 BPF。在气管镜下将血管栓塞弹簧圈置于瘘口中固定，再在瘘口中注入纤维蛋白胶或氰基丙烯酸酯胶，消除瘘口间隔，在固定线圈同时促进局部炎症，除 1 例瘘口较大是患者外（瘘口长轴＞6mm），其余 BPF 均成功封堵。

（9）硅胶塞：目前已被成功用于封堵外周型 BPF。Watanabe 等报道了气管镜下使用硅胶塞用于封堵 BPF 的观察性研究，共纳入 60 例患者，其封堵成功率为 39.7%，同时有 37.9% 的患者漏气减少。硅胶塞还可联合虚拟导航精确定位治疗难治性 BPF，另一项研究报道了硅胶塞成功封堵结核性脓胸合并BPF患者。还有研究报道了硅胶塞成功封堵非小细胞肺癌射频消融后并发BPF患者。

（10）支气管单向活瓣：其使用源于肺减容术，可在患者吸气时关闭，呼气时打开，有效阻止了气流回流时进入受累气道，并允许气流和分泌物流出肺实质。气漏逐渐缩小的同时减少分泌物导致感染的风险，加速瘘口愈合，改善患者生活质量，且并发症少。目前临床主要支气管单向活瓣是Spiration活瓣、Zephyr活瓣。Spiration活瓣是镍钛骨架和聚氨膜组成的单向活瓣；Zephyr活瓣是镍钛支架自膨胀式硅脂活瓣。两者都可以通过2.8mm支气管镜工作孔道置入瘘口，并在瘘口封堵后移除。Travaline等报道了Zephyr活瓣用于BPF治疗的观察性研究共纳入40例患者，共置入160个Zephyr，平均每个患者2.9个活瓣，其中47%患者BPF封堵，45%患者漏气得到改善。Gillespie等报道了Spiration活瓣用于BPF治疗的研究共纳入7例患者，每个患者置入3.5个活瓣，94%患者的漏气改善或BPF封堵。为减少组织增生、异物等长期并发症发生，建议6周后移除活瓣。部分患者在移除Spiration活瓣或Zephyr活瓣后没有复发气漏，随访中活瓣移位、阻塞性肺炎、氧饱和度下降均很少发生。

（11）Amplatzer封堵器：是由自膨胀双盘及连接腰部组成，中间有三层聚酯片，通常被用于治疗室间隔和房间隔缺损。Amplatzer封堵器在2008年由Kramer等首次用于支气管镜下封堵BPF。此后，Amplatzer封堵器被广泛用于支气管镜下封堵BPF。Yang等报道了Amplatzer封堵器载气管镜下成功封堵多耐药肺结核患者BPF，随访10个月，BPF持续封堵且无任何并发症。其中病例数最大的一项包含31例BPF患者的报道中，Amplatzer封堵器能够使96%BPF患者改善症状或成功封堵，持续时间长达18个月。Amplatzer封堵器能自轴旋转，可自由通过2.8mm支气管镜工作孔道及瘘口，其腰部直径能与BPF长径相匹配从而不发生位移，同时双盘可稳定Amplatzer封堵器边缘部分，其内聚酯片可降低气流通过，因此可

用于治疗大的中央型和外周型BPF。

（12）气道支架：多种气道支架可用于封堵BPF，在机械阻塞气道缺损的同时，防治气道和胸腔进一步污染和漏气。为阻塞气流和分泌物通过瘘口，常用的封堵材料为硅胶和聚氨酯，常用的支架为金属覆膜支架，部分可使用硅酮支架。气道支架能够改善BPF患者症状和生活质量，可根据BPF位置和大小选择合适的气道支架。Watanabe等报道了使用改良版Dumon硅酮支架放置于肺切除术后右主残端完全封堵BPF。但硅酮支架容易移位，自膨胀金属覆膜支架能够更好地用于BPF治疗。Takahashi等报道了使用Ultraflex自膨胀金属覆膜支架治疗大的肺切除术后BPF。

六、疾病管理与预防

BPF是肺结核少见的并发症，在部分接受肺切除术的肺结核患者中也可以出现。气管镜检查可用于诊断BPF，同时可判断BPF位置、大小、病因，从而制订个体化的治疗方案。在内科非手术治疗无效时，需同时评估外科手术和支气管镜下修补的必要性、安全性、有效性和性价比。目前并无大型随机对照研究评估BPF治疗方法，缺乏最佳治疗方案的相关症状。许多小型试验或个案报道中探讨了上述多种气管镜下治疗BPF的方法，并没有某种治疗方法适用于所有患者。根据文献和自身经验，BPF直径是其治疗方法和治疗效果最重要的因素。对于较大的BPF患者，可选择外科手术或气管镜下修补，气管镜下治疗主要为Amplatzer封堵器、自膨胀金属覆膜支架；而对于较小的BPF，可选择气管镜下治疗方法较多，但其成功率参差不齐，介入中心条件及开展的技术、临床医师及患者的倾向性均是影响治疗方式的主要因素。

（白　阳　郭述良）

参 考 文 献

[1] CHAWLA R K, MADAN A, BHARDWAJ P K, et al. Bronchoscopic management of bronchopleural fistula with intrabronchial in-

stillation of glue（N-butyl cyanoacrylate）. Lung India，2012，29（1）：11-14.

[2] HAMID U I，JONES J M. Closure of a bronchopleural fistula using glue. Interactive cardiovascular and thoracic surgery，2011，13（2）：117-118.

[3] PASSAGE J，JALALI H，TAM R K，et al. BioGlue Surgical Adhesive--an appraisal of its indications in cardiac surgery. The Annals of thoracic surgery，2002，74（2）：432-437.

[4] POTARIS K，MIHOS P，GAKIDIS I. Preliminary results with the use of an albumin-glutaraldehyde tissue adhesive in lung surgery. Med Sci Monit，2003，9（7）：Pi79-Pi83.

[5] LIN J，IANNETTONI MD. Closure of bronchopleural fistulas using albumin-glutaraldehyde tissue adhesive. The Annals of thoracic surgery，2004，77（1）：326-328.

[6] LANG-LAZDUNSKI L. Closure of a bronchopleural fistula after extended right pneumonectomy after induction chemotherapy with BioGlue surgical adhesive. The Journal of thoracic and cardiovascular surgery，2006，132（6）：1497-1498.

[7] RANU H，GATHERAL T，SHETH A，et al. Successful endobronchial seal of surgical bronchopleural fistulas using Bioglue. The Annals of Thoracic Surgery，2009，88（5）：1691-1692.

[8] BILLE A，SABARWHAL T，Tom R. Vascular occlusion device closure of bronchial stump fistulae：a straightforward approach to manage bronchial stump breakdown. Gen Thorac Cardiovasc Surg，2012，60（12）：847-850.

[9] SPILIOPOULOS S，KROKIDIS M，GKOUTZIOS P，et al. Successful exclusion of a large bronchopleural fistula using an Amplatzer II vascular plug and glue embolization. Acta Radiol，2012，53（4）：406-409.

[10] GULKAROV I，PAUL S，ALTORKI N K，et al. Use of Amplatzer device for endobronchial closure of bronchopleural fistulas.

Interact Cardiovasc Thorac Surg，2009，9（5）：901-902.

[11] LIU Z，MAO J，SU M，et al. New treatment of bronchopleural fistula following surgical resection of the dorsal segment of the left lower lobe：A case report. Thorac Cancer，2021，12（3）：382-386.

[12] TAKAOKA K，INOUE S，OHIRA S. Central bronchopleural fistulas closed by bronchoscopic injection of absolute ethanol. Chest，2002，122（1）：374-378.

[13] ANDREETTI C，D'ANDRULLI A，IBRAHIM M，et al. Submucosal injection of the silver-human albumin complex for the treatment of bronchopleural fistula. European journal of cardio-thoracic surgery：official journal of the European Association for Cardio-thoracic Surgery，2010，37（1）：40-43.

[14] AYNACI E，KOCATURK C I，YILDIZ P，et al. Argon plasma coagulation as an alternative treatment for bronchopleural fistulas developed after sleeve pneumonectomy. Interactive cardiovascular and thoracic surgery，2012，14（6）：912-914.

[15] KIRIYAMA M，FUJII Y，YAMAKAWA Y，et al. Endobronchial neodymium：yttrium-aluminum garnet laser for noninvasive closure of small proximal bronchopleural fistula after lung resection. The Annals of thoracic surgery，2002，73（3）：945-948；discussion 948-949.

[16] FU X，LIU G，HALIM A，et al. Mesenchymal Stem Cell Migration and Tissue Repair. Cells，2019，8（8）：784.

[17] ZENG Y，GAO H Z，ZHANG X B，et al. Closure of Bronchopleural Fistula with Mesenchymal Stem Cells：Case Report and Brief Literature Review. Respiration，2019，97（3）：273-276.

[18] GALDERISI U，GIORDANO A. The gap between the physiological and therapeutic roles of mesenchymal stem cells. Med Res

Rev, 2014, 34（5）: 1100-1126.

［19］ZHANG X, KANG X, JIN L, et al. Stimulation of wound healing using bioinspired hydrogels with basic fibroblast growth factor （bFGF）. Int J Nanomedicine, 2018, 13: 3897-3906.

［20］ABDELHAKIM M, LIN X, OGAWA R. The Japanese Experience with Basic Fibroblast Growth Factor in Cutaneous Wound Management and Scar Prevention: A Systematic Review of Clinical and Biological Aspects. Dermatol Ther（Heidelb）, 2020, 10（4）: 569-587.

［21］OKUDA M, YOKOMISE H, TARUMI S, et al. Non-surgical closure of post-pneumonectomy empyema with bronchopleural fistula after open window thoracotomy using basic fibroblast growth factor. Interact Cardiovasc Thorac Surg, 2009, 9（5）: 916-918.

［22］TANAKA S, YAJIMA T, MOGI A, et al. Successful management of a large bronchopleural fistula after lobectomy: report of a case. Surg Today, 2011, 41（12）: 1661-1664.

［23］GOTO T, TSUCHIDA M, KOIKE T, et al. Negative-pressure Wound Therapy With Basic Fibroblast Growth Factor Splay for Empyema With Bronchial Fistula After Lung Resection: A Case. Heart, Lung and Circulation, 2018, 27: S558-S559.

［24］KONDO N, HASHIMOTO M, TAKUWA T, et al. Treatment of bronchial fistula after extraplural pneumonectomy using flexible bronchoscopy with the administration of OK432, fibroblast growth factor basic and fibrin glue sealant. Gen Thorac Cardiovasc Surg, 2020,

［25］WATANABE S, WATANABE T, URAYAMA H. Endobronchial occlusion method of bronchopleural fistula with metallic coils and glue. The Thoracic and cardiovascular surgeon, 2003, 51（2）: 106-108.

［26］WATANBE Y, MATSUO K, TAMAOKI A, et al. Bronchial Occlusion With Endobronchial Watanabe Spigot. Journal of bronchology & interventional pulmonology, 2003, 10（4）: 264-267.

［27］HAYAMA M, SATO S, SHIROYAMA T, et al. Endoscopic bronchial occlusion with silicone spigots under virtual bronchoscopic navigation. Respirol Case Rep, 2016, 4（4）: e00157.

［28］DALAR L, KOSAR F, ERYUKSEL E, et al. Endobronchial Watanabe spigot embolisation in the treatment of bronchopleural fistula due to tuberculous empyema in intensive care unit. Ann Thorac Cardiovasc Surg, 2013, 19（2）: 140-143.

［29］KODAMA H, YAMAKADO K, MURASHIMA S, et al. Intractable bronchopleural fistula caused by radiofrequency ablation: endoscopic bronchial occlusion with silicone embolic material. Br J Radiol, 2009, 82（983）: e225-e227.

［30］TRAVALINE J M, MCKENNA R J, DE GIACOMO T, et al. Treatment of persistent pulmonary air leaks using endobronchial valves. Chest, 2009, 136（2）: 355-360.

［31］GILLESPIE C T, STERMAN D H, CERFOLIO R J, et al. Endobronchial valve treatment for prolonged air leaks of the lung: a case series. The Annals of thoracic surgery, 2011, 91（1）: 270-273.

［32］KRAMER M R, PELED N, SHITRIT D, et al. Use of Amplatzer device for endobronchial closure of bronchopleural fistulas. Chest, 2008, 133（6）: 1481-1484.

［33］TEDDE M L, SCORDAMAGLIO P R, MINAMOTO H, et al. Endobronchial closure of total bronchopleural fistula with Occlutech Figulla ASD N device. The Annals of thoracic surgery, 2009, 88（3）: e25-e26.

［34］YANG L, KONG J, TAO W, et al. Tuberculosis bronchopleural fistula treated with atrial septal defect occluder. Ann Thorac Surg, 2013, 96（1）: e9-e11.

［35］FRUCHTER O, EL RAOUF B A, AB-DEL-RAHMAN N, et al. Efficacy of bronchoscopic closure of a bronchopleural fistula with amplatzer devices: long-term follow-up. Respiration, 2014, 87（3）: 227-233.

［36］WANG H, TAO M, ZHANG N, et al. Airway Covered Metallic Stent Based on Different Fistula Location and Size in Malignant Tracheoesophageal Fistula. Am J Med Sci, 2015, 350（5）: 364-368.

［37］WATANABE S, SHIMOKAWA S, YOT-SUMOTO G, et al. The use of a Dumon stent for the treatment of a bronchopleural fistula. The Annals of thoracic surgery, 2001, 72（1）: 276-278.

［38］TAKAHASHI M, TAKAHASHI H, ITOH T, et al. Ultraflex expandable stents for the management of air leaks. Annals of thoracic and cardiovascular surgery: official journal of the Association of Thoracic and Cardiovascular Surgeons of Asia, 2006, 12（1）: 50-52.

［39］LOIS M, NOPPEN M. Bronchopleural fistulas: an overview of the problem with special focus on endoscopic management. Chest, 2005, 128（6）: 3955-3965.

第七章　结核所致气管食管瘘

一、概念

气管消化道瘘是气管与消化道之间的异常交通，因其解剖原因，最常见的是气管食管瘘，也是临床上较少见的疾病。气管食管瘘发病原因复杂，包括先天性气管食管瘘与获得性气管食管。先天性气管食管瘘多为一种先天性胚胎发育异常，常伴有食管闭锁等病变。而获得性气管食管瘘大多发生于进展期的食管癌，据研究显示食管癌所致的气管食管瘘约占60.4%（58/96），恶性肿瘤包括肺癌、淋巴瘤，仅有少量约26.0%（25/96）源自良性疾病，如纵隔炎、结核、异物、医源性气管插管等原因。由结核分枝杆菌（mycobacterium tuberculosis，MTB）感染引起的气管食管瘘并不常见，多为个案报道。而食管继发气管食管瘘的治疗困难大，预后差，但与食管癌继发气管食管瘘相较，MTB所致气管食管瘘一般预后良好。

二、发病机制与病理生理改变

MTB所致气管食管瘘并不常见，根据文献报道多继发于纵隔淋巴结结核，其次为气管结核、支气管结核或食管结核。

（一）纵隔淋巴结结核

MTB在肺内形成炎性病灶形成原发灶后，MTB经过淋巴管流入肺门淋巴结及纵隔淋巴结，形成多组淋巴结炎性肿大或干酪样坏死，肿大淋巴结通过发生液化、破溃时常侵犯毗邻组织、器官，常侵犯隆突及右侧支气管，病理上表现为气道黏膜充血、水肿，表面溃疡糜烂、穿孔，进而引起气管支气管结核。

（二）气管支气管结核

气管支气管结核是气管、支气管的黏膜、黏膜下层和外层（软骨和纤维组织）的结核病变。多继发于肺结核，少许继发支气管淋巴结结核，通过直接蔓延方式，可侵及邻近支气管或播散至引流支气管管壁，形成支气管淋巴瘘，如Ⅳ型（淋巴结瘘）型，极少数可波及食管，形成气管食管瘘、支气管食管瘘。

（三）食管结核

食管结核是极其罕见的疾病，仅占消化系统结核的0.2%，确诊为肺结核的患者尸检发现率小于1%，好发于食管中下段，因食管壁被MTB感染而出现渗出、坏死和增生，原发性食管结核极少见，多继发于邻近脏器，尤其是纵隔、肺门淋巴结和肺结核，通过直接侵犯蔓延如纵隔淋巴结结核浸润，并穿透气管和支气管膜部及食管全层，导致气管、食管相通，形成气管食管瘘。

三、临床表现

（一）临床症状

结核所致的气管食管瘘在临床上主要表现为气管食管瘘及原发结核的症状。结核全身症状如同继发性肺结核，可有发热、乏力、消瘦、盗汗等，但重度症状可轻重不等。

1.气管食管瘘的症状

（1）反流：由于气管及食管之间存在通路，进食后食物可通过瘘口进入气道内，引起呛咳，尤其以刺激性食物等反应更为强烈，部分患者咳嗽分泌物中可见食物残渣。

（2）肺部感染：由于食物反复通过瘘口进入气道内，引起肺部感染，临床可表现为咳嗽、咳痰、发热、呼吸困难。根据高永平报道的气管食管瘘绝大部分患者可合并有下呼吸道感染。

（3）其他：严重时可出现呼吸衰竭，甚至死亡。

2.原发结核的症状

（1）肺结核：常表现为咳嗽、咳痰，咯血、胸痛等症状；由于MTB在肺及胸腔内病变，肺内结核病渗出及干酪样坏死性病变、胸膜炎病变引起（详见肺结核病相关章节）。

（2）气管支气管结核：表现为刺激性咳嗽、咳痰、咯血、喘鸣、呼吸困难等。随着体位改变的刺激性咳嗽是支气管结核的特征性表现，且咳嗽不容易控制。继发性气管、支气管阻塞可表现为呼吸困难，痰难咳出。

（3）纵隔淋巴结结核：一般起病缓慢，可产生不同程度的压迫症状，压迫气管、支气管可引起呼吸困难；压迫食管可引起吞咽困难；压迫喉返神经可引起同侧声带麻痹、声音嘶哑；压迫膈神经可引起顽固性呃逆；压迫大血管可引起上腔静脉压迫综合征（详见纵隔淋淋巴结结核相关章节）。

（4）食管结核：多为病例报道，可表现为吞咽困难、吞咽疼痛等。

（二）体征

气管食管瘘本身无特殊异常体征，合并有肺部感染有本身体征，可闻及干、湿啰音，呼吸减弱等体征。肺结核具有肺结核本身体征，若存在气管支气管结核引起的气道狭窄等，可闻及哮鸣音，呼吸音减弱等体征；纵隔淋巴结肿大，部分可能存在颈部淋巴结结核症状；无痛性颈部淋巴结肿大，继发感染局部可表现为红、肿、热、痛等急性炎症表现。

四、辅助检查

（一）一般检查

1.血常规　继发肺部感染时血白细胞和中性粒细胞可增高，可有贫血。

2.便常规　部分病例若有肠结核可有脓球或红细胞，大便隐血试验可阳性，粪便浓缩法检查抗酸杆菌或结核分枝杆菌阳性。

3.红细胞沉降率　可加快。

4.免疫学检查　结核菌素皮肤试验、结核抗体检测阳性、γ-干扰素释放试验阳性有一定的辅助诊断价值。

5.X线表现　吸入性肺炎是一种常见的X线征象，可表现为沿支气管分布的斑片状阴影，以中下野多见。食管钡剂造影检查能发现吞咽钡餐后，钡剂通过瘘口进入气管及支气管树，特征性征象可以帮助确定瘘口的位置及大小，其余征象以原发病征象为表现（详见肺结核病、纵隔淋巴结结核等表现）。

6.CT表现　典型的病例可见气管与食管存在相通瘘口，CT增强扫描可见纵隔淋巴结改变，部分病例可出现隆突、气管、支气管压迫，还可存在侵蚀食管征象。

（二）特殊检查

1.支气管镜检查　典型的病理表现可见气管、支气管黏膜破溃，还可见局部瘘口，且瘘口部分直通食管腔。部分患者还可见脓性分泌物，食物残渣等。由于存在分泌物及部分瘘口过小及特殊的位置，部分病例未能直接发现瘘口，可加用亚甲蓝试验以便于发现瘘口。气管镜检查可以帮助确定病变的类型、部位、范围、严重程度及大致形成原因，便于后续治疗方案的确定。气管腔内其余表现可出现不同类型的气管支气管结核分型，以气管支气管结核淋巴结瘘型为例，可见到黏膜局部溃疡形成，黏膜肉芽组织增生、溃疡、糜烂等改变。支气管留取的刷片、灌洗液、活检组织病理学及分子生物学检查有助于明确诊断。

2.胃镜检查　胃镜检查并不是确诊的必须手段。由于食管是软性组织，与气管相较，无软骨环等结构，容易塌陷，因此不易发现瘘口，而胃镜检查有助于评估解剖结构，以及瘘口的大小、位置等。

五、诊断与鉴别诊断

（一）诊断

结核导致的气管食管瘘，其结核原发病标准详见气管支气管结核、纵隔淋巴结结核等相关章节。而气管食管瘘的诊断，依据结核进食后出现呛咳、咯血、咳嗽、咳痰等症状，且反复发生肺部感染，结合影像学、支气管及胃镜所见诊断一般不难。

（二）鉴别诊断

1.获得性恶性气管食管瘘　最常继发于食管癌，其次为肺癌，也包括淋巴瘤、喉癌等。由于原发疾病直接侵犯、放射治疗、化学治疗后组织出现坏死、食管支架等因素所致。常有原发疾病的症状，包括进行性吞咽困难、体重下降明显、恶病质等表现，通过胃镜、支气管检查及活组织病理可鉴别。

2.医源性气管食管瘘　常继发于气管内插管、暴力插管等因素后，由于长时间插管、气囊压力过高、气管切开时位置操作不当等因素所导致。通过病史回溯，以及气管镜、胃镜检查等方式可鉴别。

3.创伤性气管食管瘘　常继发于外伤，通过相关外伤病史的采集，以及影像学、内镜检查可鉴别。

六、治疗

目前对于气管食管瘘的治疗尚未有成熟的标准方案，需根据患者的具体情况制订个体化的治疗方案，在制订治疗方案前建议先进行多学科的讨论，参与学科包括呼吸内科、胸外科、结核科、麻醉科、消化内科等。

（一）手术治疗

肺结核相关的气管食管瘘因原发病为良性病变及可以进行手术者，首选手术治疗。手术原则为切除瘘口及修补病变组织，可采取的方法包括气管食管瘘切开分别修补术、食管后壁瓣修补气管缺损、结肠代食管术、肌肉瓣膜修复瘘口等方法。

（二）介入治疗

对于一般情况欠佳，且未能耐受手术的气管食管瘘患者，介入治疗是重要的治疗措施，常用方法包括气管、消化道支架置入、生物组织封堵剂、房间隔封堵器、气道内给药等治疗。治疗的选择需根据瘘口的位置、大小，以及是否能有效封堵瘘口来决定，这也是延长患者生存期的最重要因素。

1.气道支架　常见的气道支架包括金属支架、硅酮支架。其中金属支架还包括覆膜支架、裸金属支架，因结核为良性病变，故不推荐使用裸金属支架。支架类型包括直筒形、Y形等。需根据病变长度来决定支架的长度，支架长度建议超过病变范围两端20mm以上，支架直径一般大于气道内2mm或等于气道前后径。硅酮支架的优点在于对周围刺激较小，使肉芽组织增生减少，患者病情平稳后较易移除，适合封堵气道膜部瘘口。但缺点在于仅能在硬质支气管镜下置入，容易移位，分泌物容易潴留等。覆膜金属支架的优点在于可取出，且能够提供气道支撑能力，稳定性良好，还能够顺应气道变化，可在弯曲支气管镜下置入，但也存在刺激周围肉芽组织增生、分泌物增多等劣势。

2.消化道支架　食管被膜支架治疗也是气管食管瘘重要的治疗选择之一。支架长度置入后需覆盖瘘口两段各2cm以上。食管支架的优点有阻塞气道的风险低、操作简单，但缺点也较多，比如食管无骨性结构且存在食管蠕动，容易出现支架移位，食管下段支架容易出现胃内容物反流，以及新的误吸及反流性肺炎，容易出现吞咽困难等。据报道联合气道支架进行双侧置入封堵的治疗，可以进一步放置异物通过瘘口进入气道，从而避免了误吸，但也增加了扩大瘘口的风险。

3.生物组织封堵剂　常见的封堵剂包括组织胶、纤维蛋白原、凝血酶、纤维素、硝酸银等，也有文献报道使用骨髓间充质干细胞局部灌注治疗，但仅适用于小瘘口治疗或联合支架治疗。但由于结核所致的气管食管瘘多为感染病灶，因此单独使用封堵剂治疗效果欠佳。

4.房间隔封堵器　是利用腰部提供支撑，使双侧盘状结构为瘘口两端提供隔绝作用，该方法适用于中央型气管瘘的治疗，目前有关封堵器的选择、围术期的管理尚缺乏统一的标准。根据笔者的经验，所选封堵器的腰部应比瘘口大1～2mm，过大可能会影响周围组织的功能，以及对局部血管造成新的损伤，而过小则可能造成移位、脱落，治疗时可联合组织胶、纤维蛋白原等局部治疗。

5.气道内给药　气道内给药的治疗需在全身抗结核化学治疗的基础上才能实施，应选用局部刺激较小的药物进行治疗，常选用的药物包括异烟肼、利福平、阿米卡星（或链霉素）、左氧氟沙星等。注射药物是加用适量高聚物或共聚物等制成的赋形剂或缓释剂，于黏膜坏死、淋巴结瘘内等病灶部位注入，一般每周进行一次。可选用单一药物或多药联合，以延长药物的局部作用时间及增加局部药物的浓度，从而进一步提高治疗效果。

（三）内科治疗

1.全身抗结核药物化学治疗　与结核导致气管食管瘘相关的治疗，目前尚无标准的化学治疗方案，需要根据原发结核的部位进行制订。因MTB引起的气管食管瘘多伴有纵隔淋巴结结核，以纵隔淋巴结为例，其化学治疗方案推荐3HREZ/9-15HRE，必要时强化治疗可适当延长至半年。气管支气管结核初治方案总疗程要求不少于12个月，复治、耐药病例疗程较初治方案延长，MDR-TB、XDR-TB要求至少24个月，甚至更长。

2.其他治疗　内科非手术治疗对于一般情况较差，且不能直接接受手术治疗的气管食管瘘患者来说，是最基本的治疗方法，主要包括控制肺部感染，营养支持（如肠外营养支持、鼻-空肠管置入、胃造瘘等），以及减少食物、胃酸等物质经瘘口流入气道中。

七、疾病管理与预访

根据文献报道，虽然结核性气管瘘较为罕见，但其诊断并不困难。若早期发现，及时诊断，治疗以全身应用抗结核药物兼顾局部治疗为主，并防止相关并发症如吸入性肺炎、继发性气道狭窄、食管狭窄等，通过综合治疗后一般预后良好。少数患者存在耐药结核病的可能，若合并有其他并发症如脓胸、胸壁结核等，则预后较差。

（钟志成　李　静）

参 考 文 献

[1] LADO FL, GOLPE GOMEZ A, CABAR-COS ORTIZ DE BARRON A, et al. Bron-choesophageal fistulae secondary to tuberculo-sis. Respiration，2002，69（4）：362-365.

[2] 朱建坤，乔高锋，王成，等. 结核性支气管食管瘘一例并文献复习. 中国防痨杂志，2017，39（9）：1018-1021.

[3] 唐神结，高文. 临床结核病学. 2版. 北京：人民卫生出版社，2019.

[4] 中华人民共和国国家卫生和计划生育委员会. 肺结核诊断标准（WS 288—2017）. 新发传染病电子杂志，2018，3（1）：59-61.

[5] 中华医学会结核病学分会，《中华结核和呼吸杂志》编辑委员会. 气管支气管结核诊断和治疗指南（试行）. 中华结核和呼吸杂志，2012，35（8）：581-587.

[6] SHARMA M P，BHATIA V．Abdominal tuberculosis. Indian J Med Res，2004，120（4）：305-315.

[7] DANNA B J，HARVEY A W，WOC-COL-BURN L E．Esophageal Tuberculosis-A Mass of Confusion．Am J Med，2020，133（10）：e589-e590.

[8] ABID S，JAFRI W，HAMID S，et al．En-doscopic features of esophageal tuberculosis. Gastrointest Endosc，2003，57（6）：759-762.

[9] 高永平，王洪武，周云芝，等. 食管气管瘘合并下呼吸道感染的病原学特点. 国际呼吸杂志，2017，37（3）：171-172.

[10] TAKAKI Y，YAO K，YANO Y，et al. Esophageal tuberculosis：a microgranuloma visualized by narrow-band imaging magnify-ing endoscopy．Endoscopy，2011，43（Suppl 2）UCTN：E377-E378.

[11] GOUSSARD P，ANDRONIKOU S．Tuber-culous broncho-oesophageal fistula：images demonstrating the pathogenesis．Pediatr Ra-diol，2010，40（Suppl 1）：S78.

[12] 王洪武. 复杂疾病呼吸内镜介入治疗——临床思维及实例分析. 北京：科学出版社，2017.

[13] Shen K R，Allen M S，Cassivi S D，et al. Surgical management of acquired nonmalig-nant tracheoesophageal and bronchoesopha-geal fistulae. Ann Thorac Surg，2010，90（3）：914-918；discussion 919.

［14］钟南山，刘又宁. 呼吸病学. 2版. 北京：人民卫生出版社，2012.

［15］HAMMOUDEH Z S, GURSEL E, BACIEWICZ F A. Split latissimus dorsi muscle flap repair of acquired, nonmalignant, intrathoracic tracheoesophageal and bronchoesophageal fistulas. Heart Lung Circ, 2015, 24（6）: e75-e78.

［16］李静，高兴林，劳妙婵，等. 获得性气管支气管-食管瘘诊治回顾及先天性心脏病封堵器的相关应用. 岭南心血管病杂志，2015, 21（6）: 882-885.

［17］北京健康促进会呼吸及肿瘤介入诊疗联盟. 恶性中心气道狭窄经支气管镜介入诊疗专家共识. 中华肺部疾病杂志（电子版），2017, 10（6）: 647-654.

［18］WANG Z, YU H B, LUO Q, et al. Treatment of Bronchopleural Fistula with Carbolic Acid instilled through Bronchofiberscope in post-pulmonectomy patients. J Cardiothorac Surg, 2015, 10: 120.

［19］ISHIKAWA K, KATO T, ARAGAKI M, et al. Endobronchial closure of a bronchopleural fistula using a fibrin glue-coated collagen patch and fibrin glue. Ann Thorac Cardiovasc Surg, 2013, 19（6）: 423-427.

［20］PETRELLA F, TOFFALORIO F, BRIZZOLA S, et al. Stem cell transplantation effectively occludes bronchopleural fistula in an animal model. Ann Thorac Surg, 2014, 97（2）: 480-483.

［21］PETRELLA F, SPAGGIARI L, ACOCELLA F, et al. Airway fistula closure after stem-cell infusion. N Engl J Med, 2015, 372（1）: 96-97.

［22］LI J, GAO X, CHEN J, et al. Endoscopic closure of acquired oesophagorespiratory fistulas with cardiac septal defect occluders or vascular plugs. Respir Med, 2015, 109（8）: 1069-1078.

［23］钟志成，陈兢兢，高兴林，等. 房间隔封堵器用于治疗支气管胸膜瘘的进展与争议. 中华结核和呼吸杂志，2018, 41（6）: 490-492.

［24］廖理粤，吴华，张挪富，等. 纵隔淋巴结结核引起支气管食管瘘一例及文献复习. 中华结核和呼吸杂志，2013, 36（11）: 829-832.

［25］曹毅，白玉君，续延青，等. 食管结核合并食管-支气管瘘1例. 临床荟萃，2006, 21（10）: 743.

第八章　儿童气管支气管结核的介入诊疗

第一节　疾病部分

一、概述

结核病是全球十大死亡原因之一，全球约有1000万的结核病例，我国发病人数约为83.3万，发病率约58例/10万。气管支气管结核（tracheobronchial tuberculosis，TBTB）是一种特殊的结核病临床类型，是指发生在气管、支气管黏膜、黏膜下层、平滑肌、软骨及外膜的结核病，属于下呼吸道结核，以往也称之为支气管内膜结核（endobronchial tuberculosis，EBTB）。据文献报道有10%～39%的活动性肺结核患者会并发TBTB，亦有报道TBTB在活动性肺结核中的发生率超过50%。但TBTB在儿童中的流行病学调查相对较少，研究发现疑似肺结核患儿中有41%～63%可合并气道受累，亦有发现儿童结核病中有46.0%～64.8%是原发性肺结核，其中合并TBTB者最为常见。原发性肺结核及TBTB在儿童结核病中可能占居较高的比例。TBTB临床表现缺乏特异性，其中5%～10%的TBTB仅侵犯气管、支气管部位，而无肺结核病灶，临床上易被漏诊或延迟诊断，甚至误诊。

因此，临床医师对于结核病患儿应警惕其合并TBTB的可能，早期识别并正确积极治疗是影响其预后的关键因素。儿童支气管镜及其介入技术的发展，为早期识别及有效治疗儿童TBTB提供了新的技术支持。

二、发病机制

儿童TBTB的确切发病机制目前尚不完全清楚。5岁以内儿童结核病主要是原发性肺结核；青少年结核病则包括原发性肺结核和继发性肺结核，与成人相同。TBTB作为肺结核的并发症，可能的感染途径包括：①肺内病灶中结核分枝杆菌随着排痰过程直接感染支气管黏膜；②淋巴结结核累及并穿透气管、支气管壁，使含有结核杆菌的干酪样坏死物质直接侵犯气道壁；③结核杆菌沿支气管树的淋巴管蔓延；④肺部病灶中的结核杆菌通过血行播散至气管、支气管。进入人体的结核杆菌只有到达肺泡或肺泡道、涎液腺、扁桃体、咽喉壁淋巴滤泡等部位时，才能停留和生存，所以原发性气管支气管结核极少见。肺门淋巴结肿大是原发性肺结核的特点。儿童气管及支气管发育尚不完善，其气管直径较小，气管壁较成人薄弱。因此，儿童TBTB多因邻近纵隔淋巴结结核侵蚀气管及支气管形成淋巴结气管支气管瘘而引起，途径①在儿童中最为常见。

三、病理生理改变

TBTB的病理改变可能累及气管支气管壁中的任意一层，包括肌层和软骨层。其病理改变类型主要包括黏膜和黏膜下结核性浸润、溃疡、肉芽肿、纤维化和气管支气管狭窄。疾病最初的改变是炎症细胞（主要是淋巴细胞）浸润引起的黏膜和黏膜下充血，随后，在病变区域可形成结核性结节，继而结节发生干酪样坏死，并引起黏膜溃疡。黏膜溃疡可累及至气管、支气管壁，从而形成深部溃疡，其也可能成为突出管腔的炎症增生性息肉。在病程晚期，病变部位可发生纤维增生和挛缩，引起气管、支气管狭窄。其狭窄的发生率在自然病程的最初4～6个月可以高达

68%，且狭窄程度会随着病程的延长而恶化。

根据不同时期支气管下观察到的气管、支气管病变及活检组织病理学改变，TBTB可分为以下6型。

1. Ⅰ型：炎症浸润型　病变以充血及水肿为主。表现为气管、支气管黏膜充血、水肿，病变局部黏膜表面见灰白色粟粒状结节，气道黏膜下组织因肿胀而有不同程度的狭窄。此型在支气管黏膜处刷检涂片有较高的抗酸杆菌检出率，活检可见支气管组织中以炎症细胞浸润为主的病理改变，属于结核病变早期的组织学改变。

2. Ⅱ型：溃疡坏死型　病变以局部溃疡及坏死为主。表现为病变区域在充血、水肿的基础上，局部出现边缘不整、深浅不一的溃疡，溃疡表面常有灰白色干酪样坏死物覆盖，溃疡深度随病变轻重各异，轻者只局限于黏膜层，重者可深达黏膜下层，并可导致气管、支气管软骨的破坏，病变区域触之易出血。此型抗酸杆菌检出率亦较高，属于结核病变损伤的明显期。

3. Ⅲ型：肉芽增殖型　病变以局部肉芽组织增生为主。气管、支气管黏膜充血、水肿减轻，黏膜的溃疡面开始修复，病变明显处可见肉芽组织增生，表面可见坏死物，增生肉芽组织将管腔部分阻塞。此时组织学改变处于结核病变损伤期向修复期的过渡阶段，活检可见较典型的类上皮细胞、多核巨细胞及朗汉斯巨细胞。

4. Ⅳ型：瘢痕狭窄型　病变以瘢痕形成、管腔狭窄或闭塞为主。气管、支气管黏膜组织被增生的纤维组织取代，形成瘢痕，纤维组织增生及瘢痕挛缩导致所累积的支气管管腔狭窄或闭塞。此型病变结核趋于稳定或痊愈，刷检和组织活检多为阴性。

5. Ⅴ型：管壁软化型　受累的气管、支气管软骨环因破坏而确实或断裂，因失去支撑结构导致气管、支气管管腔塌陷，并形成不同程度的阻塞，尤以呼气相及胸腔内压力增高时明显，病变远端支气管可出现不同程度的支气管扩张。此型患者确诊时，结核病多已稳定或痊愈，可表现为反复非特异性感染。

6. Ⅵ型：淋巴结瘘型　纵隔或肺门淋巴结结核破溃如气道形成支气管淋巴瘘。淋巴结结核破溃前期表现为局部支气管因淋巴结结核外压和侵袭等所致的黏膜充血、水肿、粗糙及管腔狭窄；破溃期表现为淋巴结破溃入支气管，局部溃疡形成，白色干酪样坏死物进入支气管管腔，瘘口周围组织充血水肿。破溃期淋巴结瘘型镜下不易与溃疡坏死型和肉芽增殖型TBTB鉴别，但结合影像学显示局部淋巴结大，则不难诊断；破溃后期表现为炎症消失，组织修复，瘘口肉芽肿形成，瘘口愈合闭塞，局部遗留有炭末沉着。儿童TBTB多在淋巴结瘘破溃前期和破溃期出现症状被发现，结合影像学检查可见病变部位与气管支气管外的肿大淋巴结的部位相对应，可表现为单发或多发瘘口。

根据患者的临床表现和支气管镜下表现，结合痰菌及治疗情况，TBTB病程可分为3个时期。①临床活动期：具有TBTB的临床表现，支气管镜下表现为上述Ⅰ～Ⅲ和Ⅵ型改变；存在MTB或结核性病理改变；未经抗结核药物化学治疗及介入治疗或治疗未满疗程。②好转期：具上述活动期特点；经正规药物及介入治疗后上述症状和病理改变有所改善但治疗尚未结束。③稳定期：上述病变经正规抗结核药物化学治疗满疗程；镜下可见Ⅰ～Ⅲ及Ⅵ型病理表现改善、消失或形成Ⅳ、Ⅴ型改变。

四、临床表现

TBTB的临床表现因病变部位、受累程度或分期不同而有很大差异，发病时可能是急性或隐匿的，其症状可能继发于疾病本身或并发的其他疾病。有70%～80%的TBTB患者有咳嗽症状，部分表现为干咳，但当合并有空洞性肺结核时，常伴有咳痰。超过50%的患者会出现厌食、乏力或体重减轻表现。15%～40%的患者可能有咯血表现，通常为轻度，严重时可能会出现大量咯血。15%～25%的患者可有不同程度的胸痛表现。若患者伴有局部气管、支气管狭窄，患者可有喘息或呼吸减弱表现。发热较为少见,其可能为空洞性肺结核晚期的表现。上述症状和体征无明显特异性,其他疾病如恶性肿瘤、支气管哮喘、异物和反复发作的肺炎等均可能有上述表现。因此,TBTB极易被误诊和漏诊,对于有上述临床症状和体征的患者需考虑TBTB可能,同时应结合其他辅助检查共同诊断。

五、诊断

诊断标准包括如下。

1.有结核病临床表现或抗结核治疗有效。

2.痰涂片、集菌涂片抗酸杆菌阳性,最好是MTB培养阳性。

3.影像学检查有阳性改变。

4.结核菌素试验阳性。

5.支气管镜下可见的气管、支气管有结核病的典型病变。

6.支气管刷片或支气管冲洗液找抗酸杆菌阳性。

7.经支气管镜活检组织病理检查提示结核性病理改变。

具备上述5+6、5+7、5+2为确诊标准,1+2+3、1+3+4、2+3、3+4、5、6、7为高度疑诊标准。

六、鉴别诊断

(一)支气管哮喘

支气管哮喘是气道炎症导致的气道高反应性及可逆性气流受限。支气管哮喘可表现为反复发作性喘息、胸闷及咳嗽症状,发病时哮鸣音具有弥漫性及可逆性,呼气相为主,肺功能检查(呼气流速、支气管激发试验或运动试验、支气管舒张试验等),外周血及痰液嗜酸性粒细胞计数等结果有助于支气管哮喘诊断。气管支气管结核喘鸣可表现在呼气相,也可表现在吸气相,多合并肺部结核病变,支气管镜检查刷检、冲洗标本发现MTB或活检组织病理学显示结核病病理改变。

(二)支气管扩张症

支气管扩张症是支气管及周围肺组织慢性炎症导致的支气管壁肌肉和弹性组织破坏,管腔不可逆的扩张、变形。支气管扩张症的典型临床表现为慢性咳嗽、咳大量脓痰和反复咯血,影像学对诊断具有决定性价值,胸部高分辨CT扫描可表现为柱状、囊状或混合型支气管扩张。非结核性支气管扩张多具有年幼时曾患麻疹、百日咳及肺炎等病史,双下肺多发。结核病相关检查如痰菌检查等阴性。结核性支气管扩张症多有明显肺结核病史,双肺上叶后段及下叶背段多发,支气管镜检查对气管支气管结核引起的支气管扩张症诊断有一定价值。

(三)气管及支气管真菌感染

气管及支气管真菌感染多发生于体弱多病者,多有长期使用抗生素或抗菌药物、免疫抑制剂病史,经支气管镜获取的活体组织、保护性刷检及冲洗液标本真菌及MTB检查有助于鉴别诊断。

(四)气管及支气管肿瘤

气管及支气管良性肿瘤有非结核性肉芽肿、平滑肌瘤、息肉、软骨瘤、脂肪瘤、错构瘤、神经纤维鞘瘤、鳞状上皮乳头状瘤及多形性腺瘤等;恶性肿瘤有原发性支气管肺癌、腺样囊性癌、淋巴瘤、类癌、黏液表皮癌及恶性黑色素瘤等,转移癌有食管癌、胃癌及甲状腺癌等。经支气管镜活检组织病理学等可鉴别诊断。

(五)气管及支气管其他病变

非结核性病因引起的气管及支气管疾病有结节病、淀粉样变、复发性多软骨炎、骨化性气管支气管病、先天性气管支气管软化症等疾病。依据病史、临床表现及必要的相关检查,以及支气管镜检查等与TBTB相鉴别。

七、治疗

TBTB治疗的主要目标是根除MTB感染和预防气管支气管狭窄。病程和预后主要与治疗前病变的程度、范围和持续时间有关。因此,早期诊断和充分治疗是预防并发症发生的重要措施。

（一）全身药物治疗

合理的抗结核药物治疗是一切治疗的基础，TBTB的全身治疗与肺结核相似。其中五种标准一线药物可用于治疗TBTB，包括异烟肼（H）、利福平（R）、乙胺丁醇（E）、吡嗪酰胺（Z）和链霉素（S）。按照指南要求接受规范的全身抗结核治疗，疗程应达到12个月以上（建议为12～18个月）。

糖皮质激素可作为TBTB的辅助治疗，但其作用仍有争议。疾病早期使用糖皮质激素可能有效，其主要针对的是结核分枝杆菌引起的超敏状态，可以防止淋巴结侵蚀支气管管腔，并进一步引起支气管压迫，但激素在疾病晚期的效果尚未知晓。

（二）局部治疗

支气管狭窄是TBTB最常见的后遗症，尽管规范使用了全身抗结核治疗，但狭窄通常是不可逆的，因此往往需要通过支气管镜或外科干预来恢复气道通畅。此外，在全身抗结核治疗基础上，早期联合支气管镜介入治疗还可以提高TBTB的治疗效果，减少并发症和后遗症的发生。目前经支气管镜介入治疗的方法包括经支气管镜气道内给药、活检钳钳夹、冷冻术、球囊扩张术、热消融术、气道内支架置入术等，不同的介入治疗方法其特点和适应证不尽相同，临床上需根据患者的实际情况选择合适的介入治疗手段，必要时可联合多种方法综合治疗。

（三）手术治疗

严重的气管、支气管狭窄，导致严重的支气管扩张、肺塌陷、反复肺部感染或频繁咯血的患者，可能需要进行手术治疗，如肺叶切除术。但手术治疗存在较多弊端，如可能造成MTB播散；残端或断面出现瘘的概率更高；切除的范围较难确定及术中有出血风险。因此，外科手术通常不作为首选的治疗方法，即使拟选择手术治疗，也应该先选择腔内介入治疗，在难以获得满意临床疗效时，方考虑外科手术治疗。

八、疾病管理与预防

（一）疾病管理

1.坚持早期、适宜、联合、规律、全程、分段的抗结核治疗。

2.注意营养，选用富含蛋白质和维生素的食物。有明显的结核中毒症状者及高度衰弱者应卧床休息。

3.居住环境应阳光充足、空气流通。

4.避免接触麻疹、百日咳等疾病。

（二）预防

1.控制传染源。

2.普及卡介苗接种，出现下列情况时需禁止接种：①先天性胸腺发育不全症或严重联合免疫缺陷病患者；②急性传染病恢复期；③注射局部有湿疹或全身性皮肤病；④结核菌素试验阳性。

3.预防性抗结核治疗的适应证：①密切接触家庭内开放性肺结核者；②3岁以下婴幼儿未接种卡介苗而结核杆菌素试验阳性者；③结核菌素试验新近由阴性转为阳性者；④结核菌素试验阳性伴结核中毒症状者；⑤结核菌素试验阳性，新患麻疹或百日咳小儿；⑥结核菌素试验阳性小儿需较长期使用糖皮质激素或其他免疫抑制剂者。

第二节　技术部分

一、概述

儿童气管支气管结核（tracheobronchial tuberculosis，TBTB）因其临床症状缺乏特异性，极易被误诊和漏诊。近年来，随着支气管镜在儿科的应用和发展，TBTB的检出率逐渐提高，支气管镜介入治疗在儿科的广泛开展也为安全有效地治疗儿童TBTB提供了新的技术支持。相比于成人，儿童特有的生理结构为临床医师的操作带来了困难和挑战，因此，对于儿童TBTB，儿科医师应严格掌握支气管镜检查和介入治疗的适应证和禁忌证，并慎重选择介入治疗的方法。目前应用于儿童TBTB的支气管镜检查方法主要包括支气管肺泡灌洗、刷检和针吸活检等，介入方法主要包括经支气管镜气道内给药、经支气管镜冷冻术、气道内球囊扩张术、热消融法、气道内支架置入等。

二、适应证与禁忌证

（一）儿童支气管镜检查的适应证与禁忌证

1.适应证

（1）肺结核患者咳嗽、气促、呼吸困难等临床症状与肺部病灶范围、严重程度不相符。

（2）肺结核患者抗结核化学治疗后，肺内病变吸收好转，但咳嗽等症状仍无明显改善。

（3）肺结核患者治疗过程中出现患侧病灶增多、增大，出现支气管播散病灶、张力性空洞。

（4）肺结核患者胸部X线片等影像学检查提示阻塞性肺炎、肺充气不良、肺不张、局限性肺气肿及多叶段广泛病灶。

（5）肺结核患者胸部CT平扫、高分辨率CT、气管及支气管多维重建技术等，提示气管、支气管内壁粗糙、不光滑或伴有叶、段支气管狭窄及闭塞。

（6）不明原因慢性持续性咳嗽、咳痰、咯血、喘鸣、声嘶及呼吸困难，尤其是痰抗酸杆菌阳性而肺部无结核病灶。

2.相对禁忌证

（1）严重心肺功能减退者。

（2）严重的心律失常：心房、心室颤动及扑动，三度房室传导阻滞者。

（3）高热：持续高热而又急需行支气管镜术者，可将其体温降至38.5℃以下再行手术，以防出现高热惊厥。

（4）活动性大咯血者；严重的出血性疾病；凝血功能障碍；严重的肺动脉高压及可能诱发大咯血者等。

（5）严重营养不良，不能耐受手术者。

（二）经支气管镜气道内给药及活检钳钳夹术

1.适应证

（1）病灶表面局部药物喷洒：适合炎症浸润型和溃疡坏死型TBTB患儿。

（2）病灶内抗结核药物加压注射（INH）：适合肉芽增殖型和淋巴结瘘型TBTB患儿。

2.禁忌证　同支气管镜检查相对禁忌证。

（三）经支气管镜冷冻术

1.适应证

（1）气道内良恶性肿瘤的切除。

（2）气道慢性炎症或结核增生病变治疗。

（3）气道内局部止血。

（4）痰栓、血栓、异物或坏死物取出。

（5）化学治疗及放射治疗恶性肿瘤的辅助治疗。

（6）需要活检的患儿。

2.禁忌证

（1）主气道重度狭窄。

（2）外压性狭窄。

（四）气道内球囊扩张术

1.适应证　用于治疗各种原因引起的良性气道狭窄，对恶性疾病所致气道狭窄仅作为辅助治疗。

（1）气管、支气管瘢痕性狭窄，如支气管结核治愈后的气道瘢痕挛缩。

（2）医源性气道狭窄：气管切开后、长期气管插管后、放射治疗后、肺部手术后吻合口狭窄（如肺移植、袖状切除和气管切除后）。

（3）炎性疾病累及气道，如结节病、Wegner肉芽肿病。

（4）外伤后气道狭窄。

（5）先天性气道狭窄。

（6）恶性气道狭窄：外压性或合并外压性气道狭窄、辅助扩张气道，利于气道支架的伸展、协助置入治疗性气道导管。

2.禁忌证

（1）狭窄远端丧失肺功能。

（2）严重的出凝血功能障碍。

（3）严重心肺功能不全，不能耐受手术者。

（4）气道重度狭窄，球囊导管不能通过者。

（5）外科袖状吻合术后扩张时。

（6）气管软化。

（五）热消融法

1.适应证　气道内可见的新生物所致的阻塞。

（1）气道内良恶性肿瘤。

（2）气道内肉芽肿性病变：手术缝线及气管切开等引起的异物性肉芽肿、结核性肉芽肿及炎性肉芽肿等。

（3）器质性气道狭窄：气管切开或气管插管、白喉、外伤、支气管结核等原因引起的瘢痕性狭窄。

（4）其他：局灶性出血、气管支气管内膜非典型增生等。

2.禁忌证

（1）外压性狭窄。

（2）气道长距离漏斗状狭窄伴黏膜下浸润。

（3）气道完全闭塞。

（4）非完全性气道闭塞，伴有远端肺组织丧失气体交换能力。

（5）气管后壁病变且累及食管，易穿孔而形成窦道。

（6）肺上叶病变靠近大血管。

（7）出、凝血功能异常，电解质紊乱，低血压状态，严重感染等。

（六）气道内支架置入

1.适应证

（1）各种原因引起的气道狭窄、气道软化。

（2）气管支气管瘘的封堵。

2.禁忌证

（1）全身状态或其他器官极度衰竭不能耐受手术者。

（2）严重肺动脉高压。

（3）出、凝血机制严重障碍者。

（4）支气管哮喘急性发作。

（5）麻醉药过敏。

（6）出现严重呼吸困难甚至危及生命时，可相对放宽禁忌证的要求。

三、术前准备

1.操作医师和麻醉医师均需评估患儿的病情，以排除禁忌证，向监护人（年长儿同时向本人）详细说明支气管镜检查术和介入术的目的、操作方法、麻醉风险及有无可替代方法，征得同意后签署知情同意书（麻醉医师需另外签署麻醉同意书）。

2.患儿术前应完善血常规、肝肾功能、凝血功能、输血前四项、胸部X线片/胸部CT、心电图等相关检查。术前禁食禁饮4～6 h。

3.内镜室需准备有急救设备及药品，如复苏球囊、气管插管、经皮血氧饱和度监测仪、肾上腺素、垂体后叶素、糖皮质激素等。

四、标准操作流程

（一）麻醉方法

一般采用静脉复合麻醉＋喉罩方法：建立静脉通道，静脉注射丙泊酚＋复合七氟醚吸入麻醉，麻醉医师在喉镜直视下插入喉罩，连接三通管。麻醉深度以不抑制患儿自主呼吸及无明显咳嗽为宜，术中由麻醉医师监测评估。操作全程需密切监测患儿的生命体征直至患儿意识完全恢复，包括心率、呼吸、血压和经皮血氧饱和度等。

（二）儿科支气管镜检查

1.经支气管镜检查　患儿多采取仰卧位，肩部略垫高，头部摆正。支气管镜多经鼻孔轻柔送入，注意观察鼻腔、咽部有无异常（经口腔进入者观察口腔、舌），观察扁桃体、会厌及声门时，注意会厌有无塌陷、声带运动是否良好及对称；进入气管后观察气管位置、形态、黏膜色泽、软骨环的清晰度、隆突的位置等。观察两侧主支气管和自上而下依次检查各叶、段支气管。一般先查健侧再查患侧，发现病变可吸引留取分泌物、毛刷涂片、钳夹活检及留取灌洗液。病灶不明确时先查右侧，后查左侧。检查过程中注意观察各叶、段支气管黏膜外观，有无充血、水肿、坏死及溃疡；有无出血及分泌物；管腔及开口是否通畅、有无变形；是否有狭窄、异物及新生物等。检查时尽量保持视野位于气管、支气管腔中央，避免触碰刺激管壁引起咳嗽、支气管痉挛及损伤黏膜。

2.支气管肺泡灌洗术　将支气管镜嵌顿

于靶支气管后，经支气管镜工作孔道先后注入37℃的生理盐水［1ml/（kg·次），≤20ml/次，总量≤5～10ml/kg］后，再通过负压100～200mmHg（1mmHg＝0.133kPa，选择的负压值以吸引时支气管腔不塌陷为宜）的吸引器吸引获取支气管肺泡灌洗液（bronchoalveolar lavage fluid，BALF），每次灌洗液的回吸收率应该≥40%。留置BALF的器皿需防止细胞贴壁，如镀硅酮的玻璃、聚丙烯或塑料器皿等。首次灌洗液多用于病原学的染色和培养，也可收集所有回收的肺泡灌洗液用于实验室检查。BALF中的大块黏液可用纱布滤去，必要时用适当的转速离心，再悬浮以后用细胞离心机制作细胞学甩片。特殊的染色可明确相应的病原微生物和病因。

3.经气管支气管刷检术和钳取术

（1）毛刷刷检术：经可弯曲支气管镜工作孔道放置穿刺针到达靶支气管开口，尽量将毛刷向靶支气管远端推送深入，缓慢、往复推进和回撤针刷，刷头刷检留取标本后进行涂片、特殊染色和培养等。

（2）二次防污染毛刷刷检术：为避免上气道的污染，将毛刷置于外管套的内管中，分别封堵内外管的先端口，准备取材时，内管先端突破外管封口的封堵后，毛刷刷头突破内管的封堵，柔韧地尽量向靶支气管远端推送反复刷检后退回到内管中，标本进行涂片、特殊染色和培养等。

（3）使用活检钳多次钳取，适应证为溃疡坏死型或肉芽增殖型、淋巴结瘘型TBTB，以清除气道腔内的黏液栓及干酪样坏死组织，以恢复气道的通畅。

4.经支气管镜针吸活检 经支气管针吸活检（transbronchial needle aspiration，TBNA）是指通过可弯曲支气管镜放置穿刺针，经气管或支气管壁刺入淋巴结（或称淋巴结区域）或肿块内，并获取标本的一项技术。TBNA技术应用范围宽广，具有良好的敏感性和特异性，在儿科穿刺针可以通过具有2.0mm直径工作孔道的可弯曲支气管镜进行活检。将活检的标本进行印片行细胞学、病理及检验等相应检查。

（三）儿科支气管镜及其介入治疗

根据TBTB患儿的具体病情，在支气管镜下各种介入技术可以综合应用。

1.经支气管镜气道内给药 在支气管内病变部位，经过支气管镜操作孔道一次性或分部位多次注射或喷洒异烟肼（雷米封）注射液局部给药治疗，剂量一般为50～100mg（半支或一支）。

2.经支气管镜冷冻疗法（transbronchial cryotherapy） 包括冻融和冻切两种治疗方式。冻融是传统的冷冻疗法，即反复冷冻和解冻以诱导组织坏死，因有延迟效应，故严重的气管狭窄是其禁忌证；而冻切较冻融起效快，能较快地切除肉芽组织和坏死物，迅速恢复支气管的通畅。

与热消融相比，冷冻疗法的并发症主要为气道痉挛，偶有出血风险，但不易穿孔，亦不发生电创伤和气道内着火，术后一般不出现医源性再生肉芽肿，中长期疗效较好。相较于热消融等介入技术，冷冻疗法可能更具有其临床应用价值。

（1）冻融：经支气管镜操作孔道插入冷冻探头，将冷冻探头远端伸出支气管镜0.5cm以上，探头接触病灶，可插入病灶内或侧壁紧贴病灶，开启（踩下）冷冻仪脚踏开关，对病灶实施冷冻，每次持续冷冻病变区域组织30～60s，关闭（松开）脚踏开关，待组织复温后再进行下一个冷冻-复温周期。同个部位进行3～5次冷冻治疗后，选取另外一个冷冻点，反复进行以上操作。直至全部可见病灶都被冷冻，然后将冷冻探头取出。冷冻治疗后再次检查治疗部位是否存在活动性出血，若有则及时止血。

（2）冻切：经支气管镜操作孔道插入冷冻探头，将冷冻探头远端伸出支气管镜0.5cm以上，探头接触病灶，开启冷冻仪脚踏开关，对病灶实施冷冻，接触部位出现结霜，立即将支气管镜连同冷冻探头迅速抽出，关闭冷冻仪脚踏开关，可根据情况重复数次。冷冻治疗后再次检查治疗部位是否存在活动性出血，若有则及时止血。

（3）冷冻肺活检：详见诊断技术部分。

3.气道内球囊扩张术　其适应证主要为溃疡坏死型或肉芽增殖型，其病变范围广泛伴有明显气道狭窄者；瘢痕狭窄型。

支气管镜下球囊扩张术是将球囊经支气管镜送入气道的狭窄部位，短时间内通过向球囊加压使气道扩张的一种方法。经口将支气管镜送入狭窄段气道上端，将选好的球囊导管经支气管镜孔道插入，导管的球囊部分送至狭窄段气道，球囊应稍长于狭窄的两端，使球囊送至狭窄段准确定位后，连接高压枪泵，注水增压，使压力达N 3～5个标准大气压。每次球囊可保持膨胀1～3min，首次为球囊保持膨胀状态应在1min内，随着扩张的进行持续时间可逐渐延长。在支气管镜下观察无明显出血后，可再次填充球囊。同时观察扩张的狭窄部位气管黏膜、枪泵的压力及指脉氧、心率等的变化。根据扩张后狭窄部位的直径，每次操作可反复充填3～4次。若球囊填充剂回抽后，狭窄段气短管径增大较明显，说明治疗有效，可将球囊连同导丝一起退出。再对各段支气管腔进行检查及清理，确认无活动性出血后，最后退出支气管镜。气道狭窄段管径增大不明显，可在1周后再次行球囊扩张。

4.热消融术　是指经支气管操作孔道，通过激光、电烧蚀或氩等离子凝固术的方法减少组织体积的一种方法，建议慎用热消融术。

（1）气道内激光消融技术：经支气管镜激光治疗气道狭窄或阻塞，主要利用激光的热效应，低功率照射组织时，可出现小血管的收缩及闭塞，加大功率可使受照射组织出现凝固、汽化或碳化而消除病变。分脉冲式钬激光和连续式钕激光。连续式钬激光：组织穿透浅，为0.2～0.4mm，可被水大量吸收，瞬间切割、汽化组织，对邻近组织热损伤小；连续式钕激光：组织穿透深度为4～6mm。儿童一般多以前者即脉冲式钬激光多用。

此外，除可弯曲支气管镜激光治疗外，也可进行经硬质支气管镜激光治疗，后者的优点有：①操作便利，操作时间短；②吸引便利，能经常保持视野干净；③操作孔径大，气道内病变组织及坏死组织容易清除；④视野清晰；⑤大出血时能直接压迫出血部位而止血；⑥对气管及大支气管病变的治疗具有一定优势。

（2）高频电刀：通过高频电流瞬间流经组织时的电压差产生热效应，一般输出功率为30～50W。正确连接高频电治疗仪，按支气管镜常规检查，将支气管镜探头尖端接触或接近的靶组织，首先轻柔地清理病灶周围的分泌物，按治疗需要选择合适的电极，将电极的前端伸入活检孔，在支气管镜引导下伸出气管镜外1～2cm，将电极贴近于组织表面，开启脚踏开关，烧灼组织。一般单次治疗持续时间不宜超过10s。为保持电极探头电流通畅，需及时清理电极头上的碳化组织。

（3）氩气刀：是一种非接触形式的电凝，以电离氩为电流，凝固深度受作用时间和功率的影响，通常单次治疗时间不超过5s，功率不超过50W。正确连接氩气刀治疗仪，将APC导管电极由活检孔伸入，通过支气管镜引导伸出气管镜外1～2cm、距肿瘤组织表面0.5～1.0cm。打开氩气刀治疗仪，氩气经APC导管流动向各个方向，高频电作用氩气，形成具有导电性能的氩等离子体，并将高频电流的热效应传到肿瘤组织，产生组织凝固效应。完成热消融术治疗，在确定无活动性出血后，术毕。必要时需在治疗后2～3d再次追加治疗，通常在热消融术后3～7d需再次行气管镜检查，清除残余坏死组织并评估疗效。

5.硬质支气管镜联合可弯曲支气管镜　硬质支气管镜联合可弯曲支气管镜进行冷冻等介入治疗方法，避免了可弯曲支气管镜反复进出对患儿声门和气道的影响，具有更好的疗效和安全性。相比于可弯曲支气管镜，硬质支气管镜操作孔径大、吸引管径粗，为狭窄气道中的操作提供良好的手术视野，同时其侧孔可维持喷射通气等机械通气，保证各种操作的安全性。结合可弯曲支气管镜，硬质支气管镜的使用范围得到扩展。

6.气道内支架置入　儿童TBTB慎用支架

置入治疗。其适应证为管壁软化型TBTB，由于此型患儿的气道壁支撑结构为永久性的破坏或缺失，可进行软化段气道腔内支架置入。目前适用的支架为硅酮支架、全覆膜金属支架及金属裸支架。应首选硅酮支架，若无硅酮支架，可选择可回收的全覆膜金属支架或金属裸支架，通常禁止使用不可回收的金属裸支架。由于置入后6个月内属于肉芽增生的活跃期，故要求每月进行一次支气管镜检查，以便于早期处理支架腔内的新生肉芽组织。一旦发生支架置入后再狭窄，腔内的冷冻治疗可望有效遏制局部肉芽组织的增生。

五、术中及术后注意事项

（一）通用注意事项

1. 手术操作前，操作者、麻醉师和护士应充分评估患儿病情（基础疾病）。

2. 操作过程中医师应熟练、准确、快捷地进行操作，尽量缩短操作时间。

3. 操作时应选择与患儿相匹配的支气管镜型号，选择合适的麻醉镇静方法和供氧方式（低流量、高流量、高频或辅助通气）。

4. 操作过程中和术后需全程严密监测评估患儿的生命体征，包括呼吸、心率、血压、血氧饱和度等。

5. 术后应注意防控感染和预防并发症的发生。

（二）具体操作注意事项

1. 经支气管镜冷冻疗法　经支气管镜冷冻疗法作用较弱，局部反应轻，患者易接受。该操作一般不损伤气道软骨，几乎不会发生气道穿孔，治疗后肉芽组织增生、瘢痕形成率低，不影响心脏起搏器工作，不破坏金属、硅酮支架。其术前及术后注意事项同上。

2. 球囊扩张术

（1）应严格掌握适应证，充分进行术前准备，把握扩张时机，既不能操之过急（如急性炎症期）也不能延误扩张机会（如气道完全闭锁）。全身及局部有效抗结核药物治疗，冷冻术等措施有助于减轻水肿、清除坏死物、削减肉芽肿及纤维瘢块等，待气道内局部病灶得到控制后再行扩张。上述措施在减轻临床症状促进病灶愈合、为早期扩张创造机会又防止扩张后病灶播散、再狭窄的发生等方面具有积极意义。

（2）扩张用压力可选择2～8个大气压（202～808 kPa），通常由低到高，扩张气管时球囊持续膨胀时间15s以内，扩张气管以下部位时球囊持续膨胀时间1min左右，若无明显出血，间隔15～30s，可重复1～2次充盈球囊扩张。

（3）结合胸部CT支气管多维重建影像学及支气管镜下表现，尽量准确判断狭窄的程度和范围及有无扩张指征，并选择适当型号的球囊导管，避免选择超过狭窄段正常生理直径的球囊导管。

（4）对于狭窄程度重且气道开口较小病例，目测不好判断狭窄程度及球囊导管能否顺利进入时，可先以探针试探能否进入狭窄气道并大致估计狭窄程度。若不能进入，可尝试冷冻术、针形激光刀或针形高频电刀进行狭窄口切开。上述措施除冷冻术外需特别慎重。

（5）对于气道完全闭锁、探针进入狭窄段较浅病例，应首先结合病史、临床及影像学等判断有无处理价值，可尝试冷冻术或在气道内超声引导下用针形激光刀或针形高频电刀打通闭锁，闭锁打通后再进行球囊扩张。若合并末梢侧肺已明显毁损，则建议外科手术。

（6）扩张中遇瘢痕组织较硬，扩张时应逐渐增加压力泵压力及扩张维持时间，或以针形激光刀针形高频电刀对纤维瘢痕行放射状切割松解，切不可骤增扩张压力，以防止出现较大的撕裂伤，甚至造成气道的撕裂出现纵隔气肿、气胸、气管-胸膜瘘及气管-食道瘘等严重并发症。

（7）气管狭窄及距隆突较近部位主支气管狭窄扩张时，尤其是要重视主气道是否通畅，肺部通气功能是否受到影响。

（8）多部位中心气道等较大气道狭窄，应采用先处理近端气道再处理远端气道，即由近端向远端扩张方案。

（9）扩张出现气道撕裂伤，可先镇咳，

预防感染及对症处理等治疗，一般均可自愈。局部小量出血可应用稀释的肾上腺溶液局部喷洒止血。

（10）长期反复行支气管镜检查、扩张，势必造成患者身心、经济上的负担，应认真权衡利弊，更加符合卫生经济学、伦理学要求。

3.热消融法

（1）热消融法均可能造成气道黏膜损伤，刺激黏膜增生，即再生肉芽肿发生。氩等离子体凝固（argon plasma coagulation，APC）黏膜损伤范围大于激光、高频电刀。

（2）热消融疗法削减突出到管腔内较大的结核性肉芽肿，依次推荐使用激光、高频电刀、微波及APC等，并要求尽量不损伤气道黏膜。

（3）若使用热消融疗法削减较大结核性肉芽肿，肉芽肿基底部推荐使用冷冻疗法，以更好修复气道黏膜损伤及彻底消除再生性肉芽肿。

（4）针对中心气道等较大气道严重瘢痕狭窄、管腔闭塞处理，因气道走行出现较大扭曲而偏离原正常走行，若使用热消融疗法，推荐使用针形激光刀或针形高频电刀，慎重选择APC或高频电凝，切不可盲目行事，以免造成气道及周围血管透壁伤而危及生命。

（5）热消融治疗时禁止使用高浓度氧疗吸入，需低于40%氧浓度。

4.支架置入术

（1）由于气管支气管结核所引起的气道狭窄为良性狭窄，所以支架置入术应慎之又慎、权衡利弊。

（2）由于支架置入后肉芽组织增生所致的再狭窄不可避免，尤其是无覆膜的金属裸支架刺激增生作用较强，管壁软化基础上可能继发Ⅲ型狭窄，且后续处理耗费人力物力较大，不论是Ⅳ型还是Ⅴ型，均以置入临时性支架为妥。推荐金属支架取出时间为置入后30d内，最长不应超过60d。

（3）若合并呼吸困难、呼吸功能不良、呼吸道反复感染，临床评估患者生存期较短、

临时性支架效果可能不佳，又无手术指征者，才可考虑永久性支架置入。

（4）支架置入后24～48h、第1个月内应每周、1个月后的每月均应进行气管镜检查一次。气道雾化吸入、祛痰药应用可降低气道再狭窄发生率。

（5）气管结核合并气管及主支气管等气道狭窄时，气管支架置入能够迅速地改善通气、缓解症状，并能为处理下游主支气管等气道狭窄提供充足的空间帮助，也可以通过支架对下游狭窄气道进行球囊扩张术等介入治疗。

（6）支架置入后可应用冷冻术消除气道内肉芽组织增生。

六、并发症的观察与处理

1.药物过敏

（1）临床表现：支气管镜术围术期用药均有可能引起过敏反应，如抗感染、镇静及麻醉药物等，临床表现为皮疹、皮肤瘙痒、胸闷、脉速而弱、面色苍白、血压降低，甚至是呼吸困难的过敏性休克等表现。

（2）处理：轻者停止用药后过敏反应可逐渐好转；重者加用抗过敏药物，有喉头水肿、过敏性休克时就地抢救；对心搏呼吸骤停者，应立即实施人工心肺复苏。

2.缺氧或血氧饱和度下降、窒息

（1）临床表现：轻者可有口唇微绀、末梢血氧饱和度轻度降低；重者可出现口唇、颜面发绀，甚至呈青灰色，且末梢血氧饱和度明显降低。

（2）处理：积极查找并解除引起低氧的原因，必要时可拔除支气管镜，并提高氧流量，给予加压吸氧，待末梢血氧饱和度恢复正常后，再继续进行支气管镜操作。

3.心律失常

（1）临床表现：轻者术中可出现心动过速或过缓；严重者术中及术后可出现明显的二联律、三联律，甚至是心搏骤停。

（2）处理：轻者在停止支气管镜诊疗后可自行缓解；严重者需按照心律失常处理；对于心搏停止者需立即行人工心肺复苏。

4.喉痉挛或支气管痉挛

（1）临床表现：喉痉挛时，咽喉部肌肉、真假声带发生痉挛性收缩，使声门和呼吸道部分或完全紧闭致梗阻，患儿可出现呼吸困难，血氧饱和度进行性下降，很快呈现出发绀状态，稍有贻误就会危及生命，因此须紧急处理。支气管痉挛时，双肺可闻及广泛的哮鸣音，患儿出现呼吸困难，正压通气时气道阻力急剧增高，使潮气量减少，而血氧饱和度下降，呼气末二氧化碳升高，严重时可导致窒息死亡。

（2）喉痉挛的处理：应立即解除喉痉挛的可能诱因，如声门和会厌附近的分泌物等；用100%氧气进行正压通气；应用静脉或吸入麻醉药加深麻醉。上述处理无效时，可应用短效肌松药来改善氧合或进行气管插管。

（3）支气管痉挛的处理：需停止支气管镜操作，给予100%氧气吸入，并加深麻醉，气管内应用1:10 000肾上腺素，还可以静脉或雾化吸入糖皮质激素和支气管舒张药，必要时可进行气管插管呼吸机辅助通气。

5.出血

（1）临床表现：儿童咯血量24h＜20ml为少量；21～100ml为中量；＞100ml为大量。若一次咯血＜5ml为少量；＜50ml为中量；＞100ml为大量。大咯血易引起窒息、休克，甚至死亡。在新生儿的气管及支气管相对于较大儿童狭窄，虽然一次咯血＜5ml为少量出血，但是足以堵塞主气道引起窒息。

（2）处理：少量出血可不予处理，凝血功能正常者可自行止血；出血不止时，局部给予4℃生理盐水、1:10 000肾上腺素或凝血酶等；大量出血时，在局部和静脉使用止血药物、垂体后叶素的同时，立即将患儿采取患侧卧位，必要时行气管插管以保持气道通畅；出血部位在鼻咽部时，应避免血液倒灌到咽喉部，局部给予止血药物和油纱布加压止血等；出血部位在下呼吸道时，将支气管镜放置在出血部位持续吸引，清除患侧血液，必要时可将球囊导管置入患侧局部压迫止血、数字减影血管造影栓塞止血或行紧急开胸肺叶切除术等。

6.感染和发热

（1）临床表现：较常见，可发生于约15%的患儿，特别是在大量灌洗、抗感染治疗不利、上气道病原带入下气道、免疫功能低下或不全患儿中的发生率更高，这可能与细胞因子释放或局部病原的播散有关。

（2）处理：依据发热的原因进行相应的处理。

7.气胸、纵隔及皮下气肿

（1）临床表现：少量气胸、纵隔及皮下气肿可自行吸收，吸氧有利于漏气的吸收；大量气胸、纵隔或皮下气肿导致呼吸困难时，需进行紧急排气。

（2）处理：气胸一般选择锁骨中线第2肋间或气肿最明显处穿刺排气，纵隔、皮下气肿可选择气管前筋膜或气肿最明显处切开，或穿刺针抽吸排气。对于张力性气胸需进行持续闭式引流，必要时持续负压引流。支气管镜术前存在明显的气漏者，应先行引流再行支气管镜术。

第三节 典型病例

一、病例资料

患儿，男，2岁。主诉：间歇性发热、咳嗽伴有流清涕2个月余。

现病史：患儿于2个月余前无明显诱因下出现发热，热型不规则，热峰4～5次/天，体温高时为中高热，最高时体温可达38.6℃（腋下），自行服用布洛芬后退热效果欠佳，偶有阵发性咳嗽、流清涕，无咳痰，无喘息，无精神状态改变。1个半月前就诊于当地县医院，完善了胸部X线片及胸部CT检查后提示为右上肺部分实变，并诊断为"肺炎"。给予"阿奇霉素、地塞米松、沐舒坦"输液治疗及普米克令舒雾化等治疗共10d，在疗程的第3天时体温即降至正常，后未再复升，但仍有流清涕，咳嗽较之前减轻。1个月前就诊于河北某医院，诊断为"肺炎；支气管异物？"。3周前在该院于局部麻醉下行儿科支气管镜检查，因进镜困难而未成功，后改用全身麻醉下行支气管镜检查，可见"痰堵"，予以支气管肺泡灌洗及负压吸引处理。患儿仍有流清涕，轻微咳嗽，仅偶有单声咳，无咳痰，无喘息，无发热。2周前复查胸部CT提示"右肺上、中叶炎症可能，较前略减轻"。于1周前在该院再次于局部麻醉下行儿科支气管镜检查后，镜下印象为"支气管黏膜炎性改变（炎症较前减轻）；右上前段异物（坚果？）"，后未继续予以治疗。为求更好地诊治，今患儿转入我院门诊就诊，门诊拟诊为"支气管异物？"收入我科。患儿自发病以来，精神、食欲、睡眠尚可，二便正常。

既往史和家族史：某远房亲戚曾罹患"肺结核"，与患儿曾有密切接触史。

查体：体温37.8℃，心率136次/分，呼吸38次/分，血压88/50mmHg，体重11.8kg，身长83cm。神志清，精神可，全身未见皮疹，咽充血，呼吸平稳，口周无发绀，未见三凹征，右肺呼吸音粗，左肺呼吸音清，双肺未闻及干、湿啰音。心音可，各瓣膜区未闻及病理性杂音，腹部平软，肝、脾、肋下未及，神经系统检查无异常。左上臂可见卡介苗接种瘢痕。

辅助检查：

于本院行结核菌素试验（PPD）：PPD（48h），硬结直径11mm（＋＋），局部无水泡、破溃；PPD（72h），硬结直径15mm（＋＋），局部无水疱、破溃。

于本院行结核感染T细胞斑点检测（T-spot）：A抗原刺激试验＋γ-干扰素检测为149.0 SFCs/2.5X；B抗原刺激试验＋γ-干扰素检测为45.0 SFCs/2.5X；结核杆菌特异性T淋巴细胞为阳性。

于本院行胸部增强CT扫描：右肺上叶前段气管腔内高密度灶，考虑为异物可能性大，继发阻塞性肺炎伴有肺不张可能，建议行结核支气管镜术所见进行判断。右肺中叶实性微结节，考虑为炎性可能性大。

血常规＋C反应蛋白检查：白细胞计数7.09×10⁹/L，中性粒细胞37.9%，血红蛋白139g/L，血小板计数257×10⁹/L；C反应蛋白4mg/L。红细胞沉降率3mm/h。降钙素原（PCT）0.11ng/ml。血生化：肝肾功能、心肌酶谱及血电解质未见异常。呼吸道病原组合、肺炎支原体抗体、衣原体抗体、自身抗体谱、肿瘤标志物均阴性。

本院儿科支气管镜介入术后病理：右B3肿物活检组织可见干酪样坏死及上皮样组织细胞聚集。特殊染色：抗酸、PAS、GMS染色未见明确阳性。

综上所述，病变不排除结核的可能，请结合临床表现及其他病原体检查综合分析。

二、治疗过程与疗效（图3-8-3-1）

患儿入院后给予头孢曲松抗感染及雾化治疗。于入院次日在局部麻醉下行儿科支气管镜检查和治疗，使用外径2.8mm的BF-XP260可弯曲支气管镜进镜。右上叶支气管前段（B3段）可见增生物（肉芽肿？）几乎覆盖整个右上叶支气管前段，该段明显狭窄。B3段灌洗后增生物表面充血较明显，未吸出血性液。镜下印象：右上叶支气管前段（B3段）增生物（肉芽肿？）；双侧支气管内膜炎症改变。支气管肺泡灌洗液及涂片均未找到抗酸杆菌。入院第3天于全身麻醉下行儿科支气管镜检查和介入治疗。患儿全身麻醉满意后，先插入外径6.4mm硬质支气管镜，行喷射通气。再使用4mm外径的BF-P260可弯曲支气管镜进行观察，右上叶支气管前段（B3亚段）可见支气管管腔被一个肉芽肿样新生物完全阻塞，表面不光滑。尝试使用冷冻切除局部占位，但局部空间狭小，冷冻切除不成功。使用鼠齿钳在局部钳出少量组织，部分不除外异物成分。先后使用刮匙及在BF-XP290支气管镜下采样刷插入阻塞亚段支气管，尝试活动局部占位，均未能成功，管腔仍然阻塞。换用小碗状活检钳，反复钳取，钳取出数块软组织及可疑异物成分（可能为白色花生米样颗粒样物数块）送病理检查。之后管腔开放，在其前壁见白色干酪样物质，与管壁贴合紧密，难以取出，残留少量肉芽组织。采用Kooland冷冻治疗仪对右B3亚段开口冻融3次，每次30s。观察经支气管镜综

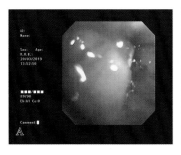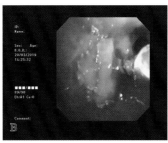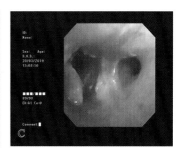

图3-8-3-1　右肺上叶支气管前段（右B3段）淋巴结瘘型TBTB经支气管镜介入冷冻疗法前后支气管镜下表现对比

A.支气管镜冷冻疗法前，支气管内干酪样坏死物及肉芽组织样赘生物堵塞；B.经支气管镜冷冻疗法中；C.经支气管镜冷冻疗法后，右肺上叶支气管前段（右B3段）开口立即恢复通畅

合介入治疗后B3亚段及远端均通畅。本次手术镜下印象：行支气管镜冷冻治疗、钳取及经支气管镜刮匙术，行右上叶支气管前段（B3支）增生物减容术（气管支气管结核首先考虑，花生米颗粒异物后肉芽肿待排除）。入院第4天有一过性体温升高，热峰达37.8℃，后未再复升。术后病理支持结核、干酪样坏死。患儿支气管镜下新生物活检病理结果回报：可见不同程度肉芽组织增生、干酪样坏死物，以及上皮样细胞、多核巨细胞或朗汉斯巨细胞浸润。

建议出院后至结核病专科就诊，医嘱开具利福平、异烟肼、吡嗪酰胺等抗结核治疗药物，并嘱密切随访。出院诊断：气管支气管结核（淋巴结瘘型）。

三、总结

支气管镜检查是诊断儿童气管支气管结核必不可少的手段。在全身规范抗结核治疗基础上，支气管镜下各种介入治疗有望成为儿童TBTB有效且安全的治疗手段。支气管镜直视下气道内局部注药、经支气管镜冷冻疗法、球囊扩张成形术等介入技术，不仅可以提高儿童气管支气管结核的治疗效果，减少其所致的各种并发症和后遗症，以最大限度地保全患儿的肺功能，同时还能有效地解决一些传统抗结核药物化学治疗无法解决的问题。临床医师应充分掌握和了解各项介入技术的适应证和特点，策略性选用治疗方法。日臻成熟的儿科支气管镜介入技术将为儿童

TBTB等气道疾病的治疗带来新希望。

（叶乐平）

参 考 文 献

[1]《中华结核和呼吸杂志》编辑委员会. 支气管结核的几点专家共识. 中华结核和呼吸杂志，2009，32（8）：568-571.

[2] JUNG S S，PARK H S，KIM J，et al. Incidence and clinical predictors of endobronchial tuberculosis in patients with pulmonary tuberculosis. Respirology，2015，20（3）：488-495.

[3] PATHAK V，SHEPHERD R W，SHOJAEE S. Tracheobronchial tuberculosis. J Thorac Dis，2016，8（12）：3818-3825.

[4] GOUSSARD P，GIE R. The role of bronchoscopy in the diagnosis and management of pediatric pulmonary tuberculosis. Expert Rev Respir Med，2014，8（1）：101-109.

[5] WU X R，YIN Q Q，JIAO A X，et al. Pediatric tuberculosis at Beijing Children's Hospital：2002-2010. Pediatrics，2012，130（6）：e1433-e1440.

[6] 刘芳，焦安夏. 儿童气管支气管结核诊疗现状. 中华实用儿科临床杂志，2020，35（10）：743-748.

[7] SHAHZAD T，IRFAN M. Endobronchial tuberculosis-a review. J Thorac Dis，2016，8（12）：3797-3802.

[8] 张慧珊，陈熙波，叶乐平，等. 经支气管

镜冷冻介入在儿童气管支气管结核诊疗中的临床应用. 中华儿科杂志,2021,59（11）：963-967.

［9］中华医学会结核病学分会,《中华结核和呼吸杂志》编辑委员会. 气管支气管结核诊断和治疗指南（试行）. 中华结核和呼吸杂志, 2012, 35（8）：581-587.

［10］JIAO A X, SUN L, LIU F, et al. Characteristics and clinical role of bronchoscopy in diagnosis of childhood endobronchial tuber-culosis. World Journal of Pediatrics, 2017, 13（6）：599-603.

［11］国家卫生健康委员会人才交流服务中心儿科呼吸内镜诊疗技术专家组, 中国医师协会儿科医师分会内镜专业委员会, 中国医师协会内镜医师分会儿科呼吸内镜专业委员会. 中国儿科可弯曲支气管镜术指南（2018年版）. 中华实用儿科临床杂志, 2018, 33（13）：983-989.

第四篇

典型与疑难病例

第一章　气管支气管结核

第一节　Ⅰ、Ⅱ、Ⅲ型支气管结核治疗1例

一、病例资料

患者因咳嗽、咳痰半个月入院。患者于半个月前无明显诱因出现咳嗽、咳痰，咳白色痰，无明显臭味、拉丝、泡沫，无发热、盗汗，无明显胸痛、胸闷、喘憋及呼吸困难，无腹痛、腹泻、腹胀，自服感冒药等（具体不详）治疗，效果差。遂就诊于附近医院，予以抗炎及对症治疗（具体不详），效果欠佳。4d前就诊于商河县某医院，行胸部CT等相关检查显示左肺上叶病变，查痰抗酸杆菌PCR阳性，考虑为"肺结核"，建议到我院就诊。为求进一步诊治，今日来我院就诊。患者近来精神食欲可，睡眠可，二便无明显异常，近期体重较之前无明显减轻。

既往史：患者6年前曾因外伤致右侧肘关节脱位，行矫正手术；否认肝炎、结核、疟疾病史；否认高血压、心脏病病史；否认糖尿病、脑血管疾病、肾病、肺部疾病史；预防接种史不详；否认食物、药物过敏史；否认输血史。

查体：胸廓无畸形，胸骨无叩痛。呼吸运动正常，肋间隙正常，触觉语颤无增强、减弱。双肺叩诊清音，呼吸规整，双肺呼吸音清晰，未闻及干、湿啰音，无胸膜摩擦音。心率84次/分，律齐，各瓣膜听诊区未闻及杂音，无心包摩擦音。

辅助检查：胸部CT检查显示双侧胸廓对称，左肺上叶可见斑点状渗出影及结节灶，部分可见点状钙化；其余双肺纹理清晰。

诊断：支气管结核，肺结核，肺部感染。

二、诊治思路

本例患者为Ⅱ型合并Ⅲ型支气管结核所致的支气管狭窄。该患者曾出现咳嗽、胸闷、喘憋、咯血等症状，行支气管镜下二氧化碳冷冻治疗后清除了支气管增生肉芽组织、干酪样物质，使患者的管腔通畅，症状得到减轻。

治疗过程与疗效：本例患者于2020年8月31日行支气管镜检查（图4-1-1-1）显示，气管全程管腔通畅，未见明显异常；隆突锐利。右肺各叶支段管腔通畅，黏膜光滑，其余未见明显异常。左主支气管、左肺上叶开口可见大量干酪物附着，黏膜充血，肥厚，糜烂，致管腔狭窄，其余左肺各叶支段管腔尚通畅，未见明显异常。

本例患者于2020年9月7日、2020年10月19日、2020年10月19日、2020年11月3日、2020年11月17日、2020年12月11日分别进行了二氧化碳冷冻冻切及冻融治疗后，其管腔较之前通畅，干酪样物质较之前消失，且有黏膜瘢痕形成，目前管腔尚通畅。于2021

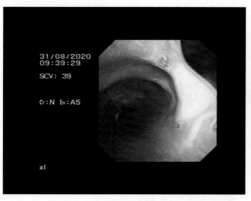
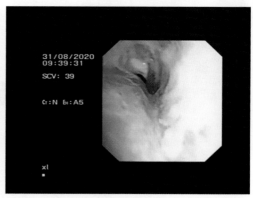

图4-1-1-1　本例患者2020年8月31日支气管镜检查结果

年4月26日复查支气管镜检查（图4-1-1-2）显示气管全程管腔通畅，未见明显异常；隆突锐利。右肺各叶支段管腔通畅，黏膜光滑，其余未见明显异常。左主支气管黏膜瘢痕形成，管腔狭窄，气管镜（外径5.9mm）可进入，左肺上叶、下叶各段管腔通畅。

三、成功经验

本例患者确诊后尽早给予了全身治疗、镜下二氧化碳治疗，二氧化碳冷冻具有促进胶原蛋白合成、快速合成正常的纤维细胞，减轻瘢痕组织的生成，在病程初期给予二氧化碳冷冻冻切治疗，清除患者干酪物及肉芽组织、坏死物，能够较快速地使管腔通畅，进一步缓解了患者的胸闷症状。

四、总结

支气管结核二氧化碳冷冻治疗后，可使局部组织症状减轻明显，且不会影响患者正常组织的生长，加之创伤面较小，损伤气管环的概率也较低，因此可应用于溃疡型及肉芽结节型支气管结核的治疗。

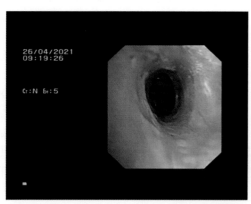
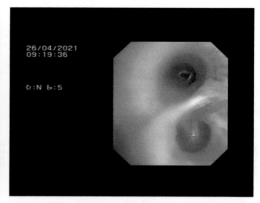

图4-1-1-2　本例患者2021年4月26日支气管镜检查结果

（安小庆）

参 考 文 献

［1］王洪武，周芸芝，李晶，等. 气道内结核病的微创治疗. 临床肺科杂志，2008，13（6）：683-685.

［2］王巍，王安生，庄玉辉. 支气管结核诊断治疗近况. 中华结核和呼吸杂志，2000，23（5）：306-308.

第二节 Ⅳ型支气管结核1例

一、病例资料

患者，男性，22岁。因"间断咳嗽、咳痰半个月余"于2020年5月15日入院。患者2015年9月因咳嗽于当地医院诊断为"肺结核"，按照"HRZE"方案抗结核治疗6个月后，遵医嘱停药近4年。近半个月来患者出现阵发性咳嗽，咳较多黄色脓痰，无血痰及咯血，活动后气喘，无胸痛，有间断发热，体温最高可达39℃，并未引起重视。2020年5月7日在安庆市某医院就诊，拍摄胸部CT提示"左肺斑片状阴影及大片密度增高影"。5月10日入住怀宁县人民医院。入院后查利福平耐药，为寻求进一步诊疗遂转入我院结核科。患者在病程中饮食、睡眠尚可，二便正常。

查体：体温36℃，心率93次/分，呼吸20次/分，血压116/76mmHg。患者神志清醒，呼吸平稳，对答切题，发育正常，营养一般。查体合作，全身皮肤无黄染，浅表淋巴结未触及，胸廓正常，肋间隙无增宽狭窄，两肺叩诊清音，两肺呼吸音粗，左肺可闻及哮鸣音及湿啰音。心界叩诊无扩大，律齐，未闻及杂音。

辅助检查：2020年5月7日拍摄胸部CT显示，左肺可见斑片状、大片状致密阴影，左下支气管似不通畅，纵隔内未见明显增大淋巴结（图4-1-2-1A、B）。2020年5月11日

利福平快速耐药基因检查呈阳性。

入院初步诊断：①继发性肺结核（复治，耐多药），痰抗酸杆菌涂片培养阳性；②支气管结核？③肺部感染；④支气管哮喘？

入院完善相关检查：包括血常规、肝肾功能、痰抗酸杆菌涂片、痰分枝杆菌培养、痰分枝杆菌RNA、痰结核PCR、痰GX-pert、气管镜检查等。5月16日血常规：白细胞计数4.78×10⁹/L，中性粒细胞2.89×10⁹/L，淋巴细胞绝对值1.08×10⁹/L（↓），单核细胞绝对值0.74×10⁹/L（↑），单核细胞百分比15.5%（↑），嗜酸粒细胞百分比1.3%（↓），红细胞计数5.02×10¹²/L，血红蛋白150g/L，血小板计数377×10⁹/L。尿常规：浊度清亮，尿红细胞（-），尿白细胞（-），尿酮体（＋-P）。便常规：大便颜色呈黄色，性软。红细胞沉降率37mm/h（↑）。血凝检验：活化部分凝血酶原时间32.9s（↑），纤维蛋白原5.38g/L（↑），D-二聚体0.60mg/L（↑）。糖化血红蛋白AIC5.5%，HBF 0.2%，糖化血红蛋白AI6.6%。肝肾功能：谷丙转氨酶30U/L，谷草转氨酶25U/L，白蛋白32.2g/L（↓），尿素氮2.9mmol/L，肌酐58.2μmol/L，钾4.75mmol/L，钠135.3mmol/L（↓），C反应蛋白55.33mg/L（↑）。血清结核分枝杆菌蛋白16kDa抗体阴性，结核分枝杆菌蛋白38kDa抗体阴性，脂阿拉伯甘露聚糖抗体阴性。呼吸道感染病原体谱检验报告：嗜肺军团菌阴性，肺炎衣原体抗体IgM阴性，肺炎支原体抗体IgM阴性。乙肝五项定量检测报告：乙型表面抗体定量

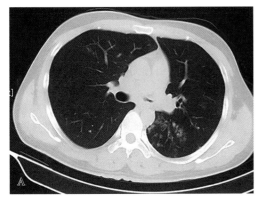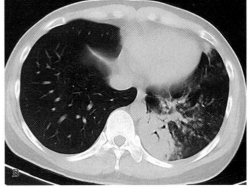

图4-1-2-1 A、B.患者治疗前胸部CT检查

24.18mIU/ml。术前三项检验报告：人类免疫缺陷病毒抗体初筛试验阴性，丙型肝炎病毒抗体阴性，梅毒抗体阴性。呼吸道肿瘤标志物检验报告：铁蛋白639.0ng/ml（↑），糖类抗原CA 12 575.70U/ml（↑），神经元特异性烯醇化酶7.80ng/ml。痰涂片抗酸杆菌检验结果：检出抗酸杆菌1＋P；检出抗酸杆菌3＋P；未检出抗酸杆菌。Gene-Xpert（MTB-DNA）呈阳性，利福平耐药RPO-B阳性。2020年5月17日利福平快速耐药检测呈阳性。2020年5月16日彩色超声检查：双侧颈部淋巴结可见。心电图（EKG）检查：正常心电图，Q-Tc间期0.392s。肺功能：中度混合性通气功能障碍，每分钟最大通气量中度降低。

治疗过程：2020年5月20日于2%利多卡因局部喷雾麻醉下行支气管镜检查，气管镜经右鼻腔插管顺利，隆突锐利。气管、右上、中、下各支气管轻度充血水肿，管腔内少许黏液性分泌物予以吸除，管腔通畅未见新生物。左主支气管纤维增生致管腔瘢痕狭窄，支气管镜（外径4.9mm）无法通过。镜下诊断：Ⅳ型支气管结核。

更正诊断：①继发性肺结核（复治，耐多药），痰抗酸杆菌涂片培养阳性；②Ⅳ型支气管结核。

病情评估：患者因耐药性肺结核治疗难度大，治疗周期长，预后差。

痰Gene-Xpert（MTB-DNA））培养呈阳性，提示GXpert利福平耐药。告知药物不良反应，患者及其家属签字后给予MFX-LZD-CFZ-CS-AMK方案抗结核治疗，同时建议行经支气管镜下介入治疗。

二、诊断思路

结合病史分析，该患者为22岁男性。因"间断咳嗽、咳痰半个月"入院。入院时查体显示体温36.2℃，心率93次/分，呼吸20次/分，血压116/76mmHg。患者神志清醒，呼吸平稳，全身皮肤黏膜无黄染，全身浅表淋巴结无肿大，颈软，无颈静脉充盈，无颈静脉怒张，气管居中，双侧甲状腺无肿大。胸廓正常，无肋间隙增宽，双肺叩诊清音，左肺呼吸音粗可闻及湿啰音及哮鸣音，心界叩诊无扩大，节律齐，心音正常，无杂音。腹部平坦，无腹部压痛，无腹部反跳痛，肝脏未触及，脾脏未触及，颈静脉回流征阴性。脊柱正常，活动正常，四肢正常，活动正常，关节正常，双下肢无水肿。2021年5月7日胸部CT检查：左肺可见斑片状、大片状密度增高影，左下支气管似不通畅，纵隔内未见明显肿大淋巴结，两侧胸腔未见液性密度影。2020年5月11日利福平快速耐药基因呈阳性。本例为青年男性，有咳嗽、咳痰症状，胸部CT显示病灶为肺结核好发部位，结合利福平耐药检测结果，临床诊断为耐药性肺结核较明确。但需要进一步明确的是，患者是否有支气管结核的存在，因此予以支气管镜检查。同时还需与以下疾病鉴别：①非结核分枝杆菌肺病；②肺结核合并其他细菌感染；③支气管哮喘等。

治疗过程及疗效：Ⅳ型支气管结核经支气管镜介入治疗，应属于良性支气管狭窄的范畴，但又有结核感染的特征。因此，在行经支气管镜介入治疗的同时，必须早期、足量、足疗程地给予抗结核药物治疗。

我们对本例患者的病情进行了评估，考虑到该患者存在耐药性肺结核，治疗难度大，治疗周期长，预后差。在与患者及其家属充分沟通并告知药物不良反应，患者及其家属签字后给予抗结核治疗，方案为MFX-LZD-CFZ-CS-AMK，同时联合经支气管镜下介入诊疗。

2020年5月26日在全凭静脉麻醉下行支气管镜介入诊疗术，气管镜经喉罩插管顺利，隆突锐利。气管、右上、中、下各支气管轻度充血水肿，管腔内少许黏液性分泌物予以吸除，管腔通畅未见新生物，左主支气管纤维瘢痕增生致支气管管腔狭窄，支气管镜（外径5.9mm）无法通过，经患者家属同意对左主支气管狭窄段采用久虹（规格型号：JHY-BD-12-40-11A）球囊行高压球囊扩张气道成形术，压力为4～6atm（1atm＝1.01325×10⁵Pa），持续时间为2～3min，反复扩张两次后支气管管腔较前有所增大，但狭窄远端仍可见乳白色干酪样坏死组织附着，并予以吸除脓性分泌物。2020年6月16日行第二次经支气管镜介入治疗，患者左主支气管仍存在狭窄，因病变局部纤维瘢痕组织增殖明显，我们使用了一次性电子黏膜切割刀局部切除部分瘢痕组织后，给予冷冻联合球囊扩张。当球囊扩张后支气管镜勉强通过狭窄段，可见远端管腔管壁高度充血水肿所致的各叶支气管管腔狭窄。1周后，于6月23日行第三次经支气管镜介入诊疗，镜下可见气管下端左侧壁及左主支气管管口少许肉芽坏死组织附着，且有左主支气管管腔狭窄，使用冷冻探头冻取清理坏死组织并多点冷冻治疗，同时再次行球囊扩张后，此时支气管镜可顺利通过狭窄段支气管，并可见远端管腔黏膜水肿较之前减轻，各远端支气管管腔通畅。之后每隔20d患者来院进行支气管镜下诊疗，均适当给予球囊扩张。9月17日治疗后患者左支气管病变基本稳定。从2020年5月26日至2020年10月29日对患者共实施七次经支气管镜下介入治疗（图4-1-2-2～图4-1-2-4）。

2020年12月10日支气管镜复查可见左主支气管狭窄得到明显改善（图4-1-2-5～图4-1-2-8），左主支气管管壁病变稳定，支气管镜可以顺利通过，患者症状消失。2021年1月21日复查胸部CT提示左主支气管较前通畅，左下肺病变较前明显吸收好转（图4-1-2-9A、B）。

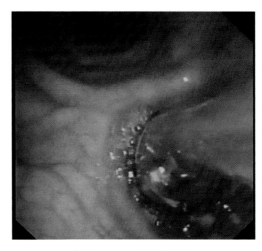

图4-1-2-3　球囊扩张中

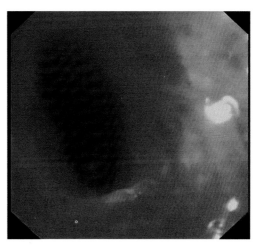

图4-1-2-4　球囊扩张后

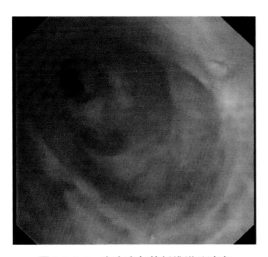

图4-1-2-2　左主支气管纤维增殖狭窄

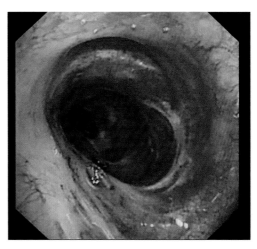

图4-1-2-5　治疗后的左主支气管

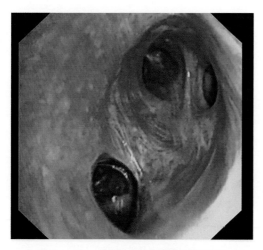

图4-1-2-6 治疗后的左主支气管远端

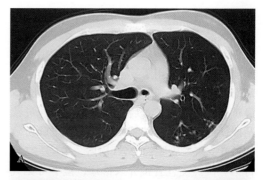

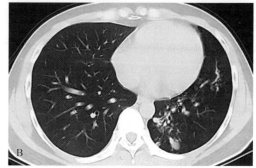

图4-1-2-9 患者治疗后的胸部CT检查（A、B）

三、成功与失败的经验教训

Ⅳ型支气管结核是支气管结核愈合过程中的一种表现，但在临床治疗过程中往往有一些混合存在的病例。本例患者是治疗成功的病例，那么我们在诊疗过程中应如何选择介入治疗呢？

Ⅳ型支气管结核经支气管镜介入治疗应属于良性支气管狭窄的范畴，但又有结核感染的特征。因此，在行经支气管镜介入治疗的同时必须早期、足量、足疗程的给予抗结核治疗。而对于经支气管镜介入治疗，随着介入呼吸病学技术的发展，通过支气管镜介导的支气管腔内的治疗需根据病变的部位、性质、范围的不同可分别采用：①抗结核药物的保留灌注；②选择特殊仪器设备进行介入治疗的方法，如冷冻、微波、高频电刀、激光、氩气刀等；或采用球囊扩张气道成形及支架置入等，可对病灶实施腔内成形、支撑，使得气道恢复其原有的通气功能。

在经支气管镜介入诊疗技术的选择中，依据《中华结核和呼吸杂志》2017年《良性

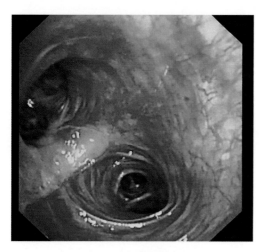

图4-1-2-7 治疗后的左上叶

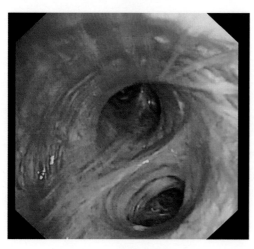

图4-1-2-8 治疗后的左下叶

中心气道狭窄经支气管镜介入诊治专家共识》及2012年《气管支气管结核诊断和治疗指南（试行版）》对瘢痕挛缩性气道狭窄的标准治疗流程：①针形电刀或激光切开松解瘢痕组织；②球囊或硬质支气管镜扩张狭窄气道；③冷冻处理狭窄气道表面；④气道狭窄部位局部应用药物（如细胞毒药物、糖皮质激素及免疫抑制剂等）抑制瘢痕肉芽组织增生。对该患者我们在给予合理规范的抗结核治疗的同时，选择了针形电刀切开松解瘢痕组织、球囊扩张联合冷冻治疗等技术，是该患者治疗成功的关键。

据文献报道肺结核患者合并气管支气管结核的发病率为10%～38.8%，而本例患者于2015年诊断为"肺结核"，采用"HRZE"方案抗结核治疗6个月后停药。对该例患者我们从中吸取的教训是：①当时是否按"气管支气管结核诊断流程"进行了的排查？②抗结核治疗的疗程是否足够？③当时是否存在耐药结核菌感染？④如未行气管镜检查是否有漏诊的可能？⑤停药后是否定期随访观察？以上这些问题都是需要我们在诊断肺结核患者时必须注意和关注的。

四、总结

由于介入呼吸病学技术涉足的范围越来越广泛，因此我们在对气道疾病进行经支气管镜介入治疗时，一定要遵循指南或规范的要求进行诊治。对于支气管结核的治疗需要进行镜下分型、分期，以了解病变的部位、范围等。对Ⅳ型支气管结核的治疗，我们需要在遵循指南和规范同时，还要根据结核病的特点进行规范的抗结核治疗。

（吕莉萍　程　宇）

参 考 文 献

［1］中华医学会结核病学分会《中华结核和呼吸杂志社》编委员会. 气管支气管结核诊断和治疗指南（试行）. 中华结核和呼吸杂志，2012，35（8）：581-587.

［2］中华医学会呼吸病学分会. 良性中心气道狭窄经支气管镜介入诊治专家共识. 中华结核和呼吸杂志，2017（6）：408-418.

第三节　Ⅳ型气管支气管结核瘢痕闭塞再通1例

一、病例资料

患者，女性，17岁。因"咳嗽、咳痰11个月，伴有呼吸困难1个月余"入院。现病史：患者于11个月前出现反复咳嗽、咳白色黏痰，于外院拍摄胸部CT显示双肺多发斑片状、结节状高密度影；痰找抗酸杆菌呈阳性，遂诊断为继发性肺结核，双肺涂（＋）初治。经予以HRZE标准抗结核治疗后，患者肺部症状得到缓解。7个月前在外院复查胸部CT提示"左主支气管及叶支气管开口壁增厚，管腔变窄，远端斑片高密度影及模糊影，左肺上叶舌段支气管扩张，左肺病灶增多"，未行气管镜检查及镜下治疗。1个多月前患者出现呼吸困难，表现为爬二层楼即感到气促，并伴有乏力、食欲缺乏、体重下降，偶有左侧胸痛，咳嗽、咳痰无明显加重，无发热、盗汗、咯血等。于外院气管镜检查提示"左主开口极重度瘢痕形成"，为进一步诊疗就诊于重庆医科大学附属第一医院，门诊拍摄胸部CT提示"左主支气管狭窄、闭塞并伴有左肺阻塞性不张，右肺代偿性肺气肿，右肺上叶后段大片密度增高影及多发空洞（干酪性肺炎），肺动脉主干增宽，左右心室增大"。既往史：否认有高血压、冠心病、糖尿病、肾病等系统性疾病史。否认有肝炎等传染病史。个人史：患者出生于原籍，无化学物质、放射性物质、有毒物质的接触史；否认有吸烟及饮酒史。无特殊。月经史及婚育史：未婚未育。13岁时月经初潮，月经周期5～6d，经期20～25d。家族史：无特殊。

查体：患者神清，精神可，可平卧。左侧颈部可扪及2枚肿大淋巴结。胸廓无畸形，两侧对称，左肺呼吸运动减弱。无胸壁静脉曲张及皮下气肿。右肺呼吸音粗，左肺呼吸音低，双肺未闻干、湿啰音及胸膜摩擦音。

心音有力，心率101次/分，各瓣膜区未闻及杂音。腹软，腹壁无压痛、无反跳痛，未触及包块、未触及异常搏动。肝、脾肋下未触及。双下肢无水肿。

辅助检查：患者于2017年9月23日在重庆医科大学附属第一医院拍摄胸部增强CT：左主气管闭塞伴有左肺不张塌陷，壁增厚，考虑为支气管结核所致可能；右肺代偿性肺气肿，右肺上叶后段片状模糊影，下缘可见分叶状结节影，考虑为肺结核可能；气管左偏，纵隔疝入左侧胸腔；肺动脉高压（图4-1-3-1）。血常规、凝血象、肝肾功能、电解质、输血前检查均未见异常。

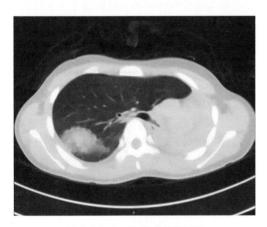

图4-1-3-1　治疗前胸部CT

入院诊断：①继发性肺结核，双肺涂（＋）初治；②左主支气管结核后瘢痕闭塞；③左肺不张；④左侧颈部淋巴结结核待查。

二、诊治思路

1. 治疗原则　解除患者左主支气管闭塞，以改善症状。

2. 诊治经过　患者于2017年10月10日在镇静镇痛下行左主支气管闭塞再通术，在左主支气管闭塞处使用TBNA穿刺针探查（图4-1-3-2），远端有阻力，提示远端闭塞，回抽无血，遂用力加深，有突破感；活检钳进入远端探查并钝性分离，可见脓性分泌物溢出（图4-1-3-3），提示左主支气管已开通但仍狭窄；换用外径4.1mm支气管镜探查确认

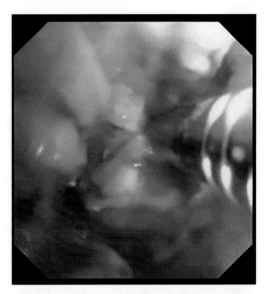

图4-1-3-2　左主支气管闭塞TBNA针探查

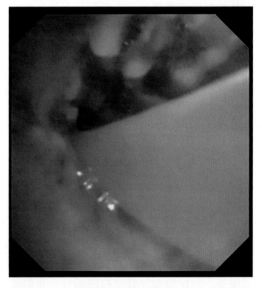

图4-1-3-3　左主支气管闭塞处脓性分泌物溢出

左主支气管远端通畅，其后在左主支气管开口瘢痕狭窄处行球囊扩张（ENDOFLEX球囊（8～10）mm×30mm在左主支气管扩张1～4atm，每个压力3min，每次递增1atm）（图4-1-3-4）；左主支气管较前扩大，但外径5.9mm气管镜仍无法通过，在左主支气管瘢痕狭窄处予以高频电刀松解瘢痕（图4-1-3-5）；气管镜可挤入左主支气管远端，左主支气管远端管壁软化伴有狭窄，狭窄段长约

4cm，左上叶、左下叶支气管开口正常（图4-1-3-6）；左主远端狭窄处12～4点钟方向血管搏动明显，超声支气管镜探查见多个大血管（图4-1-3-7）。2017年10月11日复查胸部CT提示"左肺部分不张肺组织已复张"（图4-1-3-8）。先后于2017年10月30日、2017年11月21日、2018年1月11日、2018年2月12日、2018年3月13日行气道介入治疗（左主支气管瘢痕狭窄伴有管壁软化处球囊扩张及多点二氧化碳冷冻冻融治疗），治疗后左主支气管管腔较前扩大，直径约为6mm，外径为5.9mm的支气管镜能伸入远端，吸痰时左主支气管管壁塌陷。2018年5月9日患者再次随访支气管镜，镜下可见左主支气管瘢痕狭窄伴管壁软化，外径为5.9mm的支气管镜则不能通过。2018年5月14日胸部CT提示"双侧胸廓对称，气管左偏，左主支气管节段性狭窄"（图4-1-3-9）。结合胸部CT和支气管镜检查考虑为左主支气管结核Ⅴ型（管壁软化型），其后长期随访并行气道介入治疗，与患者及其家属沟通后拟在左主支气管置入直筒覆膜金属支架。于2018年8月9日

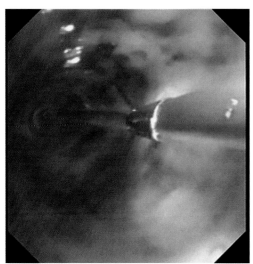

图4-1-3-4　左主支气管狭窄处球囊扩张

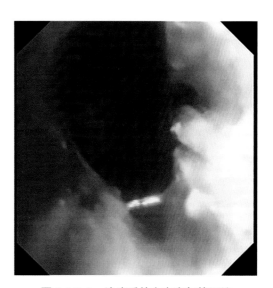

图4-1-3-6　治疗后的左主支气管远端

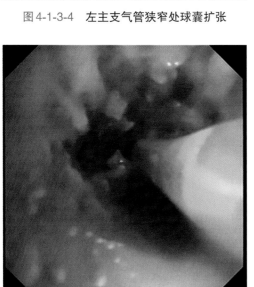

图4-1-3-5　左主支气管狭窄处高频电刀松解瘢痕

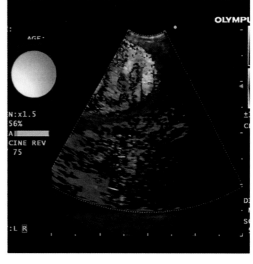

图4-1-3-7　左主支气管狭窄处超声支气管镜探查

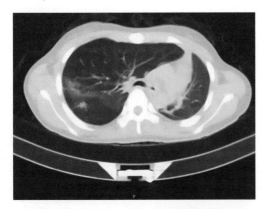

图 4-1-3-8 治疗后 1d 复查胸部 CT

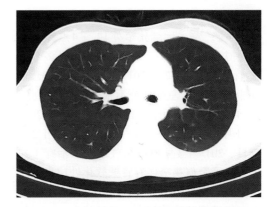

图 4-1-3-10 左主支气管支架置入后复查胸部 CT

检查提示"左主瘢痕狭窄伴有管壁软化，左主覆膜直筒支架置入后，支架向远端移位伴有肉芽组织增殖、瘢痕形成"。在左主支气管行气道介入治疗（包括支架调整，高频电刀，球囊扩张及多点二氧化碳冷冻冻融），与患者及其家属沟通后定期随访血气分析、肺功能检查及气管镜检查，必要时更换为 Y 形覆膜金属支架。

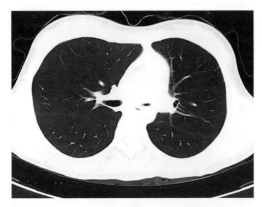

图 4-1-3-9 治疗后 7 个月复查胸部 CT

患者在镇静镇痛下行左主支气管覆膜直筒支架置入，在左主支气管狭窄处予以球囊扩张 ［ENDOFLEX 球囊（6～8）mm×30mm 在左主支气管扩张 2atm，维持时间 2min］，扩张后换用 4.9mm 支气管镜在直视下置入覆膜金属支架［沙漏形 10mm×（12～10）mm×（10～10）mm×12mm，上下缘收口］，在支架内使行球囊扩张［ENDOFLEX 球囊（6～8）mm×30mm 在左主支气管扩张 2atm，维持时间 20s］，扩张后支架较前扩大，外径 5.9mm 气管镜顺畅通过，左上叶、左下叶开口正常。于 2019 年 5 月 21 日拍摄胸部 CT 提示"左主支气管支架置入后，目前未见管腔狭窄"。与前片比较见图 4-1-3-10。2019 年 5 月 21 日肺功能检查提示"轻度通气功能障碍，残气占肺总量明显增高，弥散功能正常，最大呼气流速 - 容量曲线中各项均有降低，呼吸阻力各项均有增高"。2019 年 5 月 22 日气管镜

三、成功经验与失败教训

气管支气管结核典型临床表现包括刺激性剧烈咳嗽、咳痰、咯血及呼吸困难等，但其临床表现缺乏特异性，而且单纯气管支气管结核缺乏典型的影像学表现，导致早期诊断率低及误诊率高。本例患者诊断为继发性肺结核，双肺涂（+）初治，于病程中后期出现劳力性气促。患者在缺乏经验的基层医院就诊，早期胸部影像学检查并无异常，而未能及时行支气管镜检查，导致了气管支气管结核的漏诊、误诊，以致延误了治疗，最终造成左主支气管完全闭塞及左肺不张。因此，为了避免气管支气管结核的误诊，应对肺结核患者常规行支气管镜检查，尤其是出现以下情况时：①胸部 CT 检查提示气管或支气管内壁粗糙，不光滑或伴有叶、段支气管狭窄者；②胸部 X 线片提示局限性肺气肿或通气不良、肺不张等；③抗结核治疗过程中患侧肺内阴影增大、增多者；④肺内无明显病灶，但抗酸染色阳性的结核病患者；⑤咳嗽剧烈者，或抗结核治疗 1 个月以上，咳嗽仍未见明显好转者。

气管支气管结核的确诊主要依赖于支气管镜检查及细菌学或病理学依据，按照支气管镜下表现可分为：Ⅰ型（炎症浸润型）、Ⅱ（溃疡坏死型）、Ⅲ（肉芽增值型）、Ⅳ（瘢痕狭窄型）、Ⅴ（管壁软化型）、Ⅵ（淋巴结瘘型）。本例患者为气管支气管结核导致的左主支气管瘢痕闭塞，针对左主支气管瘢痕闭塞，采用穿刺针、超声支气管镜探查左主闭塞段周围血管，避免高频电刀等热治疗损伤左主支气管周围大血管（胸主动脉、左肺动脉等）。左主支气管有痰液溢出提示左主支气管闭塞再通，在球囊扩张前可换用超细支气管镜确认远端管腔通畅情况，再行球囊扩张气道成形，选择性冷冻处理残留部位。支气管结核的病变多样性决定其气道介入治疗的多样性，根据支气管镜下病变部位、病变程度、远端肺组织情况、镜下表现及组织病理学特征选择合适的治疗方式。对炎症浸润型、溃疡坏死型、肉芽增殖型等支气管结核的早期镜下表现类型及淋巴结瘘型，在积极治疗原发病的同时，辅以介入治疗。此时多以冷冻治疗为主，因为冷冻治疗对气道损伤小，并能减少瘢痕组织增生，降低再狭窄风险。对于稳定的瘢痕狭窄型，首先高频电刀切割松解瘢痕组织，其次行球囊扩张，最后选择性冷冻处理残留部位。对于管壁软化型且暂不行外科手术治疗时，可选择置入硅酮支架或覆膜金属支架。本例患者左主支气管软化伴有中度狭窄，左主支气管无法插入硬质支气管镜，虽然为良性气道狭窄，最终选择在左主支气管放置覆膜金属支架。覆膜金属支架可以改善塌陷气道远端的阻塞性肺不张、肺气肿，其常见并发症包括支架移位、肉芽组织增生、分泌物堵塞管腔等，在放置一段时间后需将覆膜金属支架取出。对于支气管结核这类良性气道狭窄的气道介入治疗，其目的在于缓解患者的症状（功能上的恢复），而不是追求气道结构的完整性（结构上的恢复），避免过度治疗导致严重并发症及医疗资源浪费。而对于气管支气管多种病变共存的情况，单纯气道介入难以达到满意的治疗效果时，可建议患者行外科手术治疗。

四、总结

对肺结核患者常规行支气管镜检查，便于早期诊断和治疗气管支气管结核。左主支气管周围有较多大血管，左主支气管瘢痕闭塞再通时需完善胸部增强CT和三维重建，仔细制订左主支气管闭塞再通的路径，使用热治疗前建议使用穿刺针、超声支气管镜对左主支气管周围血管进行探查。气道再通最初表现为分泌物溢出，建议使用超声支气管镜探查远端气道是否通畅，再行球囊扩张。覆膜金属支架可以改善塌陷气道远端的阻塞性肺不张、肺气肿，可选择性用于良性气道狭窄。

（白　阳　李一诗　郭述良）

参 考 文 献

[1] 郭述良，李一涛，江瑾玥. 呼吸学科应大力推进4D介入呼吸病学技术体系建设. 重庆医学，2019，48（7）：1084-1088.

[2] 中华医学会结核病学分会《中华结核病呼吸杂志社》编委委员会. 气管支气管结核诊断和治疗指南（试行）. 中华结核和呼吸杂志，2012，35（8）：581-587.

第四节　Ⅵ型支气管镜结核病例1例

一、病例资料

患者，男性，51岁。因"咳嗽、咳痰、胸痛3个月余"于2019年10月入院。既往体健，个人史、婚育史、家族史无特殊。查体：体温36.5℃，心率86次/分，呼吸20次/分，血压101/75mmHg，双肺呼吸音粗，其余无明显阳性体征。辅助检查：2019年8月29日于外院拍摄胸部CT显示双肺支气管血管束清晰，左上肺可见结点、条索、斑片影。右中叶及左舌段可见条状影，左主支气管欠光滑，其余气管、右主支气管及各叶段支气管通畅，未见明显狭窄。双肺门不大，纵隔居中，可见肿大淋巴结，左侧局部胸膜稍增厚、粘连，双侧胸腔可见少量积液征。2019年10月18日于本院门诊拍摄胸部CT显示左上叶病变较前略明显，双侧胸腔积液消失，其余情况同前。X-PERT（痰）、痰涂片、自动细胞离心涂片抗酸染色镜检（痰）呈阳性。本院支气管镜提示支气管结核（淋巴结瘘型）。入院诊断：①继发性肺结核，左上肺涂片（＋），痰培养（＋）初治；②支气管结核（淋巴结瘘型）。

二、诊治思路与治疗经过及疗效

患者入院后予以全身抗结核药物化学治疗及经支气管镜介入治疗。

（一）治疗前支气管镜下表现（图4-1-4-1～图4-1-4-4）

声门：未见明显异常。气管：下段黏膜充血肿胀，表面不光滑。隆突：隆突双侧黏膜充血肿胀，可见白色坏死物覆盖，隆突下见瘘口形成。

右侧支气管：主支气管至中间干黏膜充血肿胀、糜烂，表面不光滑，主支气管近中间干内侧壁可见一瘘管与左主支气管相通，较多白色坏死物覆盖，其余支气管黏膜充血肿胀，表面欠光滑，各分支管腔变形狭窄，各管腔大量黏稠脓性分泌物，引流通畅。未见肿瘤及活动性出血。

左侧支气管：主支气管黏膜充血肿胀、糜烂、溃疡，可见大量白色物覆盖，管腔狭窄，内侧壁可见瘘管与右主支气管相通，瘘

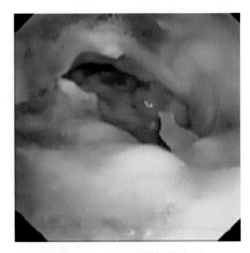

图 4-1-4-2　左主支气管（1）

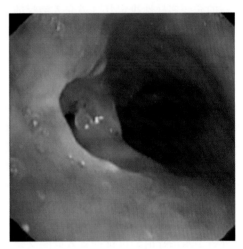

图 4-1-4-3　右主支气管（1）

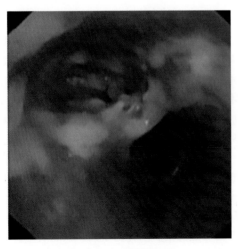

图 4-1-4-1　隆突（1）

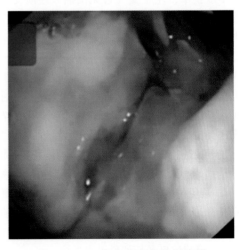

图 4-1-4-4　左右主支气管间瘘管

口内大量白色坏死物覆盖。上下叶支气管黏膜充血肿胀，表面欠光滑，较多黏稠脓性分泌物，引流不通畅。

（二）经支气管镜介入治疗

以活检钳或冷冻冻切的方式清除气道及淋巴结瘘口内干酪样坏死物，以氩气刀（或高频电刀）热凝瘘口内壁残余坏死物及瘘口边缘后，病灶局部灌注异烟肼注射液4ml（含异烟肼0.2g）。以上治疗每周1次，当瘘口内干酪样坏死物消失后，停止清除坏死物及热治疗，仍每周一次行支气管镜于瘘口内局部灌注异烟肼治疗。当出现影响排痰、通气的肉芽组织后予以冷冻冻融治疗，不影响通气排痰的肉芽组织不作特殊处理，直至瘘口愈合。之后每月复查1次支气管镜，随访6个月。

治疗4周后，支气管镜下见干酪样坏死物基本消失，左右主支气管之间的瘘口内出现新生肉芽组织（图4-1-4-5～图4-1-4-7）。

治疗2个月后复查支气管镜，可见左右主支气管黏膜充血肿胀好转，左右主支气管之间瘘口已愈合，左、右主支气管原瘘口处可见新生肉芽组织（图4-1-4-8～图4-1-4-10）。

6个月后复查支气管镜，可见支气管黏膜恢复光滑，肉芽组织消失，瘘口愈合，左、右主支气管管腔通畅（图4-1-4-11～图4-1-4-13），复查胸部CT显示隆突下淋巴结破溃所致的左右主支气管间瘘管愈合（图4-1-4-14～图4-1-4-15）。

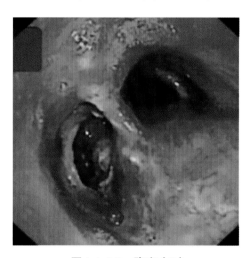

图4-1-4-5 **隆突（2）**

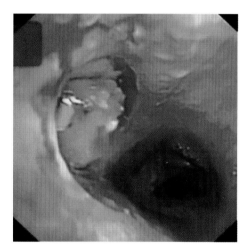

图4-1-4-7 **右主支气管（2）**

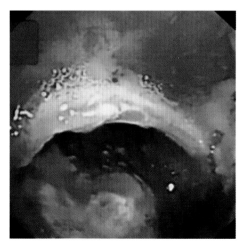

图4-1-4-6 **左主支气管（2）**

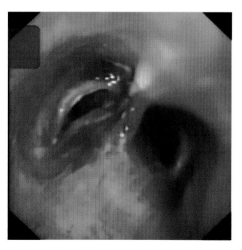

图4-1-4-8 **隆突（3）**

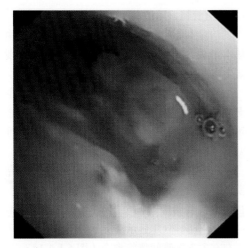

图 4-1-4-9 左主支气管（3）

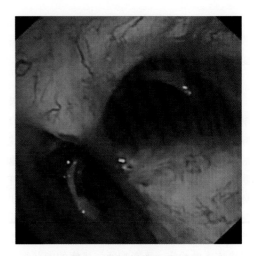

图 4-1-4-11 隆突（4）

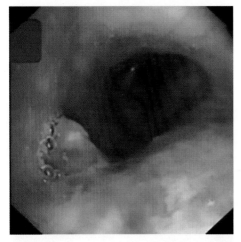

图 4-1-4-10 右主支气管（3）

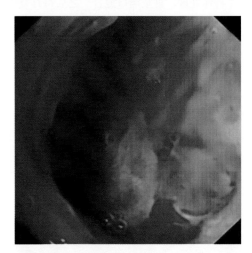

图 4-1-4-12 左主支气管（4）

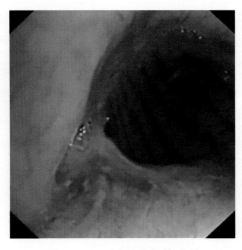

图 4-1-4-13 右主支气管（4）

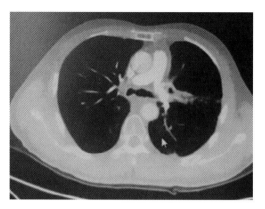

图4-1-4-14 治疗前可见隆突下淋巴结结核瘘口贯通左右主支气管

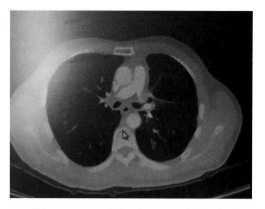

图4-1-4-15 治疗6个月后左右主支气管间瘘口愈合

三、成功经验与注意事项

淋巴结瘘型支气管结核按照发生发展过程可分为三期：破溃前期、破溃期、破溃后期；按照支气管镜下表现分为五型：单纯穿孔型、溃疡穿孔型、肉芽或息肉形成、静止性瘘孔、瘢痕形成。

本例患者表现为"溃疡穿孔型"，属于破溃期淋巴结瘘型支气管结核。该亚型在支气管镜下表现为破溃的淋巴结内坏死物部分排出后，在气道侧壁形成较深的凹陷性瘘口，该病例患者病情较严重，由隆突下淋巴结破溃入左右主支气管后形成了贯通的瘘管。由于瘘口内角度限制，活检钳钳夹及冷冻冻切的方式难以完全清除瘘口内坏死物，且瘘口局部缺少黏膜覆盖，造成瘘口不易愈合，治疗时间长、治疗难度大。经支气管镜氩气刀（或高频电刀）联合冷冻及异烟肼灌注治疗，对此亚型有较好疗效，因为氩气刀（或高频电刀）不但可对瘘口内钳夹及冷冻动切无法清除的坏死物，以热消融的方式清除，还可刺激瘘口边缘黏膜产生肉芽组织，促进瘘口愈合。通常对于器械能直接接触到内壁的瘘口，可选用高频电刀治疗；器械无法接触到的瘘口（如上叶位置较高处、瘘口深部器械无法到达处）可选用氩气刀治疗。当瘘口内干酪样坏死物被清除、瘘口内壁成为热凝固后的失活组织后，凹陷状的瘘口仍将持续存

在一段时间，表现类似"静止性瘘孔"，即瘘口底部为灰黑色质韧淋巴组织、无干酪样坏死物继续冒出；此时应停止氩气刀和冷冻冻切治疗，避免对失活组织反复热凝导致组织碳化甚至气道穿孔及出血，但可继续予以异烟肼灌注治疗，并观察瘘口愈合情况。

破溃期淋巴结瘘型支气管结核的其余亚型还包括：单纯穿孔型、肉芽或息肉形成型。这两种亚型通过冷冻联合异烟肼灌注治疗通常能取得良好疗效。部分肉芽增殖严重造成气道堵塞的患者可采取高频电圈套切除或热消融的方式先解除气道阻塞，再予以冷冻等介入治疗。对于淋巴结增大造成气道外压性狭窄严重合并肉芽增殖阻塞气道的患者，可予以超声支气管镜引导下穿刺抽脓后局部淋巴结穿刺注药，并联合冷冻等治疗。

破溃前期表现为气道的外压性狭窄，通常无明显症状，无须特殊治疗，但应随访观察，若出现破溃或外压型狭窄影响通气、排痰则给予破溃期相应的介入治疗。破溃后期为病情好转、稳定阶段，无须特殊治疗。

四、总结

Krishnan等曾报道1例纵隔淋巴结结核侵犯主动脉及气管壁导致主动脉-气管瘘的患者，发生致命性大咯血而死亡，提示活动性淋巴结结核具有较强的侵蚀性，因此对于淋巴结瘘型支气管结核患者在支气管镜操作前

必须进行风险评估,做好应对大出血等并发症的抢救预案。操作前应完善胸部增强CT扫描,评估病灶局部血管及血供情况,以明确病灶与周围组织的解剖关系,必要时术中可用采超声支气管镜对病灶周围血供情况进行评估。若瘘口邻近大血管,可放弃冻切、钳夹、氩气刀等有创操作,改为局部抗结核药物灌注治疗。手术操作前应建立静脉通道,麻醉要充分,保证良好的操作视野。在操作过程中,动作要轻柔,以减少发生严重并发症的风险。

(肖阳宝　罗林紫)

参 考 文 献

[1] 中华医学会结核病学分会,中华结核和呼吸杂志编辑委员会. 气管支气管结核诊断和治疗指南(试行). 中华结核和呼吸杂志,2012,35(8):230-238.

[2] 罗林紫,肖阳宝,席钊,等. 溃疡穿孔型Ⅵ型支气管结核患者经支气管镜氩气刀联合冷冻及异烟肼灌注治疗的疗效评价. 中国防痨杂志,2019,41(10):1107-1112.

[3] 肖阳宝,席钊,罗林紫,等. 冷冻联合局部药物灌注治疗淋巴结瘘型气管支气管结核的结果分析. 中国防痨杂志,2017,39(3):256-259.

[4] 唐飞,吕莉萍. 可弯曲支气管镜下冷热联合消融治疗中央气道淋巴结瘘型支气管结核的价值. 中国防痨杂志,2019,41(6):657-661.

[5] 肖阳宝,罗林紫,卢志斌,等. 超声引导下淋巴结穿刺注射给药联合冷冻治疗破溃期淋巴结瘘型气管支气管结核的价值. 结核与肺部疾病杂志,2020,1(2):149-153.

[6] CHENG L P, GUI X W, FANG Y, et al. Clinical value of endobronchial ultrasound-guided aspiration and local isoniazid injection in the treatment of mediastinal tuberculous lymphadenitis. Annals of Palliative Medicine,2021,10(4):17-17.

[7] KRISHNAN B, SHAUKAT A, CHAKRAVORTY I. Fatal haemoptysis in a young man with tuberculous mediastinal lymphadenitis. A case report and review of the literature. Respiration,2009,77(3):333-336.

第二章　肺　结　核

第一节　外周肺结核1例

一、病例资料

患者，男性，40岁。于2013年6月体检时发现右上肺阴影，当时无明显咳嗽咳痰、发热、盗汗等症状。门诊行胸部CT检查显示右上肺片状阴影伴有空洞，考虑为肺结核可能性大。遂检查T-SPOT检测呈阳性；痰结核菌抗酸染色为阳性；培养显示结核分枝杆菌生长，对一线抗结核药物均敏感（图4-2-1-1）。当时诊断为继发性肺结核（右上肺伴有空洞）、涂片阳性、进展期、初治，予以3HREZ/12HRE进行治疗，抗结核药物治疗后8个月病灶明显吸收好转，但仍有空洞存在，其后病灶变化不大。2014年9月2日复查胸部CT提示右肺上叶结核灶并且仍伴有空洞（图4-2-1-2）；痰涂片及培养均阴性。为进一步判定结核是否具有活动性收入我院治疗。

查体：体温37℃，心率80次/分，呼吸频率20次/分，血压120/60mmHg；患者神志

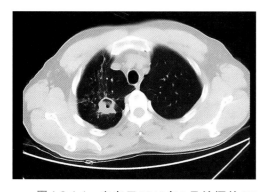

图4-2-1-1　患者于2013年6月拍摄的CT片显示右上肺结节伴空洞影（抗结核治疗前）

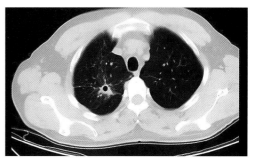

图4-2-1-2　患者于2014年9月拍摄的CT片显示右上肺空洞仍未闭合（抗结核治疗15个月后）

清醒，呼吸平稳，对答切题，口齿清晰，查体合作。全身皮肤黏膜无黄染，无全身浅表淋巴结肿大，颈软，无抵抗感，无颈静脉充盈，气管位置居中，胸廓正常，双肺呼吸运动对称，呼吸节律正常，肋间隙正常，无胸膜摩擦感，无皮下捻发音，叩诊呈清音，呼吸规整，呼吸音清，未闻及干、湿啰音，语音传导正常，无胸膜摩擦音。心界叩诊无扩大，心律齐，无杂音，腹部平坦，无腹部压痛，无腹部反跳痛，未触及肝，未触及脾脏，肝颈静脉回流征未做，双下肢无凹陷性水肿。

辅助检查：血常规显示血红蛋白149g/L，红细胞$4.83×10^{12}$/L，白细胞$8.67×10^9$/L，中性粒细胞70.9%（↑），淋巴细胞22.1%，单核细胞5.8%，嗜酸性粒细胞1.0%，嗜碱性粒细胞0.2%，血小板$211×10^9$/L。血凝检验：凝血酶原时间10.7s，国际标准化比值0.91R，纤维蛋白原1.90g/L，活化部分凝血活酶时间24.0s，凝血酶时间19.6s，抗凝血酶-Ⅲ96.3%，D-二聚体650.00ng/ml（↑）。生化（AU640）检验：免疫球蛋白G14.71g/L，免疫球蛋白A1.82g/L，免疫球蛋白M 0.86g/L，

补体C3 1.15g/L，补体C4 0.39g/L，转铁蛋白2.54g/L，C反应蛋白2.6mg/L。2014年9月10日 生化（7600）检验：γ-谷氨酰转移酶31U/L，谷丙转氨酶13U/L，谷草转氨酶15U/L，谷草转氨酶同工酶6U/L，碱性磷酸酶91U/L，总胆红素10μmol/L，直接胆红素4μmol/L，总胆汁酸3.0μmol/L，总蛋白71g/L，白蛋白50g/L（↑），球蛋白21g/L，白球比例2.4（↑），尿酸455μmol/L（↑），尿素3.5mmol/L，肌酐67μmol/L，葡萄糖5.9mmol/L，钾4.0mmol/L，钠144mmol/L，氯104mmol/L，钙2.44mmol/L，磷1.25mmol/L，镁0.87mmol/L，乳酸脱氢酶145U/L，同型半胱氨酸9.9μmol/L，肌酸激酶58U/L，肌酸激酶同工酶23U/L。结核涂片：荧光染色抗酸杆菌阴性（-）；结核培养：荧光染色抗酸杆菌阴性（-）；风湿+白介素检验：dsDNA阴性（-），抗Sm 阴性（-），抗nRNP阴性（-），抗SSA阴性（-），抗SSB阴性（-），抗Jo-1阴性（-），抗Nucleosomes阴性（-），抗Scl-70阴性（-），CENP B阴性（-），MPO阴性（-），抗Rib.P-Protein阴性（-），PR3阴性（-），抗Histones阴性（-）；细菌鉴定：真菌（1-3）-β葡聚糖80.6pg/ml。胸部CT：双侧胸廓对称。右肺上叶、右中叶可见有斑片样、结节、条索样的病灶，形态不规则，内密度不均，边界不清晰，右肺上叶伴有空洞。纵隔、肺门淋巴结不大。双侧膈顶光整，位置正常。双侧肋膈角和心膈角锐利。

诊断：继发性肺结核上中/（-）涂片（+）进展期复治。

二、诊治思路

从病史中可见该患者是菌阳肺结核明确诊断的，经过15个月的强化抗结核治疗后病灶有明显吸收，且结核菌痰涂片、培养均显示阴性，表明抗结核治疗有效。但是从影像学随访中发现病灶空洞未闭合，未形成瘢痕灶，因此目前无法确认病灶的活动性，是否需要继续药物干预不得而知。所以现在首要的矛盾是确定右上叶空洞病灶的活动性，以指导后续的治疗方案的制订。

总所周知，在涂阴肺结核的诊断中，通过常规痰液细菌学检测的确诊率较低。对肺部病灶取样进行病理学或细菌学检测阳性是诊断"金标准"之一，但如何到达病灶获取足够的组织标本却是一个问题。手术是最直接的方法之一，但是手术创伤较大，且费用高，作为诊断性技术，不适合所有人群。经皮肺穿刺是一种传统的获取病理的方法，其微创、经济的特点使其在临床上应用广泛。但是在肺内中1/3区域及较小的病灶经皮穿刺准确率低，气胸、出血等发生率高。

本例患者虽然是涂阳肺结核，但治疗后痰菌转阴，要确诊其活动性，病理诊断是关键。结核属于良性疾病，因此首先不考虑外科手术方式确诊。该空洞病变位于右上叶尖后段，肺穿刺活检有一定难度，且可能出现气胸等并发症。病变位置位于第7级以上支气管，常规支气管镜检查难以到达该部位，且右上叶尖后段弯角较大，肺外周超声直接寻找病灶也有一定困难。因此，我们选择使用电磁导航支气管镜（electromagnetic navigation bronchoscopy，ENB）结合肺外周超声及床旁X线机定位病灶，并活检组织送检病理学检测和分子生物学监测。最后根据诊断结果来判定病灶的活动性，制订后续的治疗方案。

三、诊断过程与结果

检查设备：①电磁导航系统（由美国SuperDimension公司生产），其中包括五部分：带有inReach软件的笔记本电脑；电磁定位板；电磁导管；操作管道；电磁导航仪。②电子支气管镜系统使用CLV-260SL型氙灯光源（日本Olympus公司生产），CLV260SL型图像处理装置（日本Olympus公司生产）；操作使用BF-1T260型可弯曲支气管镜（日本Olympus公司生产），进行外周超声操作使用EU-ME1内镜超声系统（日本Olympus公司生产）及腔内超声探头UM-S30-20R（日本Olympus公司生产）。

检查方法：①术前进行胸部高分辨率CT检查，并刻录影像资料光盘，格式符合医学数字成像和通信标准（digital imaging and communications in medicine，DICOM）。通过带有inReach软件的笔记本电脑对患者的支气管进行重建、注册及规划路径。②操作前使患者仰卧在检查床上，胸部置于电磁定位板上方的区域，在患者前胸以胸骨柄为顶点，贴上三个磁极，形成一个等腰三角形。③操作时先使用电子支气管镜对患者的双侧支气管进行常规检查，然后将导管插入并连接于操作管道中，将操作管道通过支气管镜钳道插入气管内，使用导管前段感应器进行注册。④注册完成后，将支气管镜置于病灶相关段口，操纵导管在实时导航下进入病灶部位。固定操作管道，将导管退出，使用外周超声探头再次确认是否已到达病灶部位。⑤退出超声探头，使用穿刺针、活检钳、刷检钳通过操作导管在X线透视监视下进行组织样本的获取。全部完成后，确认管腔内无出血，即退出操作管道及支气管镜，宣告操作结束。

病理学检查及诊断认定：所有刷检及针吸穿刺后标本送检验科，进行涂片做抗酸染色涂片和抗酸杆菌固体培养，以及Bactec 960培养及液基细胞学检查；所有活检标本通过福尔马林固定后，用石蜡包埋、HE染色后再进行病理组织学检查和分子生物学检测。

患者于2014年9月9日行ENB检查，支气管镜未见明显异常，分泌物少，导航进入右上叶B2a病灶空洞内（图4-2-1-3），经引导鞘管支气管内超声技术（EBUS-GS）确认后（图4-2-1-4），在X线监测下（图4-2-1-5）进行活检、刷检、灌洗，并局部注入异烟肼0.3g治疗；操作时间30min，导航时间7min。术后病理报告：右上叶坏死性肉芽肿特殊染色结果显示抗酸（＋）、网染（－）、PAS（－）、六胺银（－）；分子病理结果显示TB测序（＋），*RV0577*基因检测为阳性；IS6110基因检测为阳性；*16srRNA*基因检测为阳性。最终诊断：继发性肺结核［上中0/（－）］、涂阳、进展期、复治。

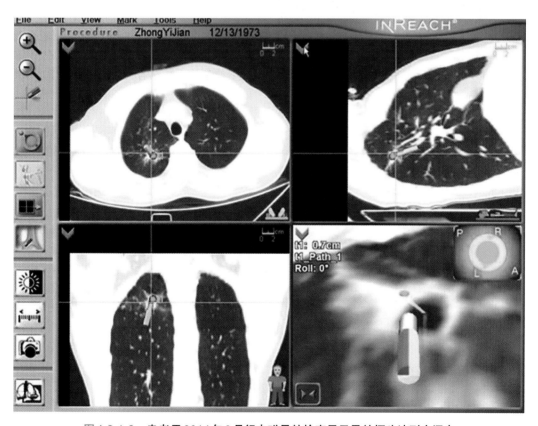

图4-2-1-3　患者于2014年9月行电磁导航检查显示导航探头达到空洞内

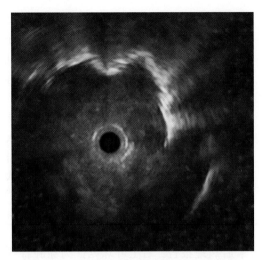

图4-2-1-4　肺外周超声检查确认病灶位置

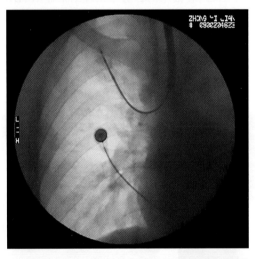

图4-2-1-5　导航中的X线影像可见活检钳位于右上叶病灶中

诊断明确后，换用复治抗结核方案并于支气管镜下行局部灌药治疗，于2015年4月复查胸部CT显示空洞愈合，病灶收缩，综合评估后予以停药，宣告治疗结束。

四、成功经验

自2005年ENB技术在美国首次应用于临床后，对肺外周小结节的定位诊断出现了新的突破，该系统的发明旨在用于早期肺癌的诊断。2006年Gildea等的研究表明，ENB对肺恶性结节的诊断率可达74.4%。而Eberhardt

等的研究表明，导航诊断率与注册时间、导航时间、病灶大小、病灶位置均无关。为了获取更多的组织标本，联合使用穿刺针、活检钳、刷检钳均是有效的方法。迄今为止，采用ENB技术的临床研究病例已近1000例，相对于传统气管镜，ENB无论对于周围肺野、纵隔病灶及淋巴结病变具有较高的准确率，尤其是病变位于周围肺野而气管镜无法到达的部位。从笔者对既往文献的复习结果亦可发现，目前对ENB的应用大多为2cm以上的病灶，操作成功率在65%以上，而且随着临床医师操作经验和熟练程度地不断增加和提高，操作成功率也在逐年增高。在成功取得活检标本的患者中，确诊率亦显著高于非实时定位系统。

此外，ENB的最大优势为安全。由于活检时未达到胸膜，气胸的发生率较经皮肺穿刺低；同时，也避免了CT引导下经皮肺穿刺时X线辐射对患者的影响。此外，还降低了患者因为诊断不明确而进行手术活检的风险，尤其是对于老年体弱的患者可以用最小的创伤来获取病理和细菌学标本，从而明确诊断。

随着介入技术的发展，ENB与其他气管镜下的新技术相结合，可以进一步增加诊断的阳性率和准确率。Chee等对60例周围性病变的患者，根据支气管镜检查随机分为两组：单独应用周围性EBUS组（pEBUS）和两者联合应用组。结果表明，通过pEBUS定位成功率达75%，而联合ENB后定位成功率增加至93%。而pEBUS的确诊率仅为43%，联合ENB后确诊率增加至50%。此外，新开展的现场病理诊断（rapid on-site evaluation, ROSE）的使用能明显提升诊断阳性率和准确率。

目前，国外对ENB的临床研究侧重于恶性疾病，也已证实在诊断恶性结节的过程中ENB有着较明显的优势，对于良性疾病其应用价值需要进一步观察。本例患者是经正规抗结核治疗疗效不佳，反复多次痰抗酸杆菌涂片和培养均为阴性。行ENB的目的是为了明确其结核病的活动性，是否存在继发耐药而导致空洞不闭合。患者为肺尖后段病灶，常规气管镜无法抵达，再次行经皮肺穿刺获得组织学的风险或难度较大，且阳性率低。经ENB引导的刷检和活检均得到了病理学和分子生物学的确诊，得到了成功与正确的诊断，且未出现气胸等不良反应，说明该技术在难治性结核病或者不典型结核病的诊断中可能具有较好的应用前景。

五、总结

组织病理学是确诊肺结核的重要手段，尤其是菌阴且不典型的肺结核。活检标本可以通过气管镜活检或者CT引导下经皮肺穿刺获得，但当病灶位于肺野周边时，尤其是肺尖部位的孤立性病灶、微小结节或者两肺多发结节等，使用传统介入手段获取组织病理学存在一定的困难。电磁导航支气管镜技术集螺旋CT仿真支气管镜与传统可弯曲支气管镜的优点于一身，可进行实时引导定位，准确到达常规支气管镜技术无法到达的肺外周病灶并获取标本行病理检查，在肺内结节、肺内淋巴结肿大等疾病的诊断上有着重要的意义。其活检确诊率优于通过支气管内超声等非实时引导的经支气管针吸活检术。

综上所述，通过电磁导航定位确诊后，也可以同时局部注药或采用冷冻治疗的方法对难治性肺结核进行治疗，均能够获得良好的疗效，此方法也值得临床进一步推广与普及。

（顾　晔）

参 考 文 献

［1］中华人民共和国卫生部疾病预防控制局，中华人民共和国卫生部医政司，中国疾病预防控制中心. 中国结核病防治规划实施工作指南（2008年版）. 北京：中国协和医科大学出版社，2009.

［2］GILDEA T R，MAZZONE P J，KARNAK D，et al. Electromagnetic navigation diagnostic bronchoscopy：a prospective study. Am J Respir Crit Care Med，2006，174（9）：982-989.

［3］EBERHARDT R，ANANTHAM D，HERTH F，et al. Electromagnetic navigation diagnostic bronchoscopy in peripheral lung lesions. Chest，2007，131（6）：1800-1805.

［4］MAHAJAN AK，PATEL S，HOGARTH DK，et al. Electromagnetic navigational bronchoscopy：an effective and safe approach to diagnose peripheral lung lesions unreachable by conventional bronchoscopy in high-risk patients. J Bronchology Interv Pulmonol，2011，18（2）：133-137.

［5］LAMPRECHT B，PORSCH P，WEGLEITNER B，et al. Electromagnetic navigation bronchoscopy（ENB）：Increasing diagnostic yield. Respir Med，2012，106（5）：710-715.

［6］KARNAK D，CILEDAG A，CEYHAN K，et al. Rapid on-site evaluation and low registration error enhance the success of electromagnetic navigation bronchoscopy. Ann Thorac Med，2013，8（1）：28-32.

［7］陈愉，李时悦. 电磁导航支气管镜临床应用新进展. 中华结核和呼吸杂志，2013，36（1）：6-8.

［8］EBERHARDT R，MORGAN RK，ERNST A，et al. Comparison of suction catheter versus forceps biopsy for sampling of solitary pulmonary nodules guided by electromagnetic navigational bronchoscopy. Respiration，2010，79（1）：54-60.

［9］PORT J，HARRISON S. Electromagnetic navigational bronchoscopy. Semin Intervent Radiol，2013，30（2）：128-132.

［10］LEING S，JU H，MARSHALL H，et al. Electromagnetic navigation bronchoscopy：A descriptive analysis. J Thorac Dis，2012，4（2）：173-185.

［11］徐志强，王茂筠，梁宗安. 电磁导航支气管镜临床应用及展望. 重庆医学，2013，42（12）：1421-1423.

［12］CHEE A，STATHER D R，MACEACHERN P，et al. Diagnostic utility of peripheral endobronchial ultrasound with electromagnetic navigation bronchoscopy in peripheral lung nodules. Respirology, 2013, 18（5）: 784-789.

第二节 肺结核空洞介入治疗1例

一、病例资料

患者，男性，38岁。因"间断性咳嗽、咳痰伴有声音嘶哑2个月余"于2013年第一次入院治疗。患者既往20余年前曾患肺结核，应用SHR规律治疗约6个月后停药。患者入院2个月余前无明显诱因出现咳嗽、咳痰，咳黄白色黏痰，并伴有声音嘶哑，无咽痛，无发热。行颈部CT及喉镜检查并取声带活检，术后病理回报：肉芽肿性病变，考虑为结核。同时行胸部CT扫描发现左肺空洞性病变，诊断为肺结核，故收入院治疗。查体：体温36℃，心率78次/分，呼吸19次/分，血压110/80mmHg，双侧呼吸动度一致，双侧语音震颤一致，双肺叩诊清音，双肺呼吸音清，可闻及左上肺湿啰音，未闻及胸膜摩擦音。叩诊心界不大，心律齐，心音有力，腹部平坦，未见胃肠型及蠕动波，未见腹部静脉曲张，无腹肌紧张，无压痛及反跳痛，未触及腹部肿块，肝、脾脏肋下未触及，四肢无畸形，四肢关节无红肿，活动自如，双下肢无水肿。胸部CT扫描：左肺上叶斑片样、条索样高密度影，伴有空洞形成，右上肺点片及条索影（图4-2-2-1）。患者入院后查痰结核菌涂片（＋＋），继发性肺结核诊断明确，故予以HRZE联合抗结核治疗，后患者病情好转出院。患者经门诊治疗2个月后，住院中痰培养回报呈阳性，且对SHR耐药，菌种鉴定为结核分枝杆菌。故更改方案为环丝氨酸、莫西沙星、丙硫异烟胺、对氨基水杨酸钠、丁胺卡那联合抗结核治疗。规律治疗1年后，患者痰涂片及培养依然阳性，药敏结果不变，咳嗽、咳痰等症状再次有所加重，复查胸部CT显示左上叶空洞较之前有增大趋势，周边斑片影稍有好转（图4-2-2-2），故为进一步诊治再次入院。

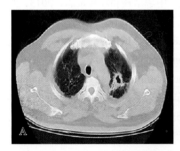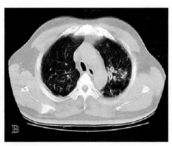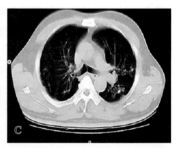

图4-2-2-1　患者入院时胸部CT扫描显示左肺上叶斑片样、条索样高密度影，伴有空洞形成，右上肺有点片状及条索状影

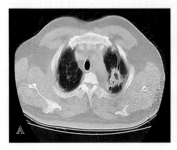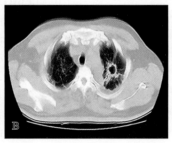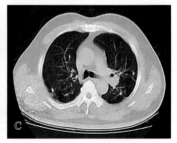

图4-2-2-2　患者经规律治疗1年后，复查胸部CT扫描显示左上叶空洞较之前有增大趋势，周边斑片影稍有好转

二、诊治思路

本例患者为复治肺结核患者，且已经多次规律进行抗结核治疗，但效果不佳，目前耐多药肺结核诊断明确，且长期反复细菌学阳性。当年国内外对于耐多药肺结核的重视程度及研究进展与当前相比相差甚远，由于新药匮乏，所以利奈唑胺、氯法齐明及贝达喹啉等药物的效果尚未得到证实，故整体治疗效果很差。而患者当时已经应用多种二线药物治疗，但效果仍不能令人满意，且临床表现、影像学表现及细菌学改善均不理想，使下一步治疗陷入了困境。经科内讨论，并征得患者及其家属的同意，决定维持原方案药物治疗的同时，对患者行经气道空洞栓塞术（transairway cavity embolization，TTCP）治疗（图4-2-2-3）。

三、治疗过程与疗效

TTCP是将支气管镜与介入技术联合应用，将支气管镜进至靶支气管开口，在X线监视下引入导丝、导管并将导管插入目标空洞内，而后退出导丝、保留导管，注入少量造影剂进行造影，证实为靶空洞，最后注入抗结核药物，填充满意后退出导管及支气管镜。本例患者治疗选择以大分子有机物为载体的凝胶剂型，将含药凝胶直接填塞空洞，其可黏附病灶，提高空洞内病变局部的药物浓度，延长抗结核药物在局部的作用时间，有利于有效杀灭结核分枝杆菌。而且因局部浓度高，不仅对敏感菌有效，还可杀死耐药结核分枝杆菌。此种方法既可机械性闭塞空洞，使空洞内缺氧，抑制结核菌生长，又可在空洞内缓慢释放高浓度抗结核药物，抑制并杀死结核菌（图4-2-2-4）。患者先后进行了三次空洞介入治疗，每月1次，联合治疗3个月后患者痰菌转阴，半年后复查胸部CT显示左上肺空洞闭合（图4-2-2-5）。患者症状消失，继续药物治疗至18个月后停药。后经门诊随诊，目前未发现有复发迹象。

四、经验与不足

本例患者为1例复治耐多药肺结核患者，诊断明确，但限于当年对于耐多药结核病治疗的情况，治疗曾一度陷入困境。众所周知，肺结核一直是我国非常严重的公共卫生问题，其发病率及死亡率持续位居我国各种传染病的前列，目前虽有一定的下降趋势，但耐多

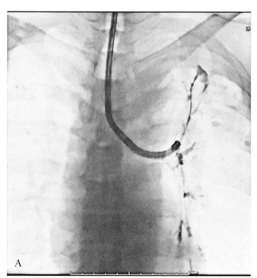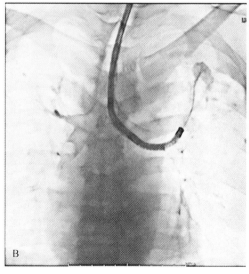

图4-2-2-3　将支气管镜进至靶支气管开口，在X线监视下引入导丝、导管，并将导管插入目标空洞内，而后退出导丝，保留导管，注入少量造影剂进行造影，证实为靶空洞，最后注入抗结核药物，填充满意后退出导管及支气管镜

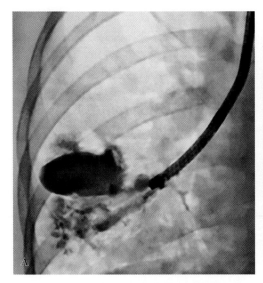
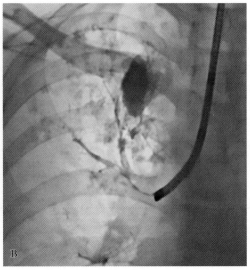

图 4-2-2-4　通过导管将含药凝胶直接填塞空洞，可以机械性闭塞空洞，使空洞内缺氧，抑制结核菌生长，又可在空洞内缓慢释放高浓度抗结核药物，延长有效治疗时间

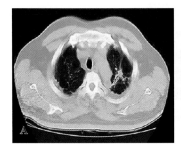
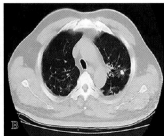
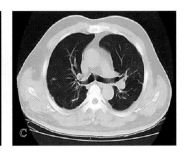

图 4-2-2-5　患者经抗结核治疗联合 TTCP 治疗 6 个月后，复查胸部 CT 显示左上肺空洞已闭合

药肺结核依然是全球临床上治疗的难点，传染性强，且传染时间长，危害巨大。肺结核空洞是由于干酪坏死组织液化经气道排出后形成，是活动性肺结核常见的影像学表现。空洞性肺结核活动性强，传染性大，闭合困难，药物治疗效果不佳，容易复发，且空洞中组织破坏严重，纤维组织增生，局部血管稀少及存在干酪样坏死，常规化学治疗药物不易渗入空洞，难以达到有效治疗浓度，故结核菌不易被清除。而耐药肺结核出现空洞的可能性大，故肺结核空洞的闭合一直是控制肺结核传染源的关键措施。肺结核空洞临床治疗困难，多年以来国内外学者一直非常重视，并做了很多关于局部给药及经气道给药的尝试及研究，但均因选择性差，且并发症及治疗次数过多，患者难以耐受而未能延续。

我院学者自 20 世纪 90 年代开始率先应用经气道空洞栓塞术（TTCP）技术治疗难治性和耐多药肺结核空洞，取得了一定的效果，目前已有多篇相关的文献报道。笔者总结了 260 例痰菌阳性的空洞型肺结核病例，其中治疗组 130 例应用药物治疗联合 TTCP 治疗，包括 10 例耐多药肺结核患者，观察组 130 例仅采用单纯药物治疗，结果显示治疗组空洞闭合率、不同时间点的痰菌阴转率及治疗总成功率均显著高于观察组，治疗组中 10 例耐多药肺结核最终治疗成功率达到 90%，且随诊 3 年无一例复发。此外，笔者总结了国内外多篇相关研究文献，结果均提示无论是对于普通空洞型肺结核，还是耐多药肺结核，TTCP

联合药物治疗均可取得良好效果，且空洞闭合率及痰菌阴转率均显著高于单纯药物治疗者。

然而，目前TTCP同样存在一定的不足之处。首先，对于耐多药患者来说，由于国内外整体上研究样本量偏少，尚无大样本研究数据，故尚不能得到较为客观的结论。其次，操作相对比较复杂，镜下寻找空洞引流支气管是难点和关键，对操作者技术及经验要求较高。最后，关于局部应用的药物的种类及具体剂量配比，以及载体的选择，目前较为繁杂，我们也正在联合相关科研机构进行进一步试验并积累数据，以期尽快找到理想的药物载体及合适的配比。

五、总结

综上所述，TTCP是将纤维支气管镜技术及介入技术联合应用，可以较容易地找到空洞引流支气管，准确地将抗结核药物注入空洞。此种方法操作简单、准确、安全，并有效地避免了插管选择性差所带来诸多弊端，并且TTCP可有效的加快痰菌阴转，从传染源方面尽快控制结核病的传播。今后随着可供介入治疗药物研究的增多及精准治疗的发展及技术的不断改进与发展，TTCP在空洞型肺结核治疗上将具有良好的应用前景。

（韩骏铎）

参 考 文 献

［1］刘晓东，吴琦，梁春宝. 抗痨凝胶介入治疗耐多药肺结核空洞的临床研究. 临床肺科杂志，2007，12（6）：558-559

［2］范勇，尹保全，刘宝钗，等. 经气道空洞填充术介入治疗肺结核空洞的初步研究. 天津医药，2000，28（12）：724-725

［3］MIAO H. Short-term clinical effect of interventional therapy for multi-drug resistant pulmonary tuberculosis cavity. Journal of Chinese Practical Diagnosis and Therapy，2008，22：716-717.

［4］CUI J. Interventional treatment of newly treated cavitary pulmonary tuberculosis by fiberoptic bronchoscopy. Capital Food Medicine，2015，22：38-39.

［5］GUAN L. Analysis of the therapeutic effect of interventional therapy for multi-drug resistant pulmonary tuberculosis cavity. Clinical Medicine of China，2004，20：324-325.

［6］FAN Y，LIU G，LIANG C . The effect of interventional therapy for multi-drug resistant pulmonary tuberculosis cavity . Tianjin Medical Journal，2004，8：510-511.

［7］CHEN W，ZHENG Y，XIN L. Interventional treatment of multi-drug resistant cavitary tuberculosis. Chinese Journal of Antituberculosis，2005，1：29-32.

［8］WANG J，ZHANG P. Efficacy analysis of antituberculosis gel in interventional treatment of multi drug resistant pulmonary tuberculosis. China medicine，2010，4：315-317.

［9］WANG W，WANG A，LIN M. Multidrug resistant pulmonary tuberculosis，interventional therapy for long term efficacy of. Academic Journal of Pla Postgraduate Medical School，2005，2：128-129.

［10］HUANG H，YIN Y，ZHOU T. Clinical efficacy of bronchoscopic drug infusion in the treatment of multi-drug resistant cavitary pulmonary tuberculosis. Chinese Journal of Modern Drug Application，2016，13：181-182.

第三章　结核性胸膜病变与咯血

第一节　采用弹簧圈封堵微小支气管胸膜瘘1例

一、病例资料

患者，女性，46岁。因"反复咯血3年，发现支气管胸膜瘘10个月"于2018年5月23日入院。患者3年前因反复咯血行"右上肺叶切除术"。18个月前再次出现咳嗽、咯血，胸部CT显示右下肺空洞形成，行"右胸探查＋右残余肺脓肿病灶清除＋右残余肺切除术"。患者于10个月前出现咳大量黄脓痰，于当地医院行支气管镜检查显示右主支气管手术残端可见瘘口，遂行"胸腔镜下右胸探查＋脓肿清除＋胸腔闭式引流术"，但术后右主支气管残端窦道一直未愈，持续带管胸腔闭式引流管生活。此次入院前1个月，患者在当地某医院行"支气管镜下瘘口封堵术（注入纤维蛋白胶）"，术后经胸腔闭式引流瓶（胸引瓶）无气泡溢出。但术后1周患者咳出白色硬质胶样物质，胸引瓶再次有较多气泡溢出。

查体：患者生命体征平稳，意识清楚，右侧胸廓塌陷，右前胸壁可见胸腔闭式引流管，深呼吸、咳嗽时水封瓶内见较多气泡溢出，水封瓶内见黄色浑浊液体（图4-3-1-1）。右肺语颤消失，右肺呼吸音消失，左肺呼吸音清，未闻及干、湿啰音。心脏和腹部体征未见异常。

辅助检查：胸部CT显示（2018年5月24日）：右侧胸廓塌陷，右侧气胸，右肺叶及支气管缺失，术区可见多发短条状致密影，右侧胸膜增厚；左肺气肿（图4-3-1-2）。2018年5月28日行支气管镜检查可见右主支气管残

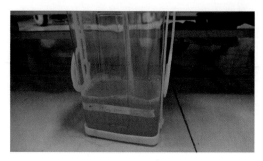

图4-3-1-1　患者入我院时胸引瓶情况：水封瓶内可见黄色浑浊液体，深呼吸、咳嗽时可见较多气泡溢出

端有一直径约3mm的瘘口，瘘中横亘有手术残留钛夹（图4-3-1-3）。

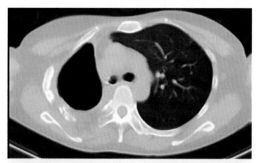

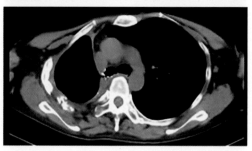

图4-3-1-2　2018年5月24日胸部CT显示右侧胸廓塌陷，右侧气胸，右肺叶及支气管缺失，右侧胸膜增厚，左肺气肿

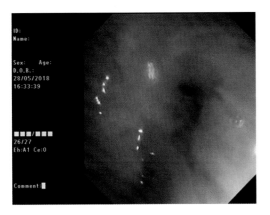

图4-3-1-3 2018年5月28日支气管镜检查可见右主支气管残端有一直径约3mm的瘘口，其中横亘有手术残留钛夹

诊断：①支气管胸膜瘘；②右上肺切除术后。

二、治疗过程与疗效

2018年5月28日患者行支气管镜检查，并取硅胶假体修剪为棱形，用活检钳试图将硅胶插入瘘口，但反复尝试后未能成功。改用镜下注入医用明胶海绵、纤维蛋白胶至瘘口处进行封堵，但术后3d患者将黏合剂咳出。

2018年6月5日患者于体外用导丝（G240-3527S，日本Olympus公司）将释放后直径为4mm的弹簧圈（MWCE-35-3-4，日本Cook公司）推送入1根5F Cobra动脉导管（天津哈娜好医材有限公司，直径1.67 mm）前端，然后通过支气管镜工作通道（BF-1TQ290，日本Olympus公司）将5F动脉导管送至右主支气管残端瘘口，在支气管镜监视下，通过导丝推送，将线形弹簧圈从5F Cobra动脉导管内推送入瘘口内，弹簧圈推出后在瘘口内盘旋卷曲，并与其上所附着的人工合成纤维一起将瘘口封堵（图4-3-1-4），胸引瓶中旋即未再有气泡溢出。拟局部注入医用生物胶加强封堵效果，但观察数分钟胸引瓶中仍无气泡再溢出，考虑封堵效果良好，故未再注入医用生物胶。术后患者咳痰明显减少，胸引管仅引流少量黄色胸腔积液，无气泡溢出。术后第7天和第15天分别复查支气管镜，均见瘘

口弹簧圈封堵良好，未见移位，胸引瓶中无气泡溢出（图4-3-1-5，图4-3-1-6），于术后20d拔出胸引管后出院。术后1个月和3个月随访患者无明显咳嗽增加、发热、呼吸困难等不适，支气管镜检查示弹簧圈在位良好（图4-3-1-7，图4-3-1-8），术后3个月胸部CT示右侧残腔积气及包裹性积液较前无明显变化、弹簧圈在位（图4-3-1-9）。术后6个月、9个

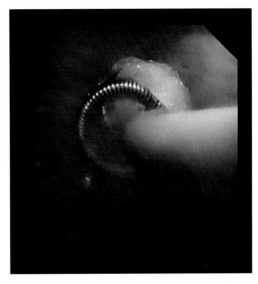

图4-3-1-4 经支气管镜将弹簧圈置入瘘口内

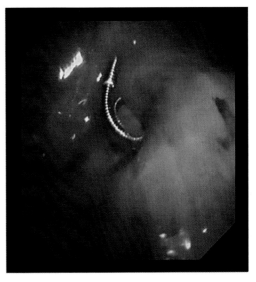

图4-3-1-5 患者行弹簧圈封堵术后第15天可见支气管镜示弹簧圈在位良好

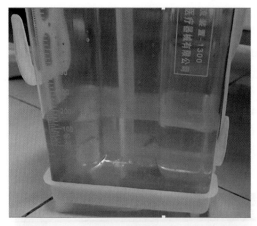

图4-3-1-6 胸腔引流瓶中无气泡溢出

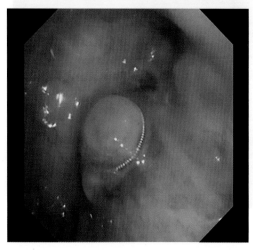

图4-3-1-7 患者术后1个月支气管镜显示可见弹簧圈在位，表面附着少许分泌物

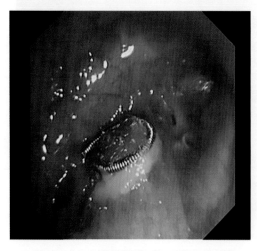

图4-3-1-8 患者术后3个月支气管镜显示可见弹簧圈在位，周围附着少许白色分泌物

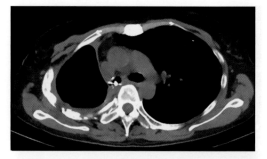

图4-3-1-9 患者术后3个月（2018年9月4日）随访胸部CT显示右侧残腔积气及包裹性积液较前无明显变化，弹簧圈在位

月、12个月继续随访支气管镜，弹簧圈在位，患者无感染、咳嗽加重表现，疗效良好。

三、成功经验

支气管胸膜瘘（bronchopleural fistula, BPF）是肺叶或单侧肺切除术后严重的并发症之一。随着外科手术技巧和经验的积累、支气管残端闭合器的应用，BPF的发生率较前有所降低。近年来有文献报道BPF在全肺切除术后发病率为1.5%～12.5%，在肺叶切除术后发病率为0.5%～3%，而病死率高达16%～71%，这也是胸外科医师面临的一大难题。

瘘口修补方式包括外科手术治疗和经支气管镜瘘口封堵治疗，外科手术治疗创伤较大、风险及费用更高，且胸廓成形术后会造成患者胸廓畸形，对患者的生理、心理等方面影响较大，故临床上应用有限。经支气管镜治疗BPF，可根据患者情况选择以下封堵剂或封堵器：纤维蛋白胶、组织黏合剂、硬化剂、房间隔缺损封堵器、单向活瓣、气道支架等，这些方法各有其优缺点。纤维蛋白胶、组织黏合剂和硬化剂只适用于较小的瘘口，一般瘘口＜5mm效果良好，≥5mm的瘘口疗效不佳。纤维蛋白胶容易被咳出、最终会被吸收，因此远期疗效欠佳；组织黏合剂若误滴堵塞正常支气管可能引起肺不张、肺部感染、急性呼吸衰竭等情况。若瘘口≥5mm选择封堵器效果更好，如房（室）间隔缺损封堵器、覆膜气道支架或单向活瓣。

本例患者瘘口虽小，但已存在长达10个

月之久，在外院经手术清除脓胸和胸腔闭式引流、2次注入纤维蛋白胶、1次采用硅胶塞置入均失败，因瘘口小且有残留钛夹横亘阻挡，无法置入气道覆膜支架、心脏房（室）间隔封堵器、支气管单向活瓣等封堵材料，本例通过使用1个直径4mm的弹簧圈成功封堵。弹簧圈原本为血管栓塞材料，广泛用于动脉瘤的治疗、各种血管栓塞治疗，推送前呈直线型，经导丝推送出导管盘曲后其直径为2～20mm。使用弹簧圈封堵BPF建议选择直径＜5mm且有一定瘘管形成的微小瘘，瘘管形成有利于弹簧圈附着，降低其脱落风险；若瘘口直径≥5mm，弹簧圈内及弹簧圈和周围黏膜间的缝隙不易被封闭，且弹簧圈易脱落。因此，不建议更大的瘘口采用该方法进行封堵。根据瘘口的大小，选择收缩盘曲后直径略大于瘘直径的弹簧圈放置于窦道内或邻近的亚段/段支气管内，弹簧圈及其附着的人工合成纤维能有效填塞窦道，根据术中情况决定是否局部注入纤维蛋白胶或组织黏合剂增强密封性。血管栓塞用弹簧圈质地软，置入后呈螺旋状，对瘘口周围组织产生的张力小，不易引起瘘口周围组织缺血。

四、总结

本例患者为国内首次报道使用弹簧圈封堵治疗BPF，其封堵效果优于纤维蛋白胶、组织黏合剂、硬化剂，费用略贵于上述封堵剂，但与房（室）间隔缺损封堵器、气道支架、单向活瓣等封堵材料相比费用明显降低，操作方法相对简单、安全性高，容易被患者接受。且本例因封堵良好，没有加用其他封堵材料。使用弹簧圈封堵BPF后需定期随访患者有无咳嗽增加、感染、出血、弹簧圈移位等并发症的发生。

总的来说，经支气管使用弹簧圈封堵支气管胸膜瘘是一种安全、有效、价格低廉、操作方便的方法。对于使用纤维蛋白胶、组织黏合剂、硬化剂等材料封堵效果不佳，且直径＜5mm的微小瘘口封堵效果良好，值得在临床推广。

（江瑾玥　郭述良）

参 考 文 献

[1] JAMES M CLARK, DAVID T COOKE, LISA M BROWN. Management of Complications After Lung Resection：Prolonged Air Leak and Bronchopleural Fistula. Thorac Surg Clin, 2020, 30（3）：347-358.

[2] MARCO MAMMANA, GIUSEPPE MARULLI, ANDREA ZUIN, et al. Postpneumonectomy bronchopleural fistula：analysis of risk factors and the role of bronchial stump coverage. Surg Today, 2020, 50（2）：114-122.

[3] IGOR YA MOTUS, ALEXANDER V BAZHENOV, RAUFT BASYROV, et al. Endoscopic closure of a bronchopleural fistula after pneumonectomy with the Amplatzer occluder：a step forward?. Interact Cardiovasc Thorac Surg, 2020, 30（2）：249-254.

[4] 彭金钊，李晓光. 肺癌热消融术后支气管胸膜瘘的研究现状与进展. 介入放射学杂志, 2020, 29（12）：1276-1281.

[5] 刘家杰，肖泽林，高健齐，等. 应用房间隔缺损封堵器封堵结核性支气管胸膜瘘的疗效分析. 岭南现代临床外科, 2020, 20（5）：582-587.

[6] 黄佩，高兴林，钟志成. 骨髓间充质干细胞治疗支气管胸膜瘘的研究进展. 中华结核和呼吸杂志, 2019, 42（2）：137-140.

[7] GURSOY S, YAZGAN S, UCVET A, et al. Postpneumonectomy bronchopleural fistula in non-small cell lung cancer patients：incidence, survival, mortality, and treatment analysis. Surg Today, 2018, 48（7）：695-702.

[8] KENNETH K SAKATA, JANANI S REISENAUER, RYAN M KERN, et al. Persistent air leak-review. Respir Med, 2018, 137：213-218.

[9] MASAYA OKUDA, TETSUHIKO GO, HIROYASUYOKOMISE. Risk factor of bronchopleural fistula after general thoracic

surgery: review article. Gen Thorac Cardiovasc Surg, 2017, 65（12）: 679-685.

[10] PETRELLA F, SPAGGIARI L. Bronchopleural fistula treatment: From the archetype of surgery to the future of stem cell therapy. Lung India, 2015, 32（2）: 100-101.

[11] CARDILLO G, CARBONE L, CARLEO F, et al. The Rationale for Treatment of Postresectional Bronchopleural Fistula: Analysis of 52 Patients. Ann Thorac Surg, 2015, 100（1）: 251-257.

[12] 李亚华, 蒋天, 韩新巍. 支气管胸膜瘘介入治疗及研究进展. 中华介入放射学电子杂志, 2018, 6（1）: 81-84.

[13] 张犁雪, 赵辉, 隋锡朝, 等. 弹簧圈联合组织粘合剂成功封堵残胃支气管瘘1例. 中华胸心血管外科杂志, 2015, 31（3）: 184.

[14] 杨震, 姜丹丹, 田庆, 等. 支气管镜介入治疗顽固性气胸的进展. 中华腔镜外科杂志（电子版）, 2014,（4）: 321-325.

第二节　经气道与胸腔介入联合治疗疑难病例1例

一、病例资料

患者, 男性, 29岁。2年前无明显诱因出现气促、呼吸困难于当地医院就诊。完善检查后考虑为"右上肺结核、涂阴、初治; 气胸", 遂行胸腔镜探查及右上肺病灶切除术, 术后病理提示慢性肉芽肿性炎, 结核PCR阳性。术后予以留置胸腔引流管、抗结核治疗（具体方案不详）, 患者气促有所缓解, 但胸引管内持续引出气体。考虑为"右侧支气管胸膜瘘", 为了缓解呼吸困难于全身麻醉下再次行右侧胸腔闭式引流, 并调整抗结核方案为"丙硫异烟胺600mg, 每日1次; 莫西沙星400mg, 每日1次; 环丝氨酸250mg, 每日1次; 吡嗪酰胺1500mg, 每日1次"。出院后患者持续右侧胸腔闭式引流, 规律抗结核治疗2

年, 运动及爬缓坡后感气促。现患者为求进一步治疗入我院, 门诊以拟诊"支气管胸膜瘘"收入我科。

既往史: 6年前因咯血诊断为肺结核, 不规律抗结核治疗1年多后自行停药。

入院查体: 体温36.4℃, 心率89次/分, 呼吸21次/分, 血压118/62mmHg, 发育正常, 神清、查体合作。全身皮肤黏膜无黄染, 无全身浅表淋巴结肿大, 颈软, 无抵抗感, 无颈静脉充盈, 气管位置居中。右胸壁可见多处瘢痕, 可见胸腔闭式引流管固定通畅, 下接一水封瓶, 咳嗽时见瓶内气泡溢出。右肺呼吸音减弱, 左肺呼吸音清。心界叩诊无扩大, 心律齐, 无杂音, 腹部平坦, 无腹部压痛, 无腹部反跳痛, 未触及肝, 未触及脾脏, 肝颈静脉回流征未做, 双下肢无凹陷性水肿。

辅助检查: 血气分析（未吸氧）显示pH 7.40, $PaCO_2$ 48mmHg, PaO_2 60mmHg, BE 3.6mmol/L, HCO_3^- 29.7mmol/L, Lac 1.0mmol/L, K^+ 4.2mmol/L, Na^+ 134mmol/L; 肺功能检查显示FVC 2.15L, FEV_1 0.81L, FEV_1/FVC 37.47%, DLCOS 4.78。

诊断: ①支气管胸膜瘘? ②右侧脓胸; ③右肺结核病灶切除术后; ④继发性肺结核, 痰涂片（－）复治。

二、诊治经过

患者此次入院后予以抗感染、祛痰等治疗。胸部CT显示右上胸腔局限性气肿（图4-3-2-1）。进一步行支气管镜检查, 镜下通过取石球囊探查封堵（图4-3-2-2）, 明确右上肺叶前、尖、后段远端存在瘘口。为封堵瘘口、缓解呼吸困难、拔除胸腔闭式引流管, 先后尝试弹簧圈、α-氰基丙烯酸正丁酯、弹簧圈联合医用明胶海绵进行封堵, 但均未成功。最后, 与家属沟通后决定尝试经支气管镜置入室间隔封堵器联合内科胸腔镜下氩等离子凝固术（argon plasma coagulation, APC）刺激肉芽组织形成的治疗方式。

室间隔封堵器置入手术过程: 患者在完

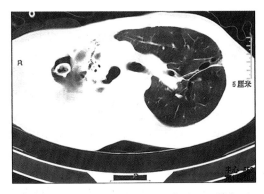

图4-3-2-1　胸部CT显示右上胸腔局限性气肿

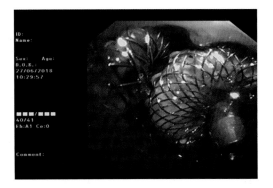

图4-3-2-3　室间隔封堵器叠拼封堵

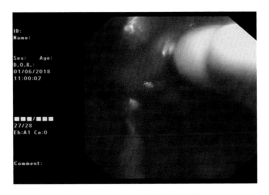

图4-3-2-2　取石球囊探查瘘口

善术前准备后,于全身麻醉下经口置入7.5号硬质支气管镜,经硬镜进入外径5.9mm的电子支气管镜。右上叶尖段支气管开口可见弹簧圈在位,右上叶前段、后段支气管开口可见弹簧圈移位,表面附着少许白色黏稠分泌物,充分吸引后仍见缝隙存在。予以黏膜活检钳分别将右上叶前段、后段弹簧圈取出后见瘘口存在。先后在右上叶前段、后段支气管开口置入大小为10mm、8mm的室间隔封堵器,封堵器释放后将右上叶前后端封闭良好。再在右上叶尖段开口至右上叶开口处置入14mm室间隔封堵器,释放后将右上叶开口完全封堵(图4-3-2-3),3个封堵器呈叠拼状态,封堵后漏气停止。术后安返病房。

由于该患者胸腔闭式引流管置入时间长达2年,胸腔内粘连严重,且合并有脓胸,故在室间隔封堵器置入术后继续积极抗感染治疗,予以胸腔冲洗、引流脓液,此期间定

期复查支气管镜提示室间隔封堵器在位。在感染控制后,进一步行内科胸腔镜下氩等离子凝固术刺激局部组织肉芽增生。

内科胸腔镜手术过程:患者仰卧位,取右锁骨中线第2肋间为切开部位,常规消毒铺巾后2%利多卡因5ml局部浸润麻醉,切开皮肤2cm,钝性分离皮下各层直至进入胸腔,置入戳卡,经戳卡置入半硬式内科胸腔镜。镜下可见胸膜腔粘连严重,内有少许血性分泌物,可见右上叶残肺及菌性尿管,脏层胸膜表面可见手术缝线,并可见多个瘘口。直视下拔出原有引流管,并使用氩气刀烧灼残肺瘘口(图4-3-2-4)。最后置入22号双腔尿管,固定尿管后部分缝合切口,并用油纱填塞原有切口。术中无明显出血,术毕胸膜腔内留置引流管外接水封瓶,可见水柱波动良好且无气泡溢出。

治疗效果评估:内科胸腔镜术后1周(室

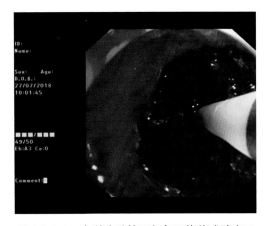

图4-3-2-4　内科胸腔镜下氩气刀烧灼残肺瘘口

间隔封堵器置入术后1个月），患者胸腔闭式引流管内持续无气体溢出，恢复良好，顺利拔除引流管。拔除引流管3d后，复查胸部CT（图4-3-2-5）未见胸腔内气体增多。该患者术后2年随访期间未再出现明显的呼吸困难，随访复查胸部CT显示病灶稳定（图4-3-2-6）。

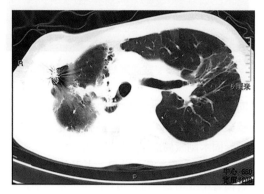

图4-3-2-5　拔除引流管3d后复查胸部CT

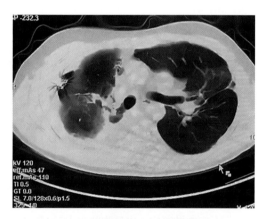

图4-3-2-6　封堵术后2年复查胸部CT

三、成功经验

支气管胸膜瘘的发病率和死亡率均很高，据报道肺切除术后的发病率为1.5%～28%。干预措施包括间充质干细胞填充、室间隔封堵器、线圈、支架、再次手术等。但目前暂无循证医学证据表明哪种方式为最佳选择。

本病例中患者病程长且伴有感染，3个瘘口分别处于右上叶的前、尖、后段支气管远端，瘘口位置较高，支气管镜难以到达瘘口附近，通过支气管镜下介入治疗操作难度较大。在尝试了多种治疗方案后均未取得理

想效果。面对这种难治性的支气管胸膜瘘，我们采用了支气管镜联合胸腔镜，从病灶的"内外"两侧同时进行治疗。在"内"使用封堵器物理封堵，巧妙地将3个封堵器叠拼于右上叶支气管中，使3个封堵器牢牢地分别"嵌顿"于右上叶开口至前、尖、后段支气管内，既保障了其稳定性，又最大限度地封闭了瘘口。在"外"通过APC刺激局部肉芽增生加固封堵效果，最终成功关闭瘘口。另外，在局部的介入治疗以封堵瘘口外，针对胸腔内及瘘口处的积极的抗感染治疗也是促成最后成功的重要原因之一。

四、总结

本例患者在肺切除术后出现支气管胸膜瘘，同时肺内及胸膜腔内继发感染、带管时间长、胸膜腔粘连严重，以上这些因素进一步加大了治疗难度，因此在进行了多种封堵治疗后均未获得成功。针对这种难治性瘘口，可以考虑经气道与胸腔介入联合治疗的方式，通过"内外夹攻"的方式解决问题。

综上所述，经气道与胸腔介入联合治疗支气管胸膜瘘是一种安全、有效的方法，尤其是对于单一的封堵方式效果不理想的难治性支气管胸膜瘘，值得在临床上推广应用。

（李一诗　白　阳　陈玥龙）

参 考 文 献

[1] LOIS M，NOPPEN M．Bronchopleural fistulas：an overview of the problem with special focus on endoscopic management．Chest，2005，128（6）：3955-3965．

[2] HAN X，YIN M，LI L，et al. Customized airway stenting for bronchopleural fistula after pulmonary resection by interventional technique：single-center study of 148 consecutive patients．Surg Endosc，2018，32（10）：4116-4124．

[3] DELANOTE I，BUDTSudts W，DE LEYN P，et al．Large Bronchopleural Fistula After Surgical Resection：Secret to Success．J Thorac

Oncol，2016，11（2）：268-269.

[4] AHO J M，DIETZ A B，RADEL D J，et al. Closure of a Recurrent Bronchopleural Fistula Using a Matrix Seeded With Patient-Derived Mesenchymal Stem Cells. Stem Cells Transl Med，2016，5（10）：1375-1379.

第三节 肺结核咯血疑难病例1例

一、病例资料

患者，男性，47岁。因"反复高热1个月"入院。查体：体温最高可达40℃，以午后发热为主，伴有畏寒、盗汗、头晕及左中上腹疼痛不适，无咳痰、关节痛、头痛、肌肉酸痛等。于当地医院就诊后诊断为肺部感染，予以常规抗感染治疗1个月后未见好转。患者经T-SPOT检查显示阳性，遂予以诊断性抗结核治疗，患者症状明显好转。2个月后，患者突发大咯血，一次性咯血量约800ml，经非手术治疗后效果不佳，仍有间断咯血，并伴有血氧饱和度下降。急诊胸部CTA检查显示胸主动脉破裂，紧急行气管插管、气道保护和胸主动脉隔绝术。

查体：患者呈贫血貌，神志清晰，两肺呼吸音低，左肺可闻及大量湿啰音。血压120/70mmHg，心率127次/分，指脉氧为85%。

辅助检查：胸部CTA显示胸主动脉局部假性动脉瘤形成（图4-3-3-1）。

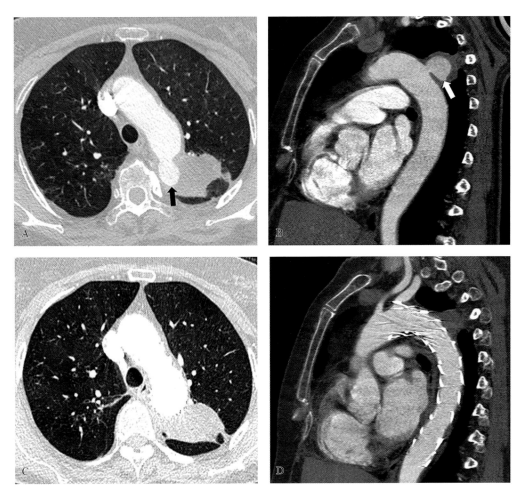

图4-3-3-1 肺内结核侵蚀造成胸主动脉假性动脉瘤形成

A、B.胸部CTA显示结核相关性胸主动脉假性动脉瘤形成（箭头）；C、D.胸主动脉覆膜支架置入术后3周随访

诊断：①粟粒性肺结核；②胸主动脉假性动脉瘤形成。

二、诊治思路

本例患者既往有反复高热，且胸部CT检查提示两肺粟粒性肺结核，结核性相关检查阳性，诊断性抗结核治疗有效，肺结核的诊断明确。病程中患者无明显诱因下出现大咯血，咯血原因待查。结核相关大咯血多是由于肺内定植的结核分枝杆菌、肉芽肿病灶或结核性空洞灶侵犯邻近血管造成的急性或慢性破裂引起的。肺结核咯血的出血来源主要包括体动脉和肺动脉源性，其中以支气管动脉为主的体动脉源性是最主要，肺动脉源性好发于空洞型肺结核形成的肺动脉假性动脉瘤。CTA是快速诊断和判断肺结核大咯血的重要检查手段。此例患者CTA检查明确为粟粒性肺结核导致的胸主动脉破裂继发大咯血。

明确胸主动脉结核相关性假性动脉瘤的诊断后，可选择的治疗方案包括外科手术及经血管腔内隔绝术。外科治疗包括假性动脉瘤切除、人工血管置换术和主动脉壁修补术，但对于血流动力学不稳定的患者，外科手术死亡率较高。此外，外科手术治疗方式创伤大，目前在临床中应用越来越少。而血管腔内隔绝术具有创伤小、术后恢复快、并发症的发生率低等优点，通过跨病变部位放置覆膜支架，固定于远近端正常动脉壁，将瘤体与正常血流隔开，促进动脉瘤内血栓形成，从而达到防止动脉瘤增大和破裂的目的。

因此，在本病例中，明确诊断后需紧急行主动脉覆膜支架置入术来隔绝假性动脉瘤。

三、治疗过程与疗效

本例患者明确诊断后，立即予以气管插管保护气道并行胸主动脉覆膜支架置入术。经全凭静脉全身麻醉下，右侧股动脉置鞘后用5F猪尾巴导管行主动脉弓造影，可见胸主动脉弓部造影剂外溢，局部可见瘤样突出。

即刻行股动脉切开，使用长260cm的直径为0.035in加硬交换导丝引导置入主动脉覆膜支架1枚，复造影是隔绝效果佳，无造影剂外溢，遂缝合股动脉，术毕安返病房（图4-3-3-2）。

患者术后未再有咯血发生，继续规律抗结核治疗。3周后复查随访，胸部CTA检查结果显示胸主动脉支架在位，原假性动脉瘤未

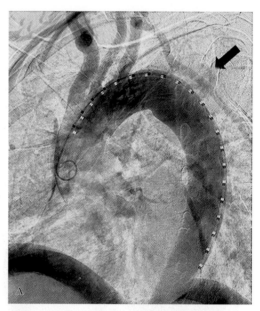

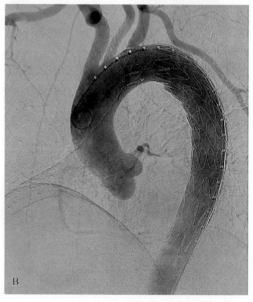

图4-3-3-2　胸主动脉假性动脉瘤隔绝术

A.主动脉弓造影明确胸主动脉假性动脉瘤形成（箭头）；B.覆膜支架置入术后假性动脉瘤未见显影

见明显显示；左肺上叶实变影有吸收（图4-3-3-1C、D）。

四、成功经验

结核相关性大咯血较为凶险，特别是肺动脉源性，但是结核性主动脉破裂更加罕见。本病例中，患者因突发大咯血，遂快速积极行胸部CTA检查，以明确咯血的病因为结核性主动脉破裂。在麻醉科和介入科的紧密合作配合下，紧急行胸主动脉隔绝术。快速应用CTA作为评估大咯血原因的检查手段，多学科合作并迅速进行诊断和救治，是本罕见病例成功救治的关键。

五、总结

结核相关性大咯血多是由支气管动脉、非支气管性体动脉和肺动脉破裂导致，主动脉受侵犯导致的破裂罕见但危重。一般情况下，主动脉内血流流速较高，结核分枝杆菌不容易直接定植于主动脉内侧壁内；当主动脉邻近的胸膜腔或者淋巴结内存在结核分枝杆菌时，可从外部依次侵犯主动脉外膜、中间平滑肌层及血管内膜，造成自外而内的"穿透性溃疡"，导致局部假性动脉瘤的形成。本例患者为粟粒性肺结核导致的胸主动脉破裂，可能和结核分枝杆菌进血行播散入主动脉壁内形成结核性血管溃疡破裂有关。

综上所述，对于结核相关性胸主动脉假性动脉瘤，一旦确诊后应立即进行干预治疗，经血管腔内隔绝术是目前一线的治疗方式。

此外，还应该积极地进行抗结核治疗，原发病的有效控制是防止结核相关性大咯血复发的重要因素。

（江　森　马　旭　揭　冰）

参 考 文 献

［1］KOH J，LAW J，RAGHURAM J．Massive hemoptysis，not your usual tuberculosis．American journal of respiratory and critical care medicine，2012，185（4）：455．

［2］ISHIKAWA H，OHBE H．Spinal Cord Infarction after Bronchial Artery Embolization for Hemoptysis：A Nationwide Observational Study in Japan．Radiology，2021：202500．

［3］SHIN S，SHIN T B，CHOI H，et al．Peripheral pulmonary arterial pseudoaneurysms：therapeutic implications of endovascular treatment and angiographic classifications．Radiology，2010，256（2）：656-664．

［4］HOLMES D R，MONAHAN K H，PACKER D．Pulmonary vein stenosis complicating ablation for atrial fibrillation：clinical spectrum and interventional considerations．JACC Cardiovascular interventions，2009，2（4）：267-276．

［5］HAN D K，CHUNG C，WALKUP M H，et al．Endovascular stent-graft repair of a tuberculous mycotic aortic aneurysm．Annals of vascular surgery，2011，25（5）：699.e13-e16．

第五篇

质量控制体系、科研与教学

第一章 质量控制体系

医疗质量直接关系到人民群众的健康权益和对医疗服务的切身感受。持续改进质量，保障医疗安全，是卫生事业改革和发展的重要内容和基础。我国卫生健康管理部门先后颁布了《医疗质量管理办法》《医疗质量安全核心制度18项（2018年版）》，旨在通过顶层制度设计，进一步建立完善医疗质量管理长效工作机制，创新医疗质量持续改进方法，充分发挥信息化管理的积极作用，不断提升医疗质量管理的科学化、精细化水平，提高不同地区、不同层级、不同类别医疗机构间医疗服务同质化程度，更好地保障广大人民群众的身体健康和生命安全。

为加强呼吸内镜诊疗技术临床应用与管理，规范呼吸内镜临床诊疗行为，保证医疗质量和医疗安全，中华医学会呼吸病学分会和结核病学分会也制订了与结核病介入诊疗相关的技术规范。结核病介入诊疗室的管理与质量控制是保证介入质量与安全的重要环节，也是评价学科的一个重要指标。结核病的质量控制体系除了有健全的管理制度，同时需要落实与实施，规范相关诊疗行为。

（一）建立与健全医疗质量管理与控制制度

1.建立医疗质量管理与控制制度 各级卫生健康行政部门可依托专业组织开展医疗质量管控的工作，通常依托省市级相关专业的医疗质量控制中心，结核病介入诊疗往往会依托省市级的结核病或呼吸病医疗质控中心进行。各医疗单位可根据相应的管控要求，充分发挥信息化手段在医疗质量管理领域的重要作用。

2.建立和健全医疗质量安全核心制度体系 各医疗机构可参照国家颁布的《医疗质量安全核心制度18项（2018年版）》，在此基础上制定符合本地区的医疗质量安全核心制度。核心制度包括：首诊负责制度、三级查房制度、会诊制度、分级护理制度、值班和交接班制度、疑难病例讨论制度、急危重患者抢救制度、术前讨论制度、死亡病例讨论制度、查对制度、手术安全核查制度、手术分级管理制度、新技术和新项目准入制度、危急值报告制度、病历管理制度、抗菌药物分级管理制度、临床用血审核制度、信息安全管理制度等。

3.建立医疗安全与风险管理制度 鼓励医疗机构和医务人员主动上报医疗质量（安全）不良事件，促进信息共享和持续改进。

（二）落实相关制度，规范介入诊疗操作

**1.严格遵守结核病的诊疗规范、呼吸内镜诊疗技术操作规范和诊疗指南，严格掌握手术适应证和禁忌证。诊疗室有完整的介入手术操作规范，各级岗位职责熟练本岗位的技术操作规范。

2.有符合卫生行政部门要求的内镜消毒灭菌设施和医院感染管理系统。内镜设备清洗消毒严格执行《内镜清洗消毒技术操作规范（2004年版）》（卫医发〔2004〕100号）。

3.建立呼吸内镜诊疗器材登记制度，保证器材来源可追溯。不得违规重复使用一次性呼吸内镜诊疗器材。每日对相应硬件设施与设备进行核查，保证心电监护仪、血氧饱和度监测仪、除颤仪、吸氧装备、简易呼吸器等急救设备和急救药品。

4.严格贯彻疑难危重或死亡病例讨论制度，由副高医师及以上人员主持或负责，及时总结，并有改进意见与措施。

5.落实患者病情评估制度，对患者实行疾病严重程度评估。定期评价紧急时间处理的反应性并有记录。

6.严格执行安全管理制度，定期组织全员进行医疗风险的相关教育与培训；有防范医疗差错/事故的重点措施，有差错事故及时登记上报，并有科室的相关处理意见。

7.尊重患者的知情权和选择权，认真履行各项告知程序，及时签署各种知情同意书，有医患双方签字。未取得书面知情同意者，不预约/不安排介入诊疗操作。

8.有手术登记本，有相应的借阅制度与借阅登记本。

9.严格制订介入室报告审核制度，防止检查与治疗结果错登记、漏登记，以及记录不全的情况发生。

10.严格执行医疗技术准入和管理制度。对质量与安全指标进行监控，保证急诊手术及时、安全、措施到位，落实术后患者管理制度。定期对医师的呼吸内镜诊疗技术临床应用情况进行评估，包括病例选择、内镜诊疗操作成功率、严重并发症、死亡病例、医疗事故发生情况、术后患者管理、平均住院日、患者生存质量、患者满意度、随访情况和病历质量等。评估不合格的医师，暂停相关技术临床应用资质并责令整改，整改期不少于3个月。整

改后评估符合条件者方可继续开展相关技术临床应用；整改不合格或连续2次评估不合格的医师，取消呼吸内镜诊疗技术临床应用资质。

11.定期或不定期地对介入手术进行核查与质量控制。适应证符合率100%，绝对禁忌证符合率100%，履行知情同意。手术报告准确及时，有术前讨论、手术记录，以及术后记录；抢救工作制度和抢救流程的知晓率100%；抢救设备和药品处于备用状态，完好率100%；血管造影严重并发症低于0.5%，介入诊疗技术相关死亡率低于0.5%。影像资料完整率100%。主动报告医疗完全不良事件，知晓率100%。

12.有健全的呼吸内镜诊疗后随访制度，并按规定进行随访，并记录，可随时查阅。

上述各项制度与内容要健全，有落实，有反馈，有持续改进。可定期组织学习与讨论，学习讨论记录单独建档，可随时查阅。

（彭　丽）

参 考 文 献

［1］中华人民共和国国家卫生和健康委员会.医疗质量安全核心制度18项（2018年版），国卫医发〔2018〕8号.

［2］中华人民共和国卫生部办公厅.呼吸内镜诊疗技术管理规范（2012年版），卫办医政发〔2012〕100号.

［3］中华医学会呼吸病学分会.良性中心气道狭窄经支气管镜介入诊治专家共识.中华结核和呼吸杂志，2017，40（6）：408-418.

［4］中华医学会呼吸病学分会.支气管镜诊疗操作相关大出血的预防和救治专家共识.中华结核和呼吸杂志，2016，39（8）：588-591.

［5］中华人民共和国国家卫生和计划生育委员会.中华人民共和国卫生行业标准：结核病分类（WS 196—2017）.

［6］中华人民共和国国家卫生和计划生育委员会.中华人民共和国卫生行业标准：肺结核诊断（WS 288—2017）.

［7］中华人民共和国卫生部.内镜清洗消毒技术操作规范（2004年版）.卫医发〔2004〕100号.

第二章 科研与教学

近年来，介入结核病学已得到了蓬勃发展，但目前学科面临的主要挑战是缺少诊疗技术规范、平台建设规范，缺少疾病、诊疗技术相关的大数据和循证医学证据，临床上随意开展诊断、治疗技术的现象普遍存在，从而导致诊疗技术不规范使用和过度使用。此外，国内从事介入结核病学专业的医务人员数量、专业水平也存在严重不足，不同地区、不同级别医疗机构的诊疗水平存在明显的差异。现阶段亟须对介入结核病学开展相关的科学研究和客观评价，以及对从业人员进行标准化、规范化的培训。

（一）介入结核病学的科学研究

介入结核病学的科学研究可从结核病的流行现状、重要的诊断和治疗技术、平台建设、技术创新等方面着手，对相关问题进行统筹规划，结合临床需求对重要的、重大的问题开展科学研究。目前重点需要关注以下问题。

1. 流行病学研究 目前肺结核的流行病学研究在全球范围内广泛开展，因此相关的研究数据也较丰富，但需要进行介入诊疗的结核病，如气管支气管结核（tracheobronchial tuberculosis，TBTB）相关的流行病学研究却寥寥无几。TBTB由于会导致患者出现不同程度气道狭窄，尤其是大气道狭窄，是一种致残率、致死率很高，且传染性很强的特殊类型的结核病，如此危害巨大的一类疾病，目前国内外却都没有大规模的流行病学调查数据，关于其发病率、死亡率、各型占比、治疗现状均缺少流行病学调查数据，导致TBTB的防控面临很大困难。因此开展大规模的介入结核病学的流行病学研究、建立结核介入患者的注册登记平台对我国结核病的防控意义重大、势在必行。

2. 介入诊断技术 除了普通支气管镜检查以外，近年来越来越多的介入技术开始应用于结核病的诊断，例如超声支气管镜、导航支气管镜、经支气管冷冻肺活检、经皮肺穿刺活检等技术，但这些技术应用于结核病诊断的诊断效能、安全性、性价比、时效性等因素缺少科学评价，在哪些情况下选择哪种技术尚无指南或专家共识供临床参考。因此，针对结核病的常用介入诊断技术需要开展更多大规模、多中心、高质量的随机对照试验（randomized controlled trial，RCT），全面开展不同诊断技术的比较和评价，用循证医学、大数据来指导临床决策。

3. 治疗技术 随着呼吸介入技术的迅速发展，包括冷冻治疗、球囊扩张、高频电切、气道支架置入、经皮肺空洞内注药、肺血管介入等在内的技术在结核病的治疗中广泛开展，但这些治疗技术对结核病的疗效，尤其是中远期疗效，以及技术的创伤性、安全性、经济负担等缺少大数据、高质量的研究，临床医师选择治疗技术的随意性大。因此，亟须开展结核病相关介入治疗技术的系统研究，比较各种治疗技术的疗效、安全性，制订特定病种治疗技术的决策模型，为结核病的精准、规范介入治疗提供理论依据。

4. 平台建设 目前我国介入结核病学的平台建设水平整体较为落后，不论是硬件平台还是人员配置均存在严重不足，不同地区、不同级别医疗机构的建设水平存在显著差异，信息化管理体系也严重落后，如何建立标准化、规范化、信息化、有高质量院感控制水平的结核介入中心缺少高质量研究数据和建设规范。因此，根据我国结核病防控的需求，开展介入结核病学平台建设的临床研究也是迫在眉睫的工作。

5.技术创新 目前介入结核病相关的技术和方法创新存在严重不足，缺少原创性研究，明显落后于呼吸介入的创新发展水平，特别是多中心、数字化、智能化、信息化研究明显不足。因此，很有必要对平台建设、器械设备、诊疗技术等开展创新研究，研发医工结合、医器结合，大力推进器械设备的创新制造，在技术方面充分引入信息化、数字化、智能化技术，通过多学科交叉融合开发新技术。

6.制订行业规范、专家共识和指南 目前介入结核病学的行业规范、专家共识和指南明显偏少，如《气管支气管结核的诊断和治疗指南》自2012年发布后，近10年未得到及时更新，主要与相关的科学研究少、循证医学证据少有关。因此在大力推进开展介入结核病学相关的科学研究并获得一系列循证医学证据的基础上，应当加大加快介入结核病学相关行业规范、专家共识、指南的制订和更新，以促进全国结核介入平台建设、诊疗水平的均质化、高质量发展。

（二）介入结核病学的教学培训

目前我国整体结核介入的规范化诊疗水平落后，从事结核介入专业的医务人员数量、专业水平存在严重不足，不同地区、不同级别医疗机构的诊疗水平参差不齐。为了提升全国结核介入规范化诊治的整体能力，很有必要有计划地开展介入结核病学的教学培训，以促进全国结核介入从业人员诊疗水平的规范化、同质化发展和提升，显著提升全国对介入结核病的诊疗服务能力。

1.建立线上线下融合的培训体系 传统的技术培训以线下形式开展为主，但近一年多来由于新冠疫情常态化防控要求，线下各类型的培训项目大幅减少，因此，亟须借助先进的信息化技术建立介入结核病学线上线下融合的培训体系，以满足全国结核介入从业人员的培训需求。线下培训包括各类型学术会议、继续教育学习班、手把手培训、进修学习、实地参访等；线上培训包括网络学术会议、手术直播、远程手术指导、专业网站学习等，此外还可以借助AR/VR技术开发结核介入的虚拟教学系统，将观摩和操作功能融入其中，为学员提供更多学习资源和途径。

2.推进结核介入从业人员的培训、考核和准入制度 为进一步推进结核介入诊疗水平的规范化、同质化发展，专业协会、学组可协同相关管理部门制订结核介入从业人员的规范化培训体系，制订考核和准入制度，结合结核介入规范化诊疗的临床需求，对培训和考核内容作详细规定，经认定合格、单位授权后持证上岗。若条件允许，参照国家专科医师培训制度，建立结核介入的专培、专修、单修体系。

3.推进全国结核介入规范化诊治培训基地的建设和认证 建立全国结核介入规范化诊治培训基地的建设和认证标准，在全国分批建设和认证培训基地，通过培训基地的引领示范作用，带动、辐射周边相关省市、区域结核病专科医院和结核病定点治疗综合医院，促进全国结核介入规范化诊疗能力的建设，全面提升我国结核介入的规范诊疗水平。

4.建设全国性结核介入规范化诊疗交流平台 网络学习是医务人员获取专业知识的重要学习途径之一，网络资源虽然丰富，目前却缺乏一个供结核介入从业人员系统性、规范化学习和交流的平台。目前，中华医学会结核病学分会呼吸内镜介入专业委员会依托十三五国家科技重大专项课题"结核病精准诊治新技术和新方案研究"筹备建设结核介入规范化诊疗交流平台，借助互联网技术融入病例交流、视频交流、多学科讨论、远程手术指导、学术会议直播等功能，克服时间和空间的障碍，为广大结核介入医务人员搭建一个高水平的交流平台和丰富的学习资源，对提升专业人员结核介入的规范化诊疗水平具有重要意义。

科研是新知识、新技术的源泉，同时也为技术规范、技术质量提供强有力的理论支撑，不断地开展科学研究，才能进一步丰富介入结核病学的学科内涵，提升结核介入的诊疗能力；教学培训是规范、提升结核介入诊疗水平最有效的手段。在介入结核病学体系中，科研与教学相辅相成，相互促进，积极开展结核病学的科学研究和教学培训，有助于全面扭转和改变我国介入结核病防控防治不佳的现状和被动局面，对于区域政策制定、疾病图谱绘制、修正现有诊疗指南、提升从业人员诊疗水平具有重大意义，能为我国结核介入研究体系建设和能力提升提供良好的基础，并有望实现介入结核病学的飞跃发展。

（郭述良　江瑾玥）

参 考 文 献

［1］丁卫民，唐神结，傅瑜. 重视气管支气管结核的综合规范治疗. 中华结核和呼吸杂志，2021，44（4）：288-291.

［2］刘芳，焦安夏. 儿童气管支气管结核诊疗现状. 中华实用儿科临床杂志，2020，35（10）：743-748.

［3］陈玥龙，戴栎湾，李一诗，等. 气管支气管结核治疗进展. 重庆医科大学学报，2020，45（6）：714-717.